님께

드림

알고리즘 PRO-A6 일반외과/정형외과

첫째판 인 쇄 | 2025년 1월 5일
발 행 | 2025년 1월 5일

저 자 | 한동수, 전호웅, 홍지수, 김근호, 알엔지야, 하혜진, 이강용, 모형중
발 행 인 | 모형중
편 집 인 | 모형중
디 자 인 | 이명호
일 러 스 트 | 하혜진
발 행 처 | 포널스
등 록 | 제2017-000021호
본 사 | 서울시 강북구 노해로8길22 3층
창 고 | 서울시 강북구 노해로8길22 경남아너스 2층 206호
전 화 | 02-905-9671 Fax | 02-905-9670

포널스 FORNURSE
www.fornursebook.com

도서 반품과 파본 교환은 본사로 문의하시기 바랍니다.
검인은 저자와의 합의로 생략합니다.

ISBN 979-11-6627-581-4 93510
정 가 30,000원

간호사연구소 & 소년간호사

Nursing Algorithm

간호 알고리즘 PRO-A6

일반외과/정형외과

FORNURSE

머리말

병동을 배정받고 독립한 이후 처음 간호업무를 하면서 느끼는 점은 무엇일까요?

바로, 학교에서 배운 간호와 실제 병원에서 요구하는 간호의 괴리감입니다.

예를 들자면, 우리는 성인 간호학을 배우고 졸업하지만, 병원에서는 호흡기 내과, 신경외과 등 과별로 간호를 요구하기 때문에 기존에 과목별로 배운 간호를 바로 적용하기가 쉽지 않습니다. 또한, 학교에서는 "통증 양상을 확인한다."와 같이 [무엇을] 해야 할지는 가르쳐주지만, 병원에서 요구하는 [어떻게] 해야 하는 지는 제대로 익히기 어렵습니다.

신규간호사가 되고 받게 되는 병동의 교육자료는 임상에서 겪을 수 있는 상황, 검사 등 모든 내용을 방대하게 담고 있어 어디서부터 공부를 시작해야 할지 막막합니다. 그리고 프리셉터는 자신의 업무를 하면서 신규간호사를 교육해야 하는 여건에 놓여 있어 체계적으로 교육하기 어려워서 신규간호사는 오늘 볼 수 있는 대상자 케이스에 따라 무작위로 배울 수밖에 없는 환경에 놓여 있습니다.

이에 현재 간호 교육의 한계점을 간호사연구소 및 간호사교육연구센터는 다음과 같이 해결하고자 하였습니다.

첫째, 대학교 교육에서 분류하고 있는 아동, 성인, 모성 간호학 등의 기존 접근에서 실제 임상에서 요구하는 호흡기내과, 신장내과, 정형외과, 정신과 등 과별로 접근함으로써 교육의 패러다임을 전환하였습니다.

둘째, 질환에 초점을 맞춰 학습하는 기존 간호학의 접근법이 아니라, 과별로 주로 입원하는 질환을 선정하고 그 질환별로 가장 많이 제공하는 실무간호를 알고리즘을 적용하여 입원에서 퇴원까지의 과정을 이해하고, 증상에 따라 어떤 판단을 해야 할지 알 수 있는데 초점을 맞추었습니다.

셋째, 무엇을 아는가에서 언제, 어떻게 해야 하는가에 대한 실무적인 간호를 알려드리고자 방법적인 내용과 함께 왜 해야 하는지에 대한 근거까지 담았습니다.

따라서 간호알고리즘을 통해 임상에서 요구되는 문제해결 능력과 상황 판단능력과 같은 실무적인 간호역량을 키울 수 있도록 하여 자신의 부서에서 주로 입원하는 대상자에게 "맥락에 맞는 간호"를 제공하며, 더욱 빠르게 업무에 적응 할 수 있을 것으로 기대합니다.

간호사연구소 대표 **한동수** & 간호사교육연구센터 대표 **전호웅** 올림

목차

목차

목차

General surgery
일반외과

유방암 주요 의학 용어

궤양: Ulcer

배양 검사: Culture

빨아냄: Aspiration

삼출물: Oozing

암: Cancer, Ca.

유방: Breast

유방초음파: Breast Ultrasonography

유방촬영술: Mammography

의심진단: Rule Out, R/O

조직 검사: Biopsy, Bx.

진통제: Analgesic or Pain Killer

출혈: Bleeding

통증: Pain

혈액검사: Lab

Mass: 덩어리

위암 & 대장암 주요 의학 용어

가스 배출: Gas out

관장: Enema

구토: Vomiting

배뇨: Voiding

변비: Constipation

복부 불편감: Abdomen Discomfort

복부팽만: Abdomen Distension

복통: Abdomen Pain

산소포화도: SPO_2

상부위장관촬영술: Upper Gastrointestinal Series

설사: Diarrhea

소화불량: Dyspepsia

수혈: Transfusion

열: Fever

오심: Nausea

위내시경: Esophagogastroduodenoscopy, EGDS

- 점액변: Mucous Stool
- 직장수지검사: Digital Rectal Examination, DRE
- 폐렴: Pneumonia
- 혈변: Hematochezia
- 호흡곤란: Dyspnea
- Abdomen X-ray: 복부 방사선 촬영
- ABGA: Atrerial Blood Gas Analysis, 동맥혈가스분석검사
- Ambulation: 거동, 보행
- Colon Ca.: 대장암
- Culture: 배양 검사
- Early Ambulation: 조기 거동, 조기 보행
- Foley Cath. Insert: 유치도뇨관 삽입
- Gastric Ca.: 위암
- L-Tube: Levin Tube, 비위관
- Nelaton: 단순도뇨
- NPO: 금식
- TPN: 완전비경구영양

담석증 & 충수돌기염 주요 의학 용어

- 간질환 해독제: Hepatotonic
- 복막염: Peritonitis(임상에서는 빤빠리라고 흔히 불림)
- 복부 압통: Abdominal Tenderness
- 황달: Jaundice
- 회색변: 담관폐쇄 시 담즙이 포함되지 않은 대변양상
- Appendicitis: 충수돌기염(맹장수술, 임상에서는 압빠라고 흔히 불림)
- Bilirubin: 빌리루빈, LFT(간기능검사) 항목 중 하나
- Clamping: 잠금
- GB Stone: 담석
- PCA: 자가통증조절장치(무통주사)
- PTBD: Percutaneous Transhepatic Biliary Drainage, 경피경간담도배액술
- PTGBD: Percutaneous Transhepatic Gallbladder Drainage, 경피경간담낭배액술

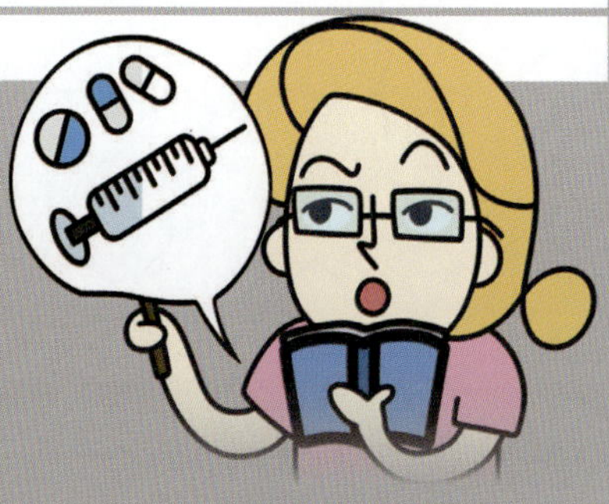

Breast Cancer

유방암

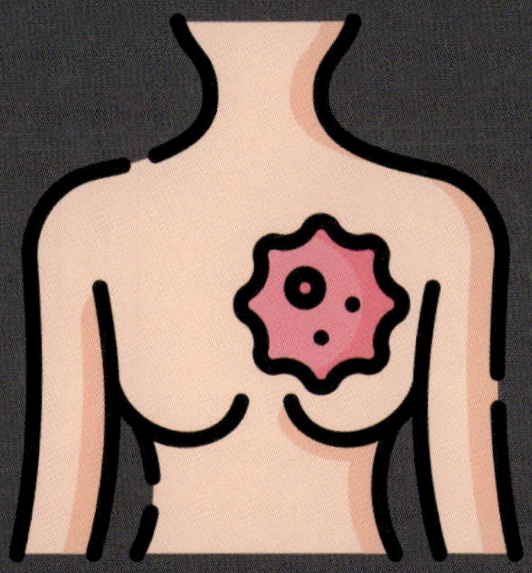

유방암 - Why Algorithm 알고리즘 사고력 기르기

1. 유방암 환자 공통 문제 증상

유방암은 여성에게 가장 많이 발생하는 암으로 유전적 요인, 여성호르몬, 나이 및 출산과 관계가 높다. 유방암은 전이가 없는 조기 발견시 생존률이 매우 높은 암이다. 자가검진과 정기검진으로 발견하여 조기에 치료하는 것이 중요하다. 건강검진에서 X-ray를 통한 유방촬영술과 유방초음파 검사가 가장 간단하고 효과적이다.

- 유방 멍울 (Breast lump): 가장 흔한 증상으로, 통증이 없고 단단하며 경계가 불분명한 덩어리(Mass) 형태로 만져진다.
- 겨드랑이 림프절 비대 (Axillary lymphadenopathy): 암이 림프절로 전이되어 겨드랑이에 덩어리가 만져질 수 있다.
- 크기 변화: 유방암으로 인해 유방의 크기가 변할 수 있다. 매달 자가검진을 통해 유방의 크기 변화가 느껴진다면 검사가 필요하다.
- 유방 통증 (Breast pain): 암이 진행되면 유방 통증이 나타날 수 있다.
- 유방 피부 변화 (Skin changes): 유방 피부가 귤껍질처럼 변하거나 함몰되고, 유두가 함몰되거나 습진처럼 붉게 변할 수 있다.
- 유두 분비물 (Nipple discharge): 특히 피가 섞인 분비물은 유방암의 중요한 증상.

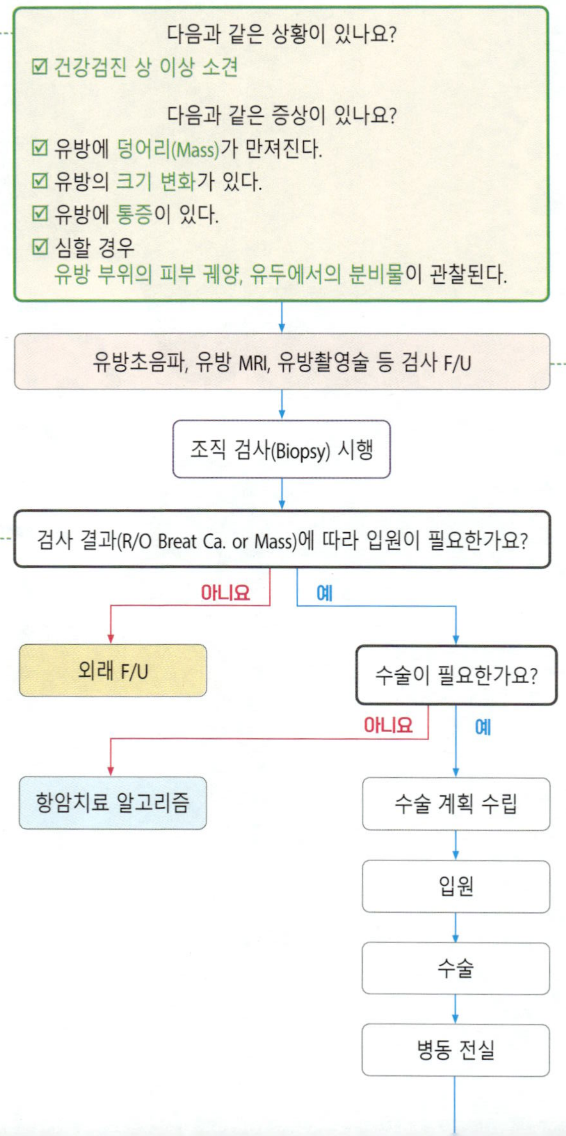

2. 유방암의 검사

유방암의 자가진단을 통해 무엇인가 의심이 된다면 병원에서 진행하는 검사들을 통해 유방암을 발견할 수 있다. 최근에는 건강검진에서 정기적인 유방촬영술, 유방초음파 등을 통해 유방암을 조기에 발견하고 치료하는 경우가 많아지고 있다.

- 유방촬영술 (Mammography): 유방 X-선 검사로, 유방암 조기 발견에 가장 효과적인 검사. 자가 검진으로 발견할 수 없는 작은 크기의 암이나 중요한 조기 징후인 석회화 병변을 찾는데 유리하다. 치밀유방이 많은 동양인에서는 유방초음파 검사를 함께 하는 것이 필요.
- 유방 초음파 검사 (Breast ultrasonography): 유방촬영술에서 발견된 병변의 특성을 더 자세히 평가하는데 사용. 석회화 병변을 발견할 수 없기 때문에 유방촬영술과 함께 검사한다. 유방촬영술과 상호보완관계
- MRI (Magnetic resonance imaging): 유방암의 범위를 정확하게 파악하는 매우 민감한 검사. 고위험군 여성의 유방암 검진에 사용된다.
- 조직 검사(Biopsy): 유방 병변에서 세포를 채취하여 검사. 치료 계획을 수립하고 치료 방향을 결정하는 중요한 검사.

3. 유방암의 치료

암의 치료 방법에는 외과적 절제, 항암 화학요법, 방사선 요법 등이 있다. 암의 위치와 크기, 전이 여부 등을 고려하여 치료 계획을 수립한다.

- **외과적 절제**: 다른 장기로의 전이가 없는 유방암은 수술을 통한 암의 절제가 가장 기본적인 치료방법이다. 병변의 크기나 림프 전이 여부 또는 전이 가능성을 고려하여 유방보존술, 유방전절제를 결정하고 겨드랑이 림프절까지 함께 절제할지 고려한다.

- **항암 화학요법**: 유방암에서 항암치료는 수술 후 보조적 목적으로 가장 많이 사용. 유방암의 상태에 따라 수술 전 선행하기도 한다.

- **방사선 요법**: 고용량 방사선을 통한 암의 치료. 수술 후 보조적 목적으로 사용. 또는 유방암의 전이로 인한 부작용 완화 목적으로 사용.

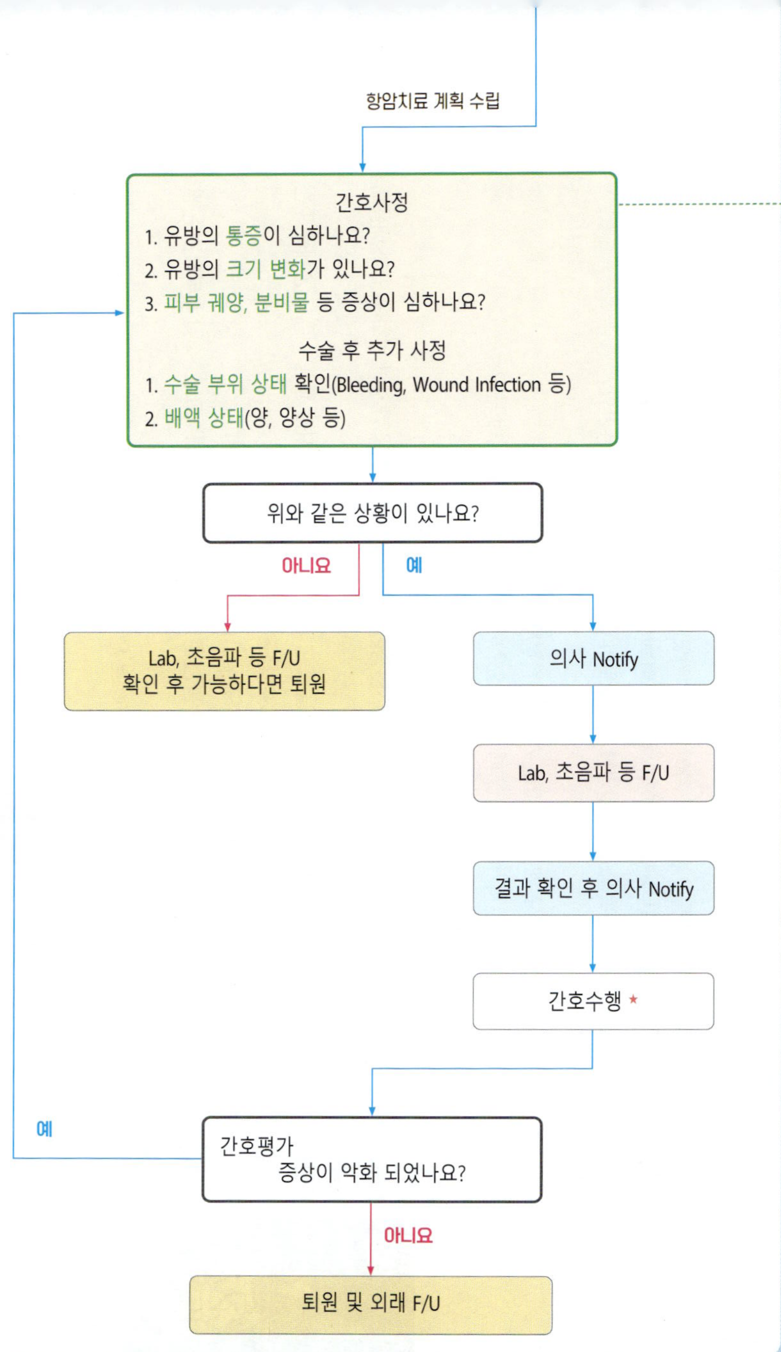

4. 수술 후 간호

유방암 수술 후 입원 기간 동안 중요한 것은 통증과 감염 관리다.

- **통증**: 수술 후 생길 수 있는 당연한 통증이지만 환자의 신체적, 정신적 고통을 이해하고 통증평가를 통해 처방에 따른 진통제 투여와 비약물 요법을 시행한다. 온찜질, 냉찜질, 마사지 등 스스로 통증을 관리하는 방법까지 교육해주는 것이 필요.

- **크기 변화**: 수술 후 유방의 크기 변화는 단순한 염증 반응에 의한 부종과 림프 부종으로 생길 수 있다. 염증 반응에 의한 부종은 회복 과정에서 자연스럽게 호전된다. 필요시 aspiration, 배액 요법을 시행. 림프 부종의 경우 수술로 인한 손상에 의해 림프액 축적으로 생긴다. 붕대 등으로 압박하고 마사지를 하는 등 림프 순환을 도울 수 있다. 초음파 등으로 부종의 양상과 변화를 확인하는 것이 필요.

- **수술 부위 감염 징후**: 절개 부위와 그 주변, 유두 분비물의 양상을 확인한다. 주기적인 드레싱이 필요하며 환자에게 상처 관리 방법을 교육한다. 필요시 culture 검사 진행.

공통 간호사정 & 수행

"유방암 환자에서 이것만큼은 꼭 확인!"

1 유방과 주변 부위 통증

종양의 침윤으로 인한 직접적인 통증 또는 수술 후 통증으로 유방과 주변 부위 통증이 생길 수 있다. 혹은 수술 후 적용하는 Surgical Bra의 압박에 의한 통증도 생길 수 있다.

간호사정 & 수행

간호사정	간호사정 방법
통증 양상 확인	- 강도: 0점에서 죽을 만큼 아픈 10점 사이 몇 점인가요?(NRS scale이용) - 위치: 아픈 위치를 짚어보세(유방 부위인지 그 주변부(예: 액와림프) 부위까지 아픈지) - 양상: 콕콕 찌르듯이 / 묵직하게 / 날카롭게 찌르듯이 아픈가요? 어떻게 아픈가요? ➡ - 빈도: 한번씩 아픈가요 계속해서 아픈가요?(간헐적/지속적 확인). - 완화 & 악화 요인: 만지거나 움직일 때 아픈가요? 가만히 있으면 괜찮아 지나요? - 수술 부위가 아프세요?

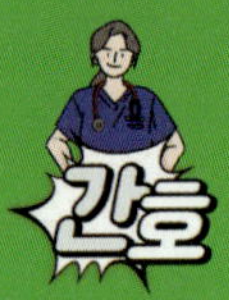

- ▸ 통증 사정과 적절한 조치: 통증의 정도는 주관적이므로 인정한다. 주기적으로 사정을 해주어 변화에 맞게 대응해주는 것이 좋다.
- ▸ 진통제 투여: 수술 후 적극적인 진통제 사용으로 통증을 조절해 준다. 암성 통증 환자는 통증 시에 진통제를 주는 것보다 시간 간격을 맞춰 주기적으로 진통제를 투여해 주는 것이 통증 조절에 효과적이다.
- ▸ PCA: 수술 후 PCA 적용 환자의 경우 사용법을 교육하고 pumping의 효과를 평가한다.
- ▸ 냉찜질과 온찜질: 수술 후에는 염증 부위 부종 완화와 통증 경감을 위해 냉찜질을 해주고, 2~3일 후부터는 온찜질로 이완해주는 것이 통증 경감에 도움을 준다.
- ▸ Surgical Bra 조절: 압박의 정도를 조절하여 Surgical Bra로 인한 통증을 조절해준다.

예상되는 처방

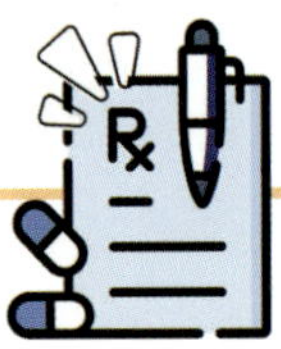

- ▸ **NSAIDs 투약**: 이부프로펜(Ibuprofen), 나프록센(Naproxen), 디클로페낙(diclofenac)
- ▸ **진통제 투약**: 아세트아미노펜(Acetaminophen), 트라마돌(Tramadol)
- ▸ **마약성 진통제(Opioid)**: 코데인(Codeine), 모르핀(Morphine)

신경병증성 통증(Neuropathic pain)

유방암의 치료 과정에서 발생할 수 있는 신경손상은 신경병증성 통증을 유발할 수 있다. 신경병증성 통증의 특징을 미리 이해하고 환자에게 적절한 치료제공과 교육, 정서적 지지가 필요하다.

환자는 찌르는 듯한 통증, 화끈거리거나 날카로운 것으로 베는 듯한 통증을 주로 느낀다. 일반적인 진통제로는 조절하기 어려운 경우가 많다.

신경병증성 통증 치료제는 통증 전달 경로를 조절하거나 신경 손상을 회복시키는 작용 기전을 통해 통증을 완화시킨다.
항경련제가 만성, 신경병성 통증에 대한 치료로 널리 사용되고 있다.

* Gabapentin(뉴론틴)

* Pregabalin(리리카)

* Duloxetine(심발타)

2 피부 궤양, 유두 분비물 조절

유방암 환자의 피부 궤양과 유두 분비물은 암의 진행에 의해 발생하는 경우가 많다. 유방암 수술 후에는 대부분 완화되지만 수술 후 감염 또는 방사선 치료의 부작용 등으로 발생할 수 있다.

간호사정 & 수행

간호사정	간호사정 방법
유방 주변 피부 변화	- 유방 주변 피부의 변화가 있나요? : 환자가 자각할 수 있는 수준(눈으로 확인 가능한)의 피부 변화를 확인한다. - 붓거나 통증, 악취가 있나요? : 피부의 궤양이 진행된다면 염증 반응이나 통증, 괴사 등 구체적으로 확인이 필요하다.
유두 분비물 확인	- 유두 분비물이 있나요? - 분비물이 있다면 어떤 양상인가요? 최근 변화가 있나요? : 혈액성, 장액성, 화농성 등 다양한 분비물이 나올 수 있다. 색, 양, 냄새, 증상의 출현 시기와 변화 양상 등 자세하게 확인한다. - 한쪽에서만 나오나요? 양쪽 모두에서 나오나요?

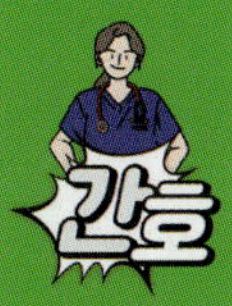

- 궤양 기록: 피부 궤양의 크기, 깊이, 색, 분비물 등 자세하게 기록하고 평가한다.
- 궤양 관리: 궤양 정도에 다라 습윤, 건조 등 적절한 드레싱을 선택하여 관리하는 것이 필요하다.
- 통증 관리: 궤양에 의한 통증을 사정하고 정도에 따라 완화요법, 진통제 투약 등 통증 간호가 필요하다.
- 유두 분비물 확인: 분비물의 색, 양, 냄새, 발생시기, 동반 증상 등을 자세히 확인하고 기록한다.
- 동반 증상: 유방 주변 피부 변화, 덩어리 등 확인하고 유방 촬영, 초음파와 같은 추가 검사의 필요성에 대해 의사와 상의한다.

예상되는 처방

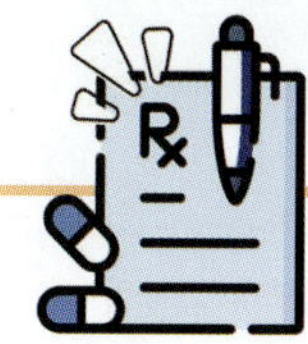

- 진통제 투약: 통증이 있다면 진통제를 통해 조절해 주는 것이 필요하다.
- 항생제 투약: 감염이 의심된다면 항생제 투약이 필요하다.
- 세포검사: 필요시 분비물을 채취하여 세포검사를 시행.
- Culture 검사: 필요시 궤양부위 상처 배양 검사를 시행

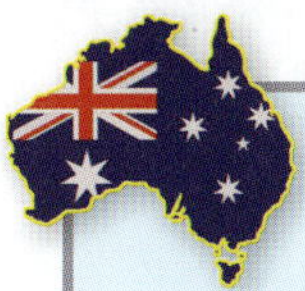

대표적 진통&해열제 아세트아미노펜! 호주에 서는 없다고?

호주에서는 아세트아미노펜(Acetaminophen,상품명 타이레놀)이라 부르지 않습니다. 같은 성분이기는 하지만, 호주에서는 Paracetamol(상품명 Panadol)이 가장 많이 사용하는 First line analgesia로 꼽힙니다. 성인 기준 Paracetamol (Panadol) 1g + Ibuprofen(Neurofen) 400mg을 first line analgesia로 사용합니다.
Paracetamol은 유럽이나 아시아 등, Acetaminophen은 미국, 캐나다 등에서 불린다고 하는데, 국가별로 명명에 차이가 있다는 점을 알아두세요!

3 유방 크기 사정

유방암 수술 후 가장 흔한 합병증은 장액종(Seroma)으로 장액(Serous fluid)이 고이는 것이다. 그 외에도 수술 후 내부 출혈이 유방 크기 변화의 원인이 될 수 있다. 림프 손상으로 인한 림프 부종은 액와 부위 부종을 유발할 수 있다.

간호사정 & 수행

간호사정	간호사정 방법
크기 변화 확인	- 수술 후 유방의 크기가 변하지 않았나요? - 붓는 느낌이 있을까요? - 통증은 없으세요? - 겨드랑이 부위가 붓거나 아프지 않으신가요? : 림프 부종 확인 - 유방 수술 부위 주변 멍이 들었나요? : 내부 출혈 확인. - 만져지는 덩어리 같은 것이 있나요? : 림프 부종, 장액종의 유무를 확인.
배액관 배액 양상 확인	- 양이 갑자기 많이 나왔나요? - 색깔, 양상 확인

간호

- 수술 후 유방 크기의 변화와 통증 유무를 확인한다.
- 배액관 개방성 확인: 수술 후 배액관의 개방성이 유지가 안된다면 수술 부위 안으로 수술 후 생길 수 있는 장액성, 출혈성 삼출물이 적절하게 배액되지 못하고 유방 부종과 통증을 유발할 수 있다. 이는 수술 후 회복에도 영향을 미칠 수 있다.
- 유방 압박: 수술 후 붕대 또는 Surgucal Bra의 적용으로 부종을 경감시킬 수 있으므로 압박의 필요성을 교육하고 유지할 수 있도록 한다.

예상되는 처방

- **유방 초음파 검사**: 부종 위치, 정도, 변화 확인.
- **압박붕대 또는 Surgical Bra 착용**: 압박을 통해 체액 및 림프액 저류를 완화해 부종 완화
- **Anti inflammatory**: 이부프로펜(Ibuprofen), 나프록센(Naproxen) 등. 염증을 완화하여 부종 감소
- **Aspiration(흡인)**: 부종이 심한 경우 바늘(Needle)을 통한 Asipration을 시행할 수 있다.
- **배액관 revision 또는 수술**: 부종이 심하거나 내부 출혈이 있다면 조기에 수술 부위를 열어 혈종을 제거하고 배액관을 위치를 조정하거나 새로 삽입할 수 있다.

Surgical Bra?

림프절 제거를 포함한 수술 또는 유방 전절제술, 종양의 크기가 큰 경우 수술 후 사용한다. 수술 전 미리 사이즈를 측정하는 과정이 필요하다. 종양의 크기가 작다면 압박붕대로 대체.

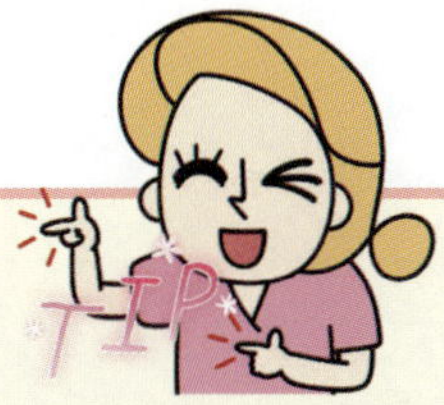

수술 후 배액관 관리

수술 부위 배액관 삽입의 목적은 상처 치유를 촉진하고(수술 부위 고이는 체액이나 혈액은 상처 치유를 지연시킴), 잔여 혈종(hematoma)을 제거하고, 혈종으로 인한 압력을 감소시키기 위함이다. 따라서 수술 후 보통 배액관을 삽입한 채 퇴실하게 되므로, 수술 환자 간호를 위해 배액관 관리는 필수다.

배액관 종류

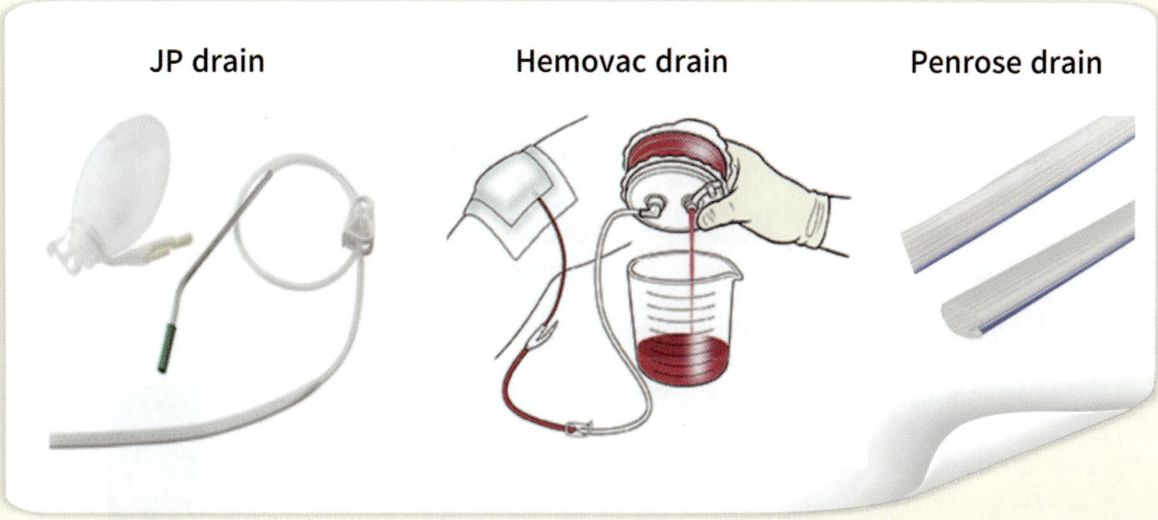

JP drain (Jacson-Pratt)	가장 흔하게 사용되는 배액관으로, 작은 수류탄 모양의 흡인기를 통해 음압을 발생시켜 배액을 촉진. 배액 강도에 따라 Full-Half-Natural compression으로 용어를 구분할 수 있다.
Hemovac Drain	JP Drain보다 큰 용량의 배액관으로, 아코디언 모양의 흡인기를 통해 음압을 발생시킨다. JP Drain보다 더 많은 양을 배액시킬 수 있다.
Penrose Drain	부드러운 고무 재질의 관으로, 중력에 의해 배액이 이루어지며 개방형 배액관(open drainage system)이다. 구조가 간단하고 막힐 가능성이 적으나, 외부 오염 가능성이 높고 배액량 측정이 어렵다는 단점이 있다.

* JP drain의 음압 적용

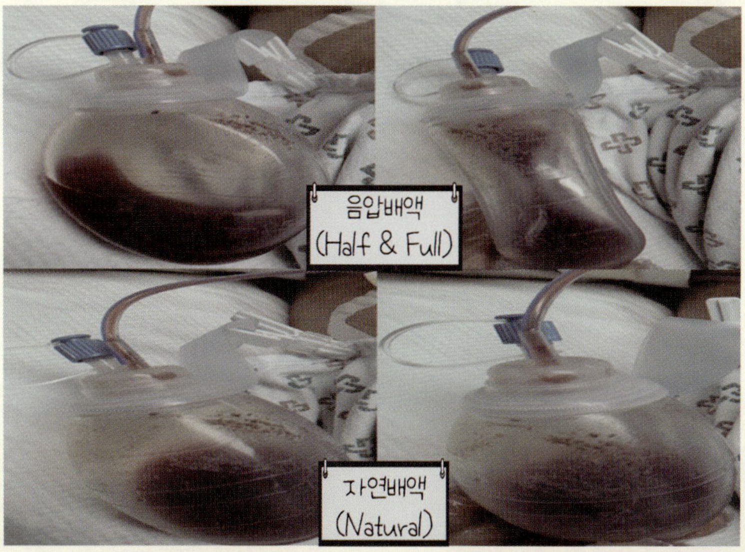

배액 색깔

정상적 배액은 수술 직후 선홍색(Sanguineous)이다가 점차 장액성(serosanguineous)으로 변하며, 시간이 지나면서 옅은 노란색(serous)으로 변한다. 갑작스러운 붉은색 출혈이나 혼탁한 배액은 비정상 소견으로 즉시 의사에게 알린다.

Bloody	혈액색. 붉은색
Sanguineous	혈액성으로 붉으나 물에 섞은 듯이 옅은 붉은색
Serosanguineous	장액혈액성으로 노란색에 붉은 색이 섞인 느낌
Serous	장액성으로 노란색
Turbid	탁함. 수술 부위 감염이 있을 때 많이 나타나는 양상

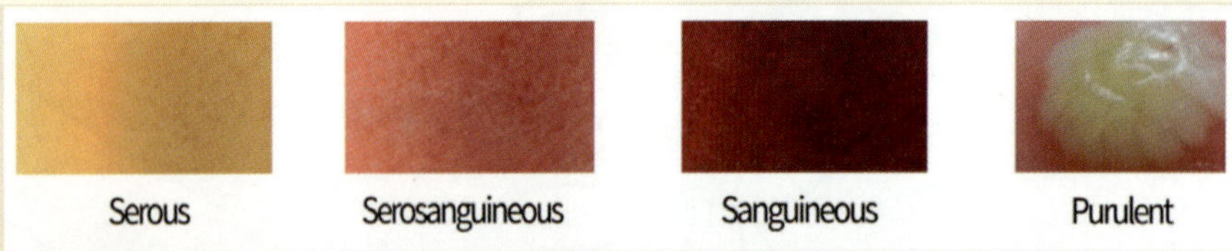

serous	맑은 색을 띄며 건강하고 치유되어 가는 상처에서 관찰된다.
serosanguineous	혈액이 섞인 맑은 색으로, 건강하고 치유되어 가는 상처에서 관찰된다.
sanguineous	거의 혈액과 같은 색을 띈다. 오래된 혈액의 경우 짙은 암적색을 띄기도 한다.
purulent	하얗고 짙으며, 고름과 같은 양상이다. 감염을 의심할 수 있으며 색을 띄는 경우도 있다.

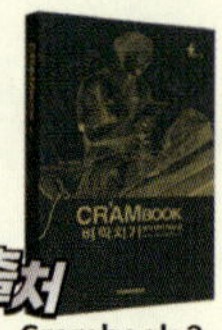

출처 Crambook 2 벼락치기 환자파악 매뉴얼

배액 냄새

정상적인 배액은 특별한 냄새가 없거나 약간 비릿할 수 있다. 심한 악취는 감염 가능성을 시사한다

배액량(ml)

배액량은 수술 종류, 환자 상태에 따라 다르지만, 일반적으로 시간이 지날수록 감소한다. 갑작스러운 배액량 증가는 출혈 가능성을 시사하며, 24시간 배액량이 30ml 미만으로 감소하면 배액관 제거를 고려할 수 있다.

My Note :)

My Note :)

수술 전 간호

수술(Surgery)은 질병, 손상 또는 기타 건강 문제를 치료하기 위해 신체를 절개하는 의료 시술이다. 일반적으로 진단, 치료, 기능 개선, 미용에 목적이 있으며 개복 수술(Open Surgery), 최소 침습 수술(Minimally Invasive surgery)로 구분된다. 침습적 치료인만큼 환자의 편안함을 위해 마취(Anesthesia)가 필요한데, 수술 종류에 따라 전신마취(Gerneral Anesthesia), 부분마취(Regional Anesthesia), 국소마취(Local Anesthesia)로 구분된다. 이 과정을 원활히 진행하고 합병증을 예방하기 위해 수술 전/후 간호가 존재한다.

1 수술 전 간호

수술 전 간호는 수술 과정의 안전성을 높이고 환자의 회복을 돕는 데 필수적인 역할을 한다. 체계적인 수술 전 간호는 수술 중 발생할 수 있는 합병증을 예방하고 환자의 불안을 감소시키며, 성공적인 수술 결과를 이끌어내는 데 기여할 수 있다.

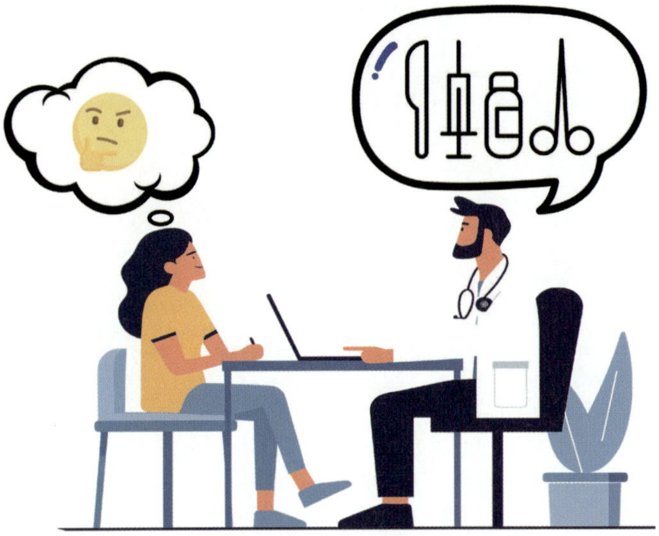

전신 상태 점검

수술 전 환자의 전신 상태를 평가하는 것은 수술 위험 요인을 파악하고 환자에게 적합한 마취 및 수술 계획을 수립하는 데 필수적이다.

활력징후 (Vital signs)	혈압, 맥박, 호흡, 체온을 측정하여 환자의 기본적인 건강 상태를 파악. 비정상적인 수치는 심혈관 질환, 감염, 염증 등의 징후일 수 있음
신체 검진	전반적인 건강 상태를 평가하고 수술 부위와 관련된 특정 문제를 확인. 예를 들어, 심장 수술 전에는 심음과 폐 기능을 확인하고, 복부 수술 전에는 장 소리와 복부 팽만 여부를 확인
혈액 검사	빈혈, 출혈 경향, 간 및 신장 기능 이상, 수혈안전(ABO type 등), 감염 여부(CRP, ESR, WBC, Viral marker 등) 등을 확인하여 수술 중 출혈 위험이나 마취제 대사 능력을 평가
심전도 (Electrocardiogram, ECG)	심장의 전기적 활동을 기록하여 부정맥, 심근 허혈 등 심장 질환을 진단하고 마취 위험도를 평가
흉부 X-ray	폐렴, 폐부종, 폐결핵 등 폐 질환을 확인하고 마취 및 수술 중 호흡 기능을 평가

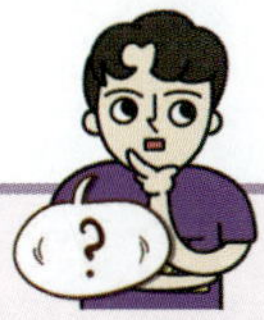

출혈 경향 확인 혈액 검사?

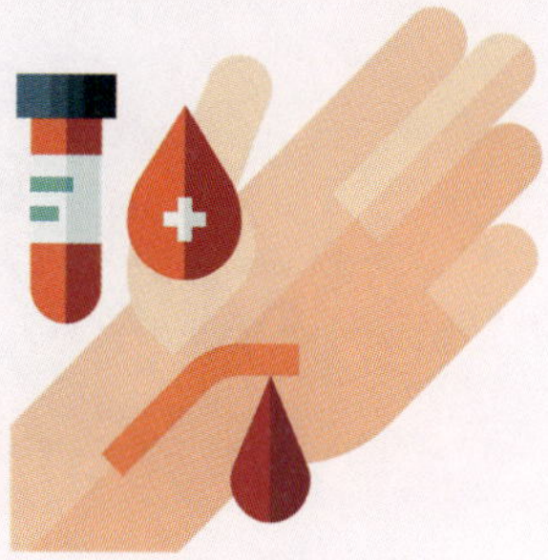

* PT(프로트롬빈 시간): 혈액 응고에 걸리는 시간 측정
* INR(국제 표준화 비율): PT 결과를 표준화하여 다른 검사 결과와 비교 가능하게 한 수치
* aPTT(활성화 부분 트롬보플라스틴 시간): 혈액 응고 과정의 특정 단계 측정
* Platelet(혈소판): 혈액 응고에 중요한 역할을 하는 혈액 세포. 혈관 손상 시 혈소판이 응집되어 혈전을 형성하여 혈액 손실을 막는다.
* Fibrinogen(피브리노겐): 혈액 응고 과정에서 중요한 역할을 하는 단백질로 혈액 응고를 촉진.
  - PT, aPTT, INR의 증가는 응고 기능 저하. 혈소판과 피브리노겐 감소는 혈액 응고 인자 감소를 뜻하여 모두 출혈 경향을 증가시키는 결과로 해석하자.

과거력 및 병력 확인

환자의 과거력 및 병력은 수술 중 발생할 수 있는 합병증을 예측하고 예방하는 데 중요한 정보를 제공한다.

과거 수술 및 마취 경험	과거 수술 중 발생한 합병증이나 마취 부작용은 이번 수술에서도 발생할 위험이 높음 (수술 후 회복 잘 되었는지 여부, 기도 삽입에 문제가 있는지, 구토 등 부작용이 있었는지 확인)
알레르기	약물, 음식, 라텍스 등에 대한 알레르기는 수술 중 사용되는 약물이나 재료에 대한 부작용을 유발 가능
만성 질환	고혈압, 당뇨병, 심장 질환, 폐 질환 등 만성 질환은 수술 중 합병증 발생 위험을 높이므로 수술 전부터 관리가 필요. (예: 고혈압의 경우 수술 전 항고혈압약제 복용, 당뇨병의 경우 금식에 따른 수액과 당뇨 관리)
복용 중인 약물	항응고제, 항혈소판제, 스테로이드, 혈압약 등은 수술 중 출혈 위험이나 마취 효과에 영향을 미칠 수 있음. 복용하는 항혈소판제에 따라 수술 전 복용 금지 기간이 상이함

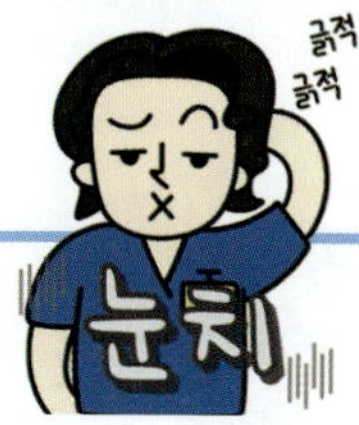

"항응고제나 항혈소판제 수술 전 중단이 헷갈려요.."

수술 전 항응고제나 항혈소판제 복용 중단 시기는 환자의 상태, 복용 중인 약물 종류, 수술 종류, 출혈 위험도 등을 고려하여 결정한다. 일반적은 복용 중단 기간은 아래와 같다.

Aspirin(아스피린) Clopidogrel(플라빅스)	수술 5-7일 전 중단
Heparin(헤파린) LMWH(저분자량헤파린-크렉산)	헤파린 정맥주사 수술 6시간 전 중단 헤파린 피하주사 수술 12시간-1일 전 중단 저분자량 헤파린 수술 1일 전 중단(신기능 저하 시 수술 2일 전 중단)
Warfarin(와파린)	수술 5일 전 중단
NOAC(비 비타민K 경구용 항응고제)	수술 1-2일 전 중단 (신기능 저하 시 수술 2일 전 중단)

마취에 따른 수술 전 검사

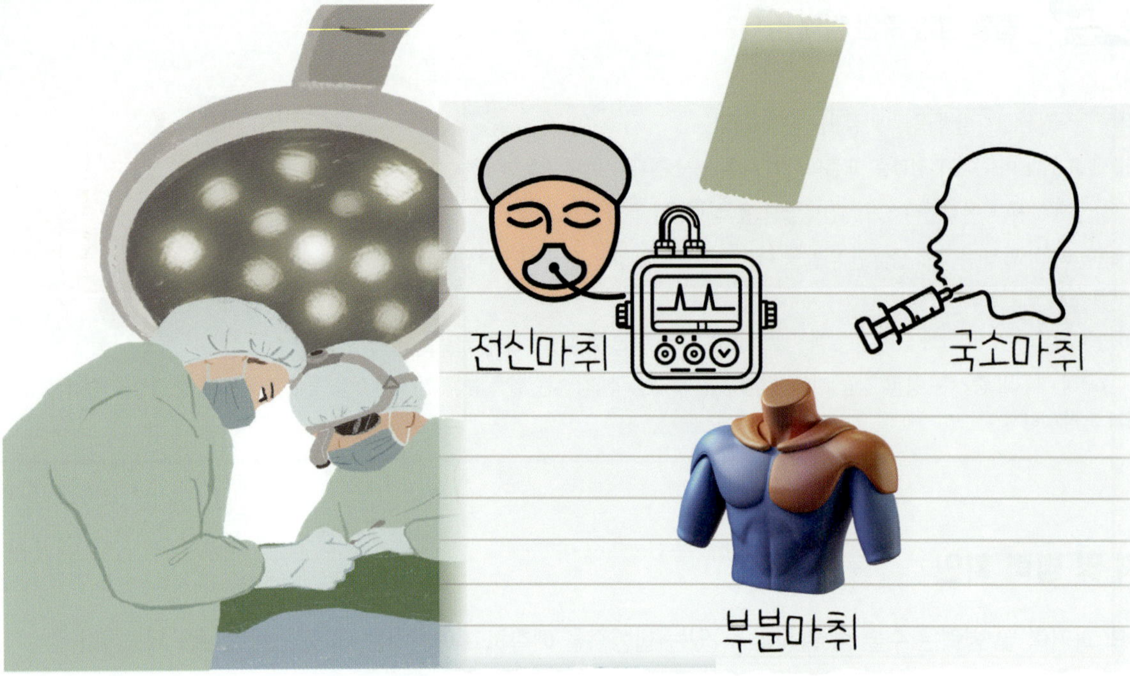

마취 종류	특징
전신마취 (General Anesthesia)	- **정의**: 환자의 의식을 완전히 소실시켜 통증을 느끼지 못하게 하고, 인공호흡기로 호흡을 유지하는 마취 방법. - **방법**: 흡입 마취제(Inhalation anesthetic), 정맥 마취제(Intravenous anesthetic) 또는 이들의 병용을 통해 유도. - **적용**: 개복 수술, 흉부 수술, 장시간 수술 등 의식 소실과 전신 근육 이완이 필요한 수술에 주로 사용. - **장점**: 통증 조절 효과가 뛰어나고, 환자의 불안감을 감소시키며, 수술 중 움직임을 방지. - **단점**: 호흡 억제, 심혈관계 부작용, 오심 및 구토 등 합병증 발생 위험이 있다. → **혈액 검사, 심전도, 흉부 X-ray, 상황에 따라 폐 기능 검사(Pulmonary function test, PFT) 등을 시행하여 심폐 기능을 평가하고 마취 위험도를 측정. 필요시 심혈관계 관련 각 과 협진**
부분마취 (Regional Anesthesia) - 척추 마취 - 경막외 마취 - 말초 신경 차단	- **정의**: 신체의 특정 부위만 마취하는 방법으로, 환자의 의식은 유지됨. - **방법**: 척추 마취(Spinal anesthesia), 경막외 마취(Epidural anesthesia), 말초 신경 차단(Peripheral nerve block) 등. - **적용**: 제왕절개, 상지 수술, 하지 수술, 복부 수술 등 특정 부위 수술이나 통증 조절에 사용. - **장점**: 전신 마취에 비해 합병증 발생 위험이 낮고 회복이 빠르다. 의식은 깨어 있으며, 환자가 원할 시 수면유도제를 투약할 수 있다. - **단점**: 마취 부위에 따라 통증 조절 효과가 제한적일 수 있고, 정도에 따라 전신마취로 전환하는 경우가 있다. 드물게 신경 손상 등의 합병증이 발생할 수 있다. → **혈액 검사, 심전도 등을 시행하여 전반적인 건강 상태를 평가**
국소마취 (Local Anesthesia)	- **정의**: 수술 부위 주변의 피부 및 조직에 직접마취제를 주입하여 통증을 차단하는 방법. - **방법**: 주사, 도포, 스프레이 등 다양한 방법으로 마취제를 투여함. - **적용**: 간단한 피부 절개, 치과 치료, 생검 등 작은 수술이나 시술에 사용. - **장점**: 간편하고 안전하며, 합병증 발생 위험이 매우 낮다. - **단점**: 마취 범위가 제한적이고, 통증 조절 효과가 짧다 → **특별한 검사가 필요하지 않을 수 있지만, 환자의 건강 상태에 따라 혈액 검사 등을 시행할 수 있다.**

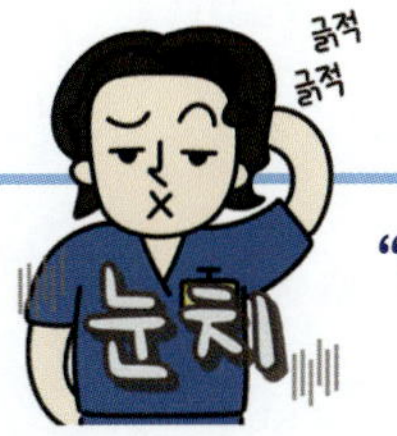

"전신마취 예정이면 챙겨야 할 것이 너무 많아요"

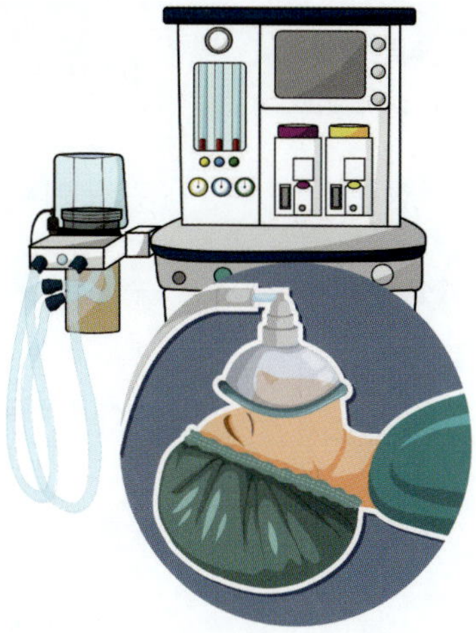

전신마취는 환자의 몸에 부담을 줄 수 있는 만큼, 안전한 수술을 위해 다양한 준비 과정이 필요하다. 전신 마취 전 금식, 여러 과 협진, 혈액 및 기능 검사 등이 이러한 준비 과정에 포함된다.

1. 금식(NPO):
   - **이유**: 전신 마취 중에는 의식이 없어 구토 반사가 억제되고, 음식물이 기도로 넘어가 흡인성 폐렴(Aspiration pneumonia) 등 심각한 합병증을 유발할 수 있다. 따라서 수술 전 일정 시간 동안 금식하여 위 내용물을 비우고 흡인 위험을 최소화한다.
   - **일반적인 금식 시간**: 수술 8시간 전부터 음식 섭취를 중단하고, 수술 2시간 전부터 물을 포함한 모든 음료 섭취를 중단한다. 단, 의료진의 지시에 따라 금식 시간이 조절될 수 있다.

2. 협진(Consultation):
   - **이유**: 환자의 건강 상태를 종합적으로 평가하고 마취 및 수술 위험 요인을 파악하기 위해 필요하다. 예를 들어, 심장 질환이 있는 환자는 심장내과 협진을 통해 심장 기능을 평가하고 마취 중 발생할 수 있는 합병증을 예방해야 한다.
   - **협진 대상**: 환자의 기저 질환에 따라 내과, 심장내과, 호흡기내과, 신장내과, 내분비내과 등 다양한 과와 협진이 이루어질 수 있다.

3. 혈액 검사 및 기능 검사:
   - **이유**: 환자의 혈액 상태, 장기 기능 등을 평가하여 마취 및 수술 위험도를 예측하고, 필요한 경우 수술 전 치료를 시행하기 위해 필요하다.
   - **주요 검사 항목**:
     - **혈액 검사**: 빈혈, 감염, 혈액 응고 이상 등 확인
       - **전혈구 검사**(Complete Blood Count, CBC)
       - **혈액 응고 검사**(Coagulation Test)
       - **감염 & 바이러스 표지자 검사**(viral marker)
       - **수혈검사**(ABO type 등)
     - **기능 검사**: 심장, 폐, 간, 신장 등 주요 장기 기능 평가
       - **심전도**(Electrocardiogram, ECG)
       - **흉부 X선 촬영**(Chest X-ray)
       - **혈액 화학 검사**(Blood Chemistry Test)
       - **신장 기능 검사**(Renal Function Test)
       - **간 기능 검사**(Liver Function Test)
   - **검사 결과에 따른 조치**: 검사 결과에 따라 수혈, 약물 조절, 추가 검사 등 필요한 조치를 시행하여 환자의 안전을 확보한다.

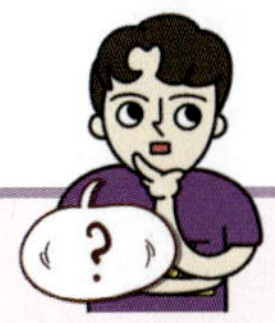

감기(상기도 감염)에 걸리면 전신마취 예정 수술이 중단될 수 있을까?

수술 종류나 응급 상황에 대한 여부, 그리고 의사에 따라 다르다. 수술 중단을 고려하는 이유는 다음과 같다

* 기도 자극 및 기관지 경련 위험: 감기로 인한 기침, 콧물, 인후통 등은 기도를 자극하여 수술 중 기관지 경련(Bronchospasm)을 유발할 수 있다. 기관지 경련은 호흡 곤란, 저산소증 등 심각한 합병증을 초래할 수 있다.
* 마취 약물 효과 감소: 감기로 인한 염증 반응은 마취 약물의 효과를 감소시킬 수 있다.
* 수술 후 합병증 위험 증가: 감기 증상은 수술 후 폐렴, 무기폐 등 호흡기 합병증 발생 위험을 높일 수 있다. 특히 호흡기계 관련 과거력을 가지고 있는 환자의 경우 그 위험성은 더 높게 평가된다.

수술 전 체크 사항

금식 (NPO)	수술 중 흡인 위험을 방지하기 위해 수술 전 일정 시간 동안 음식과 물 섭취를 제한. 부분마취의 경우에도 전신마취로 전환 가능성이 있기에 금식을 유지함
피부 준비 (Skin preparation)	수술 부위 감염을 예방하기 위해 수술 부위를 깨끗하게 하고 소독
장 준비	위장관계 수술 시 장내 내용물을 비우기 위해 관장이나 완하제를 사용할 수 있다.
수술 부위 표시	수술 부위를 정확하게 표시하여 수술 중 오류를 방지
수술 동의서 마취 동의서	환자 또는 보호자가 수술에 대한 충분한 설명을 듣고 동의했는지 확인
수혈 동의서	수술 중 수혈이 필요할 수 있는 경우를 대비하여 미리 동의서를 받음
항생제	수술 부위 감염 예방을 위한 항생제 투약 장시간의 수술이나 기구 삽입 등을 시행하는 경우 예방적 항생제를 거의 투약함(흔하게 사용: 1세대 세팔로스포린계 세파졸린)
진통제	수술 후 통증을 대비하여 PCA를 미리 준비할 수 있음
IV Route 확보	수술 중 수액 및 약물 투여 경로의 확보 수술용 IV route는 18G를 선호하나 의료기관에 따라 상이함
배변 배뇨 관리	수술 전 배변이나 배뇨를 격려함 수술 시간에 따라 수술 중 Foley catheter를 삽입할 수 있음

수술체크리스트

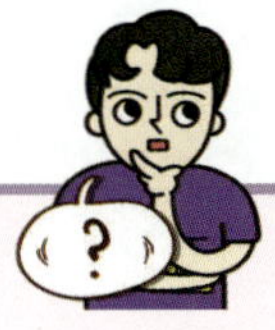

수술 후 진통제 PCA? (Patient-Controoled Analgesia, 환자 조절 진통법)

PCA는 환자가 스스로 통증을 느낄 때 버튼을 눌러 정맥으로 진통제를 투여하는 방식의 통증 조절을 뜻한다. PCA는 환자의 통증 조절 능력을 향상시키고, 진통 효과를 극대화하며, 진통제 부작용을 최소화하는 데 효과적인 방법으로 널리 사용된다.

▸ PCA의 장점:

* **개인 맞춤형 통증 조절**: 환자는 자신의 통증 정도에 따라 필요한 만큼 진통제를 투여할 수 있다. Hold time이 있어 과도한 사용은 제한된다.
* **빠른 통증 완화**: 버튼을 누르면 즉시 진통제가 투여되어 통증을 빠르게 완화할 수 있다.
* **진통 효과 극대화**: 지속적인 소량의 진통제 투여로 혈중 약물 농도를 일정하게 유지하여 안정적인 통증 조절 효과를 얻을 수 있다.
* **부작용 감소**: 필요한 만큼만 진통제를 투여하기 때문에 과다 투여로 인한 부작용 위험을 줄일 수 있다.
* **환자 만족도 향상**: 환자가 스스로 통증을 조절할 수 있다는 점에서 심리적인 안정감을 얻고 만족도를 높일 수 있다.

▸ 특징

* 주로 마약성 진통제의 조합으로 마취통증의학과에서 제작하며, 메스꺼움, 구토, 어지러움, 호흡 곤란 등 부작용이 발생 가능성이 있다.
* PCA 장치에 따라 사용법이 상이하며, 사용 전 환자에게 사용방법 교육이 필요하다.

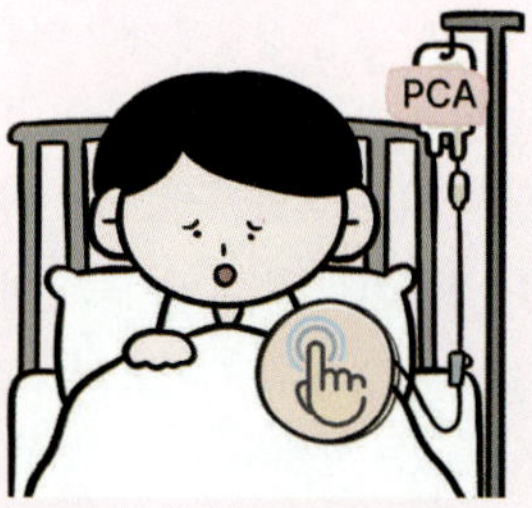

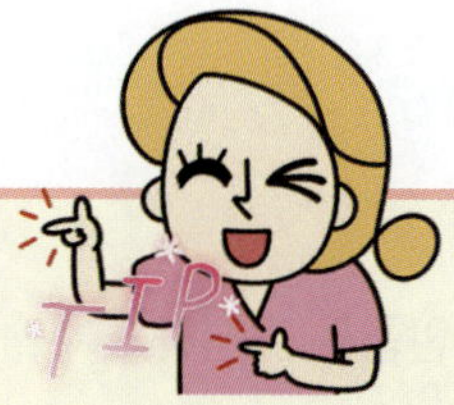

검사 결과에 따른 수혈제제 간략 정리

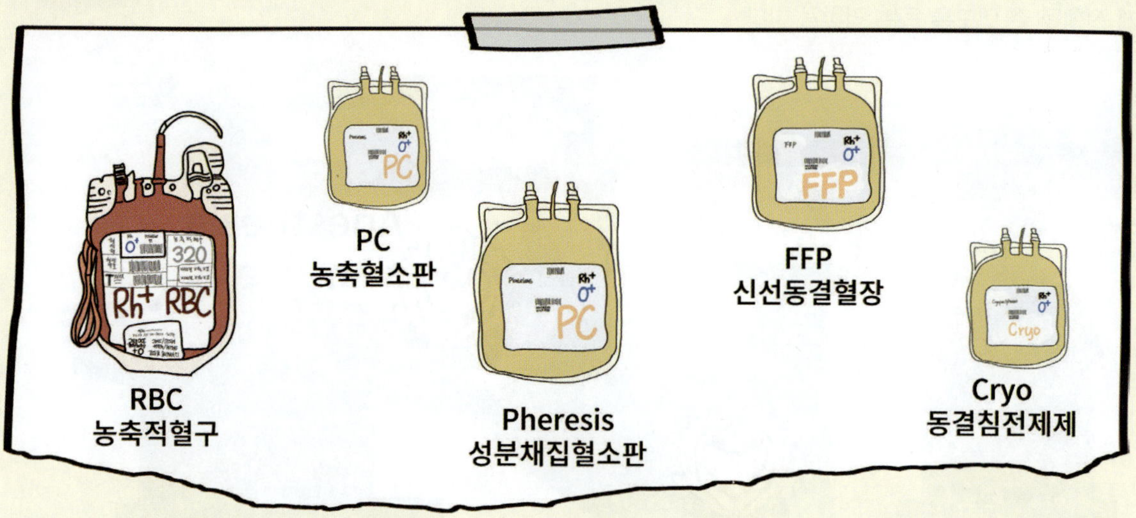

RBC(Red Blood Cell, 적혈구)	- Hb(헤모글로빈), Hct(헤마토크릿) - 일반적으로 Hb 7-8g/dL 이하 수혈 고려
PC & Pheresis (Platelet Concentrat, 혈소판 농축액) (Apheresis-성분채집 혈소판)	- Platelet(혈소판) - 출혈 증상이 있는지에 따라 혈소판 목푯값이 다름
FFP (Fresh Frozen Plasma, 신선동결혈장)	- INR(국제표준화비율), aPTT(활성화 부분 트롬보플라스틴 시간) - 응고 검사 결과 이상 소견이나 다량 출혈 시 수혈 고려 - Vit K 부족 시 우선 투약 고려
Cryo (Cryoprecipitate, 동결침전제제)	- Fibrinogen(피브리노겐-혈액 응고에 중요 역할을 하는 섬유소원) - Fibrinogen 50-100mg/dL 이하 또는 출혈 위험에 따라 수혈 고려

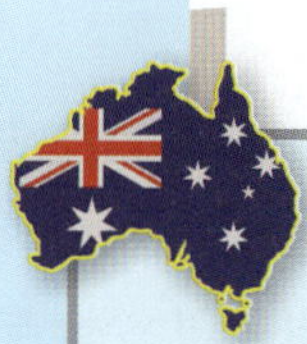

전신마취 수술에는 NPO 수행과 Foley catheter삽입 필요성 판단이 중요합니다. 참고로 호주에서는 NPO를 NBM(Nil by Mouth)라 하고, Foley catheter를 IDC(InDwelling catheter)라고 한답니다. 수술 간호 학습 파이팅!

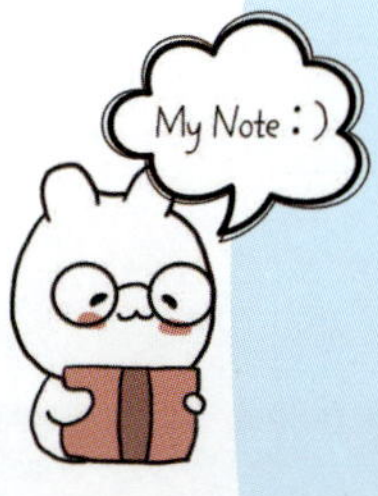

2 수술 중 간호

수술 중 간호는 수술실에서 이루어지는 간호 활동으로, 수술 과정 전반에 걸쳐 환자의 안전과 편안함을 유지하고 수술이 원활하게 진행될 수 있도록 돕는 역할을 한다.

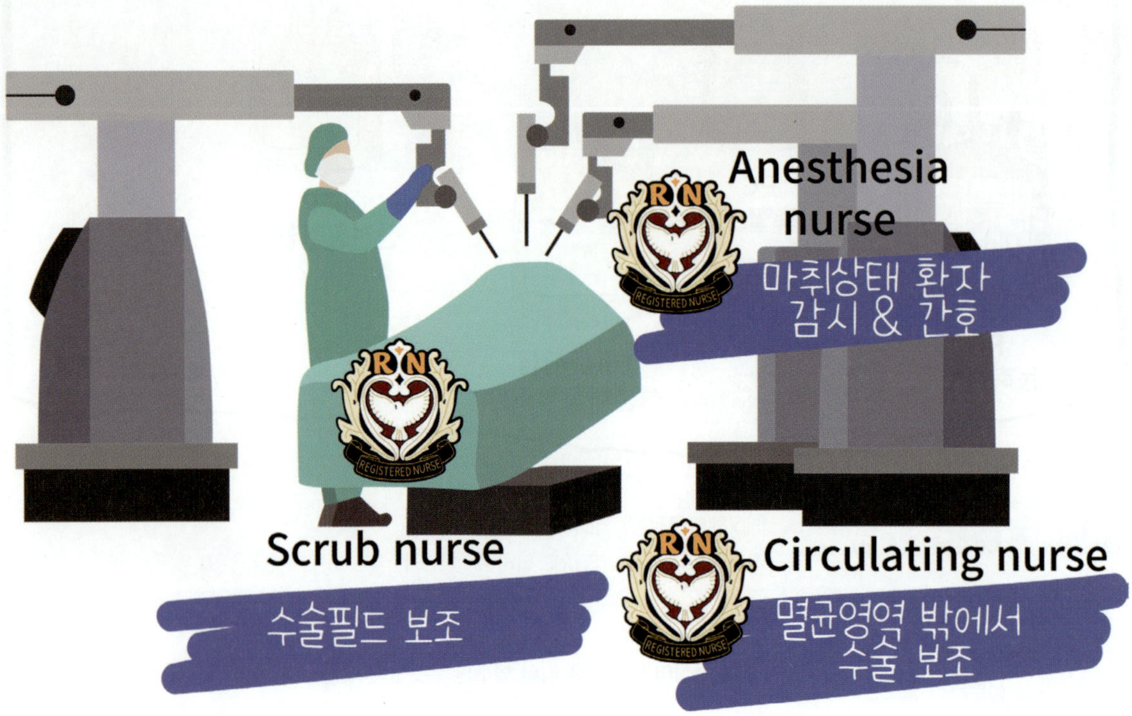

소독 간호사(Scrub Nurse)

- 수술 필드 준비: 수술에 필요한 기구 및 재료를 준비하고, 무균 상태를 유지.
- 수술 과정 보조: 수술 중 의사에게 필요한 기구 및 재료 전달.
- 수술 기록 관리: 사용된 기구 및 재료 기록. 수술 후 세척, 소독

순환 간호사(Circulating Nurse)

- 수술 환경 관리: 수술실 온도, 습도, 조명 등을 적절하게 유지하고, 무균 상태를 유지.
- 환자 안전 확인: 환자 신원 확인, 수술 부위 확인, 알레르기 및 과거력 확인 등을 통해 환자 안전을 확보.
- 수술 과정 지원: 수술에 필요한 물품 및 장비를 준비하고, 수술 과정을 기록하며, 수술팀 간 의사소통을 원활하게 지원.

마취 간호사(Anesthesia Nurse)

- 마취 유도, 유지, 각성 과정을 관리하고, 환자의 생체 징후를 모니터링, 응급 상황에 대처.
- 마취 유도 및 유지(약물 투여, 기도 관리, 인공호흡 등)
- 마취 각성 및 회복 관리
- 응급 상황 발생 시 심폐소생술 등 응급처치

3 수술 후 간호

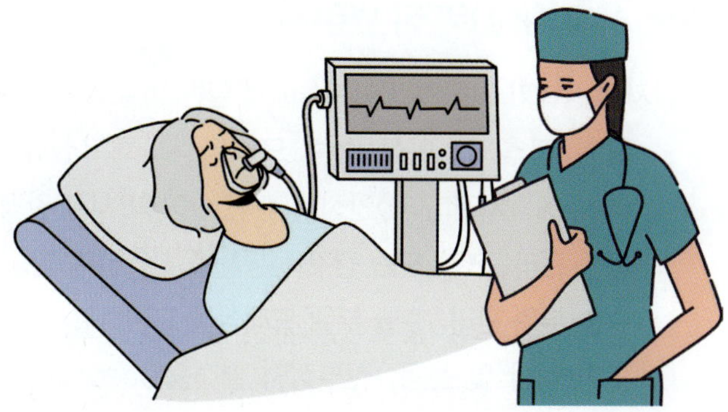

수술 후 간호는 환자의 회복을 돕고 합병증을 예방하기 위한 간호 활동으로, 환자의 상태와 수술 종류에 따라 회복실(PACU, Post Anesthesia Care Unit), 병실, 중환자실 등 다양한 장소에서 이루어진다.

회복실 간호(Post Anesthesia Care Unit, PACU)

수술 직후 환자는 회복실로 옮겨져 마취에서 회복하고 활력 징후가 안정될 때까지 집중적인 간호를 받는다.

- **활력 징후 및 의식 수준 모니터링**: 혈압, 맥박, 호흡, 체온, 산소포화도를 지속적으로 측정하고 의식 수준을 평가하여 환자의 회복 상태를 파악.
- **통증 관리**: PCA(Patient-Controlled Analgesia, 환자 조절 진통법) 등을 이용하여 환자의 통증을 조절하고 편안함을 유지.
- **수술 부위 출혈 및 감염 관찰**: 수술 부위의 출혈, 부종, 발적, 통증 등을 관찰하고 감염 징후를 조기에 발견하여 적절한 조치를 취함.
- **배액관 관리**: 수술 부위에서 배액되는 체액의 양, 색깔, 냄새 등을 관찰하고 배액관이 막히거나 감염되지 않도록 관리.
- **수분 및 전해질 균형 유지**: 수액 요법을 통해 수분 및 전해질 균형을 유지하고 탈수 및 전해질 불균형을 예방.
- **구토 및 오심 관리**: 마취 후 발생할 수 있는 구토 및 오심을 완화하기 위해 진토제를 투여하고 필요시 위관 삽입을 고려.

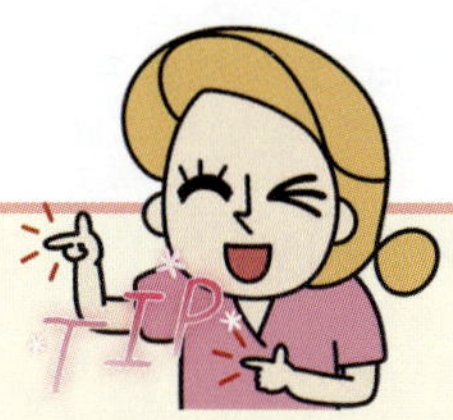

회복실 퇴실을 결정해주는 지표

회복실에서 마취 후 안정성을 평가하는 객관적 도구로 PAC Score(Post Anesthesic recovery Score)를 이용하고 있다. 도구를 살펴보면 의식, 활동, 호흡, 순환, 산소포화도 5가지 측면에서 평가하며, 이들의 회복을 돕는 곳을 목표로 하는 곳이 회복실이다.

영역	내용	점수
의식	완전히 깨어 있음 자극에 깨어날 수 있음 반응 없음	2점 1점 0점
활동	명령에 따라 4개의 사지를 움직일 수 있음 명령에 따라 2개의 사지를 움직일 수 있음 명령에 따라 사지를 움직일 수 없음	2점 1점 0점
호흡	깊이 숨 쉬고 기침할 수 있음 호흡곤란 무호흡	2점 1점 0점
순환(혈압/맥박)	마취 전 수준의 20% 이내 마취 전 수준의 20-49% 이내 마취 전 수준의 50% 이상	2점 1점 0점
산소포화도	산소 공급 없이 92% 이상 유지 90% 이상을 유지하기 위해 산소 공급이 필요 산소 공급을 해도 90% 미만	2점 1점 0점

Post Anesthesic Recovery Score, PAR Score

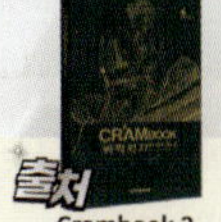

출처 Crambook 2 벼락치기 환자파악 매뉴얼

* 5가지 영역을 합하여 0점부터 10점까지의 범위로 평가.
* 9점 이상시 퇴실 가능
* 8점 시 마취과 의사 확인 후 퇴실

"협조가 되지 않아 "진정" 후 영상 검사나 시술을 하는 경우, 검사실이나 시술실 퇴실 기준도 PAR score를 사용합니다. score 8점 이하시 동행한 의사 판단하 부서로 복귀할 수도 있는 등 규정은 조금씩 다릅니다"

PAR score는 환자의 신체상태에 대한 객관적 기준으로 평가 방법이 쉽고 단순하나, 가장 큰 단점으로는 총점이 퇴실 기준에 합당하더라도 한 가지 항목의 점수가 나쁘면 환자상태에 문제가 있을 수 있다는 점입니다. 참고하세요!

병실 간호(general ward)

환자의 상태가 안정되면 회복실에서 일반 병실로 옮겨져 회복을 위한 간호를 받는다

- **활력 징후 및 의식 수준 모니터링**: 회복실에서와 마찬가지로 지속적인 모니터링을 통해 환자의 상태를 파악.(예: 1시간마다->안정시 4시간->이후8시간 간격으로 넓혀감)
- **통증 관리**: PCA 또는 경구 진통제를 사용하여 통증을 조절하고 환자의 편안함을 유지.
- **수술 부위 관리**: 수술 부위 드레싱을 교환하고 감염 징후를 관찰.
- **조기 이상 및 운동**: 심부정맥 혈전증(Deep Vein Thrombosis, DVT), 폐렴 등 합병증 예방을 위해 조기 이상 및 운동을 격려하고 필요시 보조 기구를 사용.
- **심호흡 및 기침**: 폐렴 예방을 위해 심호흡 및 기침 운동을 격려하고 필요시 흉부 물리 치료를 시행.
- **영양 관리**: 수술 후 가스 배출이나 장음 청진을 통해 장운동이 시작되면 식이를 시작. 이후 환자의 영양 상태를 평가하여 필요시 영양 보충.
- **배뇨 및 배변 관리**: 수술 후 발생할 수 있는 배뇨 및 배변 장애를 예방하고 관리.
- **정신 심리적 지지**: 수술 후 불안, 우울 등 심리적인 어려움을 겪는 환자에게 정서적인 지지를 제공.

중환자실 간호(Intensive Care Unit, ICU)

수술 후 상태가 불안정하거나 합병증 발생 위험이 높은 환자는 중환자실에서 집중적인 감시와 간호를 받음.

- **활력 징후 및 의식 수준 모니터링**: 혈압, 맥박, 호흡, 체온, 산소포화도 등을 지속적으로 모니터링하고 필요시 인공호흡기를 사용.
- **심장 기능 모니터링**: 심전도, 심초음파 등을 통해 심장 기능을 평가하고 부정맥 등 합병증을 조기에 발견하여 치료.
- **신장 기능 모니터링**: 소변량, 혈액 검사 등을 통해 신장 기능을 평가하고 신부전 등 합병증을 예방.
- **감염 관리**: 침습적인 처치가 많은 중환자실 환경에서 감염 예방을 위해 철저한 무균술을 시행하고 항생제를 투여.
- **영양 관리**: 경장 영양 또는 정맥 영양을 통해 충분한 영양을 공급.
- **욕창 예방**: 체위 변경, 특수 매트리스 사용, IPC 사용 등 욕창과 심부정맥혈전증을 예방하는 간호 시행.

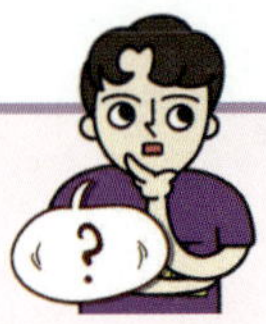

POD(Postoperative Day)에 따른 간호?

"오늘 POD 몇이에요?"

POD(Postoperative Day)는 수술 후 일수를 뜻하며, 이에 따라 환자의 회복 상태와 간호 중재의 초점이 달라지므로 회진 시 자주 들어오는 질문이다. 수술 후 환자는 각 시기에 맞는 간호를 제공하는 것이 중요하다.

* POD 0(수술당일) = 환자는 수술 직후 회복실에서 병실로 이동하며, 마취에서 회복하고 활력 징후가 안정화되는 시기이다. 통증이 심하고, 메스꺼움, 구토, 어지러움 등 마취 부작용이 나타날 수 있다.
  → 활력 징후 및 의식 수준 모니터링, 통증 관리, 수술 부위 관리, 조기 이상 및 운동 격려, 심호흡 및 기침 격려, 수분 및 전해질 균형 유지(식이 진행 확인), 배뇨 및 배변 관리, 정신 심리적 지지
* POD 1-3 = 환자의 활력 징후가 안정되고 통증이 감소하며, 식사를 시작하고 일상 활동을 점차적으로 시작하는 시기
  → 통증 관리(PCA 유지 및 경구 진통제 전환), 수술 부위 관리(드레싱 교환과 배액관 관찰), 조기 이상 및 운동 격려, 심호흡 및 기침 격려, 식이 진행, 식이 진행(유동식에서 일반식), 정신 심리적 지지
* POD 4-7 = 환자의 회복이 진행되고 일상 활동 복귀를 준비하는 시기. 통증은 감소하지만, 수술 부위 불편감이나 피로감을 느낄 수 있다
  → 통증 관리, 수술 부위 관리, 일상 활동 복귀 격려, 식이 진행, 배뇨 및 배변 관리, 정신 심리적 지지, 퇴원 교육 및 계획 수립

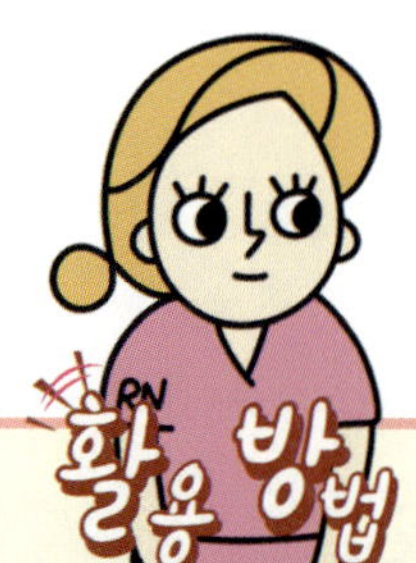

"오늘 환자분 POD3일 이구나. 통증은 많이 나아졌겠지? 상처 부위 관찰하고 괜찮으면 자주 걸어다니시라고 해야겠다!"

My Note :)

상황별 간호사정 & 수행

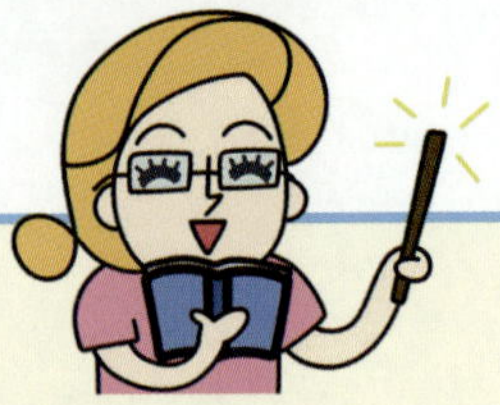

Pre study: What is 유방암

유방암(Breast cancer)은 유방세포가 비정상적으로 자라나 통제할 수 없이 증식하는 악성 종양이다. 유방 조직 어디에서나 발생할 수 있으며 유관(milk ducts)과 소엽(lobules)에서 시작하는 암이 가장 흔하다. 유관이나 소엽에만 국한되는 비침윤성 유방암(Non-invasive breast cancer)은 상피내암과 유방 조직을 넘어 주변 조직으로 퍼지는 침윤성 유방암(Invasive breast cancer)으로 구분할 수 있다.

유방암은 여성에게 가장 많이 발생하는 암이지만 남성에서도 드물게 발생한다. 유방암의 원인은 명확하게 밝혀진 것은 없지만 유방암 발생 위험을 높이는 인자들은 다음과 같다.

- 여성호르몬: 에스트로겐과 프로게스테론 같은 여성호르몬은 유방암 위험을 증가시킨다.
- 연령: 고령일수록 발생 위험이 높다.
- 유전: 유방암 관련 유전자 변이(BRCA1, BRCA2 등)가 있다면 유방암 발생 위험이 높다.
- 가족력: 부모나 가까운 친적 중 유방암 환자가 있다면 발생 위험이 높다.
- 생활습관: 운동 부족과 비만, 음주 등

유방암은 조기 발견 시 전이가 없다면 생존률이 매우 높은 암이나 초기에는 특별한 증상이 없는 경우가 대부분이다. 유방암의 증상은 다음과 같다.

- 유방 멍울: 유방에서 딱딱한 덩어리가 만져진다.
- 유방 피부 변화: 유방 피부가 움푹 들어가거나(괴사) 붉어지거나 귤껍질처럼 변한다.
- 유두 함몰
- 유두 분비물
- 겨드랑이 멍울: 겨드랑이 림프절 전이나 부종으로 멍울이 만져질 수 있다.
- 유방 통증: 종양의 침윤에 의한 암성 통증

유방암은 자가검진과 정기검진으로 발견하여 조기에 치료하는 것이 중요한데 우리나라의 경우 건강검진에서 유방촬영술과 유방초음파 검사를 통해 발견하고 치료하는 사례가 흔하다. 영상검사에서 비정상조직이 발견된다면 조직 검사를 통해 확진하고 치료를 한다.

유방암은 간과 뼈 전이가 흔하다. 검사에서 유방암이 발견되었다면 복부 초음파나 CT, Bone scan을 통해 전이 유무를 확인하는 것이 필요하다.

〈유방암 CASE로 알아보는 수술 & 방사선 & 항암화학요법 간호〉

유방암 수술

유방암의 가장 기본적인 치료는 외과적인 수술이다. 유방암 환자 중 다른 장기로 전이가 없는 환자는 모두 수술적 치료를 우선으로 시행하며 수술 후 방사선 요법, 항암화학요법과 같은 보조요법이 효과적이다. 정도에 따라 겨드랑이 림프절 절제까지 함께 시행할 수 있다.

▸ **수술 전 간호**:

- **수술 동의서 확인**: 수술 과정, 목적, 위험성, 합병증 등에 대해 환자 및 보호자에게 충분히 설명하고 동의를 얻음
- **수술 전 검사**: 혈액 검사, 영상 검사(MRI, CT), 심전도 등 수술 전 필요한 검사를 시행하고 결과를 확인.
- **수술 부위 표식 & 피부 준비**: 감염예방을 위해 수술 부위(겨드랑이와 가슴부분)의 제모를 시행. 유방암 수술에서는 좌, 우 구별하여 수술 부위 표시를 하는 것이 중요. 양쪽에 전부 종양이 있더라도 한쪽만 수술하기도 하므로 반드시 구분해야 한다.
- **금식**: 수술 전 6-8시간 동안 금식을 유지.
- **약물 투여**: 항경련제, 항생제, 스테로이드 등 필요한 약물을 투여.
- **정서적 지지**: 환자의 불안감을 감소시키고 수술에 대한 이해를 도움. 유방암 수술은 신체상 변화에 대한 정신적 스트레스가 클 수 있으므로 정서적 지지가 특히 중요.

▸ **수술 후 간호**:

- **신경학적 상태 평가**: 의식 수준, 동공 반응, 운동 및 감각 기능, 언어 기능 등을 주기적으로 평가하고 변화를 감지.
- **활력징후 모니터링**: 혈압, 맥박, 호흡, 체온 등 활력징후를 지속적으로 모니터링하고, 이상 소견 발생 시 즉시 보고.
- **유방 크기 관찰**: 수술 후 염증이나 출혈에 의한 유방 크기 변화, 부종을 확인한다. 필요시 초음파 검사 및 Aspiration과 같은 처치 시행.
- **림프부종 예방**: 림프절제를 같이 시행한 환자는 림프 부종 위험이 높다. 압박붕대, Surgical Bra와 적용과 같이 압박요법이 필요. 팔, 어깨 운동 필요성 교육.
- **통증 관리**: 수술 부위 통증 및 불편감을 완화하기 위해 진통제를 투여하고, 환자에게 편안한 자세를 취하도록 도움. 냉 & 온찜질을 통한 통증 완화.
- **수술 부위 관리**: 수술 부위 감염 및 출혈 징후를 관찰하고, 무균술을 준수하여 드레싱 교환 및 상처 관리를 시행.
- **배액관 관리**: 배액관의 개방성과 배액 양상 확인. 양, 색깔, 냄새, 변화 등을 사정하고 기록.
- **보조요법 간호**: 방사선요법, 항암화학요법 등 암 제거 수술 후 진행되는 보조요법에 대해 교육하고 치료에 적극적으로 참여하도록 유도.
- **정서적 지지**: 수술 후 불안, 우울, 신체상 변화 등 어려움을 겪는 경우 정서적 지지를 제공. 필요시 정신건강의학과 협진을 통한 상담, 치료 연계.
- **팔, 손 부종 확인**: 수술 부위 팔의 무리한 움직임 제한, 혈압 측정 및 채혈 금지.

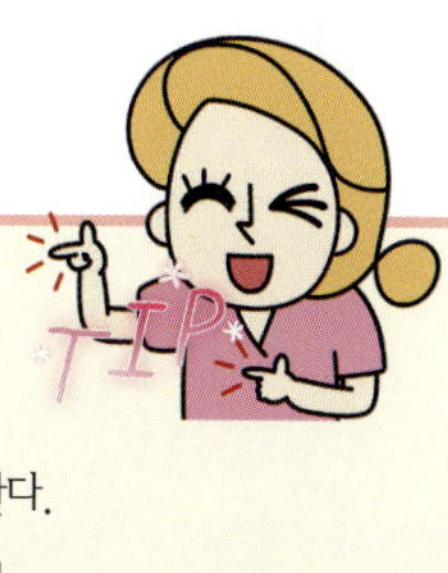

림프 부종 예방법

* 테니스공 크기와 비슷한 공을 지급. '부종이 있거나 저리면 잼잼하듯이 공을 쥐었다 폈다 하세요.' 라고 교육한다.
* 도수림프배출법(Manual lymphatic drainage) 시행: 피부표변에 부드럽게 천천히 낮은 압력으로 마사지하는 방법
* 림프관정맥문합술(Lymphaticovenular anastomosis) 시행: 림프관과 정맥을 문합하여 배출이 되도록 하는 시술

유방암 수술 종류

(1) Mastectomy(유방절제술) 수술

▸ 유방 부분절제술(Partial Mastectomy) = 유방 보존술(Breast Conserving Surgery, BCS)

정의	유방암이 발생한 부위 일부분을 절제하고 본인의 유선조직을 최대한 살리는 방법
주의사항	- 암세포가 유관을 타고 가지처럼 뻗어 있는 경우가 대부분 → 정확도 높은 제거를 위해선 MRI 검사를 반드시 해야 함 - 유방의 1/4 이상을 제거할 경우 전절제를 고려해야 함 - 제거 후 현미경 상 암세포가 관찰될 경우 조직 검사를 통해 추가적인 절개, 제거 등이 이루어질 수 있음 → 드물게는 전절제로 전환되는 경우도 있음 - 부분절제술 후에는 반드시 방사선 치료를 받는게 좋음 - 방사선 치료를 받을 경우 전절제와 재발율의 차이가 크지 않음

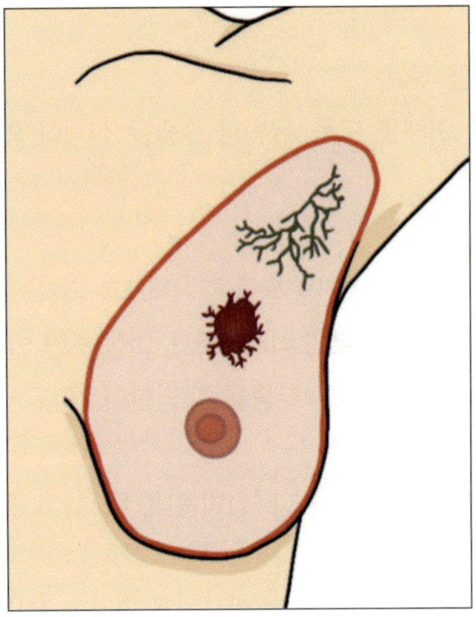
유방 전 절제술

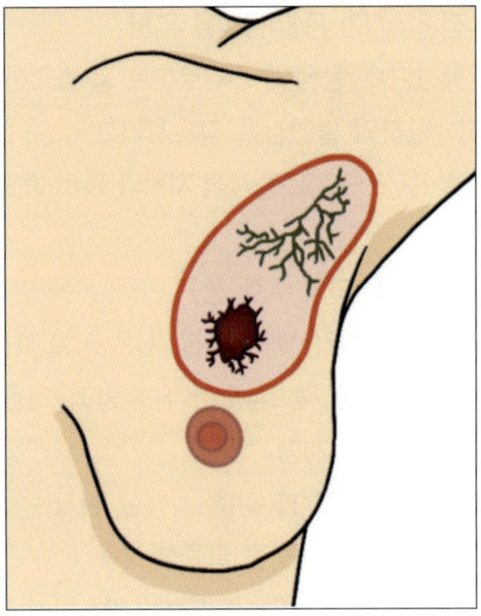
유방 부분절제술

▸ 유방 전절제술

- Radical Mastectomy(근치유방절제술)

정의	유방 전체, 대흉근, 소흉근, 겨드랑이의 지방조직 전체까지 다 절제하는 방법
주의사항	- 매우 큰 수술로 합병증이 아주 심함 - 수술 후 신체 변화가 심하므로 정서적 지지가 필요 - 초기에 사용되던 수술 방법으로 현재는 대흉근을 절제하지 않고도 암의 전이, 재발율이 크게 차이가 없다는 연구로 대흉근, 소흉근을 살리는 수술 방법으로 전환 - 느슨한 옷을 입도록 할 것(부종 예방) - 벌레에 물리지 않도록 주의(감염예방) - 장갑 사용(감염예방)

- Modified Radical Mastectomy(변형근치유방절제술)

정의	흉근을 살리되 유두를 포함한 피부 일부를 절제하는 방법
주의사항	- 피부의 일부를 잘라내기 때문에 재발율이 낮음 - 겨드랑이 지방조직은 검사 후 필요하면 절제하는 방법 사용 - 단순 유방절제술이라고도 불림

▸ Sentinel Lymph Node Mastectomy(감시림프절 절제술)

정의	유방암을 통한 다른 장기로의 전이를 막기 위해 시행하는 방법
주의사항	- 유방암이 가장 먼저 퍼져나가는 곳이 림프절이 많은 곳, 바로 겨드랑이 - 유방암 수술 시에는 부분절제술 혹은 전절제술 관계없이 림프절 절제술 시행 - 림프절 전이 여부에 따라 범위 결정 - 감시 림프절(Sentinel Lymph Node) Biopsy를 통해 추가 제거 계획 → 유방암이 겨드랑이 림프절로 전이되어 나갈 때 가장 먼저 전이되는 일종의 관문 같은 곳

(2) Mammotome(맘모톰) 수술

정의	진공흡인보조 유방생검술로써 유방의 혹을 제거하면서 조직 검사를 시행할 수 있는 방법
수술과정	❶ 침대에 등을 대고 누운 상태로 진행 ❷ 초음파를 이용하여 이상 병변의 위치를 확인 ❸ 피부와 병변 부위에 가는 바늘로 국소마취제를 주입함 ❹ 메스(mes,수술용 칼)를 이용해 피부를 작게 절개함 ❺ 생검 바늘을 삽입하여 병변 밑에 위치시킨 후 진공흡인유방생검장비를 작동 ❻ 진공을 이용하여 병변이 바늘 내로 빨아들여짐과 동시에 칼날이 전진하며 조직을 빠르게 잘라냄 ❼ 완전히 제거될 때까지 반복함 ❽ 완료되면 바늘을 제거한 후 부위를 몇 분간 꾹 눌러줌 ❾ 절개 부위에 Dressing 이후 가슴은 붕대를 감아 고정해줌
주의사항	- 바로 퇴원이 가능 - 심한 운동을 제외하면 일상생활이 가능하다는 장점이 있음 - 아주 큰 혹은 힘들 수 있지만 수술자의 경험과 기술에 따라 가능할 수도 있음 - 유두선 기준 아래쪽의 혹이 클 경우 수술 후 유방 함몰이 발생할 수 있음 - 48시간 이내에 샤워 금지 - 몸에 붙은 옷은 입지 않도록 할 것(림프부종 예방)

성공적인 수술 후 유방암의 치료.

(1) 방사선 요법(Radiation therapy)

암 조직과 정상 조직과의 방사선 효과를 최대한으로 하여 암세포를 박멸시키는 치료. 종양이 크지 않고 국소에 국한되고 전신상태가 나쁘지 않을 때 시행한다.

원리

광선이나 입자를 이온화한 높은 에너지를 이용해 암을 치료. 방사선의 고에너지는 암세포 분열과 성장 능력을 억제시키고, 암세포를 파괴하기도 한다. 조직에 방사선을 가하면 세포 내 분자들이 안정 상태에서 벗어나 흥분하게 되며, 이는 세포 내 화학반응을 유발한다.

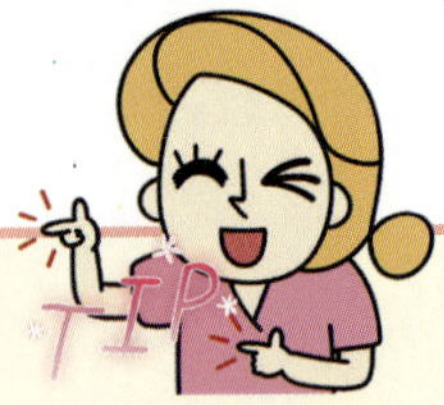

기술 발전과 함께 더욱 정밀하고 효과적으로 발전하고 있는 방사선 치료

1. 원격 방사선 치료(External Beam Radiation Therapy, EBRT)

: 몸 외부에서 방사선을 발생시키는 기계를 이용해 암 조직에 방사선을 조사하는 방법

* 세기변조 방사선 치료(Intensity-Modulated Radiation Therapy, IMRT): 방사선 세기를 조절
* 영상유도 방사선 치료(Image-Guided Radiation Therapy, IGRT): 치료 전후 영상 촬영으로 종양 위치 실시간 확인 후 방사선 조사
* 양성자 치료(Proton Theraphy): 양성자 빔을 암 조직에 집중적으로 방사선 조사
* 감마나이프 방사선 치료(Gamma Knife Radiosurgery): 감마선을 이용한 방사선 치료
* 사이버나이프(Cyberknife): 로봇팔에 장착된 방사선 발생 장치를 이용해 종양을 추적하며 방사선을 조사

2. 근접 방사선 치료(Brachytherapy)

: 방사선 원을 암 조직 내부 또는 근접한 곳에 위치시켜 방사선을 조사하는 방법

→ 방사선 원 삽입 위치: 간질 내(Interstitial), 강내(Intracavitary), 관내(Intraluminal), 표면(Surface)

* 저선량률 근접 방사선 치료(Low-dose rate brachytherapy, LDR): 방사선원을 장시간(수일) 삽입하여 저선량의 방사선을 지속적으로 조사
* 고선량률 근접 방사선 치료(High-dose rate brachytherapy, HDR): 방사선원을 짧은 시간(수분) 삽입하여 고선량의 방사선 조사
* 영구적 근접 방사선 치료(Permanent brachytherapy): 방사선 원을 영구적으로 삽입하여 저선량의 방사선을 지속적으로 조사

의료진의 방사선 안전 주의!

원격 방사선 치료에서 간호사가 방사선 노출 위험은 없지만, 근접 방사선 치료를 받는 환자를 간호할 때는 방사선 노출의 위험으로부터 안전 고려가 필수다.

* 방사선 노출 시간 최소화: 환자 곁에서 머무는 시간을 최소화하기 위해 방 입실 전 간호활동의 구체적 계획과 필요물품 준비가 필요
* 방사선 노출 거리: 방사선 노출은 거리에 반비례하므로 방사선 물질로부터 거리를 최대한 유지
* 방사선 노출 주의 명시: 병실 문에 "주의: 방사성 물질" 표시 부착 필요

그 외 각 의료기관에서 마련해 둔 방사선 노출 위험 안전 규정에 따르도록 하자.

방사선 치료 환자의 일반적 부작용

부작용	치료 및 간호
식욕부진 조기포만감	- 체중, 수분, 영양상태 감시 - 영양 섭취 정도에 따라 비경구영양액이나 영양팀 협진
골수기능저하 (혈소판, 백혈구 등)	- 주기적인 혈액검사 F/U - 출혈이나 감염 위험 선별
피로	- 가벼운 활동과 휴식을 적절히 격려 - 수면장애 시 약물이나 이완요법 등 적극적 관리
피부반응 (홍반, 건조, 가려움 등)	- 약한 비누를 이용한 피부 세척과 건조(수건으로 자극 금지) - 물리적 자극 주의(면도, 꽉 조이는 옷 등) - 체온 자극 피하기(가열패드, 아이스팩 등) - 필요시 투약: 가려움증에 스테로이드, 염증에 항염증제나 항생제

방사선 폐렴 (Radiation Pneumonia) 주의!

방사선 치료 부작용으로 발생하기 쉬운 방사선 폐렴. 이는 방사선으로 폐포 내 침출물이 증가하는 것을 말하며, 악화 시 폐섬유화로 진행될 수 있다. 방사선 치료 시작 후 약 1-3개월이 지나 나타나며, 기침이나 호흡 곤란 등의 증상을 보인다. 대상자의 대부분은 시간이 지나며 증상이 완화되는 특징이 있지만, 그렇지 않을 경우 Steroid 치료를 시행하게 된다.

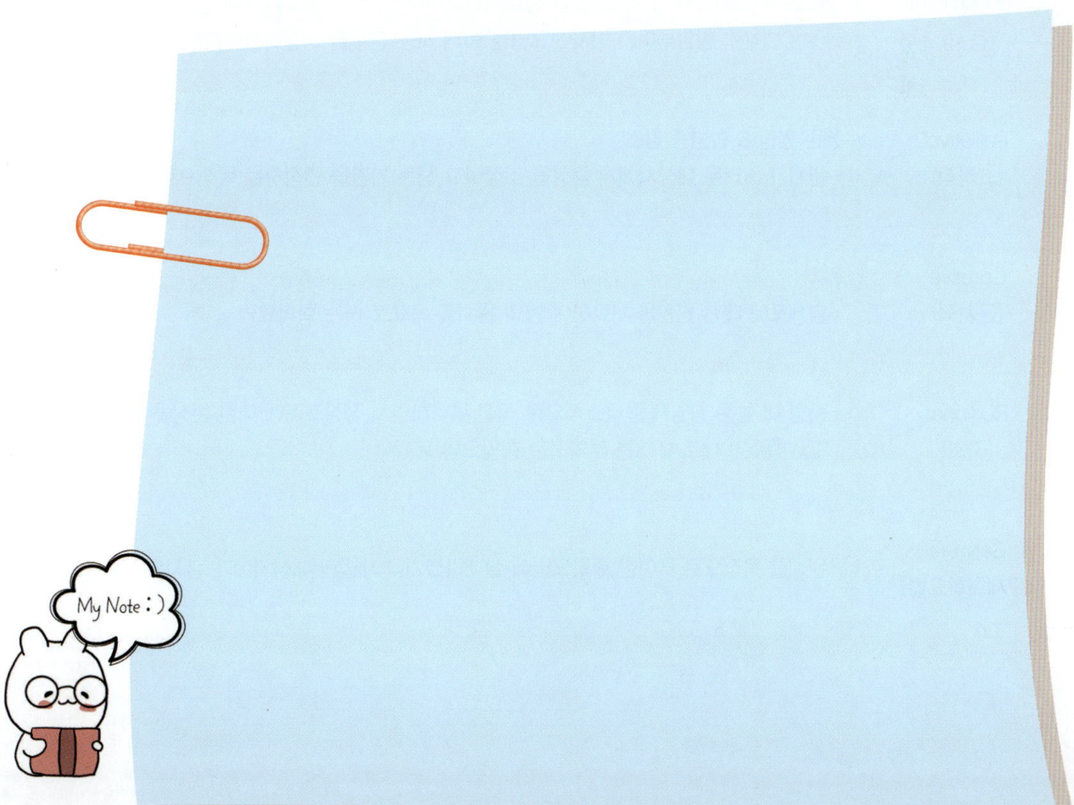

(2) 항암화학요법(Chemotherapy)

항암화학요법은 세포독성 약물(cytotoxic drug)을 사용하여 암을 치료하는 요법이다. 다양한 목적에 따라 종류가 다양하고, 수술이나 방사선요법 같은 국소 치료법이 아닌 항암화학요법은 전신적 치료 효과를 기대하는 치료 방법이다.

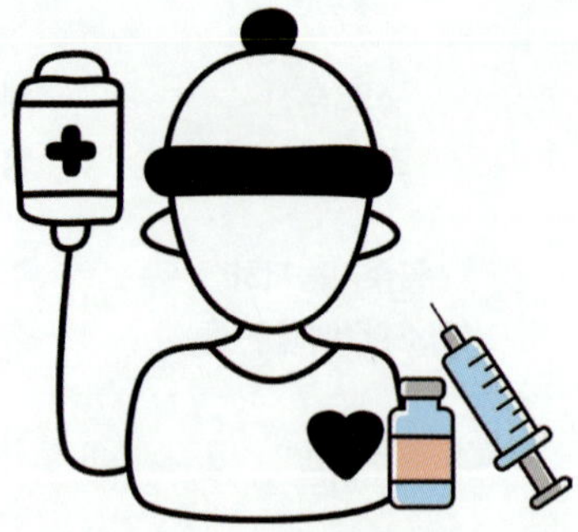

유방암의 경우 수술 후 보조적 치료의 목적으로 시행하는 항암화학요법의 효과가 좋다고 알려진 암이다. 수술 후 남아있는 알아채지 못한 전이를 없애고 재발률을 낮추는데 효과적이다. 조기 유방암일지라도 대부분 항암화학요법을 병행하며, 유방 전절제술을 했어도 항암화학요법을 시행한다. 유방암의 진행 정도에 따라 수술 전 선행 항암화학요법을 진행하기도 한다.

종류

종류	정의
Adjuvant (보조)	**재발 방지** - 수술이나 방사선요법 후에 미세 잔류 종양을 제거하여 재발을 막기 위함 - 일정한 기간 투여하는 고용량 화학요법 → 체내에 전이가 많이 된 경우에는 잘 사용하지 않음 → 혈액종양내과 병동에서 가장 흔하게 볼 수 있는 Case
Neo-adjuvant (선행)	**조기 전이 예방** - 국소 종양에 대한 근치적 목적으로 수술이나 방사선요법 전에 선행하는 항암요법 → 초기에 많이 사용되는 요법 - 장기를 수술해 제거하지 않고 보존을 해야 할 때에 사용되기도 함
Concomitant (동시)	- 국소 종양에 대해 방사선요법과 항암치료를 동시에 하는 경우를 의미함 ※ CCRTx: 항암투여와 방사선요법을 함께 하는 경우를 지칭하는 약자
Palliative (고식적)	**생존 연장 & 합병증 감소** - 완치가 어려운 대상자에게 증상을 조절하고 생존 기간을 연장하는 목적으로 투여하는 항암요법
Curative (근치적)	**완치** - 암세포에 대한 원인을 치료하여 병의 완치를 목표로 하는 화학요법
Regional (국소)	- 종양 내 높은 항암제를 국소적으로 직접 투약하면서 정상조직에 대한 손상을 줄이기 위한 요법 Ex) 척수강 내로 MTX를 투약하는 항암요법 등
Salvage (구제화학요법)	- 완치를 목적으로 투여한 화학요법에 실패하였거나 재발한 대상자에게 완치를 목적으로 투여하는 고용량 화학요법

항암화학요법(Chemotherapy) work flow

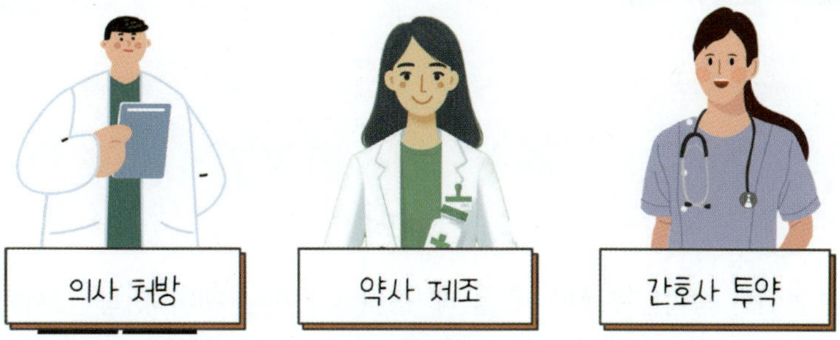

1. 의사 처방	- 약제 선택: 환자 요인, 암세포 종류, 위치, 크기, 내성, 약제 흡수율 등을 고려 - 용량 계산: 항암제 용량은 체표면적(Body Surface Area, BSA) 기준으로 계산 - 항암제 투약 프로토콜(Regimen, 레지맨) 처방
2. 약사 제조	- 항암제 조제: 생물 안전 캐비닛 제조사의 지침에 따라 무균적으로 조제 - 투약 시간에 맞추어 항암 조제실에서 조제 - 투여 경로(예, 경막 내 투여) 명시와 차광 의약품 관리 등을 수행
3. 간호사 투약	- 투여 경로 확인: 히크만 카테터, 케모포트, 비터널형 중심정맥관, 복강 내 카테터 등 - 항암제 투약 프로토콜(Regimen)에 따라 정확한 투약 수행(5-Right: 정확한 환자, 약물, 용량, 시간, 투여경로) - 오마야 리저버(Ommaya reservoir), 요추천자(Lumbar Puncture) 로 투약할 경우 의사 또는 전담 의료 인력이 수행

항암제 부작용 환자 간호

- **오심, 구토**: 항암제는 위장 점막을 자극하고 구토 중추를 활성화하여 오심, 구토를 유발할 수 있다.
- **입안 헐음**: 항암제는 구강 점막 세포 분열을 억제하여 구내염을 유발할 수 있다.
- **혈뇨**: 일부 항암제는 신장 및 방광에 독성을 나타내어 혈뇨를 유발할 수 있다.
- **부정맥**: 일부 항암제는 심장 근육에 독성을 나타내어 부정맥을 유발할 수 있다.
- **저혈압**: 항암제는 혈관 확장, 혈액량 감소, 심박출량 감소 등을 유발하여 저혈압을 초래할 수 있다.
- **변비**: 항암제는 장 운동을 저하시키고 수분 흡수를 증가시켜 변비를 유발할 수 있으며, 복통, 불편감, 장폐색 등의 합병증으로 이어질 수 있다.
- **피부발진**: 항암제는 피부 세포 분열을 억제하여 피부 발진, 가려움증, 건조함 등을 유발할 수 있다.
- **식욕저하**: 항암제는 미각 변화, 오심, 구토, 구내염 등을 유발하여 식욕 부진을 초래할 수 있다.
- **딸꾹질**: 일부 항암제는 횡격막 신경을 자극하여 딸꾹질을 유발할 수 있다.

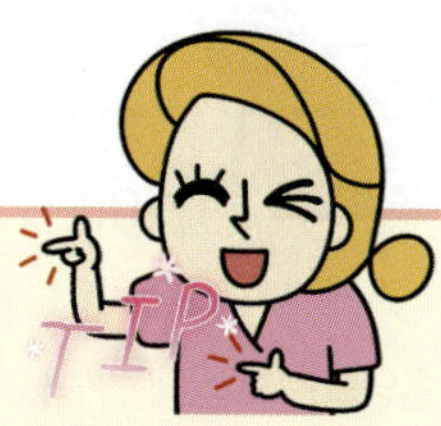

협진(Consult) VS 전과(Transfet Out/In)

병원에서 의사들의 전문분야는 점점 세분화됐다. 환자가 유방암 수술을 위해 외과로 입원하여 수술을 하였지만, 수술 후 신체상 변화로 정신적 스트레스를 경험한다면 보다 더 적절한 상담과 치료를 시행해줄 수 있는 정신건강의학과에 문의를 한다. 이를 협진이라 한다.

반면에 환자가 유방암 수술을 마치고 추가적인 항암화학요법이나 방사선요법 같은 치료를 진행해야 한다면 혈액종양내과로 전과하게 된다. 이처럼 환자가 처한 문제 중 가장 주된 문제를 보다 적절히 치료하기 위해 해당 과로 변경하는 것을 전과라고 한다.

협진과 전과는 의료 전문가들이 환자의 진단과 치료 방향을 논의하고 최적의 치료를 수행하기 위한 과정이다. 따라서 병원 입원 환자의 치료 과정을 이해하기 위해 협진과 전과는 꼭 알아두자.

유방암 관련 검사

1 자가검진

유방암의 생존율을 가장 높이는 방법은 증상이 없을 때 조기 발견하는 것이다. 매달 시행하는 자가검진은 유방암을 조기에 진단하는데 유용하다.

간호사정 & 수행

유방암의 자가진단 시기
- 월경이 있을 때: 월경이 끝난 후 통증이 가장 적을 때(예: 월경이 끝난 1주일 후)
- 월경이 없을 때: 매달 같은 일에 시행(예: 매월 1일)

관찰사항
- 유방에서 비정상적으로 만져지는 덩어리(종괴, 멍울)
- 유두의 분비물
- 유두 함몰
- 유방 피부의 변화. 색, 염증, 부종, 피부 함몰 등
- 유방의 대칭성과 형태의 변화
- 겨드랑이 림프 변화. 멍울, 부종, 통증 등

2 유방촬영술(Mammography, MMG)

유방촬영술은 유방암 검진의 가장 기본적인 검사 방법이다. 민감도가 높은 검사이지만 우리나라 여성의 경우 치밀유방이 많아 가음성 가능성이 있으므로 유방초음파 검사를 함께 하는 것이 유방암 진단에서 정확도를 높이는데 도움이 된다.

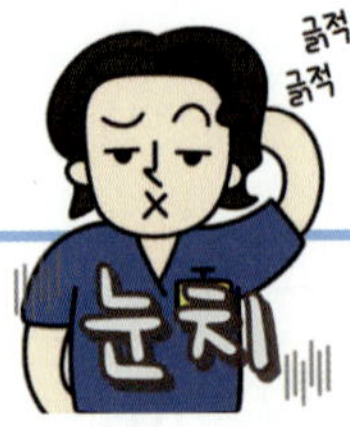

유방촬영술… 그냥 흉부 X-ary 아닌가요?

유방촬영술은 유방에 압박을 가해 유방조직이 펴지게 한 후 상하, 내외측 방향으로 X-ray 사진을 찍는 검사다. 자가검진이나 의사의 단순검진으로 찾을 수 없는 작은 크기의 유방암을 발견하는데 유용하다.

유방촬영술에서 암의 소견
- 석회화: 석회화는 유방암의 중요한 조기 징후임
- 결절
- 비대칭(비대칭적 음영)
- 종괴

유방촬영술 체크사항

✓ 검사 전 목걸이나 브래지어 등과 같은 금속성 물질 제거
✓ 검사 시에는 촬영을 위해 유방에 어느 정도의 압박이 가해질 수 있으므로 통증이 있을 수 있음을 미리 설명한다.
✓ 월경을 하는 여성이라면 월경이 끝난 1~2주 후 시행하는 것이 통증이 가장 적음을 설명한다(에스트로겐과 프로게스테론의 상승으로 인하여 유방이 변화할 때 통증 유발 가능성이 높다).
✓ 유방촬영술 중 압박으로 발생하는 통증으로 검사를 기피하는 경향이 있다. 유방촬영술의 필요성과 중요성을 교육한다.

3 유방초음파(Breast ultrasonography)

초음파 검사는 Probe(탐촉자)를 검사 부위 피부에 밀착시켜 초음파를 보내고 되돌아오는 초음파를 영상화하는 검사다. 유방초음파 검사는 유방촬영술이나 의사의 검진으로 발견된 병변을 정밀 검사할 때 사용한다. 비침습적이고 방사선 노출이 없는 검사라는 장점이 있다. 유방초음파는 종괴, 낭종, 혈성 유두 분비 증상 등을 발견하는데 유리하지만 석회화 병변을 찾을 수 없는 단점이 있다.

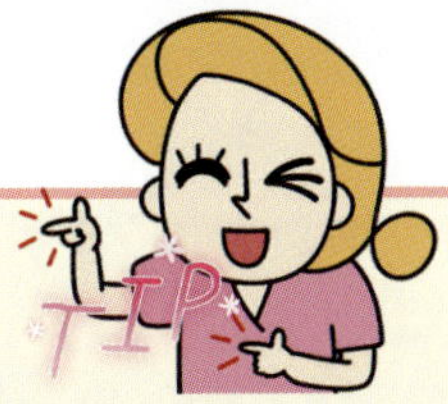

유방초음파는 이럴 때

* 유방촬영술이나 의사 검진으로 발견된 병변을 정밀 검사할 때.
* 유방촬영술에서 치밀유방인 경우 보조적인 검사로 사용.
* 멍울이 만져지는 환자에서 치료가 필요 없는 단순 유방조직인지 종양인지 구분하고 조직 검사 필요성을 판단하는데 사용(유방의 양성 혹, 양성 혹, 염증성 병변, 물혹 등 영상 소견으로 구분하는 정확도가 매우 높은 검사).

유방초음파 체크사항

✓ 누운 자세에서 양쪽 유방에 젤을 바르고 탐촉자로 누르는 검사 과정에서 불편함을 느낄 수 있음을 미리 설명한다.
✓ 상체를 노출하므로 필요시 담요 등을 제공해주어 불편감을 덜어주도록 한다.
✓ 검사 후 통증, 출혈 등 발생할 수 있음을 설명하고 지속된다면 즉시 의료진에게 알리도록 교육한다.

4 유방 MRI

MRI(Magnetic resonance imaging, 자기공명영상)는 강력한 자기장 속에 환자를 위치한 후 수소 원자핵만을 공명시키는 고주파를 순산적으로 보냈다가 중단하여 수소 원자핵에서 나오는 신호를 영상으로 구현하는 검사다. 유방촬영술이나 유방초음파에서 보이지 않거나 악성 또는 양성 여부를 평가하기 어려운 병변을 발견하고 판단하거나 다발성 암의 유무를 확인하는데 사용한다.

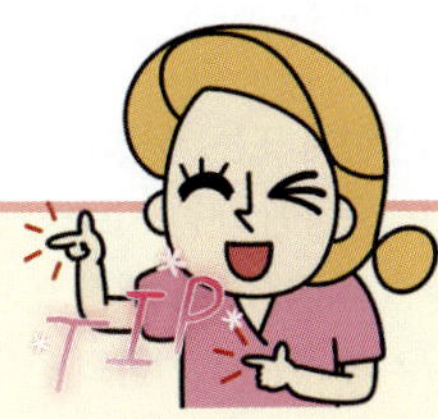

MRI 검사는 무엇을 주의해야 할까?

* 자기장 때문에 금속 성분을 가지고 검사실로 들어갈 수 없기 때문에 생명유지 의료기기의 도움을 받고 있는 컨디션 악화 환자라면 검사가 불가능할 수 있다.
* 조영제 사용 시 요오드나 조개류 알러지가 있는지 또는 이전에 조영제 부작용을 경험한 적이 있는지 확인해야 한다. 만약 있다면 Notify 후 항히스타민제나 스테로이드와 같은 전 처치 약물을 처방받아 투약한다.
* 조영제 사용을 위해 최소 4~6시간 금식을 유지하고 정맥주입로 확보를 한다.
* 환자의 신장 기능을 확인하고 Acetylcysteine과 같은 전 처치 처방받아 투여할 수 있으며 검사 후 수분 섭취와 소변 배출을 격려해야 한다.
* 강한 자기장 때문에 금속성 장신구는 전부 제거해야 하며 보청기나 의치도 제거한다.
* 인공심박기 이식 환자는 심장내과 협진을 통해 촬영이 가능한 모델인지 확인하고 필요시 인공심박기 설정 변경을 통해 안전하게 촬영한다.
* 검사 중 움직여서는 안 되며 밀실에 있는 듯한 공포감을 느낄 수 있다고 설명해준다. 폐쇄공포증 환자는 sedation이 필요할 수 있다.

5 유방 생검(Breast biopsy)

유방에 이상 소견이 있을 때 악성 여부를 판단하기 위해 조직 검사를 시행하여 병리학적 진단을 하기 위한 목적으로 시행한다.

앞에서 다룬 맘모톰(Mammotome) 수술 외에도 세침흡인 세포검사, 침생검, 절개 생검, 절제 생검 등 다양한 방법으로 시행할 수 있다. 만져지지 않는 작은 병변은 유방초음파나 유방촬영술 유도 하에 진행할 수 있다.

우리나라에서 가장 많이 시행하는 방법은 침생검과 맘보톰 생검이다.

세침흡인 세포검사(Fine needle aspiration, FNA)

- 20~25G 주사바늘로 종양 부위 세포를 채취하여 조직 검사를 시행하는 방법.
- 간편, 정확하고 큰 합병증이 없다.
- 표본이 불충분한 경우 가음성 확률이 높다.
- 유방촬영술이나 유방초음파 검사에서 다른 결과를 보인다면 재검사가 필요하다.
- 입원 없이 외래에서 국소마취 후 시행 가능하다.

침생검(Core needle biopsy, CNB)

- 덩어리가 만져지는 부위에 부분마취를 하고 11~14G 코어바늘을 병변에 넣어 4~6회 조직을 채취한다.
- 시술 후 출혈 위험이 높으므로 충분한 압박이 필요하다.
- 충분한 표본을 얻을 수 있어 세침흡인 세포검사보다 정확도가 높다.
- 입원 없이 외래에서 국소마취 후 시행 가능하다.

절개 생검(Incisional biopsy)

- 병리학적 진단을 위해 덩어리의 일부를 제거하는 수술적 생검(Surgical biopsy) 방법.
- 종양의 제거가 불필요하거나 유방절제를 시행할 때 장애가 있을 때 시행한다.
- 수술적 생검으로 마취 후 시행함. 수술에 준하여 전, 후 간호를 시행한다.
- 직경 4cm 이상의 종양에서 수술 전 항암화학요법이나 방사선요법을 시행할 경우 절개 생검을 시행한다.

절제 생검(Excisional biopsy)

- 병변전체 또는 주변조직까지 함께 제거하는 수술적 생검(Surgical biopsy) 방법.
- 양성종양에 대한 치료방법으로 사용.
- 수술적 생검으로 부분 또는 전신마취로 시행하며 수술에 준하여 전, 후 간호를 시행한다.
- 크기가 작은 조기암의 경우 주변 정상조직도 함께 제거하여 병리검사 상 경계 부위 암 침범이 없다면 더 이상의 수술이 필요 없는 경우도 있다.

유방 생검 전, 후 간호

생검 전 간호

- 환자에게 생검의 목적, 방법, 과정, 예상되는 합병증 등을 설명하고 동의서를 받는다.
- 생검 방법에 따라 금식 여부가 달라질 수 있으므로 정확한 안내가 필요하다.
- 출혈 위험이 있는 약물을 복용하고 있는 환자라면 사전에 복용을 중단, 변경하도록 의사와 상의한다(예: 아스피린).
- 활력징후를 측정하고 기록한다.
- 필요시 정맥주입로 확보.
- 출혈경향이 높거나 혈액검사 상 생검 후 수혈이 필요하다 예상된다면 교차시험 진행 여부를 의사와 상의한다.
- 환자의 불안 완화를 위한 정서적 지지를 제공한다.

생검 후 간호

- 생검 부위 출혈, 혈종, 감염 징후를 관찰한다.
- 출혈, 혈종, 감염 증상이 있다면 의료진에게 즉시 알리도록 환자 및 보호자에게 교육한다.
- 통증 유무를 확인하고 필요시 진통제 투여, 냉찜질과 같은 완화요법을 적용해 줄 수 있다.
- 안정을 위해 24시간 동안은 무리한 활동을 제한하고 충분한 휴식을 취하도록 교육한다.
- 생검 부위 상처 정도에 따라 아물 때까지 샤워와 목욕은 제한에 대해 교육한다.
- 기흉, 혈흉과 같은 합병증의 증상(흉통과 호흡곤란)이 있는지 확인한다. 증상이 있다면 의료진에게 즉시 알리도록 환자와 보호자에게 교육한다.

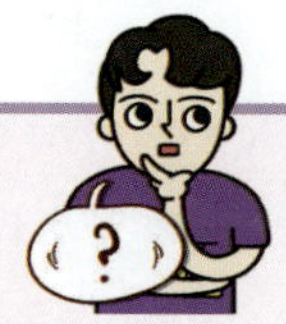

종양 표지자 검사?

종양 표지자 검사(Tumor marker)는 혈액이나 기타 체액에서 암 발생과 관련된 특정 물질의 수치를 측정하는 검사로, 암 진단, 치료 효과 평가, 재발 감시 등에 활용되고 있다. 하지만 민감도(특정 암 환자에서 증가하는 것은 아님)와 특이도(항상 암을 의미하는 것은 아님)가 높지 않은 편이라 참고 정도 하는 것이 좋다.

비소세포암(NSCLC)은 혈액검사 항목 중 CEA, CYFRA21-1이 있고, 소세포암(SCLC)은 혈액검사 항목 중 NSE가 있다.

* CEA(Carcicoembryonic Antigen): 대장암에서 가장 많이 사용되지만 폐암에서도 증가할 수 있다
* CYFRA 21-1: 비소세포암에서 가장 많이 증가하지만 다른 암에서도 증가할 수 있다
* NSE(Neuron-Specific Enolase): 소세포암에서 가장 많이 증가하지만 다른 암에서도 증가할 수 있다.
* SCC(Squamous Cell Carcinoma Antigen): 편평상피암에서 가장 많이 증가하지만 다른 암에서도 증가할 수 있다
* ProGRP(Pro-Gastrin-Releasing Peptide): 신경내분비종양에서 가장 많이 증가하지만 다른 암에서도 증가할 수 있다.
* CA125: 난소암에서 가장 많이 사용되지만 폐암, 췌장암, 유방암 등에서도 증가할 수 있다. 폐암 환자의 경우 CA125가 높으면 암 예후가 좋지 않을 가능성이 있다
* TTF-1: 폐암, 특히 선암에서 증가하는 종양 표지자이다. TTF-1은 다른 암에서 거의 증가하지 않으므로 폐암 진단의 특이도가 높은 편이다
* AFP: 간암에서 가장 많이 사용되지만 폐암, 위암, 난소암에서도 증가할 수 있다.
* PSA(Prostate-Specific Antigen): 전립선암에서 가장 많이 사용되는 종양 표지자
* BTA(Bladder Tumor Antigen): 방광암에서 가장 많이 사용되는 종양 표지자
* RCC antigen: 신장암에서 가장 많이 사용되는 종양 표지자

6

혈액검사: 감염

염증이나 감염 여부를 확인하는 검사!

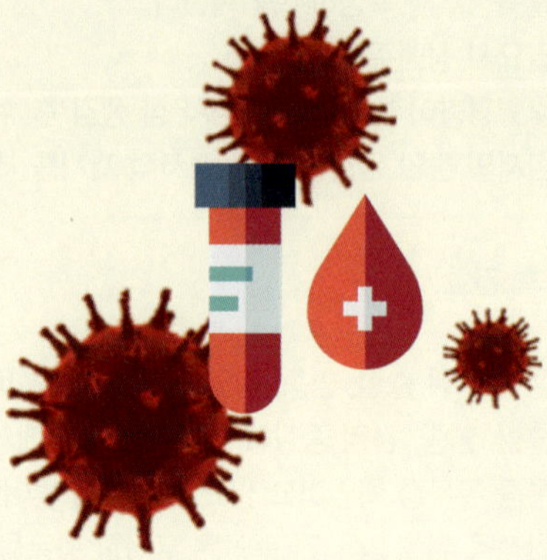

수술 전, 후로 감염의 여부를 확인하는 검사는 매우 중요하다. 특히 수술 후 자연스러운 염증 반응으로 염증수치가 일정 수준 상승할 수 있다. 하지만 수술 부위 상처의 감염 징후와 하강하지 않는 염증수치를 통해 수술 부위 감염이나 마취 후 폐렴과 같은 합병증을 예측할 수 있다.

- WBC(White Blood Cell, 백혈구)

백혈구는 감염에 대항하는 역할을 하며 면역 체계의 중요한 구성 요소다. 백혈구 수의 절대적인 상승은 체내에서 염증 반응이 일어나고 있음을 시사한다.

- CRP(C-reactive protein)

염증, 외상 상태일 때 이에 반응하여 간에서 생성되는 반응성 단백질이다. CRP 수치의 상승은 염증성 질환이나 외상, 악성종양, 면역질환 등을 시사한다. CRP의 정밀 측정수치 hs(high sensitivity)-CRP 또한 같은 임상적 의미를 가진다. 급성 염증을 빠르게 감지하는데 유용하다.

- ESR(erythrocyte sedimentation rate)

염증 반응이 일어나면 혈장단백질 중 글로불린(globulin)과 섬유소원(fibrinogen)이 많아지면서 적혈구의 침강속도가 증가한다. 따라서 ESR 수치의 상승은 염증성 질환이나 외상, 악성종양, 면역질환 등을 시사한다 CRP 검사만큼 민감하진 않으나 만성 염증을 감지하는데 유용하다.

- Procalcitonin(PCT)

세균 감염 진단을 위한 중요한 검사 수치. 세균 감염에 걸리면 갑상선, 신장, 백혈구 등 다양한 조직에서 생성되어 혈액으로 방출된다. 바이러스나 염증성 질환에서도 PCT 수치는 증가할 수 있다.

- ANC(Absolute Neutrophil count, 절대 호중구수)

전혈검사(CBC)에서 호중구의 백분율을 곱하여 계산한 수치. 호중구는 방어기전에서 탐식, 소화, 살균작용을 하는 가장 중요한 역할을 담당. 연령에 따라 정상수치의 범위가 달라질 수 있으나 정상수치보다 상승하면 염증, 감염을 시사한다. 감소한다면 면역력이 저하되었음을 의미하므로 감염 예방에 힘써야 한다.

7

혈액검사: 출혈

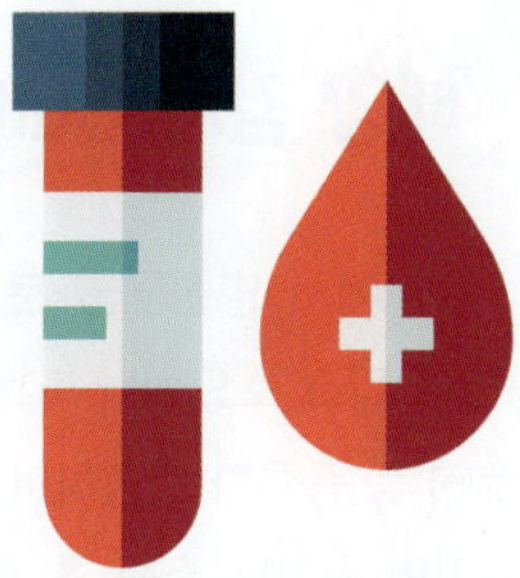

수술 전 출혈과 관련된 검사는 수술 중, 수술 후 환자의 혈역학적 안정성을 위해 매우 중요하다. 해당 검사를 실시하고 이상이 있다면 수혈, 약물 중단과 같이 정상수치로 돌리기 위한 노력을 하게 된다.

Hb(Hemoglobin, 헤모글로빈) 검사

헤모글로빈은 적혈구를 구성하는 분자 성분이다. 출혈 시 적혈구 손실이 일어나므로 전혈검사에서 헤모글로빈 수치가 감소하면 출혈이 있음을 시사하며 출혈로 감소한 헤모글로빈 수치는 빈혈을 유발한다.

Hct(Hematocrit, 적혈구용적률) 검사

혈액을 원심분리하면 혈구 성분과 혈장 성분이 분리되면서 혈구 성분은 아래로 가라앉는다. 이때 혈구 성분이 차지하는 비율을 적혈구용적률이라고 한다. 남자는 45%, 여자는 42%가 정상 수치이며 빈혈 평가에서 중요하지만 절대적 수치가 아닌 비율이므로 출혈로 혈량 자체가 줄어들었을 때에는 평가도구로서 신뢰도가 떨어진다.

응고인자 검사

- PT(Prothrombin time)와 INR(International normalized ratio)
  프로트롬빈 시간은 혈장 성분 중 트롬보플라스틴(Thromboplastin)을 포함한 응고 덩어리가 생길 때까지의 시간. INR은 검사 시약마다 다른 PT 검사의 차이를 국제 정상화 비율로 보정하여 나타낸 수치이다. 경구용 항응고제 복용(특히 와파린)환자는 INR수치 감시가 필수다.
- aPTT(Activated partial thromboplastin time)
  활성화 부분 트롬보플라스틴 시간 검사는 혈장의 계면활성제를 포함한 응고 덩어리가 생길 때까지의 시간이다. 헤파린 사용 환자에게서 aPTT 수치 감시는 중요하다.

응고인자 검사는 환자의 응고 능력과 출혈경향 감시에 중요한 역할을 한다. 응고인자 수치가 감소한 환자들은 작은 상처, 염증, 궤양에도 출혈 경향이 심해질 수 있으므로 이런 환자들은 출혈 예방에 적극적인 감시와 약물 치료가 필요하다. 또한 응고인자 수치 감소 환자가 출혈을 보인다면 집중 관찰이 필요하다.

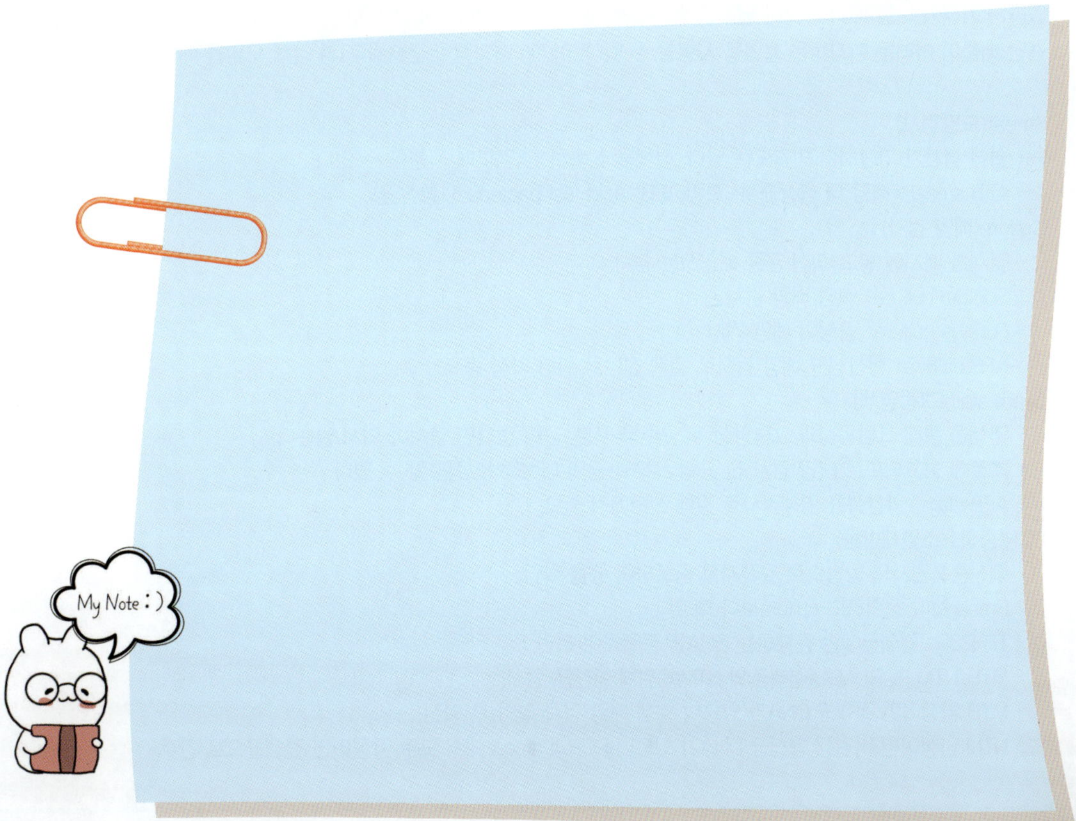

8 배양 검사(Culture, Cx)

검체에서 병원균을 분리하고 증식시켜 염증이나 감염의 원인균과 항생제 감수성을 확인하는 검사. 결과 확인까지 시간이 다소 소요된다. 혈액(Blood), 소변(Urine), 객담(Sputum), 상처(Wound), 뇌척수액(CSF), 카테터 팁(Tip), 배액관(PCD, Drain) 등 종류가 다양하며, 기본적인 혈액, 소변, 객담 세 가지에 대한 배양 검사를 수행하는 것을 Pan Cx라 한다.

감염 환자는 수술 후 회복에서 큰 어려움을 겪을 수 있으므로 감염이 의심되는 환자는 수술이 미뤄지고 추가적인 배양 검사를 진행할 수도 있다.

수술 후에 염증수치가 하강하지 않고, 발열이나 수술상처에서 감염 징후를 보이는 것 등 감염이 의심되는 상황에는 배양 검사를 진행할 수 있다. 수술로 인한 혈액감염, 마취로 인한 폐렴, 'foley catheter'에 의한 요로감염, 수술상처의 직접적인 감염 등 합병증이 예상된다면 배양 검사가 필요하다.

객담 배양 검사

객담은 일반적으로 기관지 점막에서 분비되는 점액을 말한다. 호흡기계 감염 환자의 객담에는 단백질 성분의 삼출물, 탈락한 상피세포, 혈액성분의 일부, 대식세포, 백혈구, 세균의 부속 삼출물 등 염증성 성분이 섞여 나온다. 이로 인해 객담 검사는 결핵균이나 병원성 미생물, 악성 세포 확인에 유용한 검사다.

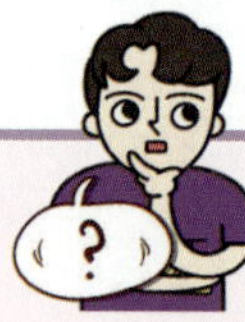

객담 검사는 왜 아침에 하는 것이 좋을까?

환자가 수면하는 동안 자연배출 된 아침 객담이 가장 수집하기 용이하며 검체의 오염 가능성이 낮아 검사 결과의 신뢰성이 높아지기 때문이다. 침이나 위액, 음식물과 섞이지 않게 아침 식사 전 물로 입안을 헹구거나 양치질 후 수집하는 것이 필요하다. 시간과 상관없이 객담의 양이 충분히 많다면 익일 아침까지 기다릴 필요는 없다.

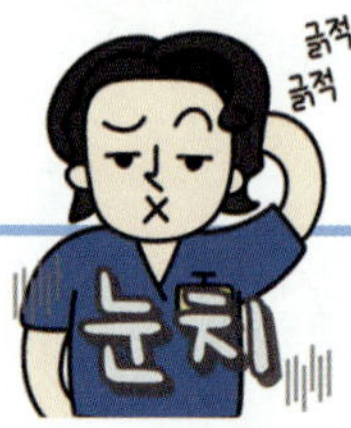

"객담 검체통을 너무 많이 드려서 환자분이 화를 내세요"

객담검사는 물에 도말하는 검사, 그람염색 검사, 항산균 염색 검사, 진균 검사, 폐포자충 검사, 객담 배양 검사, 객담 세포진 검사와 같이 다양한 검사가 이루어지기 때문이다. 환자가 이해할 수 있도록 설명해주는 과정이 필요하며 한 번에 다 받을 필요는 없으니 통을 가지고 있다가 가래가 나올 때마다 모아 달라고 설득하는 것이 좋겠다. 객담 배출이 어렵다면 흉부 타진과 같은 방법을 시도해 볼 수 있다. 스스로 객담 배출이 어려운 환자들은 흡인을 시행할 수 있다. 이 때, 내과적 무균술을 지켜 검체 오염을 예방하는 것이 중요하다.

Smear(도말검사)
- 쉽게 검사가 가능하나 민감도는 낮다. 결핵을 신속히 진단할 때 시행할 수 있다.
- AFB smear: 객담 내 항상균 수 확인(AFB: acid-fast bacterium, 항산균)

Culture(배양 검사)
- 검체를 배지에 넣고 직접 균을 배양하는 검사.
- Sputum culture: 객담 배양 검사
- Fungus culture: 곰팡이 배양 검사
- AFB culture: 항산성균 배양 검사로 결핵 진단을 위해 가장 중요.

Gram stain(그람염색)
- 염색을 통해 그람음성과 그람양성 두 균주를 구분. 균이 없다면 염색이 되지 않는다.
- 빠르게 보고되므로 배양 검사 전 균의 유무와 균의 대략적 분류를 알 수 있다.
- AFB stain: 항산성균 염색검사로 결핵 진단에서 중요.

PCR(중합효소연쇄반응)
- 핵산증폭검사의 방법으로 유전자를 증폭하여 균을 확인.
- Smear보다 정확하고 culture보다 빠르다.
- TB-PCR: 결핵균에만 존재하는 DNA를 증폭하여 확인.
- MTB/NTM PCR: MTB(결핵균)와 NTM(비결핵 항산균) 검사.
- MTB 양성이면 결핵균 DNA가 있으니 결핵 배양 검사 확인 후 확진.
- NTM 양성이면 비결핵 항산균 DNA가 있으니 PCR과 smear에서 모두 양성이면 결핵균으로 간주.

Xpert
- 자동화 실시간 PCR(real-time PCR) 검사로 결과 보고까지 시간이 빠름.
- 약제 감수성 검사에 유용
- Xpert MTB/RIF: 리팜피신(Rifampicin, RIF) 내성 결핵균(다제내성결핵균) 검사.

Cytology(세포검사)
- 현미경으로 세포를 검사(검체량이 많으면 많을수록 좋다)
- 암세포와 같은 비정상, 악성 세포 판단.

혈액 배양 검사

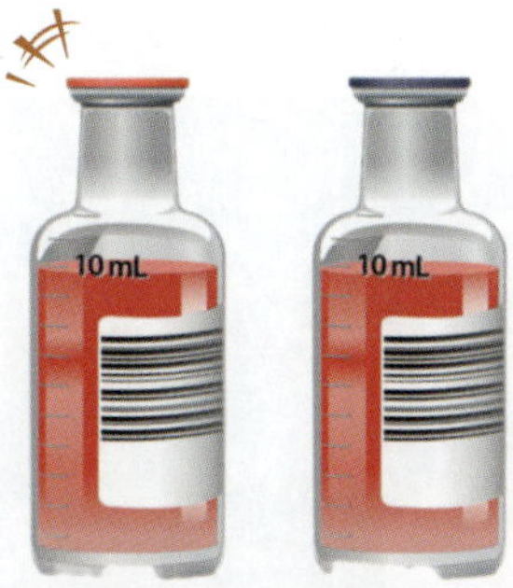

혈액 배양 검사는 혈액 검체를 직접 채혈하여 액체 배지에 담아 우리 몸과 비슷한 온도에서 균을 배양하는 검사다. 주변 환경에서 묻은 세균이나 피부 상재균에 의해 검체가 오염되어서는 안 되므로 무균술을 지켜 채혈해야 한다. 내과적 무균술로 멸균 장갑을 착용하고 dressing하여 멸균 주사기와 바늘 또한 오염되지 않도록 주의한다. 서로 다른 두 부위(예를 들어 왼팔과 오른팔)에서 혐기와 호기 bottle 각각 한 쌍을 채워 총 두 쌍의 검체를 채혈한다. Bottle을 모두 채우려면 30~40cc의 혈액이 필요하며 정맥혈과 동맥혈 모두 가능하다.

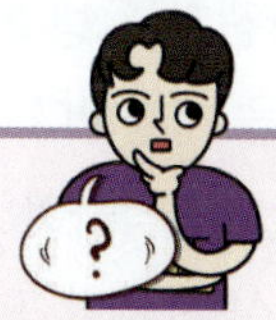

호흡기계 감염이 의심되는 환자에게서 객담 배양 검사를 실시 할 때 혈액 배양 검사를 같이 시행하는 이유는 무엇일까?

객담 배양 검사 결과는 보통 농도 정도를 대략적으로 파악하는 반정량적으로 보고된다. 이 병원균 중 혈액 배양 검사에서도 동정되는 균을 원인균으로 보기 때문에 혈액 배양 검사도 함께 시행한다. 혈액 배양 검사는 최소 두 군데 이상 채혈하고, 채혈하는 혈액의 양 또한 많기 때문에 환자나 보호자가 불안해하고 불만을 표현하는 경우가 잦은 검사다. 미리 검사 이유를 설득력 있게 설명을 해준다면 이를 어느 정도 완화할 수 있다.

소변 배양 검사

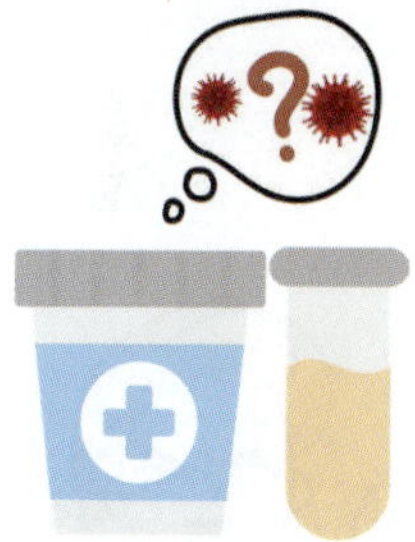

소변 배양 검사는 소변 내에 존재하는 세균(박테리아)의 종류와 양을 확인하는 검사다. 소변 내 세균의 존재는 요로 감염(Urinary Tract Infection, UTI)을 의심할 수 있는 중요한 지표이다. 소변 배양 검사는 적절한 항생제를 선택하고 치료 효과를 판정하는데 유용하다.

검사 항목	- **균 동정(Identification)**: 소변에서 검출된 세균의 종류를 확인한다. 흔하게 발견되는 세균으로는 대장균(Escherichia coli), 프로테우스(Proteus mirabilis), 클렙시엘라(Klebsiella pneumoniae), 장구균(Enterococcus faecalis) 등이 있다. - **항생제 감수성 검사(Antibiotic Susceptibility Testing)**: 검출된 세균이 어떤 항생제에 감수성이 있는지 확인하여 적절한 항생제 치료를 선택하는 데 도움을 준다.
검사 결과	- **음성(Negative)**: 세균이 검출되지 않은 경우 보고된다. 요로 감염 가능성이 낮다. - **양성(Positive)**: 세균이 검출된 경우 보고된다. 검출된 세균의 종류와 항생제 감수성 결과를 종합하여 요로 감염 진단 및 치료 계획을 수립한다. - **세균 수(Colony Count)**: 세균의 양을 나타내며, 100,000 CFU/mL(Colony Forming Units per milliliter) 이상인 경우 요로 감염 가능성이 높다. - **세균 종류**: 검출된 세균의 종류에 따라 치료 항생제가 달라질 수 있다. - **항생제 감수성**: 각 항생제에 대한 세균의 감수성을 S(Sensitive, 감수성), I(Intermediate, 중간), R(Resistant, 내성)로 표시한다. 감수성이 있는 항생제를 선택하여 치료해야 한다.

전이 검사

유방암 환자는 뼈, 간, 폐에 주로 암이 전이가 된다. 전이유무에 따라 수술을 선행할지, 항암화학요법 또는 방사선요법을 선행할지 치료 방향이 달라질 수 있다. 따라서 전이가 의심되는 환자는 수술 전에 암의 전이 유무 확인을 위한 검사를 시행할 수 있다.

1 PET-CT(Positron emission tomography-CT, 양전자 방출 컴퓨터 단층 촬영)

암은 물질대사가 활발한 세포이기 때문에 PET-CT 검사에서 방사선 포도당 동위원소가 더 많이 축적되어 음영이 진하게 나타나는 경향이 있다. 이를 이용해 PET-CT 검사를 통해 소화기계 암을 진단하고 전이 유무를 파악하기 위해 시행할 수 있다.

양전자를 방출하는 동위원소를 정맥 주사하여 영상 촬영을 시행한다. 질병이 있는 부위에 생리학적, 기능적 변화를 파악하여 3차원 영상으로 나타낸다. 암의 진단, 병기 설정, 재발 평가, 치료 효과 판정 등에 주로 이용한다.

방사선 동위원소 주사 후 몸에 흡수가 잘 되도록 안정실에서 1시간 대기하면서 필요시 위장관 운동 억제제를 복용할 수도 있다. 대기 동안 물을 500cc 이상 섭취하고 검사 직전 소변 배출을 통해 방광을 비운다.

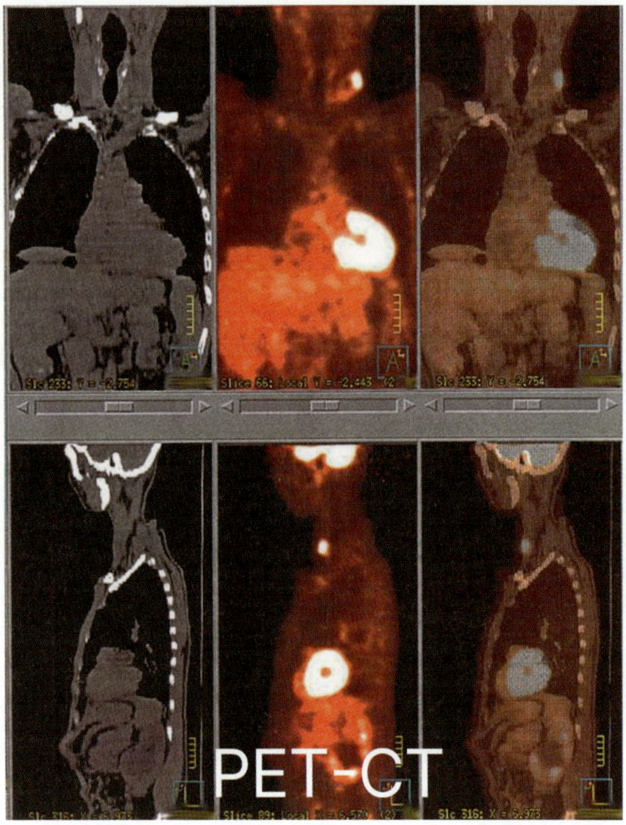

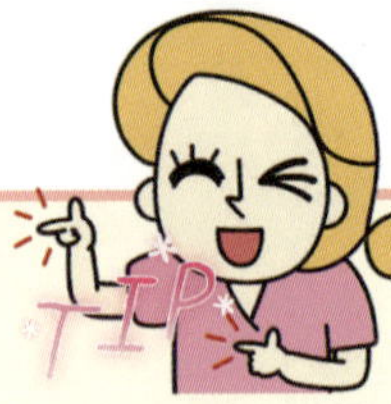

PET-CT 검사는 무엇을 준비할까?

* 임산부는 검사 금기.
* 검사 전 8~12시간 이상 금식이 필요하다.
* 검사 2~3시간 전 생수 500~1000cc를 섭취하도록 한다.
* 방사선 동위원소 주입을 위한 정맥 주입로를 확보한다.
* 포도당이 검사 결과에 영향을 미칠 수 있으므로 검사 전 자정부터는 포도당이 섞인 수액은 주입 중단한다
* 당뇨 환자는 검사 당일 인슐린이나 혈당 약을 복용해서는 안된다.
* 검사실로 보내기 전 BST를 체크한다. 너무 높거나 낮으면 검사를 연기해야 할 수 있다.
* 검사실 출발 전 소변을 보도록 하고 필요시 furosemide를 함께 보낸다.

검사 후 방사선 동위원서가 배출되도록 다량의 수분 섭취와 소변 배출을 교육한다.

"MRI, CT, PET-CT… 검사 처방이 동시에 터져버리면 머리 아파요…"

MRI 검사와 핵의학과 검사(bone scan, PET-CT 등) order가 같이 있는 경우.
→ MRI 검사를 먼저 시행한다. 만약 핵의학과 검사를 먼저 시행하였다면 MRI 검사는 같은 날 시행 불가능. 최소 다음 날 이후로 연기해야 한다.
MRI 검사와 CT 검사가 같이 있을 경우.
→ MRI 검사가 조영제를 사용하는 검사라면 CT보다 먼저 시행하야 한다. 조영제를 사용하지 않는다면 순서는 관계 없이 검사 가능하다.

* 환자에게 하루 투여될 수 있는 조영제 양은 의료기관마다 다르게 설정하고 있다. 따라서 조영제를 사용해야 되는 검사들이 동시에 처방된다면 영상의학과에 문의하여 검사 가능 유무를 살펴야 한다!

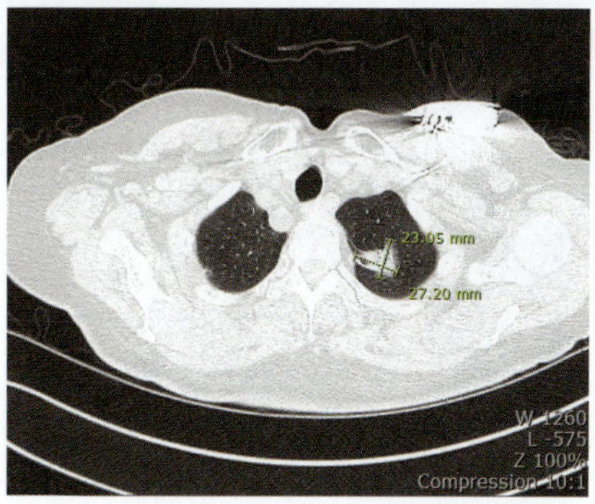

Chest CT 상 Lung Cancer(Ca.)

2 복부 초음파(Abdominal ultrasonography)

유방암 환자는 간 전이가 흔하다. 전이가 의심되는 환자는 수술 전 복부 초음파 검사를 통해 전이 여부를 미리 확인하는 과정이 필요하다.

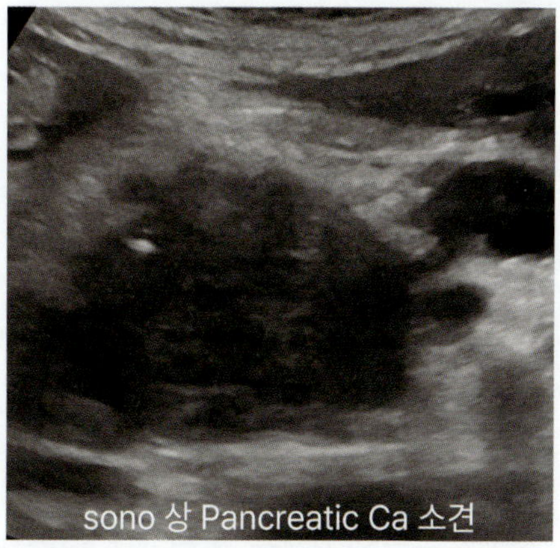

sono 상 Pancreatic Ca 소견

복부 초음파 검사 체크사항

✓ 위(Stomach) 안에 공기에 따라 초음파 영상이 다르게 보일 수 있으므로 검사 전 6시간 이상의 금식이 필요하다.
✓ 검사 중 정확한 검사를 위해서 호흡과 자세를 변경하는 것이 중요하므로 환자에게 미리 협조가 필요함을 설명하여 검사가 원활히 진행되도록 한다.
✓ 같은 날 위장관 조영술이나 내시경 검사가 있다면 위 안의 수분과 공기로 인해 초음파 검사에 영향을 미치므로 초음파 검사를 미리 시행하도록 조절이 필요하다.

3 복부 CT

CT(computed tomography, 컴퓨터단층촬영술)는 몸의 단면을 연속적으로 촬영하는 기법이다. 흉부 X-ray보다 고해상도의 이미지를 얻을 수 있다.

유방암 환자는 간 전이가 흔하다. 수술 전 복부 CT를 통해 전이 여부를 미리 확인할 수 있다.

CT 검사 전 체크사항

✓ X-ray와는 다른 별도의 검사이므로 환자가 필요성을 이해하도록 설명이 필요하다.
✓ 조영제 사용 시 요오드나 조개류 알러지가 있는지 또는 이전에 조영제 부작용을 경험한 적이 있는지 확인해야 한다. 만약 있다면 Notify 후 항히스타민제나 스테로이드와 같은 전 처치 약물을 처방받아 투약한다.
✓ 조영제 사용을 위해 최소 4~6시간 금식을 유지하고 정맥주입로 확보를 한다.
✓ 환자의 신장 기능을 확인하고 Acetylcysteine과 같은 전 처치 처방받아 투여할 수 있으며 검사 후 수분 섭취와 소변 배출을 격려해야 한다.
✓ 검사 중 움직여서는 안 되며 밀실에 있는 듯한 공포감을 느낄 수 있다고 설명해준다. 폐쇄공포증 환자는 sedation이 필요할 수 있다.

4 Bone scan

뼈의 대사에 이용되는 물질과 작용이 유사한 방사선 동위원소를 정맥 주입한 후 감마카메라로 촬영하여 뼈를 생성하는 기능을 영상화한다. 골절 진단에도 쓰일 수 있고 감염과 관절질환의 중증도 평가, 암의 발생과 전이 유무를 확인하는데 쓰인다. 유방암 환자는 뼈 전이가 흔하므로 전이가 의심되는 환자는 수술 전 Bone scan을 통해 전이 유무를 확인하는 것이 필요하다.

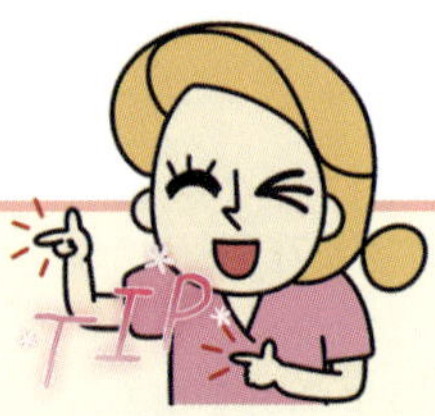

Bone scan 처방이 났다면 무엇을 준비할까?

* 방사선 동위원소 투여를 위해 정맥주입로를 확보한다.
* 금식은 필요하지 않다.
* 임산부는 금기이며 수유부는 검사 후 최소 24시간 수유를 금한다.
* 방사선 동위원소 투여 후 촬영 가기 직전 소변을 봐 방광을 비워야 함을 교육한다. 소변이 몸이나 옷에 묻으면 오인될 수 있으므로 묻지 않도록 교육한다.
* 방사선 동위원소 배출을 위해 주사 후 다량의 수분 섭취와 소변 배출을 권한다.

My Note :)

Gatric cancer & Colon cance

위암 & 대장암

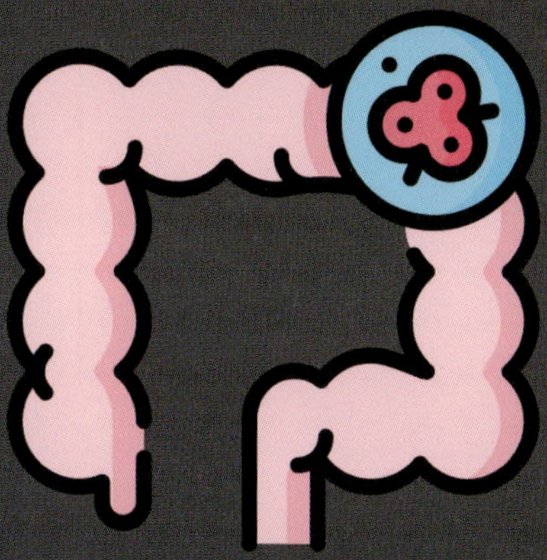

위암 & 대장암 - Why Algorithm 알고리즘 사고력 기르기

1. 소화기계 암 환자 주요 문제 증상

암이 아니더라도 소화기계에 문제가 생긴다면 복통, 소화불량, 변비, 복부팽만, 오심, 구토 등을 경험한다. 다만, 암이 진행될수록 급성이 아닌 만성적 특이 증상들이 나타나기 시작할 수 있다.

- **검진상 이상 소견**: 소화기계 암은 증상만으로는 조기에 발견하기 어렵다. 우리나라에서는 건강검진에서 40대 이상이면 내시경 검사를 대부분 받고 있고, 증상이 없더라도 이로써 암을 발견하기도 한다.
- **복통**: 소화기계 암은 조기에는 특징적인 통증보다는 일반적인 소화기계 불편감을 느끼는 수준이 대부분이다. 하지만 위암으로 인해 위 천공이 생기면 급성 복통을 경험할 수 있다. 대장암의 경우에는 종양으로 장폐색이 발생하여 복통을 호소한다.
- **복부 불편감**: 위암과 대장암 모두 종양의 위치에 따라 정도의 차이는 있지만 종양으로 인해 소화 기능에 문제를 경험한다. 종양으로 음식물이 소화기계를 정상적으로 통과하는데 장애가 생겨 변비가 생기고 가스가 고여 복부팽만을 경험한다.
- **식욕부진, 체중 감소**: 설명할 수 없는 식욕 부진이나 체중 감소가 일어날 수 있다. 소화기계 암은 소화불량을 유발하므로 식사 후 불편감이 입맛이 없다고 느끼는데 영향을 줄 수 있다. 또한 암세포의 호르몬이나 면역반응으로 식욕 감퇴가 일어날 수 있다. 암세포는 정상 세포보다 빠르게 성장하며, 이 과정에서 많은 영양소를 필요로 한다. 따라서 인체 내 영양소를 흡수하면서 암세포가 성장하고, 이에 따라 정상 조직 영양 공급이 부족해져 체중 감소가 발생할 수 있다.

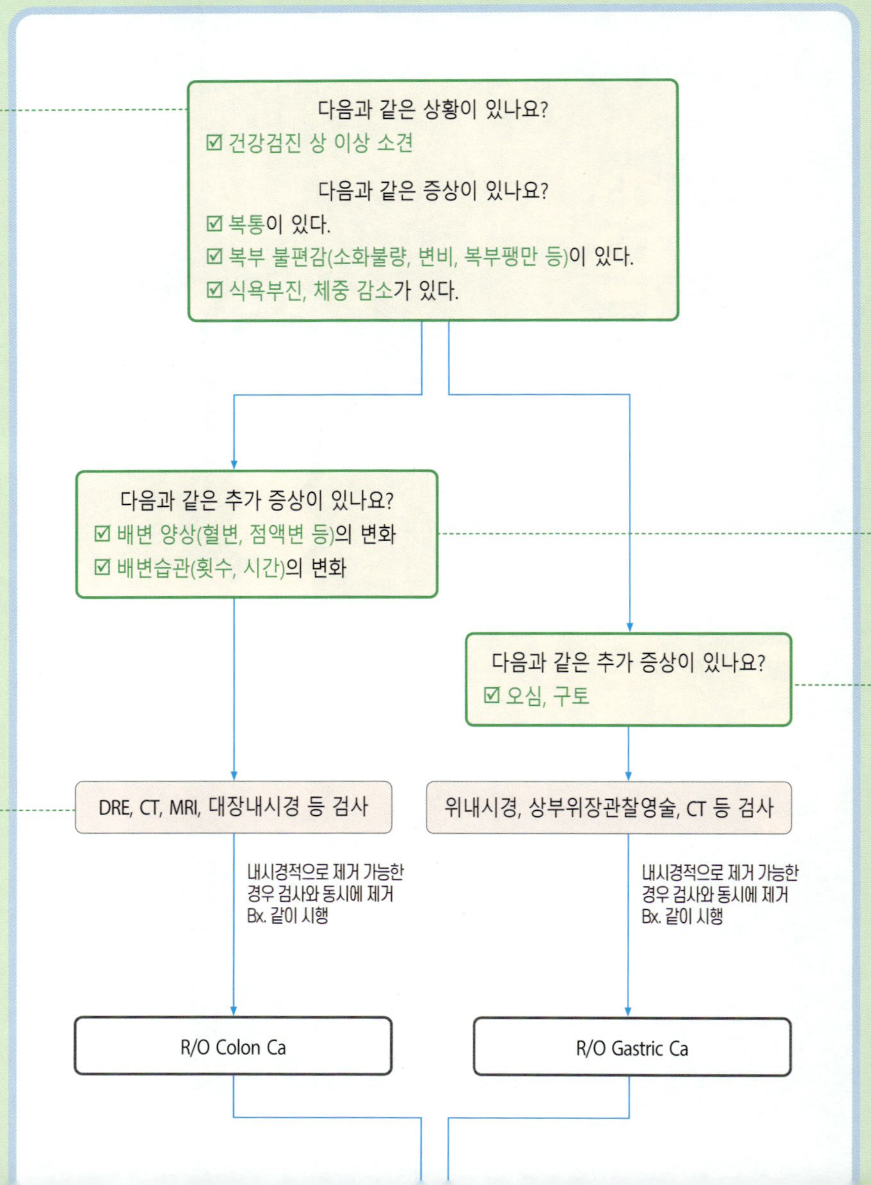

2-1. 대장암 환자의 주요 문제 증상

초기 대장암 환자는 특별한 증상을 느끼지 못하지만 점차 시간이 지나면서 배변 양상과 습관의 변화를 경험한다.

- **변 양상 변화**: 지속적인 변비 혹은 설사가 나타날 수 있다. 대변이 굵어지거나 얇고 길어질 수 있다. 암과 관련된 종양이나 궤양으로 인해 검고 끈적끈적한 변이나 적혈구로 인해 혈변을 볼 수 있다.
- **배변습관의 변화**: 평소와 다른 변의 횟수 증가나 감소 등이 나타날 수 있다. 대변 양상은 이전과 비슷하나 대변 배출까지 시간이 늘어날 수 있다.

2-2. 위암 환자의 주요 문제 증상

위암은 초기 증상이 없으며 느낀다 해도 속이 더부룩한 정도의 경미한 소화기계 증상에 그치기 때문에 조기에 알아차리기 어렵다.

- **오심, 구토**: 위암이 어느 정도 진행되면 종양으로 인해 음식물 통과에 어려움이 생기고 오심과 구토를 경험한다. 오심과 구토는 위암에서 흔히 겪는 증상인데, 증상 조절 약물 복용에도 호전이 없거나 소실 후 다시 재발하는 경우가 많다.

3. 소화기계 암 환자의 진단

소화기계 암이 의심된다면 혈액검사나 영상검사 등을 통해 이상 소견을 확인할 수 있다. 비정상적인 조직이 발견된다면 조직 검사를 통해 확진하는데 이를 위해 내시경 검사가 필요하다. 소화기계 암은 외과적 수술이 기본적인 치료지만 크기가 작고 제거하기 쉬운 조기 위암이나 조기 대장암은 내시경 검사를 하면서 동시에 비정상조직을 제거하고 조직 검사까지 시행할 수 있다.

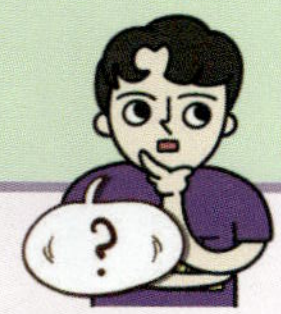

R/O ?

어떤 질병이 확진이 아니고 추정할 때 사용하는 용어. r/o pneumonia라 하면 폐렴이 추정되는 상태를 의미한다. "R/O Pn, R/O COPD, R/O Tb" 등으로 사용된다. 만약 "r/o Pn에 준해 anti tazoperan투약 중이다" 라고 한다면 폐렴을 추정하여 항생제 tazoperan을 투약하고 있다는 뜻. 알고리즘과 환자의 치료 경과 이해를 위한 필수 단어이다.

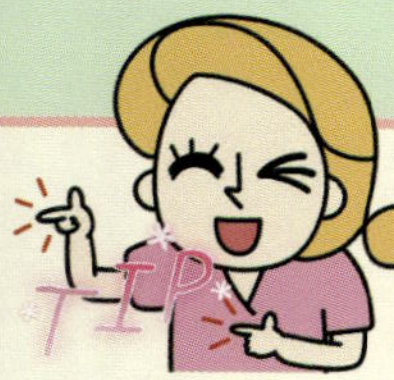

알고리즘 이해를 위한 외래 통원 치료 VS 입원 치료

* 외래 통원: 병원에 방문하여 진찰, 검사, 치료를 받고 집으로 돌아가는 방식. "내시경 하면서 용종 제거 하였고 조직 검사 결과는 시간이 걸립니다. 출혈 없으니 집으로 돌아가시고 검사 결과 나오는 날 봅시다."

* 입원: 병원에 일정 기간 머물며 의료진의 24시간 관찰과 관리, 그리고 검사나 치료를 받는 방식. "입원해서 집중 관찰 합시다."

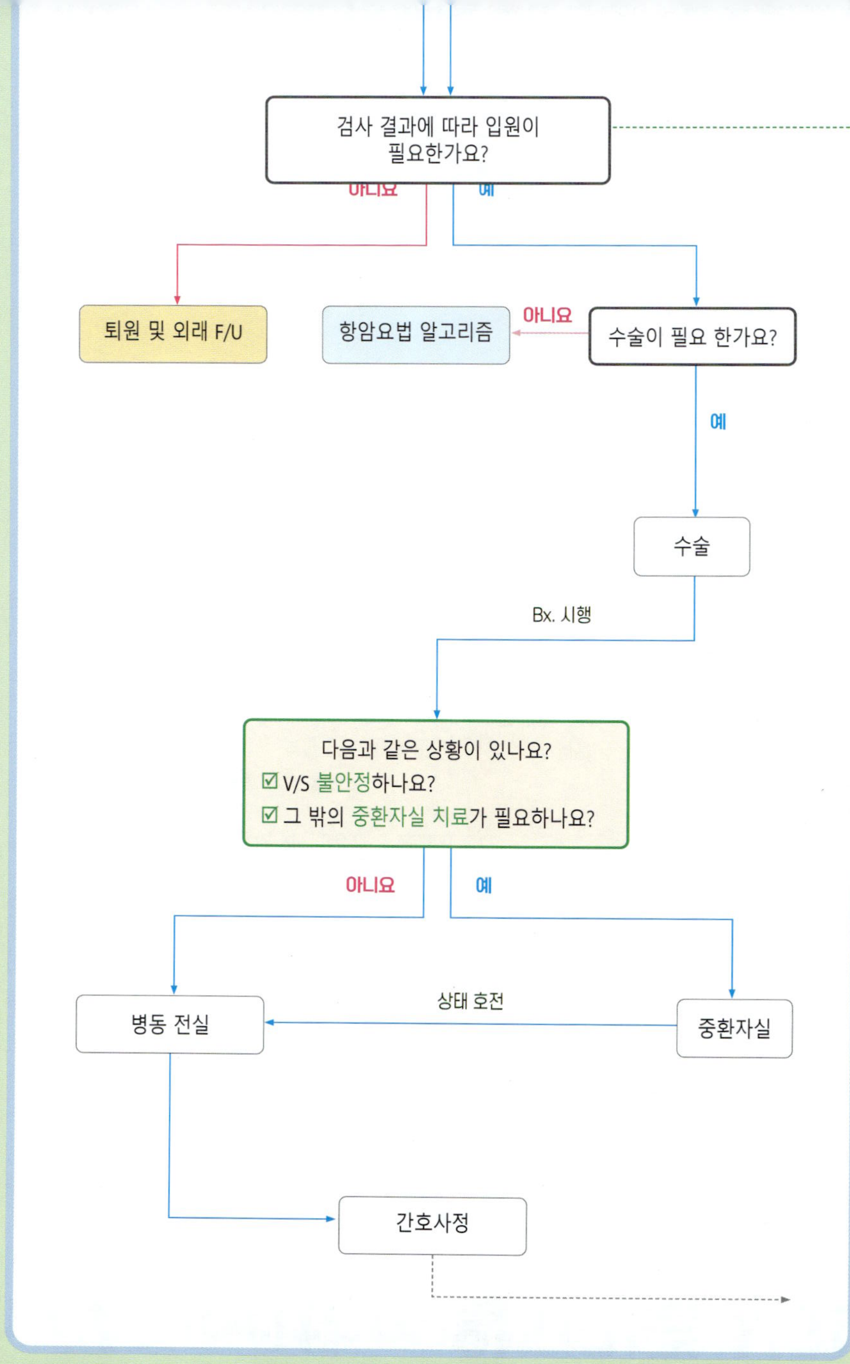

4. 진단검사 후 치료 방향

검사 결과에 따라 치료의 방향이 달라질 수 있다. 퇴원 후 외래 통원 치료부터 입원하여 수술 또는 항암화학요법을 적용하는 등 환자 상태에 따라 필요한 치료 수순을 밟게 된다.

- 퇴원 및 외래 F/U: 위의 검사를 통에 특별한 암의 소견이 없을 때 환자의 전반적인 컨디션이 입원이 필요한 수준이 아니라면 소화기계 증상 조절 약 처방 후 집으로 돌아가고 주기적으로 병원 외래에 내원하여 통원 치료를 받게 된다. 또는 내시경 검사 중 작은 선종이나 용종 같은 비정상조직을 제거하였을 때 활력징후에 이상이 없고 출혈, 천공과 같은 부작용이 없다면 퇴원 후 조직 검사 결과를 기다리는 방식의 외래 통원 치료를 진행하게 된다.
- 수술: 소화기계 암의 기본적 치료는 외과적 수술이다. 내시경적 절제로 제거가 불가능한 비정상조직은 입원 후 외과적 수술로 제거할 수 있다. 또는 내시경 검사 및 절제 중 천공이 발생한다면 응급수술이 필요하므로 입원하여 수술 치료를 받을 수 있다.
- 항암화학요법: 소화기계 암에서 항암화학요법을 하는 경우는 크게 3가지 경우다. 암의 크기와 전이, 환자의 전반적인 건강 상태를 고려하였을 때 수술이 불가능한 경우 고식적 치료의 목적으로 항암화학요법을 시행할 수 있다. 반대로 외과적 절제술 전 암의 크기를 줄여 수술의 효과를 높이기 위한 선행적 치료 목적으로 시행할 수도 있다. 유방암과 마찬가지로 외과적 절제술 후 발견하지 못한 암세포를 없애고 재발을 방지하기 위한 보조적 치료 목적으로 시행할 수도 있다.

위암 & 대장암 - Why Algorithm 알고리즘 사고력 기르기

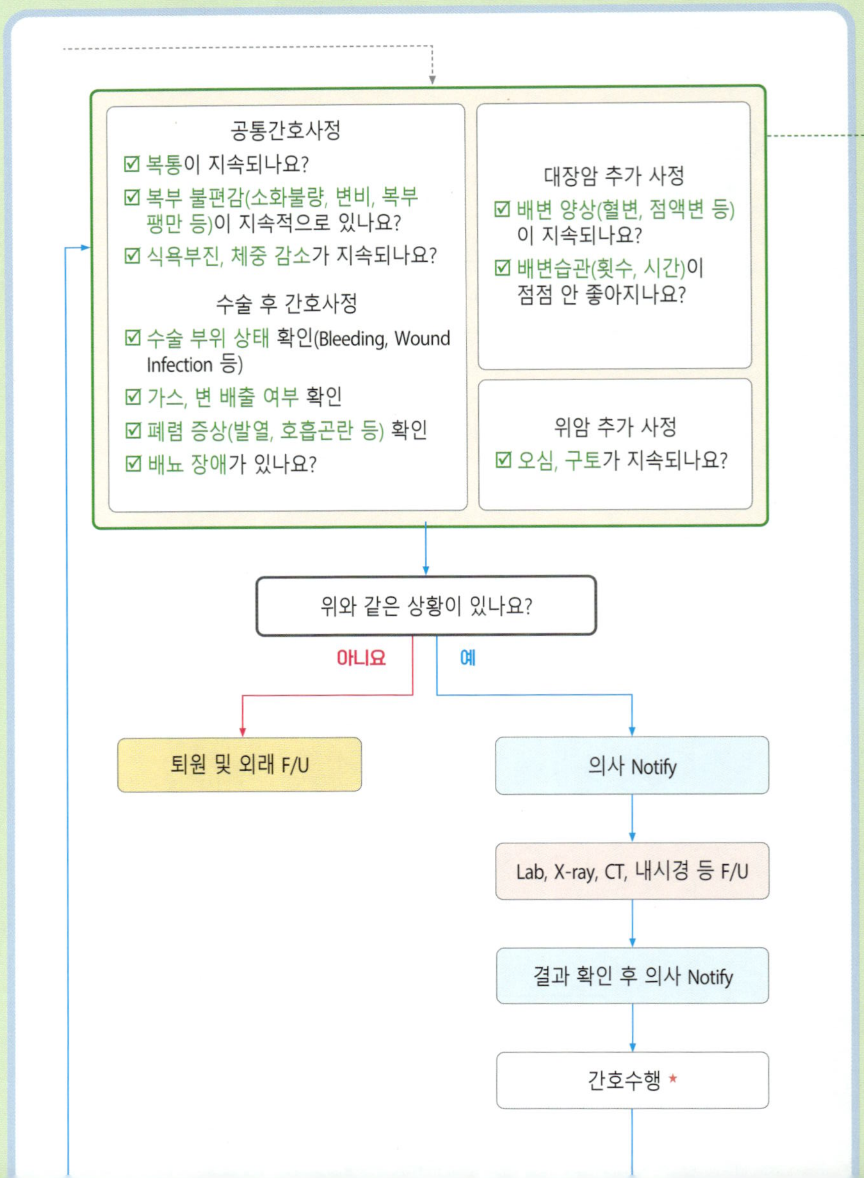

5. 수술 후 치료 과정

소화기계 암 수술의 목적은 식생활 및 영양 섭취, 배설에 문제가 없도록 하는 것이다. 따라서 수술 후 기존에 겪고 있던 소화기계 증상이 호전되는지 확인해야 한다. 환자에 따라 호전 속도와 양상의 차이는 있을 수 있지만 악화된다면 추가적인 검사가 필요하고 검사 결과에 따라 치료 방향을 결정하게 된다.

소화기계 문제 외에도 수술 자체에서 오는 부작용과 합병증을 고려해야 한다. 수술 부위의 직접적인 감염, 마취 후 위장운동 능력의 회복 여부, 전신마취로 인한 폐렴, 수술로 인한 출혈에서 생기는 신기능 장애나 foley catheter로 인한 요로감염 등 증상과 징후를 확인하고 이상이 있다면 의사와 상의 후 필요한 추가적인 검사를 진행할 수 있다. 검사 결과에 따라 치료 방향을 결정하고 이에 맞는 간호를 수행하여 환자의 호전을 기대할 수 있다.

입원 중 환자를 주기적으로 평가하여 호전이 된다면 의사 처방에 따라 퇴원 후 외래 통원 치료를 진행하게 된다. 퇴원 시 처방 약물에 대한 교육과 생활습관 교육, 외래 진료를 꾸준히 나와야 하는 이유 등 교육이 필요하다.

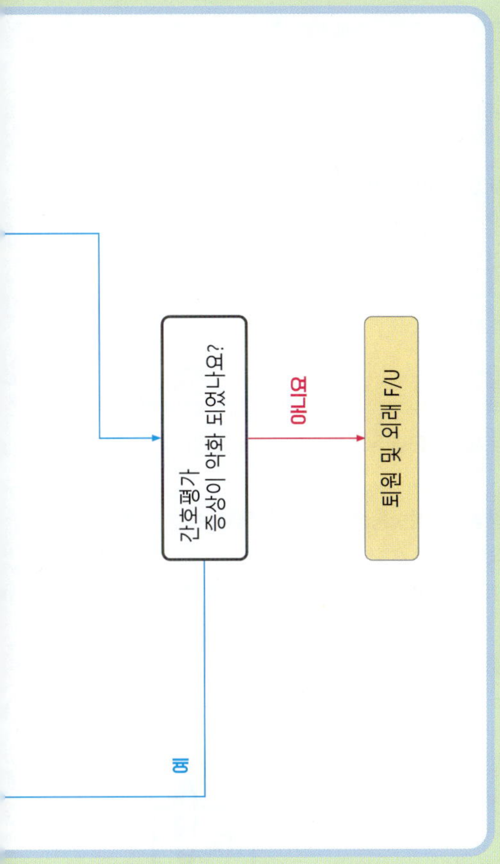
간호평가
증상이 악화 되었나요?
아니요
퇴원 및 외래 F/U
예

공통 간호사정 & 수행

"위암, 대장암 환자 수술 후 이것만큼은 꼭 확인!"

1 수술 후 통증

위암, 대장암 수술 후 통증은 수술 상처에서 오는 자연스러운 통증이 대부분이다. 그 외에도 수술 후 장의 유착에 의한 기계적 장폐색이나 장 운동 저하에 의한 마비성 장폐색이 원인이 되어 복부 통증을 호소할 수도 있다.

간호사정 & 수행

간호사정	간호사정 방법
통증 양상 확인	- 강도: 0점에서 죽을만큼 아픈 10점 사이 몇 점인가요?(NRS scale이용) - 위치: 아픈 위치를 짚어보세요. 수술 부위가 아프세요? - 양상: 콕콕 찌르듯이 / 묵직하게 / 날카롭게 찌르듯이 아픈가요? 어떻게 아픈가요? ➡ 빈도: 한번씩 아픈가요 계속해서 아픈가요?(간헐적/지속적 확인). ➡ 완화 & 악화 요인: 만지거나 움직일 때 아픈가요? 가만히 있으면 괜찮아 지나요?
Intestinal obstruction (장폐색) 유무 확인	- 소장폐색: 상복부의 쥐어짜는 듯한 간헐적 통증, 구토 후 일시적 증상 완화 - 대장폐색: 복부 전체를 쥐어짜는 듯한 통증

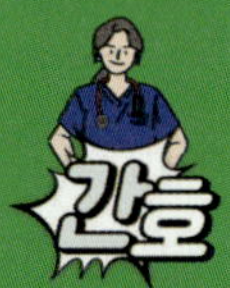

- **통증 사정과 적절한 조치**: 통증의 정도는 주관적이므로 인정한다. 주기적으로 사정을 해주어 변화에 맞게 대응해주는 것이 좋다.
- **진통제 투여**: 수술 후 적극적인 진통제 사용으로 통증을 조절해 준다. 암성 통증 환자는 통증 시에 진통제를 주는 것보다 시간 간격을 맞춰 주기적으로 진통제를 투여해 주는 것이 통증 조절에 효과적이다.
- **장폐색**: 금식을 통해 장의 부담을 줄일 수 있도록 한다. 시간이 지나도 호전되지 않으면 비위관 삽입, 장 운동 촉진제 투여 등 치료를 시행한다. 금식 필요성을 교육하고 비위관 유지 간호를 시행한다.
- **PCA**: 수술 후 PCA 적용 환자의 경우 사용법을 교육하고 pumping의 효과를 평가한다. 오심, 구토, 어지러움 등 부작용이 있다면 용량을 조절하거나 투약을 중단한다. 통증 조절이 안된다면 추가적인 진통제 사용을 고려할 수 있다.

예상되는 처방

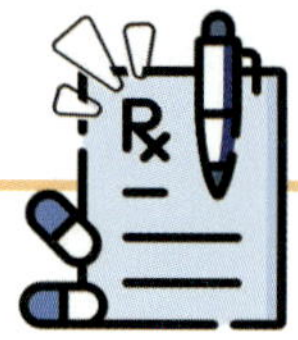

- **NSAIDs 투약**: 이부프로펜(Ibuprofen), 나프록센(Naproxen), 디클로페낙(diclofenac)
- **진통제 투약**: 아세트아미노펜(Acetaminophen), 트라마돌(Tramadol),
- **마약성 진통제(Opioid)**: 코데인(Codeine), 모르핀(Morphine)
- **PCA**: 부작용이 있다면 용량 조절 또는 투여 중단.
- **장폐색**: X-ray, CT 검사, NPO, 비위관 삽입, 장 운동 촉진제 투여, 수액요법, 수술.

수술 후 장폐색(Post-operative ileus)

수술 후 장폐색은 복부 수술 후 발생하는 흔한 합병증으로 일시적으로 장 운동이 마비되어 음식물이나 가스가 장을 통과하지 못하는 상태. 복부 불편감, 통증을 유발하며 회복을 지연시킬 수 있다. 대부분 자연스럽게 호전되지만 심하면 장 천공을 유발하여 생명에 지장을 줄 수 있으므로 적절한 치료가 필요하다.

* 장폐색의 원인

기계적 폐색

- 수술로 인해 발생하는 출혈, 장 손상, 복막 손상 등으로 유착이 발생하여 장 운동을 방해하고 장폐색을 유발.

마비성 폐색(장의 운동 저하로 인한 폐색)

- 수술에 의한 장의 염증 반응은 장 운동 저하를 유발.
- 마취, 진통제의 투여로 인한 장 운동 억제.
- 수술 후 전해질 불균형(특히 저칼륨혈증)은 장 운동 저하를 유발.

수술 후 장 기능은 5일 이내에 호전되는 것이 대부분이지만 1주일 이상 장 마비가 지속된다면 복부 X-ray 검사나 CT 검사를 시행한다. 영상검사를 장폐색을 진단할 수 있다.

장폐색의 치료

- 금식: 음식물 섭취를 중단하여 장의 부담을 줄임.
- 수액요법: 금식으로 인한 수분, 전해질 불균형 교정. 영양공급.
- 비위관(Nasogastric tube) 삽입: 비위관을 삽입하고 자연배액(Natural drain)을 통해 위 내용물을 제거하고 장의 압력을 낮춰 장 운동 회복 촉진.
- 장 운동 촉진제(prokinetic agents) 투여
- 수술적 치료: 위의 치료에 반응하지 않거나 장의 허혈, 천공과 같은 합병증 발생 시.

수술 후 금식을 하라고 하면 환자나 보호자의 협조가 어려운 경우가 많다. 수술 후 잘 먹어야 회복을 한다는 믿음 때문인데, 장 운동이 회복되지 않은 상태에서의 식사는 수술 후 회복을 더디게 하고 심하면 장 천공으로 인한 패혈증과 같은 위험한 상황을 유발할 수 있다는 것을 반드시 교육하고 치료에 협조적이도록 유도할 필요가 있다. 비위관을 가진 환자는 주기적으로 삽입 길이를 확인하고 배액양상을 확인한다. 비위관을 고정한 테이프 접착부위에 피부 손상이 생길 수 있으므로 자주 사정하여 환자의 불편감을 최소한으로 하려는 노력이 필요하다.

My Note :)

2 수술 부위 사정 & 배액관 관리

수술 환자의 수술 부위 사정은 수술 후 합병증 예방과 조기 발견을 위해 중요하다. 적절한 상처 관리를 통해 감염이나 출혈 등 다양한 합병증을 예방할 수 있다.

간호사정 & 수행

간호사정	간호사정 방법
수술 부위 확인	- 절개 부위 관찰: 발적(Redness), 부종(Swelling), 열감(Heat), 통증, 압통 등 감염 징후를 관찰 - 봉합 부위 관찰: 봉합 상태(벌어지거나 풀림), 출혈, 삼출액(분비물) 등을 확인
배액관 배액 양상 확인	- 양이 갑자기 많이 나왔나요? - 색깔, 양상 확인

간호

- ▸ **수술 부위 소독 및 드레싱**: 무균술을 준수하여 소독하고, 필요시 드레싱을 교환
- ▸ **배액량, 색깔, 성상을 확인**: 배액 양상 변화가 감염이나 출혈을 암시한다면 의사에게 즉시 알림
- ▸ **봉합 발사(Stitch Out) 관리**: 봉합 부분 아물기에 따라 발사 여부 확인. 상처에 따라 부분 발사(Half Stitch out) 후 완전히 Stitch out하기도 함

예상되는 처방

- ▸ **배액관 유지 상태 변경**: 경우에 따라 음압의 강도를 설정 가능(Half Compression, Full Compression, Natural), 보통은 제거까지 음압을 유지함.
- ▸ **추가 검사 F/U**: 복부 X-ray, CT, 삼출물에 대한 배양 검사 등

My Note :)

3 복부 불편감

소화기계 암 수술 후 복부 불편감은 흔하게 발생하는 증상이다. 수술 후 장마비, 과도한 장내 가스, 염증, 유착, 복수 등 원인은 다양하다. 지속된다면 환자의 회복을 저하시키고 정신적 스트레스를 유발하므로 적절한 사정과 중재가 필요하다.

간호사정 & 수행

간호사정	간호사정 방법
소화불량	- 소화가 잘 안되나요? : 어떤 음식을 드셨는지, 얼마나 드셨는지 식사 내용을 구체적으로 함께 물어보는 것이 좋다. - 수술 후 조금씩 걷고 운동하고 있나요? : 수술 후 적절한 활동은 위장관계 운동을 회복하는데 도움이 될 수 있다. 무리하지 않는 선에서 가벼운 운동을 시작하시도록 격려가 필요하다.
복부팽만	- 복부 팽만에 대해 직접 촉진 - 두드렸을 때 북소리가 나는지 확인 : 두드렸을 때 공명음은 가스가 차 있음을 의미 - 방귀를 뀌거나 대변을 보셨나요? : 방귀를 뀌거나 대변을 보았다는 것은 장 운동의 회복을 의미 - 수술 후 조금씩 걷고 운동하고 있나요?
변비, 확인	- 변비가 있나요?
구토 확인	- 구토 하셨나요? - 구토 하셨을 때 내용물의 색과 양은 어떤까요? - 소장 문제 : 쓴맛, 담즙 양상 구토 - 대장 문제 : 오렌지색, 쑥색의 탁한 구토

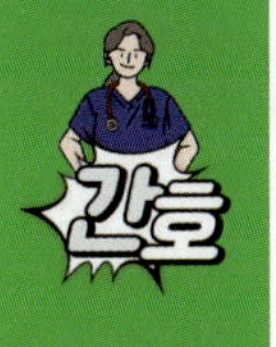

- **소화불량**: 수술 후 위장관계의 운동 회복까지 소화불량을 경험할 수 있다. 소량씩 자주 섭취하고 기름지거나 맵고 짠 음식, 가스를 유발하는 음식(콩, 양배추 등)의 섭취를 피하는 것이 좋다. 구체적인 예를 들어주면서 교육하면 효과적이다.
- **복부팽만**: 위장관계 운동이 완전히 회복되지 않은 상태에서 식사를 진행하다 보면 음식물이나 가스에 의해 복부팽만이 발생할 수 있다. 심한 경우 장폐색을 의심하여 추가적인 검사와 치료가 필요하다.
- **변비**: 활동량 감소, 수술로 인한 탈수 등이 원인이 될 수 있다. 유제품이나 섬유질이 풍부한 음식, 수분 섭취를 격려하는 것이 좋다. 필요하다면 의사와 상의 후 하제 투약.
- **구토**: 장 운동 마비, 장폐색에 의해 구토가 발생할 수 있다. 심하다면 일시적인 금식과 항구토제 투여가 필요하다. 수액요법을 통해 수분과 전해질을 보충해준다.

예상되는 처방

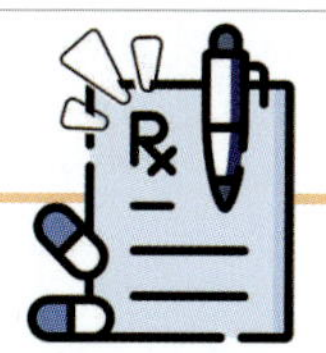

- **추가 검사 F/U**: 복부 X-ray, 복부 CT 검사.
- **소화제 투여**: 가스모틴(Gasmotin), 모틸리톤(Motilitone) 등.
- **위장관조절제**: 가스터(Gaster), 맥페란(Macperan) 등.
- **하제** 투여, **관장(Enema)** 시행.
- **거동(Ambulation) 격려**: 가능한 범위 내에서 조금씩 운동을 하도록 함.
- **금식**: 위장관계 부담을 줄여 회복, 운동 촉진.
- **비위관 삽입**: 위내용물 배액, 가스 배출을 통한 장내 압력 감소로 장 운동 회복 촉진.
- **수액요법**: 수분보충과 전해질 불균형 해소를 위해 처방.

4 식욕부진, 체중 감소

수술 환자의 수술 부위 사정은 수술 후 합병증 예방과 조기 발견을 위해 중요하다. 적절한 상처 관리를 통해 감염이나 출혈 등 다양한 합병증을 예방할 수 있다.

간호사정 & 수행

간호사정	간호사정 방법
체중 감소	- 몸무게가 계속 줄어드나요? - 입원 시부터 측정해온 체중의 변화를 확인.
음식 섭취 확인	- 오늘 식사는 얼마나 드셨어요? - 식사량을 직접 관찰할 수 있다면 관찰하고 기록. - 환자가 기억하기 어렵다면 보호자에게 관찰하도록 교육.

간호

- ▶ **식사량 확인**: 환자나 보호자에게 병동에 준비된 기록지가 있다면 드리고, 없다면 핸드폰이나 메모지에 기록하도록 교육하고 확인(예: 밥 10 숟가락, 반찬 1/2, 물 2컵 등).
- ▶ **체중 변화 확인**: 매일 같은 시간에 체중을 측정하고 입원 시부터 수술 전, 후 기록해온 체중 측정 결과를 비교한다. 지속적인 감소가 있다면 의사와 상의 후 식욕촉진제 투여, 수액요법 등의 방법이 필요.
- ▶ **다학재적 접근**: 환자의 경구 섭취가 부족하여 체중이 줄고 영양적으로 문제가 있다고 판단되면 의사와 상의 후 병원 내 영양사에게 의뢰하여 적극적인 영양관리를 제공이 필요하다.

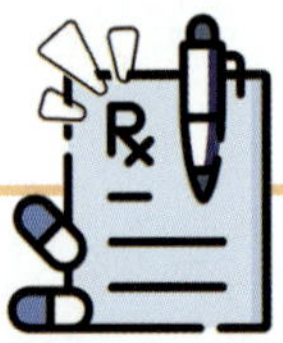

예상되는 처방

- ▶ **식사량 확인**: 환자나 보호자에게 병동에 준비된 기록지가 있다면 드리고, 없다면 핸드폰이나 메모지에 기록하도록 교육하고 확인(예: 밥 10 숟가락, 반찬 1/2, 물 2컵 등).
- ▶ **체중 변화 확인**: 매일 같은 시간에 체중을 측정하고 입원 시부터 수술 전, 후 기록해온 체중 측정 결과를 비교한다. 지속적인 감소가 있다면 의사와 상의 후 식욕촉진제 투여, 수액요법 등의 방법이 필요.
- ▶ **다학제적 접근**: 환자의 경구 섭취가 부족하여 체중이 줄고 영양적으로 문제가 있다고 판단되면 의사와 상의 후 병원 내 영양사에게 의뢰하여 적극적인 영양관리를 제공이 필요하다.

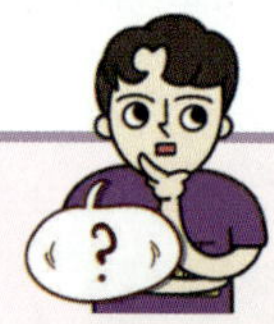

식욕촉진제?

Megestrol은 암 또는 AIDS환자의 식욕부진, 원인불명의 체중 감소의 치료에 사용되는 전문의약품이다. Cyproheptadine 복합체는 식욕부진 상황에 복용할 수 있는 일반의약품이다. 두 약물 모두 정확한 식욕촉진 작용 기전은 밝혀지지 않았으나, 과도한 Cytokine분비를 억제함으로써 포만감을 덜 느끼게 하고 시상하부의 뉴로펩타이드Y 분비를 촉진해 식욕을 증진시키는 것으로 연구되고 있다.

Cyproheptadine은 세로토닌 작용 억제로 포만감이 덜 느끼도록 한다. Vitamin B12도 결핍 시 식욕부진을 일으킬 수 있기에 섭취하면 식욕증진에 도움이 되므로 알아두자.

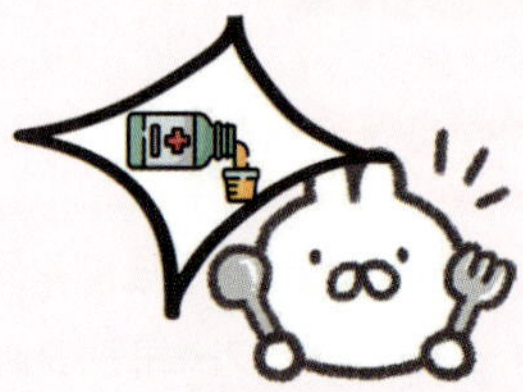

5
배뇨 장애

수술 후 배뇨 장애의 원인은 다양하다. 마취제나 진통제에 의한 방광 기능 저하는 배뇨를 어렵게 할 수 있으며 수술 중 방광이나 요도 주변 조직을 자극하여 배뇨기능 저하를 유발할 수도 있다. 또한 수술로 인한 스트레스 자체가 항이뇨호르몬(ADH) 분비를 증가시켜 배뇨를 어렵게 만들 수 있다. 수술로 인한 체액 손실 자체도 배뇨를 어렵게 하는 원인이 될 수 있다.

간호사정 & 수행

간호사정	간호사정 방법
배뇨 유무	- 수술 후 소변을 보셨나요? - 입이 마르지 않으세요? : 입술을 살펴보거나 입을 벌려보라고 해서 혀나 구강 점막 건조 유무 확인 - 수액 주입량 확인. - 수술 후 걷기와 같은 운동을 하고 계신가요?
복부 팽만감 유무	- 아래 배가 빵빵하지 않으세요? : 배뇨 장애로 인한 방광 팽만이 있는지 확인. 필요시 직접 촉진 - Bladder scan을 통해 잔뇨량 측정

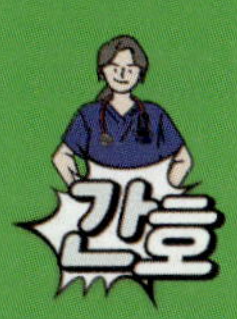

- **탈수**: 수술로 인한 체액 손실과 경구 섭취 감소로 인한 체액량 감소는 배뇨 장애의 원인일 수 있다. 탈수 증상이 있는지 확인하고 수액 주입량을 확인하여 필요하다면 수액 주입량을 늘리거나 경구 수분 섭취 격려를 통해 탈수를 교정하는 것이 필요. 탈수로 인한 핍뇨가 지속되면 신부전의 원인이 될 수 있으니 주의.
- **방광 팽만**: 배뇨 장애로 방광에 소변이 저류되면 복부 팽만을 느끼고 심하면 통증을 호소할 수 있다. 심하면 방광에 손상을 일으킬 수 있으므로 환자 스스로 소변을 계속 보지 못한다면 catheter를 통한 도뇨가 필요할 수 있다. Bladder scan을 통해 잔뇨량이 400cc 이상이면 catheter를 통한 도뇨가 필요.
- **배뇨 유도**: catheter로 인한 배뇨는 일시적 효과만 가져올 뿐 환자 스스로 배뇨 기능을 회복하는데 방해 요인이 될 수 있다. 소변을 볼 수 있는 편안한 환경 조성, 경구 수분 섭취, Ambulation(보행) 권장을 통해 자연배뇨를 유도하는 것이 좋다.

예상되는 처방

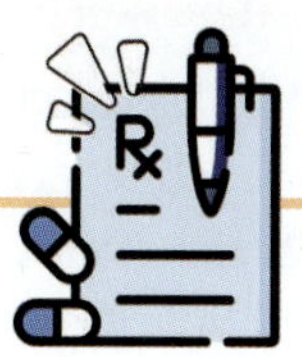

- **도뇨관 삽입**: 유치도뇨관(Foley catheter) 삽입 또는 단순도뇨(Nelaton) 시행.
- 경구 수분 섭취 격려 및 카페인 섭취 제한.
- 수액요법.
- 보행 및 운동 격려.

6 배변 양상 변화

대장암 수술 후 배변 이상은 흔하게 발생한다. 설사, 변비, 대변 실금 등 다양한 형태로 나타날 수 있다. 지속된다면 환자의 회복과 삶의 질에 큰 영향을 미칠 수 있으므로 주의 깊게 관찰하고 적절한 중재를 제공해주어야 한다.

간호사정 & 수행

간호사정	간호사정 방법
배변 양상 확인	- 변비가 있나요? 못 본 지 얼마나 되셨죠? - 설사가 있나요? 오늘 하루 화장실 몇 번 가셨어요? - 대변이 새는 느낌이 있나요? - 대변에 피가 섞여 나오나요? : 직접 확인 가능하다면 확인하기. 혈변이 의심된다면 V/S 확인.

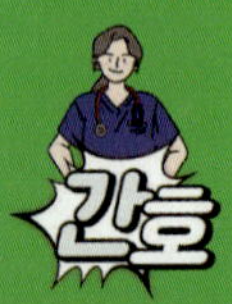

- ▸ **설사**: 수술로 인한 장의 길이가 줄어 수분흡수 능력 감소, 대장 절제 후 담즙산 흡수 감소로 지방 소화 곤란, 수술과 항생제 사용에 의한 장내 세균 불균형 등이 원인. 지방, 카페인, 유제품 등 설사를 악화시킬 수 있는 음식 섭취를 피하도록 교육하고 필요시 지사제나 담즙산 결합제(cholestyramine colestipol) 투약으로 증상 완화.
- ▸ **변비**: 마취, 진통제에 의한 장 운동 억제, 수술 후 활동량 감소, 경구 섭취 감소로 섬유질 부족, 수술에 의한 탈수 등이 원인. 가능한 범위에서 운동을 격려하고 섬유질이 풍부한 음식(과일, 채소, 통곡물 등)과 수춘 섭취를 격려. 필요시 수액요법과 하제 투여.
- ▸ **대변 실금**: 수술로 인한 항문괄약근 손상, 신경손상, 직장부위 절제가 원인. 지사제나 항콜린제 투약으로 배변 횟수와 굳기를 조절. 심한 경우 수술로 항문 괄약근 성형술이나 인공 항문 조성술 시행.
- ▸ **혈변**: 수술 부위 이상이나 감염, 장의 허혈 등으로 혈변이 발생할 수 있다. 정도에 따라 심각한 합병증을 초래할 수 있으므로 신속하게 그 정도와 환자의 상태를 사정하고 적절히 대처하는 것이 필요하다. 정도에 따라 수액요법, 수혈, 내시경적 지혈술, 혈관 조영 색전술, 수술 등 치료방법을 적용할 수 있다.
- ▸ **정서적 지지**: 배변 이상을 경험하더라도 환자가 수치심, 불안 등의 이유로 표현하지 않을 수 있다. 대장암 수술 수 자연스러운 일임을 설명하고 불편하거나 어려운 것이 있으면 편하게 이야기 할 수 있도록 정서적 지지가 필요하다.

예상되는 처방

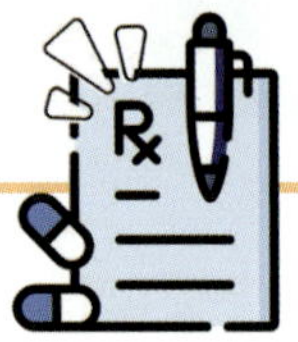

- ▸ **설사**: 지사제(loperamide), 담즙산 결합제(cholestyramine colestipol), 탈수나 전해질 이상 교정을 위한 수액요법.
- ▸ 변비: 보행 및 운동 격려, 수분 보충을 위한 수액요법, 하제(laxatives) 투여.
- ▸ **대변 실금**: 지사제, 항콜린제(anticholinergic agent) 투여, 항문괄약근 성형술, 인공 항문 조성술.
- ▸ **혈변**: V/S check, CBC f/u, 정도에 따라 수액요법, 수혈, 내시경적 지혈술, 혈관 조영 색전술, 수술

7 오심, 구토

위암 수술 후 오심과 구토는 흔한 증상이다. 지속된다면 탈수, 전해질 불균형, 흡인성 폐렴과 같은 합병증을 유발할 수 있다. 증상을 확인하고 적절한 중재를 제공해 주어 합병증을 예방하고 환자의 회복을 돕는 것이 중요하다.

간호사정 & 수행

간호사정	간호사정 방법
오심(nausea) 확인	- 속이 메스꺼우세요? - 구토도 하셨나요?
구토(Vomiting) 확인	- 구토를 하셨나요? - 구토를 하셨다면 횟수는? - 양은 어떻게 되나요? : 종이컵 몇 컵, 소주잔 몇 잔과 같이 물어보기.

간호

- ▸ **원인**: 전신마취 약물, 진통제에 의한 구토 중추 자극, 수술로 인한 복강 내압 증가, 수술 후 장폐색 등이 원인.
- ▸ **진통제**: PCA나 진통제 투여 환자는 용량을 조절하거나 투약을 중단해야할 수 있다. 약물 부작용에 의한 구토인지 파악하는 것이 필요.

예상되는 처방

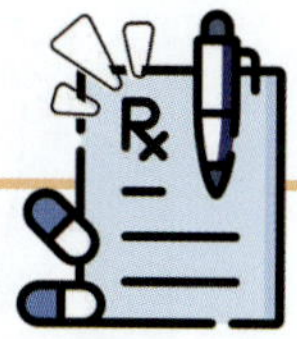

- ▸ **항구토제 투여**: 나제아(Nasea), 맥페란(Macperan) 등.
- ▸ **수분 및 전해질 관리**: 구토로 인한 탈수 및 전해질 불균형 예방을 위한 수액요법, 섭취 배설량 관리(I/O check).
- ▸ **영양불균형**: 경구 섭취가 어려운 수준이라면 완전비경구영양(TPN) 투여.
- ▸ **구강 간호**: 구토 후 구강 청결교육. 불쾌감을 줄여 오심과 구토를 감소시킬 수 있으며 흡인성 폐렴을 예방하는데 도움이 된다.

TIP 위절제술 환자의 치료식 간호

덤핑증후군(Dumping syndrome)은 위 절제수술 후 겪는 질환이다. 위의 일부 또는 전체를 제거하면서 위가 음식을 저장하는 능력이 감소해 소장으로 더 빨리 음식이 이동해서 겪는 징후를 뜻한다. 위절제술을 받은 환자에게 몇 년이 지난 뒤에도 나타날 수 있는 위암 환자의 장기적인 합병증이다. 식사 후 20~30분에 발생하는 조기 덤핑증후군과 2~3시간 후 발생하는 후기 덤핑증후군이 있다.

* **조기 덤핑증후군**: 음식물이 소장으로 급격하게 들어가면서 오심, 구토, 설사, 복통, 심계항진, 발한, 현기증, 무력감과 같은 다양한 증상을 보인다.
* **후기 덤핑증후군**: 마찬가지로 소장으로 빠르게 급격하게 들어간 음식물들이 원인이다. 공장이 빠르게 당을 흡수하면서 혈당이 급상승하고 이로 인해 인슐린 분비가 촉진되면서 식후 2~3시간 후 무력감, 심계항진, 손떨림과 같은 저혈당 증상을 경험한다.
* **간호**: 덤핑증후군은 고단백, 저탄수화물 식단을 조금씩 나누어 하루 6~8회 정도로 나누어 진행한다.

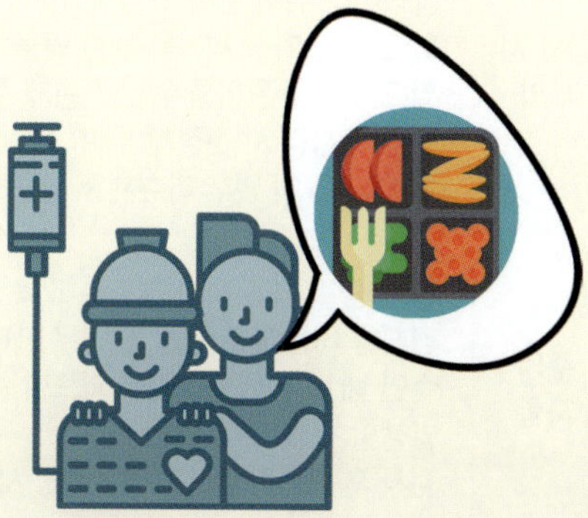

상황별 간호사정 & 수행

1 내시경 전/후 간호사정 & 수행

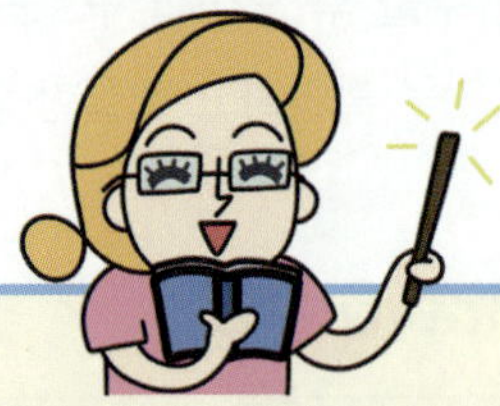

Pre study: What is 내시경 검사

내시경 검사는 카메라와 조명 장치가 달린 얇고 긴 튜브(내시경)를 사용해 몸 안의 장기를 직접 관찰하는 검사 방법이다. 어떤 장기를 관찰하느냐에 따라 위 내시경 검사(Esophagogastro-duodenoscopy), 대장 내시경 검사(Colonoscopy), S상 결장 내시경 검사(Sigmoidoscopy), 기관지 내시경(Bronchoscopy) 등으로 분류된다. 인체 내로 내시경이 삽입되는 침습적 검사이므로 의사의 동의서, 그리고 검사를 잘 끝마치기 위한 준비 과정 등이 있으니 알아보자

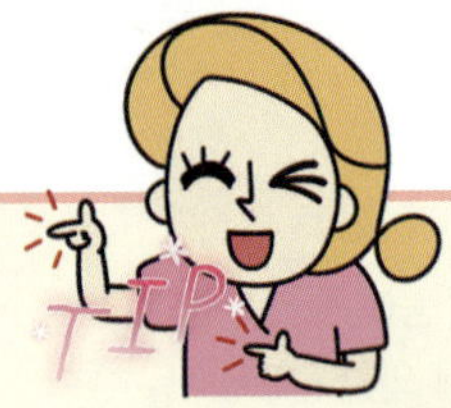

위 내시경 VS 대장 내시경

소화기내과의 대표적 2가지 내시경 검사와 준비 사항을 알아보자

	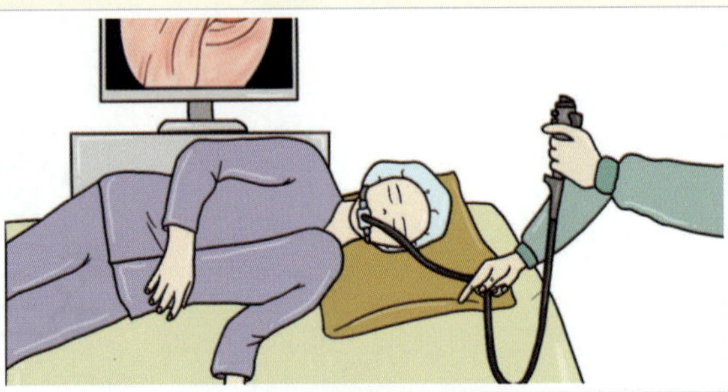 Esophago Gastro Duodeno Scopy (EGDS, 상부위장관 내시경)	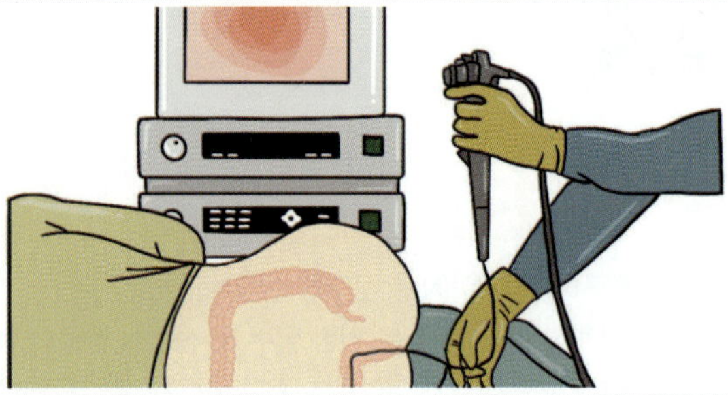 Colonoscopy (대장 내시경)
정의	내시경을 입을 통해 식도로 삽입하여 위, 십이지장까지 관찰하며, 이상이 있는 경우 조직 검사를 통해 진단하는 검사 방법	항문으로 내시경을 삽입하여 대장 내부 및 대장과 인접한 소장의 말단 부위까지 관찰, 조직 검사를 시행할 수 있는 검사 방법
적응증	위 용종, 위암 선별검사, 위장관 출혈 병소 확인, 기타 복부 불편감으로 인한 감별을 위해, 종양 위치 표시:수술 전 표시 등	대장암의 선별검사, 위장관 출혈 병소 확인, 염증성 장 질환 진단 및 검사, 협착 부위의 풍선확장술, 종양 위치 표시:수술 전 표시 등
검사 전 준비	- 검사 전 8시간 이상 금식 - 항응고제, 혈전용해제 복용 여부 확인 - 위와 관련된 시술을 한 경험이 있을 경우 결과 확인 필요 - 검사 전 통증 경감을 위해 국소마취제 사용 - 검사 동의서 & 필요시 수면마취동의서	- 검사 전 금식과 장 준비를 위한 관장약 복용(관장약 복용 시 대상자들이 많이 힘들어하므로 공감과 격려 필요) - 항응고제, 혈전용해제 복용 여부 확인 - 대장 관련 시술을 한 경험이 있을 경우 결과 확인 필요 - 검사 동의서 & 필요시 수면마취동의서
검사 시 투약	- 장 운동 감소를 위한 진경제 투여: Alpit inj(Cimetropium Bromide) - 타액이나 위액 분비 억제제: Atropine sulfate - 필요시 장 가스 제거를 위한 약물 투여: Pancreatin(Simethicone) - 필요시 통증 완화를 위한 진통제 투여: NSAIDs는 위장관계 출혈 위험으로 사용하지 않음. - 수면 내시경 시 진정제 투여: Midazolam, Propofol 등. 길항제 Flumazenil도 준비. - 위 내시경 시 인후 마취제를 사용하기도 함: Lidocaine	
주의 사항	- 검사 중 트림을 하지 않도록 교육(가스를 통해 위를 부풀려 검사를 하는데 트림을 할 경우 제대로 된 검사를 할 수 없음) - 수면 내시경 시행할 경우 과도한 수면으로 호흡곤란이 발생할 수 있으니 주의 - 검사 후 복통이 심해지거나 배변 시 출혈이 있는지 확인할 것	- 검사 후 내시경 시 주입한 공기로 인해 가스가 찬 느낌을 받거나 변의를 느낄 수 있음을 설명하고 복부 마사지를 통해 가스 배출을 도와줄 수 있음을 설명 - 가스 주입되는 특징으로 내시경 검사 후 복부 초음파 검사는 정확히 이루어질 수 없기에 검사 스케쥴 조정 필요 - 복부 불편감이나 통증 여부 확인 - 배변 시 출혈이 있는지 확인할 것

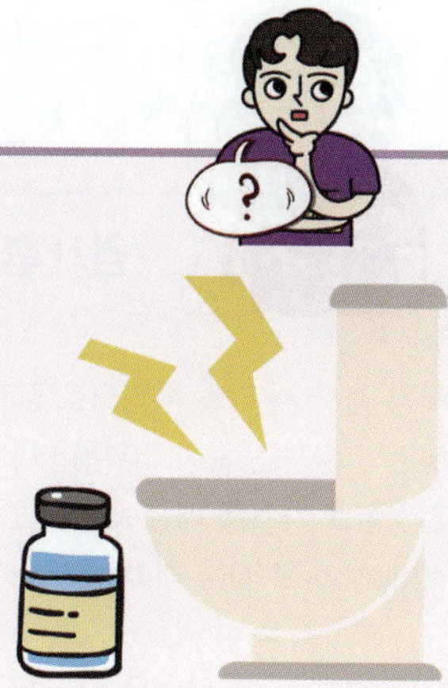

대장내시경 전 관장약?

대장 안에 대변이 있으면 정확한 내시경 검사가 불가하다. 따라서 대장내시경의 경우 철저한 관장이 필수적이다. 관장을 위한 약품 종류는 매우 다양하고, 의료기관마다 상이하다. 따라서 자신이 속한 의료기관 내 방침을 기억하는 것이 좋으며, 대표적인 관장액들은 다음과 같다.

* Sodium Phosphate: 상품명 플리트(Fleet). 장내 삼투압을 증가시켜 대변 배출을 촉진

* Polyethylen glycol: 상품명 쿨프렙산. 장내 수분을 증가시켜 대변 배출을 촉진

주의점으로, 검사 시간(오전/오후)에 따라 관장액 복용을 전날 저녁부터 하느냐, 밤과 아침부터 하느냐 차이가 있다.

검사 후 간호사정 & 수행

간호사정	간호사정 방법
배변 시 출혈	- 색깔: 혈변을 보셨나요? 또는 흑변을 보셨나요? - 혈변과 흑변 직접 확인 - 양: 종이컵, 소주잔 등 비교 가능한 것으로 양을 사정 - 횟수: 혈변 또는 흑변을 몇 번 보셨나요?
신체사정 (어지러움, 식은땀 등)	- 어지러우신가요? - 피부 창백함 사정: 얼굴 눈 밑, 손 끝, 혓바닥 등 - 오심(Nausea) 여부 확인: 속이 메스꺼우신가요? 토할 것 같나요? - 활력징후 측정(V/S Check)
Lab 결과 확인	- 응급 CBC검사로 헤모글로빈(Hb) 수치 확인(이전 검사 결과와 비교 후 변화량을 꼭 확인할 것)

예상되는 처방

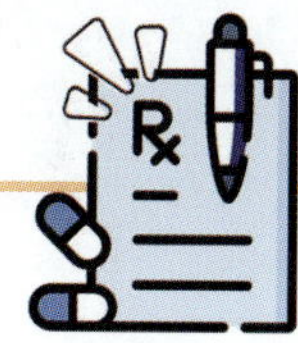

- **추가 검사 F/U**: CBC, ABGA 등, 객혈 확인을 위한 CT F/U
- 필요시 O_2 공급
- 필요시 **수혈(Transfusion, T/F)**: RBC(농축적혈구), PLT(혈소판), FFP(신선동결혈장) 등
- 지혈제 투여: Tranexamic acid, Botropase(Hemocoagulase solution), Esbix(p-Aminomethyl Benzoic Acid)
- **PPI(프로톤 펌프 억제제) 투약**: pantoloc(pantoprazole), Nexium(Esomeprazole)

가스, 대변 배출 조절	- 가스 배출 여부: 방귀(가스)가 나왔나요? 필요시 장음 청진 - 배변 여부: 변을 봤나요? 정상 변인 가요? 색깔은 어땠나요?

예상되는 처방

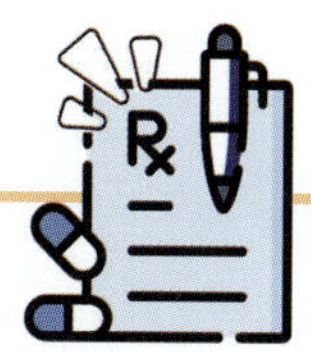

- 필요시 하제 투여 또는 관장: Dulackhan syrup(Laculose), Magmil(Magnecium Hydroxide), Lactulose or Saline Enema

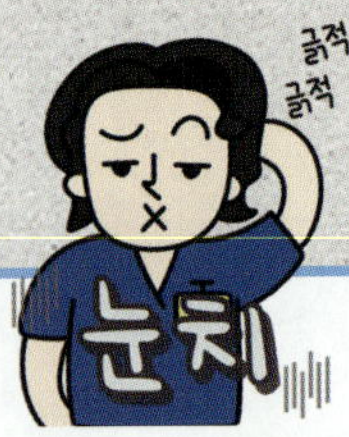

"검사 후 가스 배출이 잘 되지 않아 더부룩하다고 많이들 그러시더라구요…"

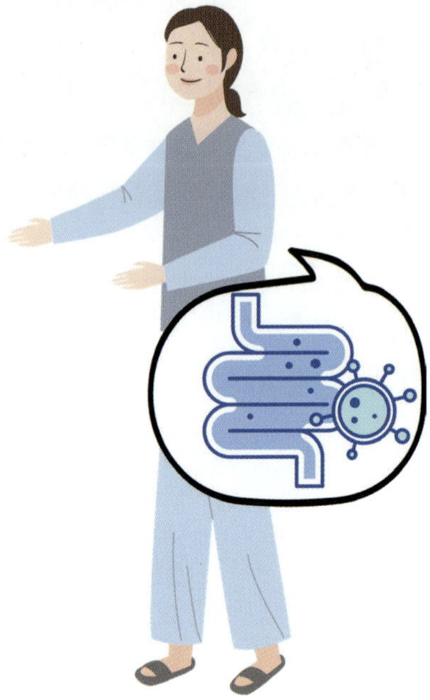

내시경 검사 시 가스 주입으로 검사 후 복통이나 복부 불편감을 호소할 수 있고, 대부분의 환자는 속이 더부룩하다고 표현하기도 한다. 이때는 간단한 **복부 마사지나 온열찜질**로 가스를 배출해줄 수 있다. 만약 출혈 위험이 없는 경우 가스 배출을 위해 **Ambulation(보행)**을 격려해보자. Ambulation의 효과는 다음과 같다.

- **장 운동 활성화**: 보행은 장 근육 수축을 촉진해 장 운동을 활발하게 한다.
- **혈액 순환 개선**: 보행으로 혈액 순환을 개선하여 장 조직의 산소 공급을 증가시킨다. 장 기능 회복에 도움이 된다.
- **스트레스 감소**: 보행은 스트레스를 감소시켜 장 기능에 영향을 미치는 스트레스 호르몬 분비를 감소시킬 수 있다.

주의사항으로 환자의 통증이 심하거나 어지러움이 있는 경우 무리하지 않도록 해야 하며, 처음에는 천천히 시작하여 점차 거리와 시간을 늘려가도록 하고, 보행 후 충분한 휴식을 취하도록 하자.
그 외 가스 배출 촉진 방법으로 **따뜻한 물 마시기**(장운동 활성화, 가스 배출 촉진), **섬유질 섭취**(대변량을 증가시켜 가스 배출을 촉진), **가스 생성 음식 피하기**(특히 탄산음료) 등의 방법이 있으니 알아두자.

2 대장암 수술

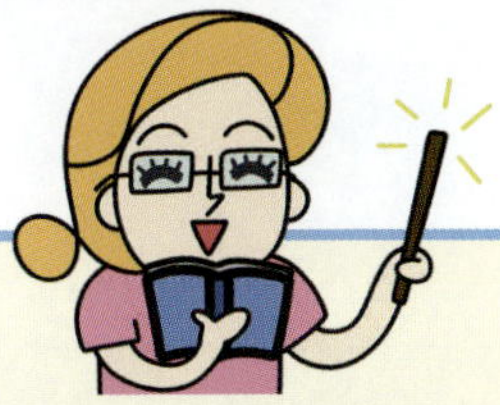

Pre study: 대장암(Colon cancer)

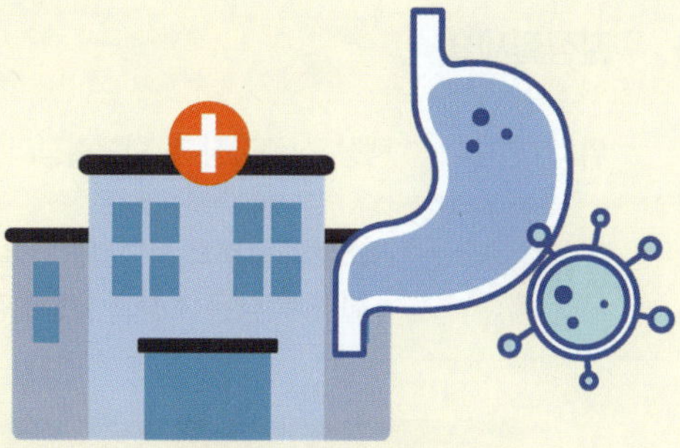

대장은 크게 직장과 결장으로 구분하며 직장에 생기는 암을 직장암, 결장에 생기는 암을 결장암이라 한다. 이 둘을 **대장암(Colon cancer)**이라 한다.

대장암의 원인은 고기나 달걀 위주의 고칼로리 식이, 고지방 식이, 저섬유질 식이, 저비타민 식이 등 식습관 원인이 대부분이다. 오래 앉아 있는 생활패턴과 비만, 알코올이 원인이 될 수 있다. 만성 궤양성 대장염도 원인이 될 수 있다. 고령일수록 발생 확률이 높아지며 60대가 호발 연령이다.

주 증상은 복통, 혈변, 설사와 변비가 같이 나타나는 배변 이상이다. 항문에 가까운 부위인 직장이나 S상 결장, 하행결장 부위 암은 대장 내 내용물이 고형에 가까워 혈변을 보는 경우가 많다. 따라서 대변 잠혈검사 등을 통해 조기에 암을 발견할 수 있다. 항문에서 먼 상행결장, 맹장 부위 암은 대장 내 내용물이 액체이므로 암 조직에 의한 통과 장애가 생기지 않아 병변이 어느 정도 진행되어야 증상이 나타나는 경우가 많다.

대변잠혈검사나 직장수지검사, 복부 초음파, 대장조영술(Colon study), CT, MRI, 대장내시경 검사 등이 이루어진다. 내시경 검사와 병리검사를 통해 정확한 진단을 한다.

혈행 전이는 간 문맥을 통해 간, 하대정맥을 통해 폐로 전이하는 것이 흔하며 림프 전이도 생길 수 있다.

외과적 수술이 기본적인 치료이나 조기 대장암의 경우 내시경 절제술로 해결할 수 있다. 외과적 수술에서는 암의 진행 상태에 따라 절제 부위를 결정한다. 결장암의 경우에는 병변 부위를 잘라낸 후 이어 붙이는 방식으로 대부분 진행한다. 하지만 직장암의 경우 항문의 기능을 보존할 수 있는지 여부에 따라 장루(인공항문) 조성술이 필요할 수 있다.

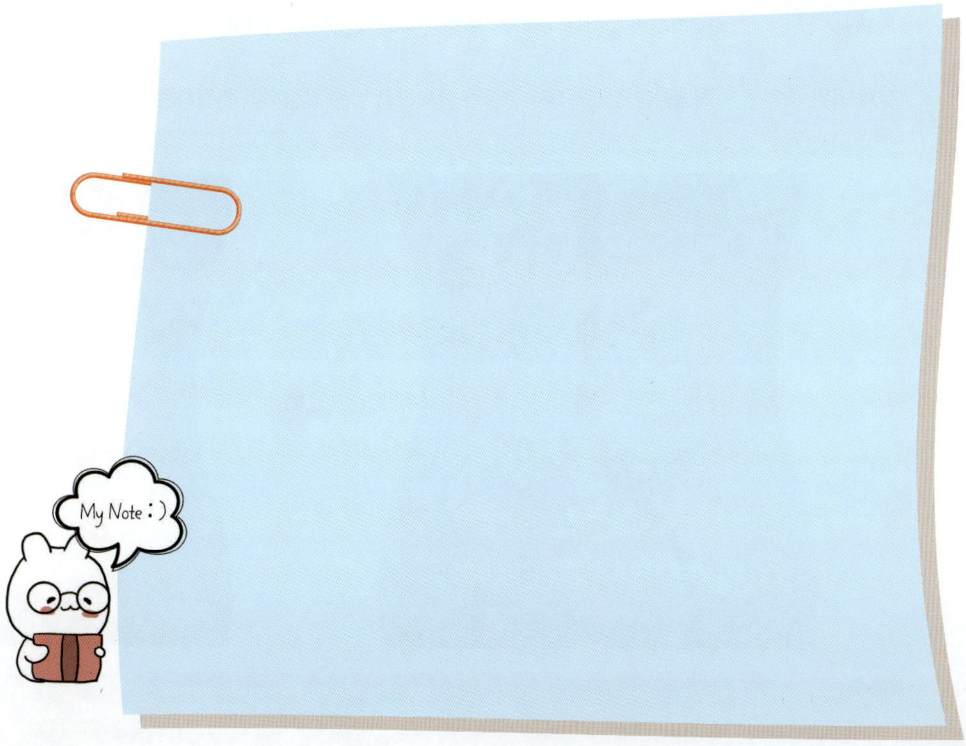

대장암 수술의 원칙은 종양을 중심으로 원위부 및 근위부에 걸쳐 충분한 거리를 두고 장관을 절제하고 이와 더불어 림프 경로를 광범위하게 절제하는 것

대장암의 위치에 따른 수술 방법

* Colectomy (결장절제술)

- 암의 위치에 따라 절제하는 범위가 달라짐

1. 우결장절제술

위치	맹장, 상행결장 및 횡행결장의 근위부에 위치하는 대장암
절제 범위	- 소장의 일부와 횡행결장의 일부까지 절제하는 우측결장 절제술 시행 - 절제 후 남은 소장과 횡행결장의 양쪽 끝을 이어주는 회장결장문합술 시행

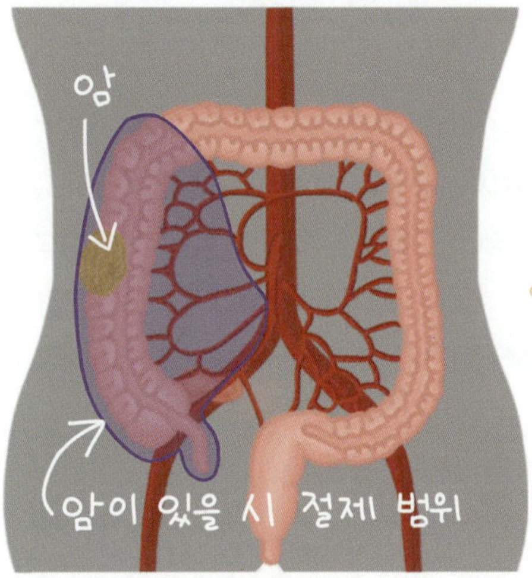

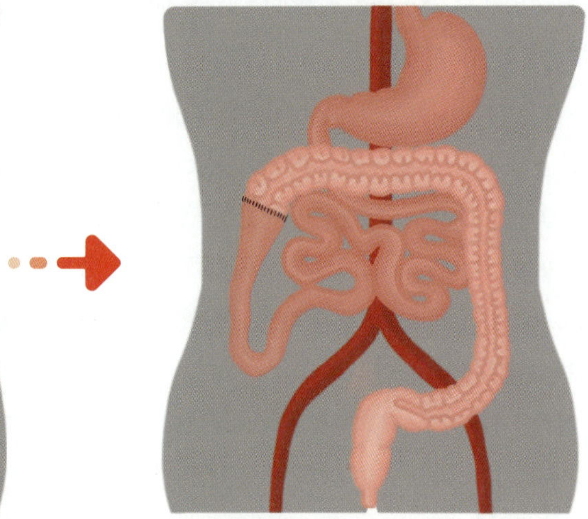

2. 좌결장절제술

위치	횡행결장의 말단부, 비만곡 부위 또는 하행결장에 위치하는 대장암
절제 범위	- 하행결장 전체와 S자 결장을 절제하고 남은 결장끼리 연결하는 좌측결장절제술 시행

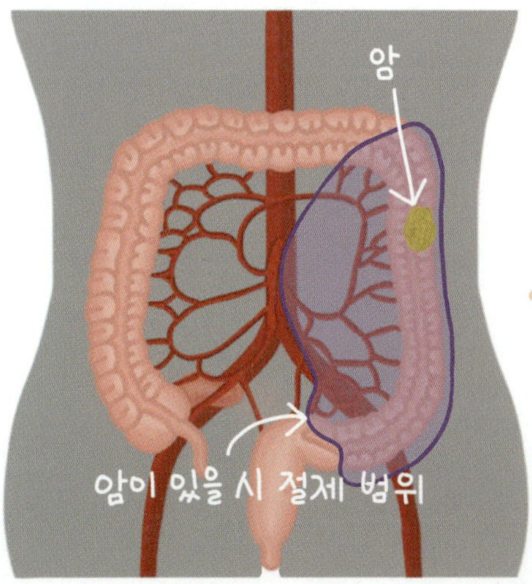

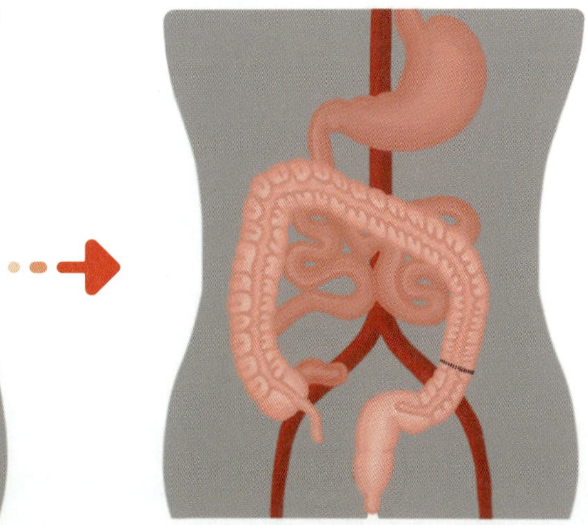

3. 횡행결장절제술

위치	횡행결장의 중앙부에 위치하는 대장암
절제 범위	- 암을 포함한 횡행결장 전체를 절제하고 남은 결장끼리 연결하는 횡행결장 절제술 시행

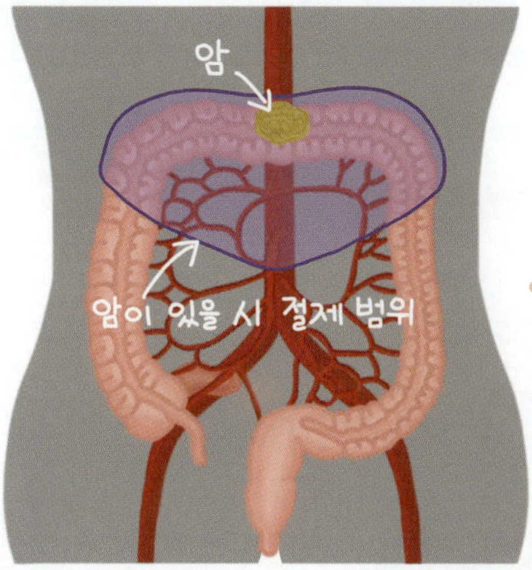

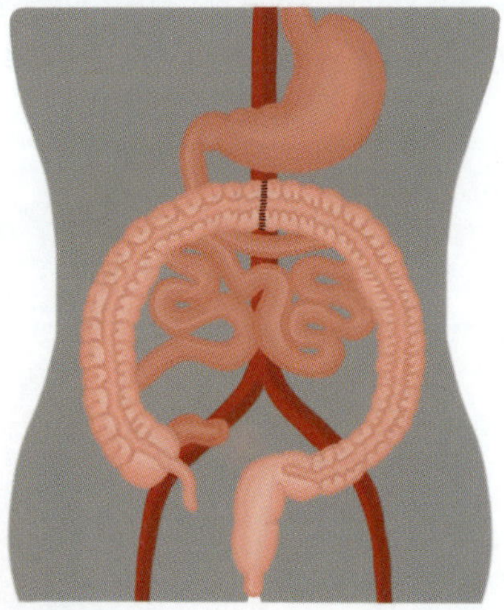

4. 전방결장절제술

위치	S자 결장에 위치하는 결장암
절제 범위	- 하행결장 일부와 S자 결장 전체를 절제하고 남은 결장끼리 연결하는 전방절제술 시행

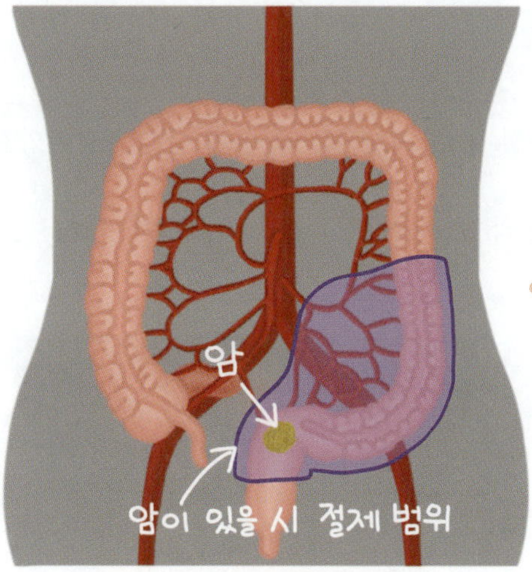

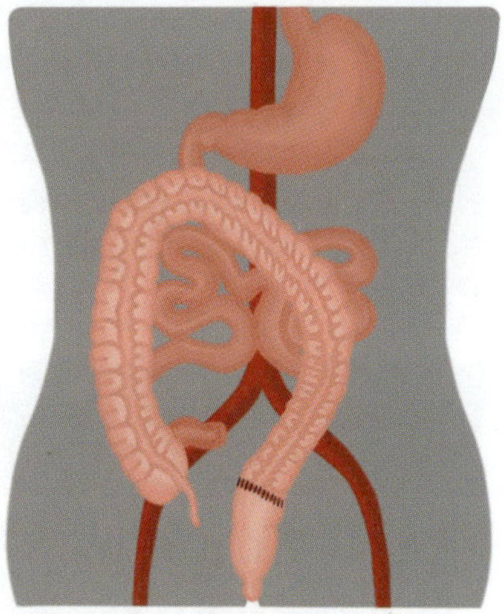

직장암 수술 방법

1. Hartman's Operation End Colostomy+Distal Pouch Closure(단결장 조루술+원위부 결찰술)

위치	직장과 S자 결장에 존재하는 직장암
절제 범위	- 악성 종양에 의한 폐쇄를 치료할 때 흔히 이용 - 직장, S자 결장이 염증, 암 등으로 절제가 필요한 상황이나 폐쇄, 천공 등으로 응급 수술을 시행해야 할 경우 하는 수술로 절제 후 장루 시행

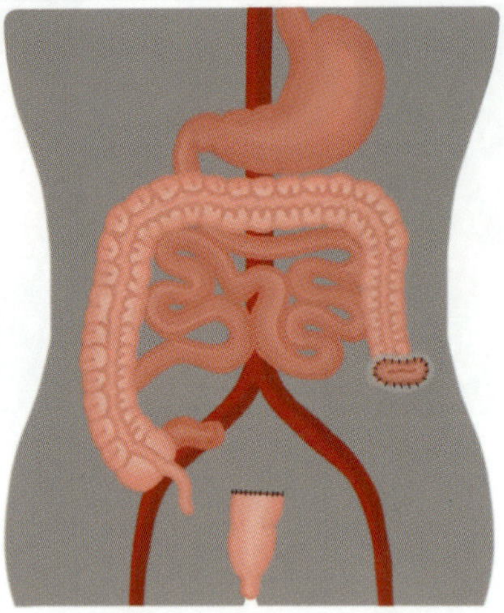

2. Mile' Operation Abdominoperineal Resection, 복부회음 절제술

위치	하부 직장에 존재하는 직장암
절제 범위	- 항문으로부터 3~5cm 거리에 존재하는 직장암 - 항문 괄약근을 침윤하지 않았고 항문 기능을 보존할 수 있다고 판단이 되면 수술 전 방사선치료와 항암치료를 통해 괄약근 보존 수술방법 시행 - 항문 기능을 보존할 수 없다고 판단되거나 항문 괄약근을 침윤한 직장암의 경우 복회음절제술 시행

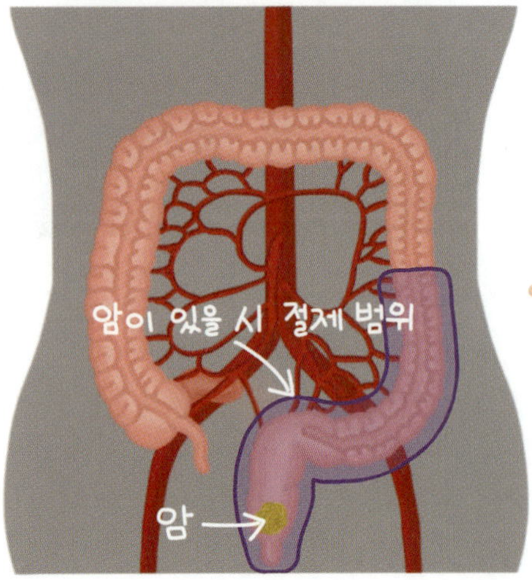

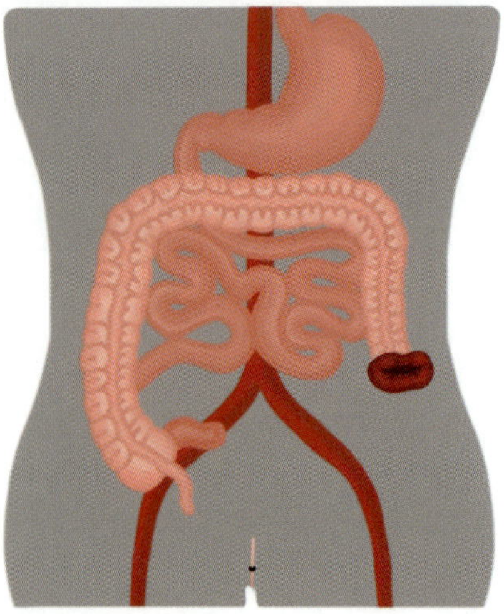

Intestinal Fistula(장루)

Intestinal Stoma(스토마)라고도 하며 질병과 수술 방법에 따라 기존의 항문 대신 인공적으로 만든 항문을 말함

- Colostomy(결장루): 대장을 이용해 형성된 장루를 말함, 대장의 위치에 따라 분류함

Ascending Colostomy(상행결장루)

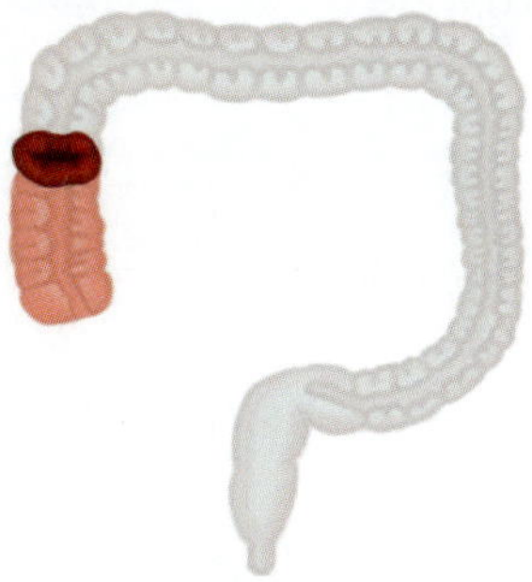

- 우측 복부의 세로 선상에 위치
- 배변 양상: 상행결장의 일부만이 정상 기능을 함에 따라 수분 섭취의 미비로 묽은 변이 수시로 나옴
- 장루 주변 피부 보호에 주의가 필요함

Transverse Colostomy(횡행결장루)

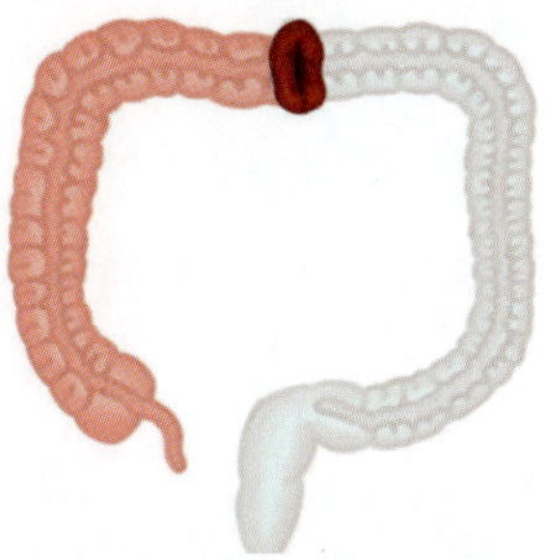

- 배꼽 위 가로 선상에 위치
- 배변 양상: 대장의 절반 정도만이 기능을 하는 상태, 배설되는 변은 비교적 굳은 편이나 음식물에 따라 묽은 변이 배출
- 음식 섭취에 유의

Descending Colostomy(하행결장루)

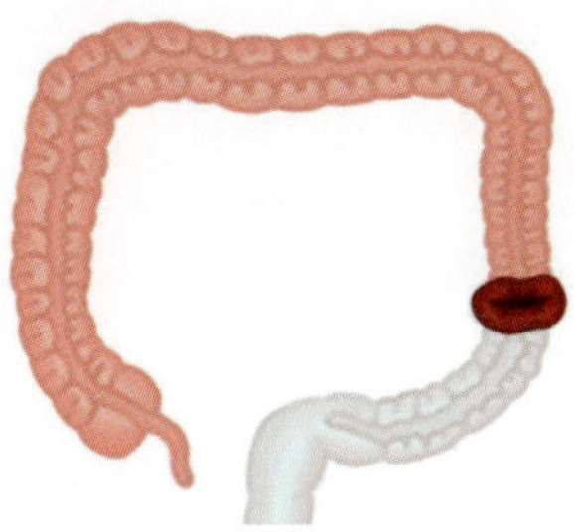

- 배꼽 우측 세로 선상에 위치
- 배변 양상: 장루의 가장 일반적인 상태, 대장의 대부분이 정상 기능을 하고 있어 배출되는 변도 매우 굳고, 드물게는 규칙적인 배변도 가능

수술 전 준비

- 예방적 항생제 사용: 수술 전 장내 세균 성장 억제와 수술 후 상처 감염을 예방하기 위해
- Enema(관장) 시행: 분변 제거를 위해
- 빈혈 교정
- 신체 변형이 오는 것에 대해 정서적 지지가 필요

수술 후 장루 관리

- 장루 수술 후 합병증(허혈, 괴사, 함몰, 장탈출, 탈장, 출혈 등) 관찰
  → 정상적인 장루는 선홍색이나 짙은 분홍색으로 구강점막과 비슷

허혈 괴사	- 수술 후 72시간 동안 허혈과 괴사가 잘 발생할 수 있음 - 증상은 변색, 이완, 건조 등의 변화가 나타남 → 장간막에 지나친 긴장을 주었거나 색전 등으로 장루에 혈액 공급이 되지 않아 발생 → 장루의 색깔이 어둡고 푸르스름한 색에서 점점 어둡고 검은색으로 변할 경우 Notify
함몰	- 장루가 피부 표면보다 낮은 것을 말함 - 피부 보호판이나 장루 주머니 적용 후 대변이 새는 문제가 발생, 피부 손상 위험성이 있음 → 틈막음 연고 등을 사용할 수 있음
장탈출	- 복부 안에 있던 장의 일부분이 밖으로 튀어나온 것을 말함 → 탈출의 재발을 막기 위해 복대 등으로 복부를 지지하고 복압 상승이 되지 않도록 주의
탈장	- 복직근이 약한 경우, 노인, 지속적인 기침, 장시간 서 있는 경우, 무거운 것을 운반하는 경우 등에서 발생할 수 있음 → 복대를 사용하여 복부를 지지하고 체중을 조절하여 관리

- 수술 전 정서적 지지 뿐만 아니라 수술 후에도 대상자가 느낄 수 있는 감정에 대해서 충분히 공감
- 장루 주머니 교환

장루 주머니 교환 시 필요한 물품

피부 보호판(Skin Barrier), 장루주머니(Colostomy Pouch), 클립(Clip), 피부보호필름(Protective Film), 피부보호 연고(Protective Barrier Paste), 곡가위, 매직펜(혹은 볼펜), 자(Stoma Guide), 휴지, 방수포, 반창고, 비닐주머니, Gauze(거즈)나 작은 수건

장루 주머니 교환 순서

1. 장루 주위 피부를 로션이 함유되지 않은 비누와 물로 세척한 후 물기를 제거
2. 장루의 크기를 자로 잰다
3. 피부 보호판 뒷면에 측정한 장루 크기를 그린다
4. 가위로 그려진 모양대로 자른다
5. 피부 보호판에 붙어 있는 종이를 떼어 낸다
6. 필요한 경우 연고를 판에 얇게 바르고 말린다
7. 피부 보호판을 장루에 인접된 부위부터 누르면서 부착시킨다
8. 클립으로 주머니 끝을 끼운다
9. 부착된 피부 보호판에 주머니를 끼운다
10. 주머니가 부착이 잘 되었는지 확인한다.
    (교환 후 20~30분 정도 누워 있는 것이 좋음)

- 필요시 상처관리간호사 혹은 장루간호사를 통해 대상자에게 충분히 교육할 수 있도록 함

3

위암 수술 간호

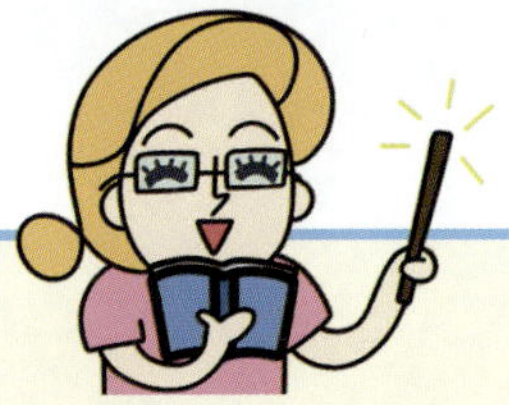

Pre study: 위암(Gastric cancer)

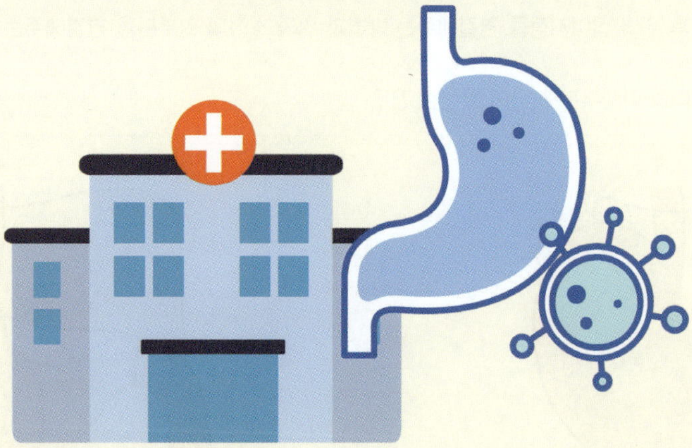

위암(Gastric cancer)은 위 점막 상피세포에 발생하는 악성 종양을 의미한다. 가장 많이 발생하는 연령은 50~60세로 남성에서 더 많다. 선암이 대부분이다.

위암은 초기 증상이 없으며 느낀다 헤도 속이 더부룩한 정도에 그치기 때문에 조기에 알아차리기 어렵다. 명치 부위 통증을 느끼거나 식욕 감소, 오심, 빈혈, 체중 감소와 같은 증상이 나타난다.

육류 위주의 식사, 반복되는 위염과 같은 환경적인 요인이 주된 원인이며 위암 환자의 95%는 위나선균(Helicobacter pylori) 감염자이다. 건강력, 신체검진, 내시경 검사, 혈액검사, 잠혈검사, 위액검사 등에서 위암을 의심할 비정상 소견을 발견할 수 있으며 조직생검을 통해 확진한다.

위암은 0형부터 4형으로 분류하고 0형은 조기위암, 1~4형은 진행위암으로 분류한다. 암 병변의 깊이에 따라 조기위암과 진행위암으로 분류하는데 초기위암은 암 조직의 침윤이 위 점막하층(Submucosa, SM)까지 침범한 경우다. 진행위암은 암 조직의 침윤이 점막하층을 넘어 고유근육층(Muscularis propria, MP)까지 도달한 경우다.

조기위암은 육안으로 보이는 모양에 따라 I형(융기형), II형(표면형), III형(함몰형)으로 분류하는데 II형이 가장 흔하다. 조기위암은 병변 정도에 따라 내시경적 점막절제술(EMR), 내시경적 점막하박리술(ESD)를 시행하거나 외과적으로 복강경 또는 개복술로 위절제술을 시행한다. 내시경적 절제술이 가능한 경우는 암의 크기가 2cm 이하이며 림프절 전이 위험이 거의 없는 완전 절제가 가능한 병변에서 시행한다. 궤양을 동반하지 않으며 세포의 분화도가 좋으면서 점막에 국한된 암인 경우다.

진행위암은 1형(국한 융기형), 2형(국한 궤양형), 3형(궤양 침윤형), 4형(미만 침윤형)의 형태로 구분하며. 3형이 가장 흔하다. 1, 2형은 예후가 비교적 좋은 편이나 3, 4형은 예후가 나쁘다.

진행위암은 복막으로 파종성 전이를 일으키는 빈도가 가장 높은 암이다. 복막 전이는 암성 복막염을 일으켜 적혈구가 많이 섞인 혈성 복수를 만든다. 여성 환자에서 파종 종양이 더글라스 오목(Douglas pouch)으로 전이하는 Schnitzler 전이가 일어날 수 있다. 원격전이로는 선암종이 난소로 전이되는 Krukenberg 종양을 일으킨다. 원격 림프절전이는 왼쪽 가슴림프관(Thoracic duct)을 타고 왼쪽 쇄골상와 림프절로 전이하는 Vichow 림프절 전이가 흔하다. 복막 전이와 림프 전이는 침윤 경향이 심한 3, 4형에서 흔하다. 반대로 1, 2형은 종양이 국한되어 있는 경우가 많으며 혈행 전이가 많다. 혈행 전이는 간 문맥을 통한 간 전이가 가장 흔하다.

진행위암의 치료는 암의 부위와 크기에 따라 외과적 절제술을 시행할 수 있다. 인접 장기까지 침범하였다면 함께 절제하고 남은 부분을 문합한다. 원격전이나 복막전이가 있다면 수술은 하지 않고 화학요법을 진행한다.

개복 수술

조직 검사를 통해 위암으로 진단되었거나 매우 의심스러운 경우 암세포의 전이를 막기 위해 개복하여 위와 암세포, 림프절 등을 절제하는 방법

1. Subtotal Gastrectomy(STG, 위 아전절제술)

정의	- 위의 2/3를 절제하는 수술 방법 → 위의 소화 기능이 다소 보존되는 장점이 있음 → 절제 후 위와 십이지장을 연결해주는 방법과 위와 소장의 일부분을 연결해주는 방법으로 나뉨
적응증	위의 중간 이하 아랫부분에 암이 발생한 경우

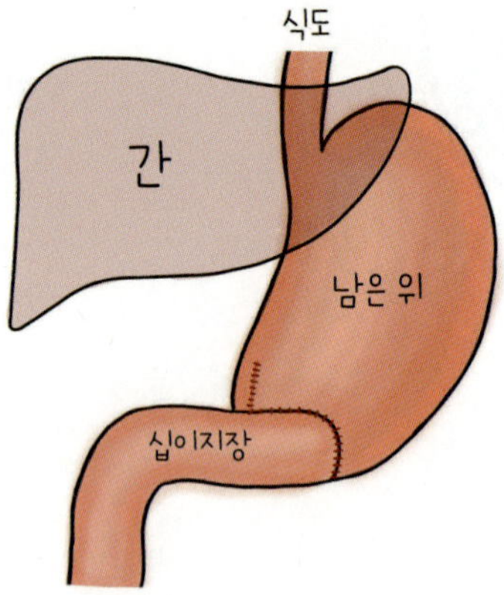

위십이지장문합술:
위를 절제하여 남은 위와 십이지장을 연결

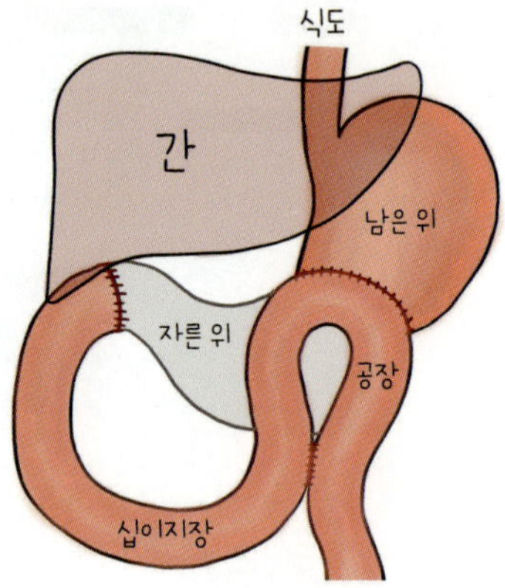

위공장문합술:
위를 절제하여 남은 위와 소장을 바로 연결

위아전절제술

2. Total Gastrectomy(TG, 위 전절제술)

정의	- 위 전체를 절제하는 수술 → 전체를 절제하므로 소화 기능이 보존되지 않음 → 식도와 소장을 바로 연결하므로 합병증 발생이 많음
적응증	위의 전체 혹은 상부에 암이 발생한 경우

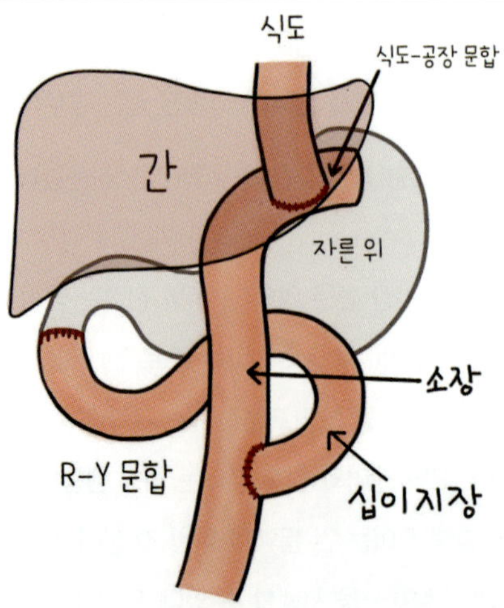

위전절제술: 루앙와이 식도공장문합술

위암 수술과 관련된 합병증

1. 초기 합병증

▸ 위장 내 출혈: 피를 토하거나 혈변을 보는 경우가 있음

→ Levin Tube Insert를 통해 대상자 상태 확인 가능

→ 장을 연결하거나 막은 부위에서 발생하며 적을 때는 대부분 호전되나 많을 경우 재수술

▸ 복강 내 출혈: 간질환이나 혈액 응고장애가 있는 경우 발생할 수 있음

→ B-vac 등 배액관을 통해 확인 가능

→ 적을 때는 호전될 수 있으나 많을 경우 재수술 가능성이 있음

→ 색이 묽어지면서 양이 많을 경우에는 복수와 함께 나오는 것이므로 Observation

▸ 누출: 장의 연결 부위가 새는 경우

→ 열이나 복통이 없을 경우 항생제를 사용하면서 Observation 가능

→ 열과 복통이 동반되고 Pus(농)가 발견된다면 재수술

- 문합부 협착 및 폐색: 장 연결부위가 좁아지는 경우로 부종에 의해서 발생 가능

→ 금식 후 부종이 빠지면 호전

→ 기다려도 호전되지 않을 경우에는 재수술 필요 혹은 내시경으로 확장하기도 함

2. 후기 합병증

▸ 덤핑 증후군: 대량의 음식물이 급격하게 작은창자로 들어가면서 발생하는 질환

→ 위전절제술 후 많이 발생, 수술 후 식이 교육 중요

→ 남은 위가 작거나 없어지면 음식물이 소장으로 빠르게 내려가게 되어 조금만 먹어도 팽만감을 느끼고 심할 경우 헛구역질, 구토, 식은 땀, 설사 등의 증상이 동반함

→ 고단백 식사를 소량씩 자주 섭취, 물은 가급적 적게 마시는 것이 좋음

▸ 설사

→ 위산 분비가 감소되어 소화, 흡수에 지장 초래

→ 미주신경 제거로 인해 장운동이 빨라져 설사를 할 수 있음

→ 소량 식사 권장

▸ 빈혈

→ 철분 흡수 장애 발생, 위를 전부 절제한 경우에는 Vit. B12 흡수 장애가 발생하여 빈혈 초래

→ 철분제를 복용하거나 비타민(B12) 주사 필요

4

비수술적 치료

내시경적 점막제거술(Endoscopic mucosal resection, EMR)

수술이 아닌 내시경을 통해 종양을 절제하는 시술 방법. 조기 위암 환자 중 내시경적 절제술이 가능한 경우는 암의 크기가 2cm 이하인 분기형 병변(함몰형의 경우 1cm 이하)이며 림프절 전이 위험이 거의 없는 완전 절제가 가능한 병변에서 시행한다. 궤양을 동반하지 않으며 세포의 분화도가 좋으면서 점막에 국한된 암인 경우다.

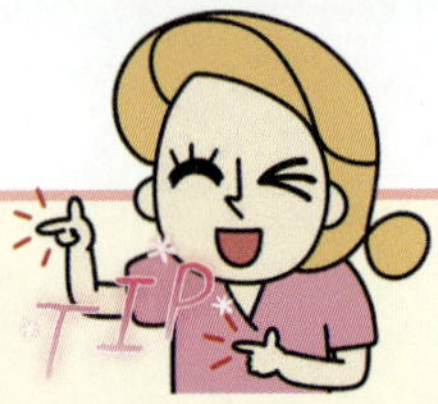

내시경적 점막제거술(EMR)과 내시경적 점막하 박리술(ESD)의 차이

*** 내시경적 점막제거술(Endoscopic mucosal resection, EMR)**

: 올가미처럼 생긴 와이어(Snare)를 종양에 걸어 기시부를 졸라매어 조이면서 고주파 전류를 흘려보내 조직을 절제하는 시술 방법.

*** 내시경적 점막하 박리술(Enodscopic submucosal dissection, ESD)**

: 병변 부위 점막층에 바늘을 찔러 생리식염수를 주입하여 융기를 시킨 후 나이프를 이용하여 종양 주변을 절개하고 점막하층을 박리하는 방법. EMR에 비해 큰 병변도 시행할 수 있어 보편적으로 이용하는 방법이다.

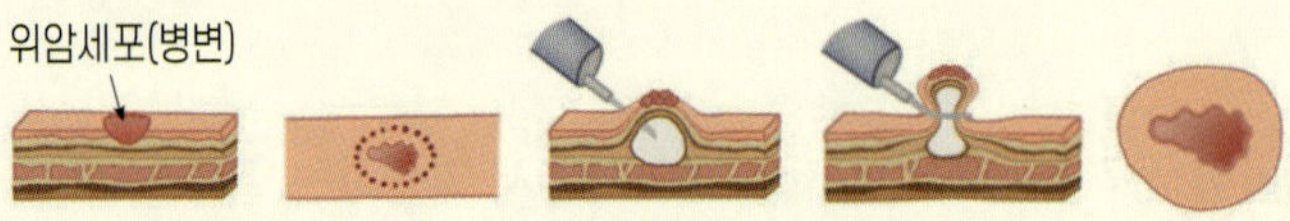

[내시경 점막 절제술]

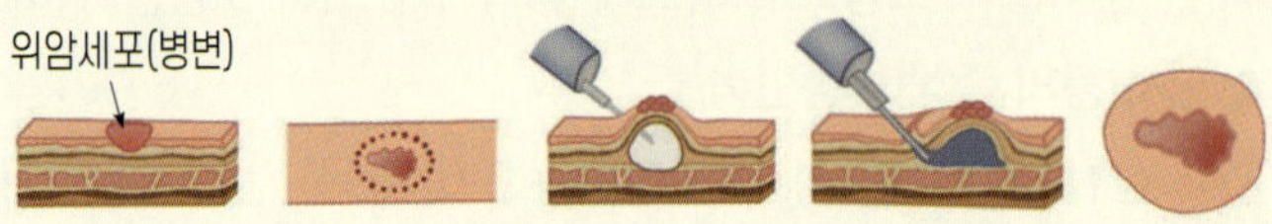

[내시경 점막하 박리 절제술]

EMR과 ESD 체크사항

✓ 위를 비워야 하므로 검사 전일 저녁 9시 이후로는 식사를 금하도록(최소 8시간 이상 금식 유지) 한다. 필요에 따라 혈압, 항부정맥 약과 같은 경우는 소량의 물과 섭취할 수 있다.

✓ 출혈 위험이 있으므로 항응고제, 혈전용해제 등의 복용을 금한다.

✓ 중증의 출혈 경향이 있는 환자는 금기다.

✓ 시술 후 24시간 이내 출혈이 발생하므로 위장관계 출혈 증상(토혈, 혈변)이 있는지 확인한다.

✓ 시술 후 X-ray에서 위 속에 'Free air' 상태를 확인한다.
(Free air: 출혈이 없을 때 위 속이 액체가 아닌 공기가 차 있어 검정색으로 보인다.)

✓ 출혈이 발생하였다면 내시경을 통해 색전술(Embolization)이나 clip을 이용한 결찰술이 필요할 수 있다.

✓ 드물게 천공이 발생할 수 있다. 천공 시 구멍이 작다면 clip을 사용하여 봉합할 수 있으며 금식과 L-tube 삽입, 예방적 항생제 투여를 통해 보존적 치료를 유지한다. 구멍이 커 심한 복막 자극과 통증이 동반되고 호전이 없다면 외과적 수술이 필요할 수 있다.

✓ 시술 후 식이에 대해 반드시 확인 후 단계별로 시행한다.
(금식부터 유동식 죽식 일반식과 같이 기관 지침과 주치의 처방에 맞는 식이를 단계적으로 시행한다.)

내시경적 풍선확장술 & 스텐트 삽입술

식도, 위, 소장, 대장에 질환에 의한 폐색이나, 양성 또는 악성종양에 의한 협착이 있을 때 풍선 또는 스텐트를 사용하여 협착 부위를 넓혀 소화기계 개통성 유지. 수술 전 수술 성공 확률을 높이기 위해 시행하거나 증상 완화의 목적으로 시행하며 치료가 아닌 고식적인 방법이다. 시술과 함께 방사선 치료나 항암치료를 병행하여 질병이 호전된다면 효과를 볼 수 있으나 그렇지 않다면 반복적으로 시술이 필요할 수 있다

내시경적 풍선확장술, 스텐트 삽입술 체크사항

- ✓ 폐색의 정도나 길이를 확인하고 천공 유무 확인을 위해 해당 부위 조영술을 사전에 시행한다.
- ✓ 천공과 같은 부작용 발생을 대비해 예방적 항생제 투약이 필요할 수 있다.
- ✓ 출혈 위험을 줄이기 위해 항응고제, 혈전용해제 복용을 중단해야 한다.
- ✓ 이미 천공이 존재하는 환자는 금기이다.
- ✓ 해당 장기 비움을 미리 준비한다(장 준비, Bowel prep).
- ✓ 드물게 천공이 발생할 수 있다. 천공 시 구멍이 작다면 clip을 사용하여 봉합할 수 있으며 금식과 L-tube 삽입, 예방적 항생제 투여를 통해 보존적 치료를 유지한다. 구멍이 커 심한 복막 자극과 통증이 동반되고 호전이 없다면 외과적 수술이 필요할 수 있다.
- ✓ 출혈이 발생하였다면 내시경을 통해 색전술(Embolization)이나 clip을 이용한 결찰술이 필요할 수 있다.
- ✓ 재협착이 생길 수 있다. 재협착이 발견되었다면 재시술이 가장 효과적이다. 대변에 의한 협착은 하제를 사용한다.

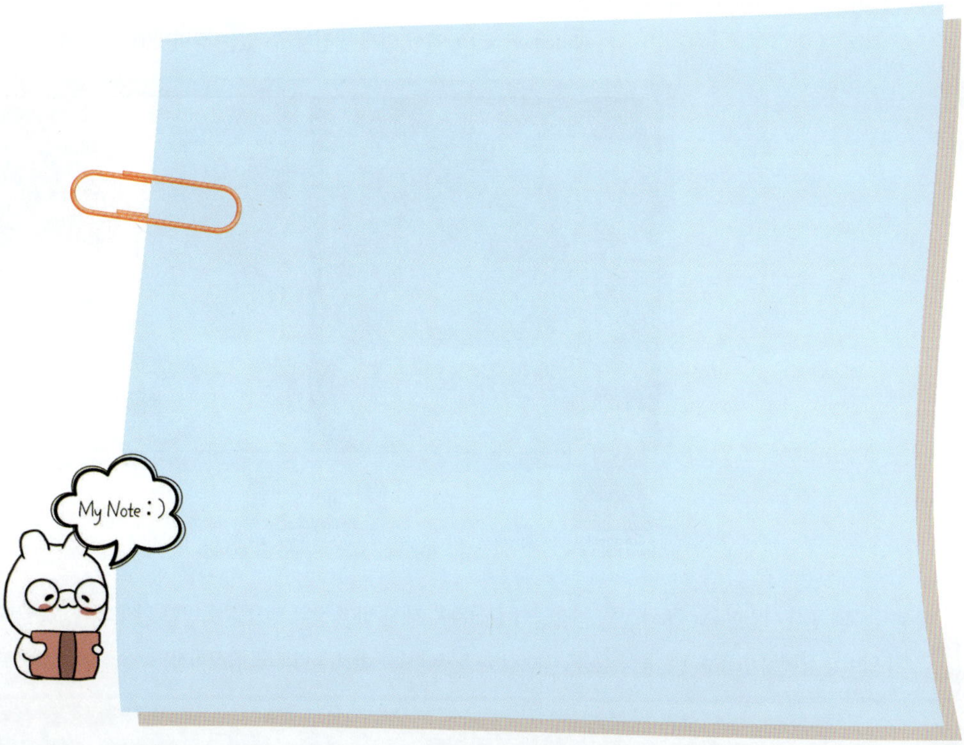

소화기계 암 공통 검사

1 복부 X-ray

복부 단순 X-ray 검사는 복부 내 비정상적인 가스와 대변 유무 등을 확인할 수 있다. X-ray 상에서 공기는 검정색으로 지방은 회색으로 뼈는 흰색으로 보인다. 장기가 직접적으로 보이는 곳은 아니지만 공기와 액체 부분의 음영 차이를 통해 현재 상태를 추측해볼 수 있다.

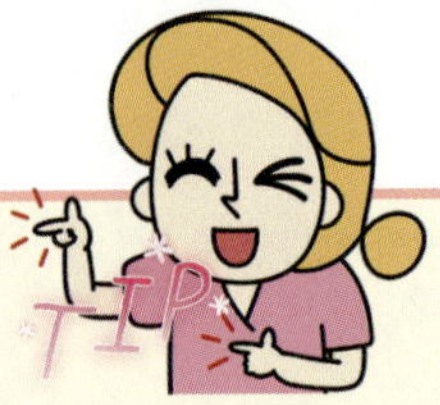

복부 X-ray로 얻을 수 있는 소화기계 정보

* 소화기계 내 많은 가스와 액체: 소화기계 통관 장애(소화불량, 장폐쇄 등)를 확인할 수 있다.
* 복강 내 공기: 소화기계 천공 등의 이유로 소화기계 가스가 복강 내로 새는 것을 의미한다.

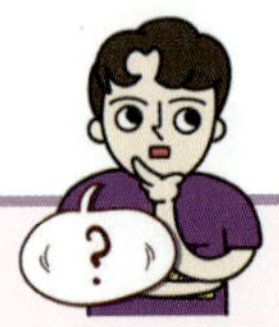

"복통이 있을 때 Abdomen X-ray를 왜 많이 F/U할까?

장의 운동이 마비되어 장 내용물이 제대로 이동하지 못하는 상태를 장마비(Ilus)라 한다. 장마비(Ilus)는 변비와 다르게 장 운동 자체가 마비된 상태로 수술 후유증, 약물 부작용, 장폐색(Intestinal obstruction) 등 다양한 원인에 의해 발생한다 이는 변비와 유사하게 복부 팽만감, 복통, 배변 곤란 등의 증상을 보이며, 장마비는 변비와 다르게 방치하면 장 괴사 등의 합병증이 유발할 수 있는 위험한 상태이다.

따라서 복통이나 복부 팽만 등의 문제가 발생했을 때 abdomen x-ray F/U을 많이 수행하며, 간호사는 대략적으로 X-ray 결과를 볼 줄 알아야 적극적 간호과정에 임할 수 있을 것이다.

Abdomen x-ray에서 쉽게 발견할 수 있는 장마비(Ilus) 소견

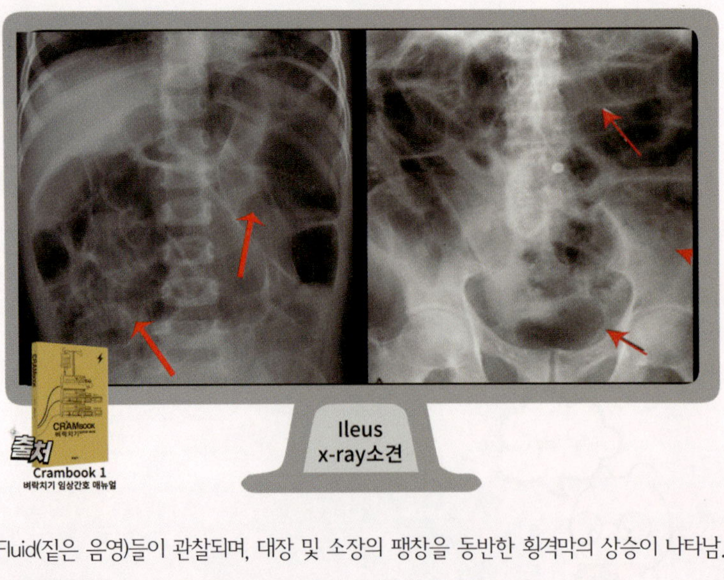

복부 전체에 걸친 다양한 Air-Fluid(짙은 음영)들이 관찰되며, 대장 및 소장의 팽창을 동반한 횡격막의 상승이 나타남. 장 팽창이나 확장에 주목.

그 외 마비성 장폐색의 경우 저활동성 장음(Hypoactive bowel sound)이 들리므로 참고하자.

2 Abdominal CT

CT(Computed tomography, 컴퓨터단층촬영술)는 몸의 단면을 연속적으로 촬영하는 기법이다. 단순 X-ray보다 고해상도의 이미지를 얻을 수 있다. 복부 CT는 조영제를 사용할 수 있고 사용하지 않고 검사할 수 있으나 알러지나 신장 기능 저하 등 조영제 사용에 어려움이 있는 것이 아니라면 조영제를 사용하는 것이 보다 다양하고 정확한 정보를 얻을 수 있다.

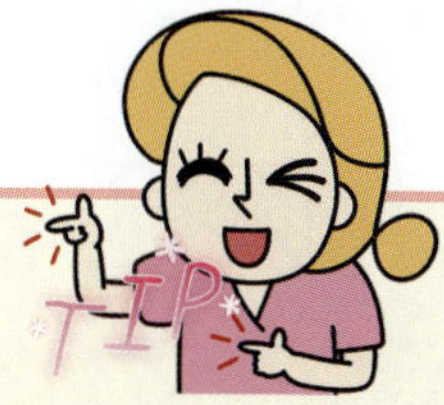

복부 CT로 얻을 수 있는 정보

* 액체, 공기, 출혈 등을 확인하여 위, 장관의 전반적인 정보를 얻으므로 질환의 진단과 현재 상태, 치료효과 판정과 같은 다양한 정보 수집.
* 농양, 낭포, 가성낭포, 혈종, 종양 등의 정보를 확인할 수 있다.
* 발견하지 못했던 악성종양을 찾아낼 수 있다.

3 Stool lab(대변검사)

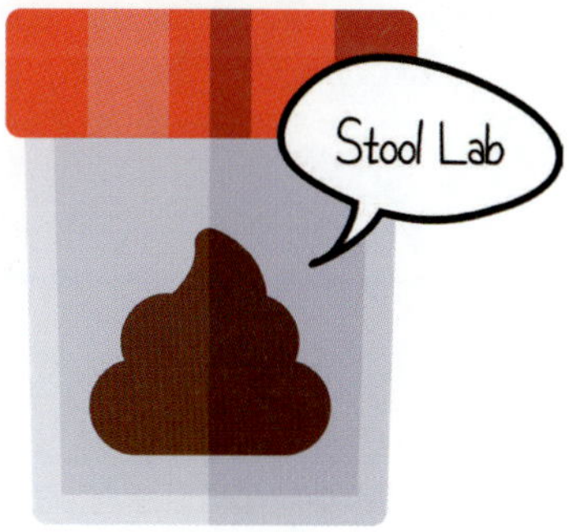

소화기계 질환에서 대변은 많은 정보를 줄 수 있다. 잠혈 유무, 기생충 유무, 세균배양이나 바이러스 검사, 독소 검사 등을 통해 질환의 원인이나 증상을 확인한다.

소변이나 변기물이 묻지 않은 대변을 검체 용기 뚜껑의 스푼으로 떠 검체 용기에 넣는다. 점액이나 혈액과 같은 비정상적인 부분 위주로 채취한다. 필요시 stool swab으로 검사할 수 있다.

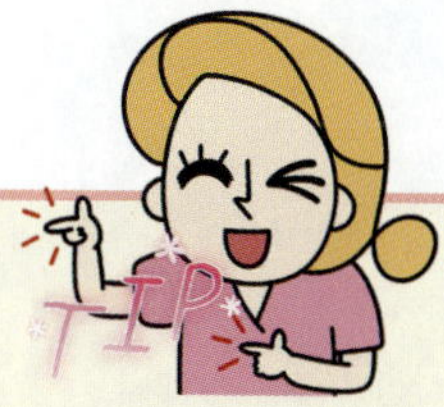

대변 검사 종류와 목적

대변잠혈검사(Stool occult blood)

* 헤모글로빈 항체를 이용하여 대변 내 숨어있는 혈액을 찾아내는 검사.
* 위장관계 출혈 예측.
* 대장암의 조기발견을 위한 선별검사.

기본 대변 검사(Routine stool)

* 기본적인 대변 성분 검사
* 대변 내 백혈구나 적혈구와 같은 세포 성분 확인. 대변 내 백혈구가 증가한다면 감염성 결장염이나 염증성 장질환을 의심해 볼 수 있다.
* 대변에 지방 성분이 많다면 소화효소를 분비하는 췌장 질환이나 흡수를 담당하는 소장의 문제를 예측해 볼 수 있다.
* 기생충이나 기생충의 알을 확인할 수 있다.

배양 검사(culture)

* 대변 안에 존재하는 세균을 배양하여 원인균을 확인
* 설사 환자에서 주로 시행한다.
* 균에 따라 다양한 배지에서 배양한다.

PCR(중합효소연쇄반응)

* 핵산증폭검사의 방법으로 유전자를 증폭하여 균을 확인.
* culture보다 빠르게 결과를 얻을 수 있다.
* 설사를 일으키는 세균이나 바이러스의 존재 유무를 신속하게 알 수 있다.
* 대장균이나 노로 바이러스 등 확인할 때 유용하다.

4 상부위장관조영검사(Upper gastrointestinal series, UGIS)

위 투시라고도 부르는 상부위장관조영검사는 조영제인 황산바륨(barium sulfate)을 마시고 다양한 각도와 체위로 Fluoroscopy 촬영을 하는 검사. 병변 부위에는 바륨이 겉돌거나 고여서 뚜렷하게 보이므로 식도, 위, 십이지장에서 궤양과 암 같은 병변의 유무와 그 위치를 알 수 있다. 암의 유무와 위치는 알 수 있으나 양성인지 악성인지 알 수 있는 방법은 없기에 정확한 진단을 위해서는 내시경 검사와 병리검사가 필요하다.

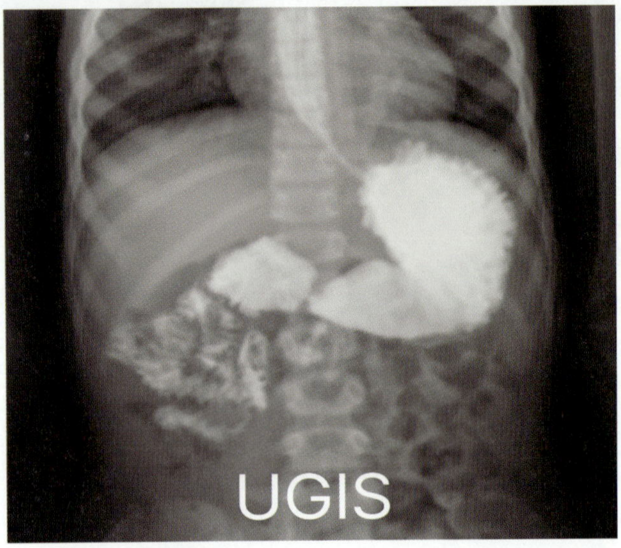

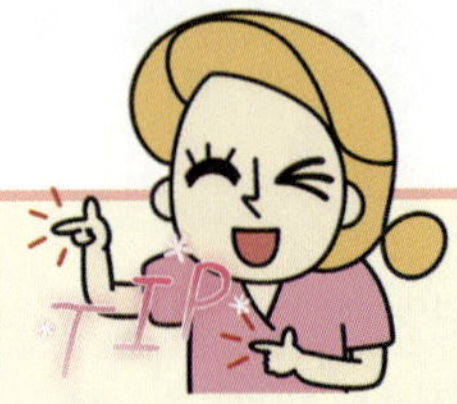

바륨은 무엇인가?

반응성이 큰 알칼리 토금속 원소 중 하나. 바륨 금속 광석을 황산바륨 형태로 생산하여 검사에 사용한다. 금속 성질이라 X-ray가 통과하지 못해 흰색으로 비춰진다. 흰색 액체이며 맛이 없다고 호소하는 환자들도 있는데 요즘에는 먹기 편하게 맛을 첨가하는 경우도 있다고 한다. 물에 녹지 않는 성질을 가지고 있어 배출이 어렵기 때문에 일반적으로 검사가 끝난 후 수분 섭취를 권장하고 하제를 복용하여 변과 함께 배설하도록 유도한다.

UGI 체크사항

- ✓ 위를 비워야 하므로 검사 전일 저녁 9시 이후로는 식사를 금하도록 한다. 필요에 따라 혈압, 항부정맥 약과 같은 경우는 소량의 물과 섭취할 수 있다.
- ✓ L-tube를 가지고 있는 환자는 따로 제거하라는 처방이 없다면 유지한 채 검사를 진행한다.
- ✓ 조영제 부작용 증상(두드러기, 가려움증, 오심, 구토 등)에 대해 설명하고 증상이 있다면 즉시 알리도록 한다.
- ✓ 바륨에 의해 변비가 생길 수 있으므로 검사 후 최소 3일은 다량의 수분 섭취를 권장하고 필요시 하제를 처방받아 투여한다.
- ✓ 장폐색증과 같은 소화기관 통과 장애 환자는 바륨 사용 금기이다.
- ✓ 소화관 천공(perforation) 환자나 위루(gastric fistula)를 가지고 있는 환자는 바륨 사용 금기이다.
- ✓ 폐흡인(aspiration) 위험이 높은 환자는 바륨 사용 금기이다.
- ✓ 바륨이 소화기관에 남아있을 경우 내시경 검사에서 병변 부위 확인이 어려워 검사 진행에 문제가 생긴다. 따라서 내시경 검사가 예정되어 있는 환자라면 적극적인 수분 섭취와 하제 투여가 필요하다. 바륨이 섞인 변은 흰색임을 설명하고 완전히 배설되었는지 확인하는 과정이 필요하다. 필요시 위세척을 시행할 수도 있다.

5 대장조영술(Colon study)

대장의 염증성 질환이나 대장암을 관찰하기 위한 검사. 튜브를 이용해 항문으로 바륨과 공기를 주입한 후 여러 자세를 취하여 대장을 통과하는 모습과 대장의 윤곽을 촬영한다. 원인불명의 혈변, 만성 설사나 변비, 체중 감소나 빈혈, 복통, 복부팽만 등의 환자에게서 용종, 종양, 폐색, 장중첩, 폐색, 기능부전, 암과 같은 병변 확인에 용이하다.

대장조영술 체크사항

- ✓ 소화기계를 비워야 하므로 저녁 9시 이후에는 식사를 금하도록 하고 혈압, 항부정맥제와 같은 필요한 약은 소량의 물과 함께 섭취하도록 한다.
- ✓ 조영제 부작용 증상(두드러기, 가려움증, 오심, 구토 등)에 대해 설명하고 증상이 있다면 즉시 알리도록 한다.
- ✓ 바륨에 의해 변비가 생길 수 있으므로 검사 후 최소 3일은 다량의 수분 섭취를 권장하고 경구 섭취가 어려운 환자는 수액을 정맥 주입하여 수분을 보충해준다.
- ✓ 검사 전일 식사는 죽과 미음으로 먹도록 한다.
- ✓ 검사 전일부터 장 준비를 위한 설사제를 투약하며, 검사 당일에도 좌약을 통해 장 준비를 시행할 수 있다.
- ✓ 탈수가 올 수 있으므로 주의하고 필요시 정맥 수액 주입으로 수분을 보충해준다.
- ✓ 비협조적인 환자는 검사가 어려울 수 있다.
- ✓ 장 천공이 의심된다면 검사 금기다.
- ✓ 이전에 상부위장관조영술, 식도조영술과 같은 검사를 시행했던 환자라면 바륨 배설을 위해 3일 이상 경과 후 대장조영술 검사가 가능하다. 필요시 X-ray를 통해 바륨 배설을 확인할 수 있다.

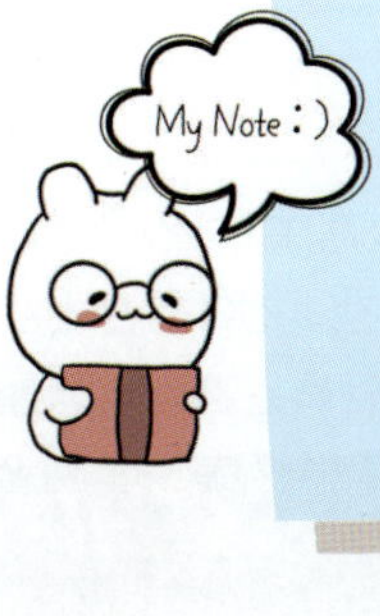

6 직장수지검사(Digital rectal examination, DRE)

항문 질환이나 직장암이 예상되는 경우 환자의 항문에 직접 손가락을 넣어 직장과 주변 기관의 이상을 감지하는 검사. 숙련자가 검사 시 간단하면서도 조기에 암을 발견할 수 있는 유용한 검사다.

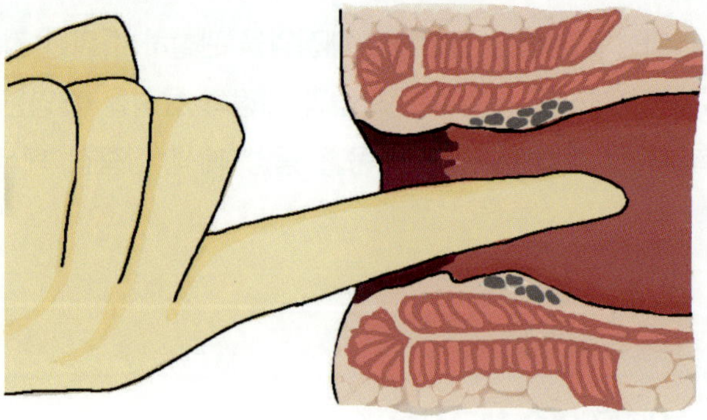

DRE, 직장수지검사

직장수지검사 체크사항

- ✓ 검사 전 관장과 같은 특별한 준비는 필요하지 않다.
- ✓ 검사 자세는 옆으로 누워 무릎을 가슴쪽으로 당긴 자세나 엎드려서 엉덩이를 높이 든 자세를 취한다.
- ✓ 검사 중 약간의 불편감을 느낄 수 있다. 긴장을 완화하도록 하는 것이 검사를 수월하게 하는데 도움이 되므로 사전에 이를 설명하고 검사 중 완화할 수 있도록 도와준다.
- ✓ 검사 후 약간의 출혈이 있을 수 있으나 대부분 금방 맘춘다.
- ✓ 출혈이나 통증이 지속된다면 의료진에게 알리고 내원하도록 교육한다.

7 경직장 및 항문 초음파(Transrectal & transanal ultrasonography)

직장으로 Probe(탐촉자)를 넣어 직장이나 항문 주변 암을 확인하고 병기를 진단하는데 유용한 검사. 림프절 침범이나 원격 전이 등을 확인할 수 있으며 수술 후 경과 관찰을 위해 시행한다. 그 외에도 직장, 항문 주변 양성 종양, 농양, 치루, 배변 실금 등 관련 질환을 확인할 수 있다.

경직장 및 항문 초음파 체크사항

- ✓ 좌측위를 자세에서 무릎을 가슴쪽으로 당긴 채 누워 초음파 검사를 진행하므로 미리 자세와 검사 과정을 설명하고 협조할 수 있도록 한다.
- ✓ 정확한 검사를 위해 장을 비우도록 하며(보통은 검사 2시간 전 좌약을 넣고 장 비움을 시행), 필요시 관장을 시행해야 할 수 있다.
- ✓ 검사 동안 불편하고 대변 마려운 느낌이 날 수 있음을 설명하고 협조할 수 있도록 한다.

우리나라에서는 조금 생소한 역할일 수 있으나, 호주에서 의사가 DRE나 신경학적 검사(Anal Tone Test)를 할 때 간호사의 역할이 있습니다. 환자-의사가 동성이건, 이성이건 간에 환자의 Private한 부위로 의료인의 손가락이 삽입되는 것인 만큼 혹시 모를 "증인 혹은 감독"의 역할을 하는 것입니다. 의사가 저에게 "KY, will you be my chaperone?"이라길래, 샤프롱? 섬유유연제? DRE하니까 옆에서 냄새 안나게 뭘 뿌려 달라는건가?"라며 어리둥절 했던 경험이 있어요 :)

8 혈액검사: 감염과 출혈

소화기계 암 수술 전 후로 감염과 출혈을 확인하는 혈액검사는 중요하다. 암으로 인한 염증, 궤양, 출혈은 심하면 수술 후 회복에 지장이 생기므로 미리 일정 수준 치료 후 수술을 시행하게 된다. 또한 수술 후에 지속되는 출혈이나 감염은 환자의 회복에 지장을 주고 심하면 패혈증, 쇼크와 같은 합병증을 유발할 수 있다. 단순 채혈에서 얻을 수 있는 감염과 출혈의 정보는 수술 전, 후로 꼭 필요한 데이터라 볼 수 있다.

9 복부 초음파(Abdominal ultrasonography)

위암, 대장암 환자에서 복부 초음파는 얻을 수 있는 정보가 한정적이다. 암이 위나 장을 넘어 주변 장기로 더 깊이 침범했는지 정도를 판단할 수 있는데 그 정보도 CT나 MRI에 비해 민감도가 떨어지므로 권장되지 않는다.

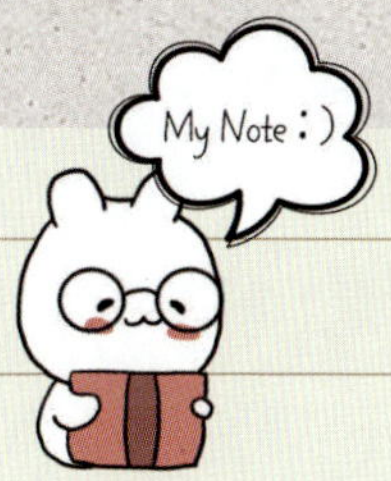

GB stone & Appendicitis

담석증 & 충수돌기염

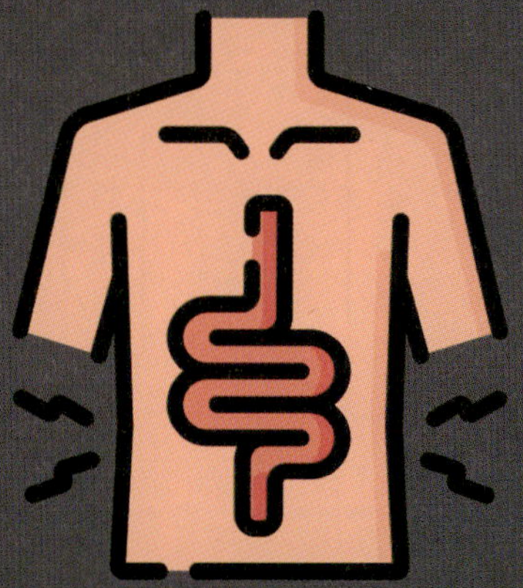

담석증 & 충수돌기염 - Why Algorithm 알고리즘 사고력 기르기

1. 담석증 & 충수돌기염 증상

- **복통**: 담석증 환자나 충수돌기염 환자는 우측 복부 통증이 특징이다. 담석증의 경우 명치 부위부터 우측 갈비뼈 아래부위 통증이 심하며 어깨나 등으로 방사통이 있을 수 있다. 충수돌기염의 경우 우상복부부터 배꼽주변, 우하복부로 통증이 있다.
- **오심 & 구토**: 담석증과 충수돌기염은 소화기계 증상을 유발하는데 대표적인 것이 오심과 구토다. 그 외에 소화불량, 복부 팽만감 등이 있을 수 있다.
- **발열**: 담석증에 의한 담낭염이나 담관염, 충수돌기의 염증으로 인해 발열이 있을 수 있다. 발열로 인한 오한이나 피로감도 동반될 수 있다.
- **황달**: 담석증과 충수돌기염의 초기 증상은 비슷하지만 담석증에서는 담석이 담관을 막아 담즙 배출이 원활하지 않으면 혈중 빌리루빈 수치가 상승하여 피부나 눈 흰자위가 노랗게 변하는 황달이 있을 수 있다.
- **회색변**: 충수돌기염과 구분되는 또 다른 담석증의 특징은 회색변이다. 담석증에 의해 담관이 폐쇄되면 담즙이 십이지장으로 내려가지 못해 지방 소화에 어려움을 겪는다. 지방의 불완전환 소화는 대변이 기름진 지방변이나 회색변의 양상을 보인다.

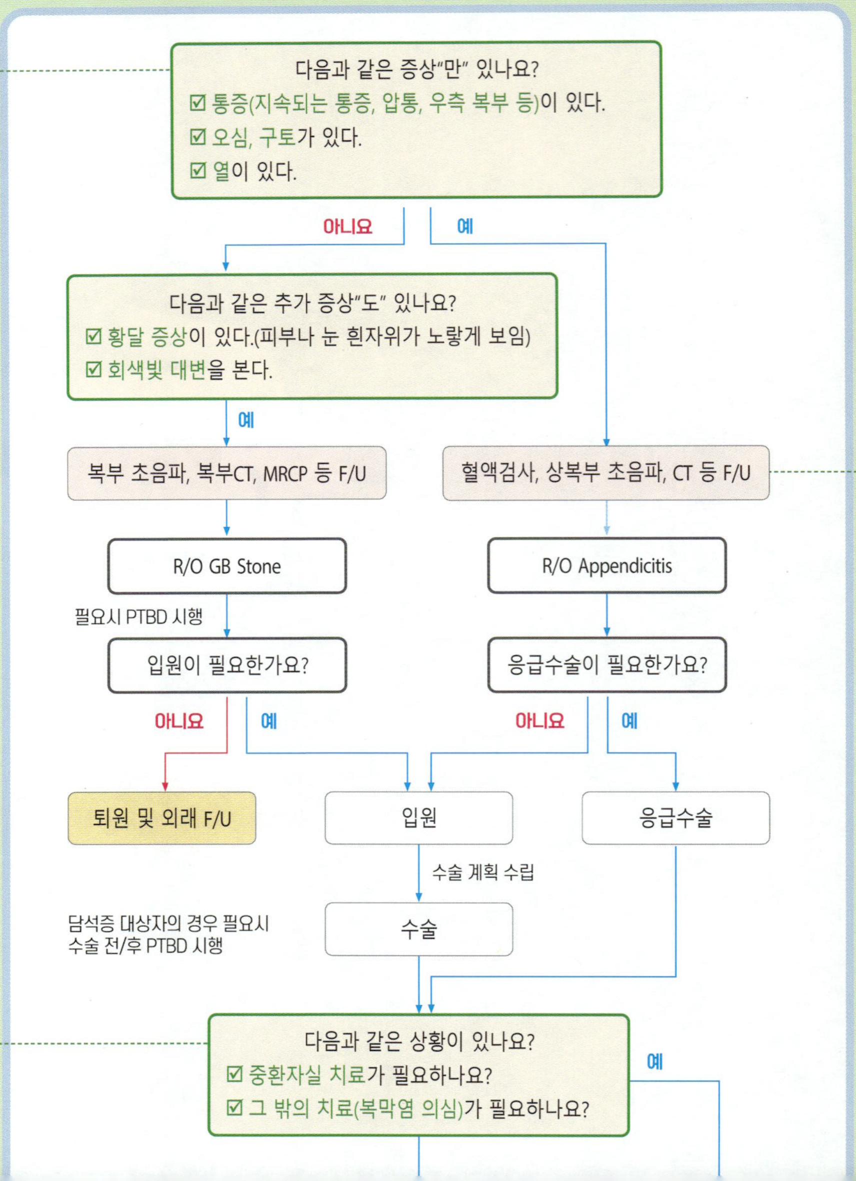

2. 담석증 & 충수돌기염의 진단과 치료

- **담석증**: 담석증을 진단할 때 복부 초음파나 CT, MRCP(자기공명담췌관조영술) 검사가 유용하다. 특히 복부 초음파는 담석의 유무, 담낭염이나 담관염의 유무를 확인할 수 있으며 CT 나 MRI에 비해 간단하게 검사 가능하다. 담석이 있더라도 담도를 막고 있지 않다면 입원이 필요하지 않을 수 있다. 담도 폐쇄가 있다면 PTBD(경피적 간담배액술)을 통해 담즙 배액을 시행할 수 있다. 정도에 따라 입원 후 내시경적 시술, 방사선 치료, 외과적 수술 등 다양한 치료 방법을 계획하고 적용하게 된다.
- **충수돌기염**: 충수돌기염은 혈액검사를 통해 염증 여부를 확인하고 복부 초음파나 CT 검사를 통해 진단한다. CT 검사는 충수돌기의 농양, 천공 여부 등을 확인하고 다른 질환과 감별하기 위해 유용하며 복부 초음파는 임산부나 소아의 진단에 주로 사용한다. 충수돌기염은 수술 합병증으로 인한 위험보다 충수돌기염이 방치되었을 때 생기는 후유증이 훨씬 위험하므로 진단 시 수술 치료가 우선시된다. 최근에는 절개술보다 복강경을 이용한 수술이 선호되고 있다.

3. 복막염

▸ 복막염: 담석증에 의한 담낭염 환자와 충수돌기염 환자들은 염증이 지속되면 해당 부위 조직 괴사와 함께 천공을 유발하게 된다. 담낭이나 충수돌기의 천공은 복막염을 유발하는데, 이는 수술 후 합병증이 생길 확률과 수술 후 회복에 큰 영향을 미친다. 농양을 형성할 정도로 심한 염증이나, 인근 장기에 누공(fistula)을 형성할 정도의 복막염은 수술 후에도 감염에 의한 패혈증 위험성이 높다. 수술 후에도 감염에 의한 패혈증 위험성이 높고 염증에 대한 집중치료가 필요하다면 일반 병실이 아닌 중환자실 치료가 필요할 수 있다.

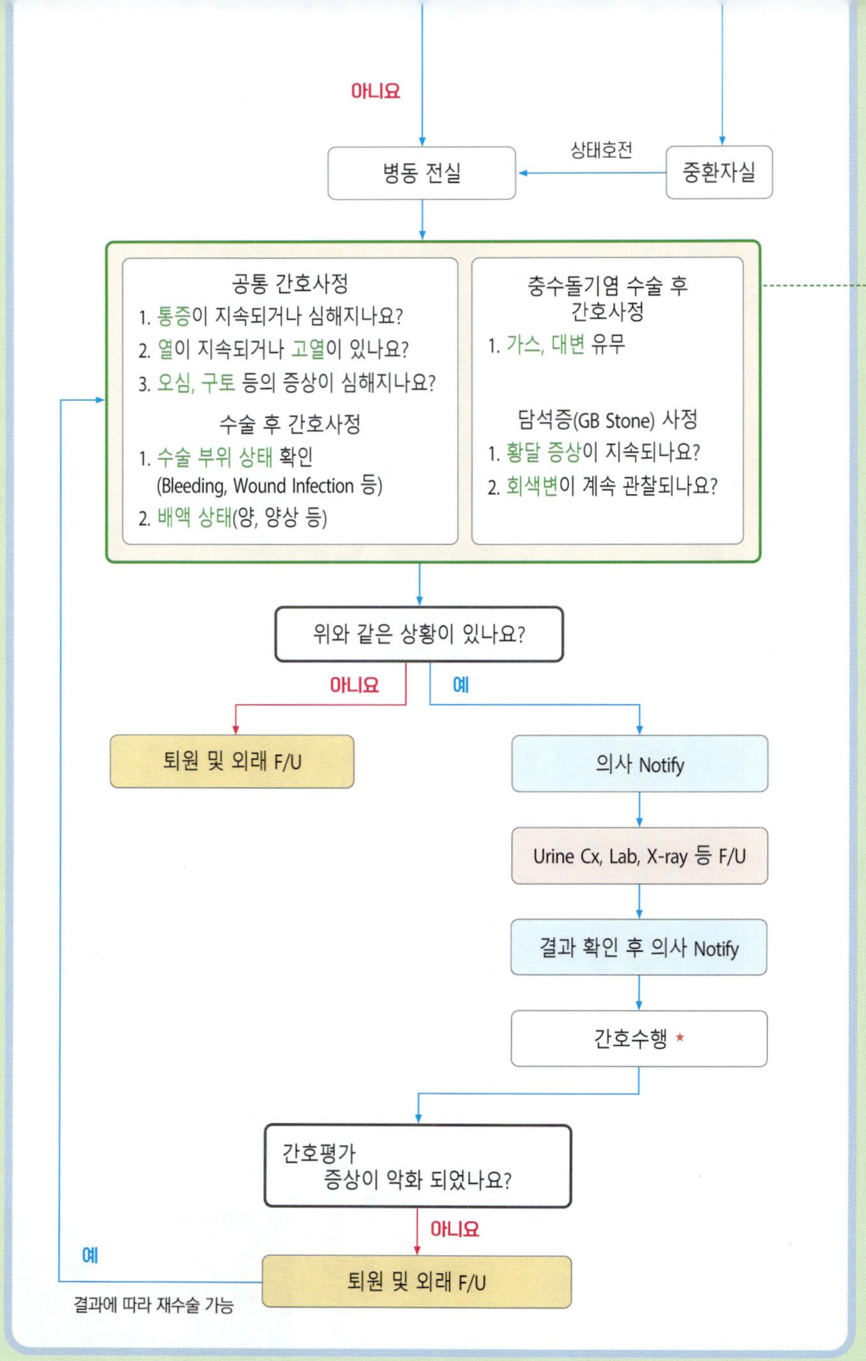

4. 수술 후 치료 과정

수술 후 기존에 가지고 있던 통증, 발열, 오심과 구토 증상이 감소하는지 확인해야 한다. 복부 수술 환자는 특히 장폐색 위험이 높으므로 가스, 대변 유무를 확인하여 장 기능이 회복하는지 자주 사정해야 한다. 담석증 환자의 경우 황달과 회색변 증상이 서서히 호전되는지 확인할 필요가 있다. 환자에 따라 호전 속도와 양상의 차이는 있을 수 있지만 악화된다면 추가적인 검사가 필요하고 검사 결과에 따라 치료 방향을 결정하게 된다.

수술 자체에서 오는 부작용과 합병증을 고려해야 한다. 수술 부위의 직접적인 감염, 마취 후 위장운동 능력의 회복 여부, 전신마취로 인한 폐렴, 수술로 인한 출혈에서 생기는 신기능 장애나 foley catheter로 인한 요로감염 등 증상과 징후를 확인하고 이상이 있다면 의사와 상의 후 필요한 추가적인 검사를 진행할 수 있다. 검사 결과에 따라 치료 방향을 결정하고 이에 맞는 간호를 수행하여 환자의 호전을 기대할 수 있다.

입원 중 환자를 주기적으로 평가하여 호전이 된다면 의사 처방에 따라 퇴원 후 외래 통원 치료를 진행하게 된다. 퇴원 시 처방 약물에 대한 교육과 생활습관 교육, 외래 진료를 꾸준히 나와야 하는 이유 등 교육이 필요하다.

공통 간호사정 & 수행

"담석증, 충수돌기염 환자에서 이것만큼은 꼭 확인!"

1 통증

담석증 환자는 담석의 산통이나 동반된 담낭염, 담관염에 의한 염증성 통증이 심하다. 충수돌기염 환자 또한 염증에 의한 통증이 심하다.

수술 후 통증은 수술 상처에서 오는 자연스러운 통증이 대부분이다. 그 외에도 복막염과 같은 합병증에 의한 통증이나 수술 후 장폐색으로 인한 통증이 있을 수 있다.

간호사정 & 수행

간호사정	간호사정 방법
통증 양상 확인	- 강도: 0점에서 죽을 만큼 아픈 10점 사이 몇 점인가요?(NRS scale이용) - 위치: 아픈 위치를 짚어보세요. 수술 부위가 아프세요? - 양상: 콕콕 찌르듯이 / 묵직하게 / 날카롭게 찌르듯이 아픈가요? 어떻게 아픈가요? ➜ 빈도: 한번씩 아픈가요 계속해서 아픈가요?(간헐적/지속적 확인). ➜ 완화 & 악화 요인: 만지거나 움직일 때 아픈가요? 가만히 있으면 괜찮아 지나요?
Intestinal obstruction (장폐색) 유무 확인	- 소장폐색: 상복부의 쥐어짜는 듯한 간헐적 통증, 구토 후 일시적 증상 완화 - 대장폐색: 복부 전체를 쥐어짜는 듯한 통증

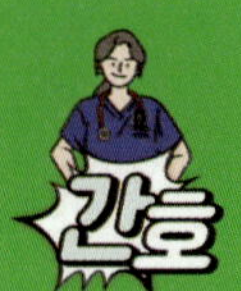

- **통증 사정과 적절한 조치**: 통증의 정도는 주관적이므로 인정한다. 주기적으로 사정을 해주어 변화에 맞게 대응해주는 것이 좋다.
- **진통제 투여**: 적극적인 진통제 사용으로 통증을 조절해 준다.
- **장폐색**: 금식을 통해 장의 부담을 줄일 수 있도록 한다. 시간이 지나도 호전되지 않으면 비위관 삽입, 장 운동 촉진제 투여 등 치료를 시행한다. 금식 필요성을 교육하고 비위관 유지 간호를 시행한다.
- **PCA**: 수술 후 PCA 적용 환자의 경우 사용법을 교육하고 pumping의 효과를 평가한다. 오심, 구토, 어지러움 등 부작용이 있다면 용량을 조절하거나 투약을 중단한다. 통증 조절이 안된다면 추가적인 진통제 사용을 고려할 수 있다.

예상되는 처방

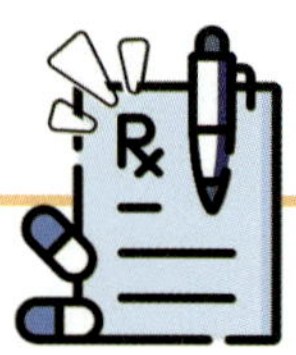

- **NSAIDs 투약**: 이부프로펜(Ibuprofen), 나프록센(Naproxen), 디클로페낙(diclofenac)
- **진통제 투약**: 아세트아미노펜(Acetaminophen), 트라마돌(Tramadol)
- **마약성 진통제(Opioid)**: 코데인(Codeine), 모르핀(Morphine)
- **PCA**: 부작용이 있다면 용량 조절 또는 투여 중단.
- **장폐색**: X-ray, CT 검사, NPO, 비위관 삽입, 장 운동 촉진제 투여, 수액요법, 수술.

2

오심, 구토

담석증, 충수돌기염 수술 후 마취제, 진통제 사용에 의한 위장운동 회복 지연이나 약물 부작용으로 인해 오심과 구토는 흔한 증상이다. 지속된다면 탈수, 전해질 불균형, 흡인성 폐렴과 같은 합병증을 유발할 수 있다. 증상을 확인하고 적절한 중재를 제공해 주어 합병증을 예방하고 환자의 회복을 돕는 것이 중요하다.

간호사정 & 수행

간호사정	간호사정 방법
오심(nausea) 확인	- 속이 메스꺼우세요? - 구토도 하셨나요?
구토(Vomiting) 확인	- 구토를 하셨나요? - 구토를 하셨다면 횟수는? - 양은 어떻게 되나요? : 종이컵 몇 컵, 소주잔 몇 잔과 같이 물어보기.

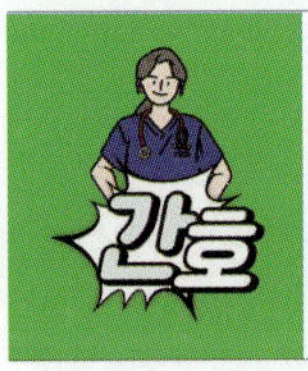

▸ **원인**: 전신마취 약물, 진통제에 의한 구토 중추 자극, 수술로 인한 복강 내압 증가, 수술 후 장폐색 등이 원인.
▸ **진통제**: PCA나 진통제 투여 환자는 용량을 조절하거나 투약을 중단해야 할 수 있다. 약물 부작용에 의한 구토인지 파악하는 것이 필요.

예상되는 처방

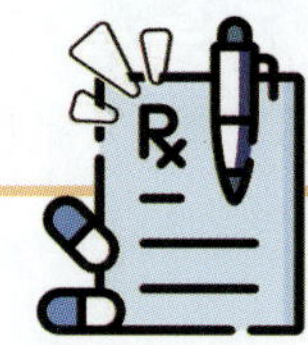

▸ **항구토제 투여**: 나제아(Nasea), 맥페란(Macperan) 등.
▸ **수분 및 전해질 관리**: 구토로 인한 탈수 및 전해질 불균형 예방을 위한 수액요법, 섭취 배설량 관리(I/O check).
▸ **영양불균형**: 경구 섭취가 어려운 수준이라면 완전비경구영양(TPN) 투여.
▸ **구강간호**: 구토 후 구강 청결교육. 불쾌감을 줄여 오심과 구토를 감소시킬 수 있으며 흡인성 폐렴을 예방하는데 도움이 된다.

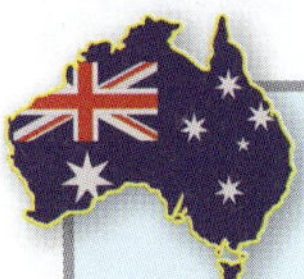

호주에서 오심이 있다?

바로 first line medication으로 Ondansetron 4mg을 투약합니다.
우리나라에서는 암환자 오심예방에 주로 Ondansetron을 줬던 반면에 호주에서는 성인이라면, 어떤 환자를 불문하고 오심 구토? Ondans 4mg! (Ondansetron을 줄여서 Ondans 온댄스 라고 합니다)
그럼 Ondansetron과 metoclopramide의 차이는 뭘까요?
간단히 비교해보면 Ondansetron는 anti-nausea medication이고 metoclopramide(맥페란)는 위장관 운동을 증가시키는 "prokinetic drug"로 분류됩니다. 두 약 모두 동일하게 부작용으로는 fatigue 와 drowsiness가 있을 수 있습니다.

3 발열

담석증, 충수돌기염 수술 후 발열은 흔하게 발생하는 합병증 중 하나로 환자의 회복을 지연시키고 심하면 패혈증으로 생명에 심각한 위험을 줄 수 있다. 발열 양상을 확인하고, 원인을 파악하여 그에 맞는 적절한 치료를 제공해주어야 한다.

간호사정 & 수행

간호사정	간호사정 방법
발열 확인	- 몸에 열감이 느껴지나요? - 직접 체온 측정
오한, 발한 확인	- 몸이 떨리세요? 추우세요? : 오한-chilling, Shivering 확인. - 땀이 많이 나세요? : 환의가 땀으로 젖었는지 확인(발한-sweating 확인) - 목마르세요? : 탈수-dehydration 확인
패혈증 증상 확인	- 활력징후 확인 : 고체온, 빈맥, 저혈압과 같은 패혈증의 징후를 확인하는 것이 필요하다.

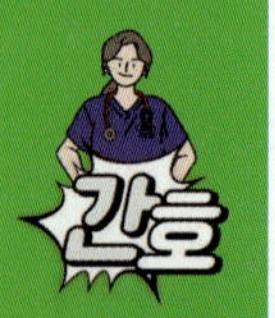

- ICE Pack: 동맥이 흐르는 부위(주로 액와동맥의 겨드랑이, 총경동맥의 목 옆, 대퇴동맥의 허벅지 사이)에 대어준다.
- **미온수 마사지(Tepid massage)**: 스펀지나 수건에 미지근한 물을 적셔 몸을 닦아 증발하도록 하는 방법으로 특히 소아에게 효과가 좋다.
- **탈수(dehydration) 방지**: 환자가 입마름이나 수분 섭취 배설량(Intake&Output) 확인 후 탈수 소견이 있다면 수분 섭취 권장
- **패혈증 위험 감지**: 수술 상처가 회복됨에 따라 자연스럽게 호전되는 발열이 아닌, 지속되는 고열과 감염 증상은 패혈증으로 진행될 위험이 높다. 활력징후를 자주 확인하고 의사와 상의하여 적절한 검사, 처치를 시행하는 것이 중요하다.

예상되는 처방

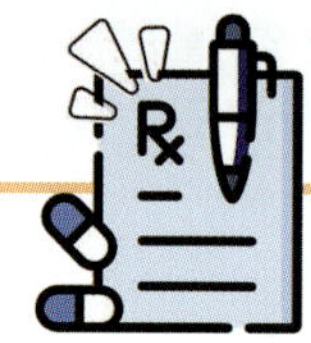

- **해열제 투여**: Propacetamol(데노간, 파세타)
- **소염진통제**: Tylenol or Setopain(acetaminophen), Keromin(Ketorolac) 등
- ICE bag apply
- Fluid hydration
- **영상검사**: X-ray, CT, 복부 초음파 등을 통한 복막염, 폐렴, 담도 누출 확인.
- **혈액검사**: 염증수치 확인
- **배양 검사**: Blood culture, wound culture 등
- **필요시 항생제 투여**: Culture(배양 검사) 결과가 나오면 배양 검사 결과에 맞춰 항생제 투약. 결과 보고 이전에는 예방적, 경험적 광범위 항생제 투약.

담석증, 충수돌기염 환자의 수술 후 발열 원인.

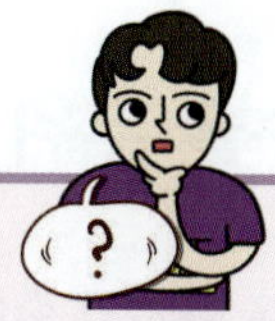

* 자연스러운 발열: 수술 후 염증 반응으로 인한 자연스러운 발열. 수술 상처의 회복 과정에서 대부분 자연스럽게 호전.
* 수술 부위 감염: 수술 후 하루 이상 발열이 지속된다면 수술 부위의 직접적인 감염이 가장 흔한 원인이다. 수술 부위 삼출물, 부종, 배액관이 있다면 배액 양상 등을 염증 반응이 지속되는지 확인이 필요.
* 수술 후 폐렴: 마취로 인한 폐 기능 저하와 흡인 등에 의해 발생할 수 있다.
* 요로 감염: 수술 중 유치도뇨관 삽입, 체액량 저하로 인한 핍뇨가 원인.
* 정맥혈전증(Deep vein thrombosis, DVT): 수술 후 응고 반응 증가, 활동량 감소 등의 원인으로 발생할 수 있다. 혈전에 의한 혈류 방해로 조직괴사가 발생하여 발열이 생길 수 있다.
* 복막염: 담낭염, 충수돌기염에 의해 생긴 염증과 농양에 의한 복막염이 원인. 또는 수술 중 발생한 감염으로 인해 생길 수 있다. 복막염은 패혈증과 같은 생명에 지장을 주는 합병증의 원인이 되므로 주의가 필요.
* 담도 누출: 담낭 절제 후 담즙이 복강 내로 유출되어 복막염을 유발할 수 있다.

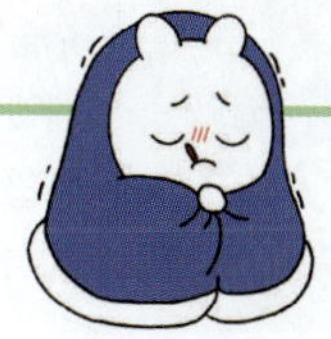

오한(chilling, Shivering)

발한(sweating)

- 오한과 발한은 모두 체온 조절 기능의 이상으로 발생한다. 고체온 시 의사 노티 후 해열진통제를 투약할 수 있다
- **오한**: 갑작스럽고 심한 떨림. 추위에 떨리는 듯한 느낌.
  환자는 추워할 수 있으므로 이불이나 담요를 덮어줄 수 있다.
  *심한 떨림은 신진대사 속도를 증가시키고 환자의 활력징후를 불안정하게 만들 수 있기에 Buspirone이나 Magnesium sulfate등을 투약할 수 있다.

- **발한**: 땀이 많이 나오는 증상으로 체온 상승과 연관이 깊다
  근육 활동 증가로 인해 고체온 발생 위험
  얇은 옷이나 시원한 환경을 유지
  수건으로 땀 닦거나 젖은 옷 교환
  *과도한 땀 배출로 인한 불감성 수분 소실(insensible loss)로 탈수 위험이 있기에 hydration이 필요할 수 있다

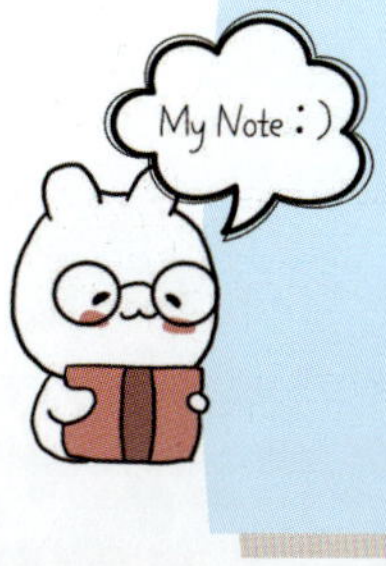

4 수술 부위 사정 & 배액관 관리

수술 환자의 수술 부위 사정은 수술 후 합병증 예방과 조기 발견을 위해 중요하다. 적절한 상처 관리를 통해 감염이나 출혈 등 다양한 합병증을 예방할 수 있다.

간호사정 & 수행

간호사정	간호사정 방법
수술 부위 확인	- 절개 부위 관찰: 발적(Redness), 부종(Swelling), 열감(Heat), 통증, 압통 등 감염 징후를 관찰 - 봉합 부위 관찰: 봉합 상태(벌어지거나 풀림), 출혈, 삼출액(분비물) 등을 확인
배액관 배액 양상 확인	- 양이 갑자기 많이 나왔나요? - 색깔, 양상 확인

간호

- **수술 부위 소독 및 드레싱**: 무균술을 준수하여 소독하고, 필요시 드레싱을 교환
- **배액량, 색깔, 성상을 확인**: 배액 양상 변화가 감염이나 출혈을 암시한다면 의사에게 즉시 알림
- **봉합 발사(Stitch Out) 관리**: 봉합 부분 아물기에 따라 발사 여부 확인. 상처에 따라 부분 발사(Half Stitch out) 후 완전히 Stitch out하기도 함

예상되는 처방

- **배액관 유지 상태 변경**: 경우에 따라 음압의 강도를 설정 가능(Half Compression, Full Compression, Natural), 보통은 제거까지 음압을 유지함.
- **추가 검사 F/U**: 복부 X-ray, CT, 삼출물에 대한 배양 검사 등

My Note :)

5 복부 불편감

충수돌기는 맹장 끝에 붙어 있는 돌기로 수술 후 장의 기능 회복되기까지 불편감을 느낄 수 있다. 복부 불편감은 흔한 증상이며 수술 후 장마비, 과도한 장내 가스, 염증, 유착, 복수 등 원인은 다양하다. 지속된다면 환자의 회복을 저하시키고 정신적 스트레스를 유발하므로 적절한 사정과 중재가 필요하다.

간호사정 & 수행

간호사정	간호사정 방법
소화불량	- 소화가 잘 안되나요? : 어떤 음식을 드셨는지, 얼마나 드셨는지 식사 내용을 구체적으로 함께 물어보는 것이 좋다. - 수술 후 조금씩 걷고 운동하고 있나요? : 수술 후 적절한 활동은 위장관계 운동을 회복하는데 도움이 될 수 있다. 무리하지 않는 선에서 가벼운 운동을 시작하시도록 격려가 필요하다.
복부팽만	- 복부 팽만에 대해 직접 촉진 - 두드렸을 때 북소리가 나는지 확인: 두드렸을 때 공명음은 가스가 차 있음을 의미 - 방귀를 뀌거나 대변을 보셨나요?: 방귀를 뀌거나 대변을 보았다는 것은 장 운동의 회복을 의미 - 수술 후 조금씩 걷고 운동하고 있나요?
변비, 확인	- 변비가 있나요?
구토 확인	- 구토 하셨나요? - 구토 하셨을 때 내용물의 색과 양은 어떤가요? - 소장문제: 쓴맛, 담즙 양상 구토 - 대장문제: 오렌지색, 쑥색의 탁한 구토

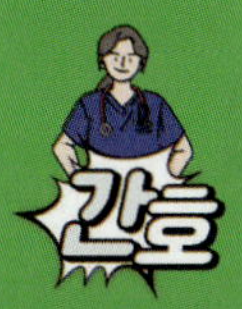

- **소화불량**: 수술 후 장의 운동 회복까지 소화불량을 경험할 수 있다. 소량씩 자주 섭취하고 기름지거나 맵고 짠 음식, 가스를 유발하는 음식(콩, 양배추 등)의 섭취를 피하는 것이 좋다.구체적인 예를 들어주면서 교육하면 효과적이다.
- **복부팽만**: 장의 운동이 완전히 회복되지 않은 상태에서 식사를 진행하다 보면 음식물이나 가스에 의해 복부팽만이 발생할 수 있다. 심한 경우 장폐색을 의심하여 추가적인 검사와 치료가 필요하다.
- **변비**: 활동량 감소, 수술로 인한 탈수 등이 원인이 될 수 있다. 유제품이나 섬유질이 풍부한 음식, 수분 섭취를 격려하는 것이 좋다. 필요하다면 의사와 상의 후 하제 투약.
- **구토**: 장 운동 마비, 장폐색에 의해 구토가 발생할 수 있다. 심하다면 일시적인 금식과 항구토제 투여가 필요하다. 수액요법을 통해 수분과 전해질을 보충해준다.

예상되는 처방

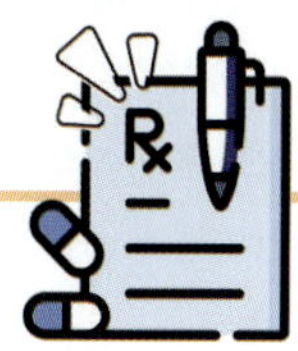

- **추가 검사 F/U**: 복부 X-ray, 복부 CT 검사.
- **소화제 투여**: 가스모틴(Gasmotin), 모틸리톤(Motilitone) 등.
- **위장관조절제**: 가스터(Gaster), 맥페란(Macperan) 등.
- **하제** 투여, **관장(Enema)** 시행.
- **거동(Ambulation) 격려**: 가능한 범위 내에서 조금씩 운동을 하도록 함.
- **금식**: 위장관계 부담을 줄여 회복, 운동 촉진.
- **비위관 삽입**: 위내용물 배액, 가스 배출을 통한 장내 압력 감소로 장 운동 회복 촉진.
- **수액요법**: 수분보충과 전해질 불균형 해소를 위해 처방.

6 황달(Jaundice) 조절

황달은 빌리루빈(Bilirubin)이 혈액에 축적되어 피부와 눈의 흰자위가 노랗게 변하는 증상이다. 담석증에 의한 담관 또는 담낭 폐색은 빌리루빈 배출 장애를 유발해 황달의 원인이 된다.

간호사정 & 수행

간호사정	간호사정 방법
피부색, 눈동자 확인	- 피부색, 공막(눈동자) 색 변화 관찰: 노란색 - 최근에 피부색이 노랗게 변했나요?
소변 양상 확인	- 소변색과 냄새 확인 → 짙은 노란색 또는 갈색, 거품뇨. 비린 냄새. * 배출되지 못한 담즙산이 혈액으로 역류하여 빌리루빈이 섞인 노랗고 거품 섞인 소변을 만든다.
피부 가려움	- 피부가 건조하세요? - 피부가 가려우세요? * 빌리루빈, 담즙산 침착으로 인해 가려움증을 호소할 수 있다.

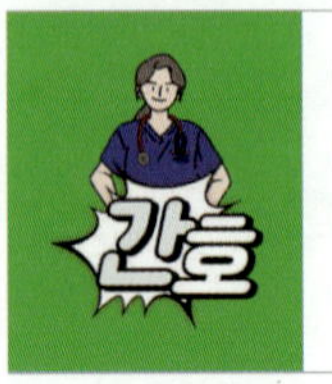

- ▸ 충분한 수분 섭취 권장: 소변량을 늘려 빌리루빈 배출을 촉진
- ▸ 수분 섭취 제한: 체내 수분 잔류 감소 및 부종 완화
- ▸ 카페인이나 알코올 피하기:. 간 기능 향상.
- ▸ 피부 보습제 사용과 교육: 피부를 긁지 않도록 교육. 긁음으로 상처 유발을 막기 위해 손톱을 짧게 유지하도록 설명..

임상에서 정말 많이 사용하는 항히스타민제

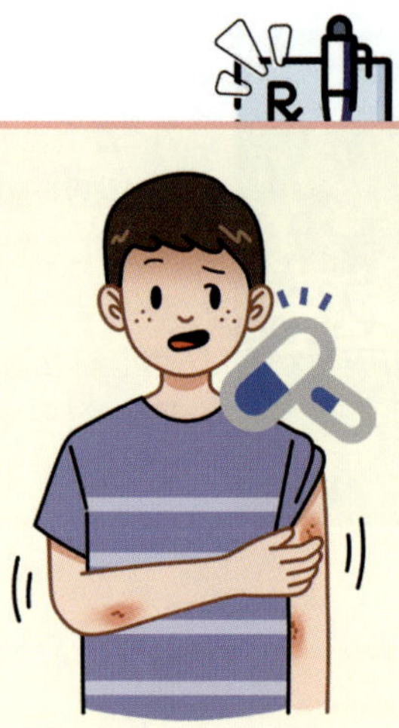

히스타민은 혈관 확장, 가려움증, 부종 등을 유발하는 물질로, 항히스타민제는 히스타민이 H_1수용체에 결합하는 것을 차단하여 주로 알레르기 증상을 완화한다.. 항히스타민제는 개발 순서에 따라 1, 2, 3세대로 나뉘며, 세대가 높아짐에 따라 부작용은 적지만 가격이 상승하는 등 복합적 요인이 있으니 의사가 환자 상태에 맞춰 투약을 결정한다.

* **1세대 항히스타민 클로르페니라민(Chlorpheniramine)**: 1세대 중 안정성이 뛰어나고 부작용이 적어 가장 대중적으로 이용
* **2세대 항히스타민 Zyrtec(지르텍,성분명=Cetirizine)**: 1세대 항히스타민보다 안정성이 좋다
* **3세대 항히스타민 Allegra(알레그라,성분명=Fexofenadine)**

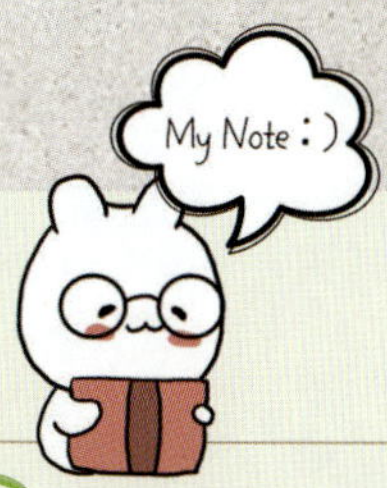
My Note :)

상황별 간호사정 & 수행

1 충수돌기염

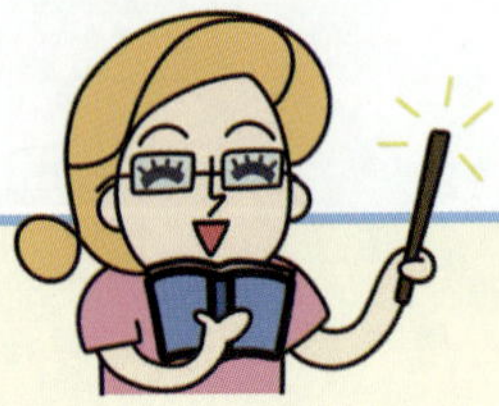

Pre study: What is 충수돌기염

충수돌기염(Appendicitis, 충수염)은 맹장의 끝에 달려있는 충수돌기에 염증이 생기는 질환으로 우리가 흔히 맹장염이라 부르는 질환이다. 정확하게는 맹장염은 잘못된 명칭이고 충수염 또는 충수돌기염이 맞는 명칭이다.

정확한 원인을 알 수 없으며 면역 기능과 관련이 있다고 추측한다. 대부분 충수돌기의 폐쇄가 원인이며 대변 덩어리나 이물질, 종양 등 무엇인가가 충수돌기의 입구를 막아 염증을 유발하는 것이다. 그 외에도 세균이나 바이러스, 기생충에 의한 감염도 원인이 될 수 있다.

대부분의 환자들이 복통을 호소한다. 상복부 통증으로 시작해 진행되면 우측 하복부에 국한되는 통증을 호소한다. 손으로 우측 하복부를 눌렀다 뗄 때 통증이 심해지는 반동성 통증이 특징적이다. 그 외에도 오심과 구토가 흔한 증상이며 배변 후에도 계속 대변을 보고 싶은 이급후증을 호소하기도 한다. 염증 반응에 의한 발열이 있을 수 있고 장폐색의 증상이나 설사가 동반되기도 한다.

혈액검사 상 염증 반응을 시사하는 수치들이 상승하며 복부 초음파나 복부 CT로 증상을 확인할 수 있다. 복부 CT는 충수돌기염을 진단할 뿐만 아니라 천공이나 농양 형성의 여부까지 알 수 있다. 소아나 임산부의 경우는 복부 초음파 검사로 진단한다.

충수돌기염은 수술 후 합병증으로 생기는 위험보다 충수돌기염 자체의 위험성이 더 높기 때문에 수술이 가장 우선적인 치료 방법이다. 발생 후 2~3일 안에 높은 확률(70% 이상)로 천공이 발생한다. 이는 복막염을 유발하고 패혈증과 같은 생명에 지장을 주는 상태로 이어질 수 있으므로 충수돌기염은 응급 수술을 요하는 질환이다.

수술은 개복술과 복강경을 사용하는 수술로 진행하며 전신마취 또는 척추마취를 통해 시행한다.

천공 유무에 따라 수술 후 합병증 발생 확률과 회복에서 차이를 보일 수 있다. 수술 부위 감염과 복막염이 흔한 합병증이며 드물게 수술로 인해 장 벽이 손상을 입거나 약해져서 누공(fistula)이 생길 수 있다. 복부 수술에서 흔히 생기는 장폐색도 주요 합병증 중 하나다. 수술 후 길어도 3주 정도면 정상생활로 돌아갈 수 있다.

원인이 밝혀지지 않아 특별한 예방법은 없으며 발생하였을 때 천공이 되기 전 빠르게 수술을 시행하는 것이 가장 최선의 치료법이다.

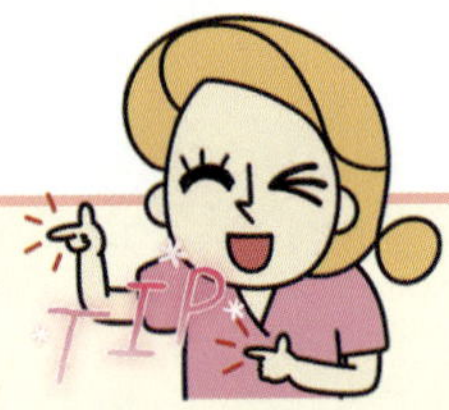

충수돌기염 수술 간호

항목	복강경 절제술	개복 절제술
정의	복강경을 사용하여 충수를 제거하는 수술 방법	절개하여 직접 충수를 제거하는 수술 방법
간호 중재	- 수술 부위 통증 조절: 필요시 진통제 투여 - 수술 후 조기 이상, 기침, 심호흡 격려: 마취가스로 인한 폐렴 예방 - 활력징후 변화 관찰(고열 등) - 오심, 구토, 전신 피로감, 변비 등의 증상 여부 확인 - 합병증 주의: 복막염이 생길 수 있으므로 주의	
주의 사항	- 1~3주 후면 정상적인 생활로 돌아갈 수 있음 - 무거운 물건을 드는 것을 자제해야 함 - 샤워는 가능하지만 통 목욕은 삼가할 것(상처는 잘 말려서 소독을 할 것) - 열이 나거나 배가 딱딱해지는 느낌이 있을 경우 즉시 병원에 방문할 것을 교육 - 소화 잘 되는 음식으로 먹기 - 날음식, 육고기류는 대부분 수술 후 한 달 뒤 가능	
장단점	- 수술 상처가 작고 입원 기간이 단축된다는 장점이 있지만 고비용이라는 단점이 있음 - 하복부에 개복술을 시행하였거나 염증이 너무 심한 경우에는 시행할 수 없음	- 다른 수술에서는 복강경 절제술이 미용적인 측면에 우월하나 충수절제술의 경우 미용적인 측면에서 개복절제술이 나을 수 있음

2
담석증

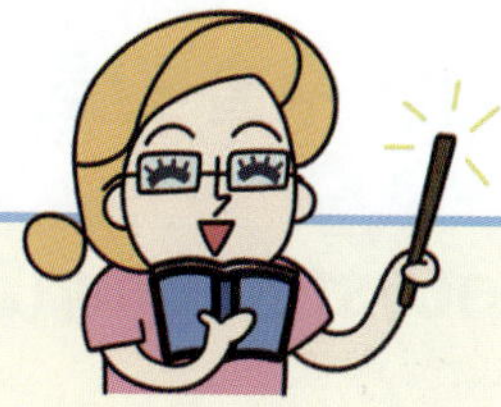

Pre study: What is 담도 & 췌장 질환

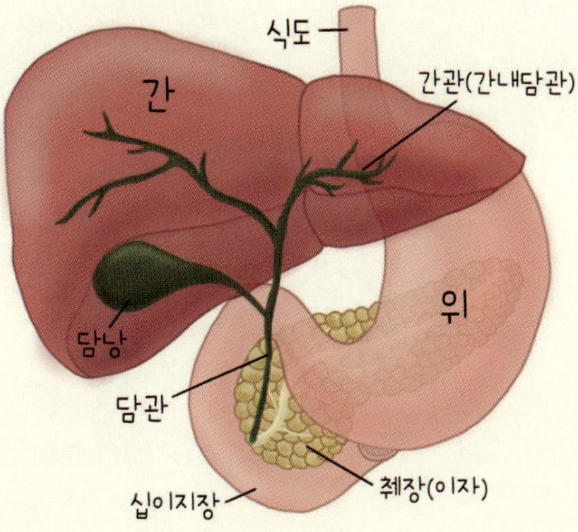

십이지장, 췌장, 담낭의 구조적 관계

담석(Gallstone)은 담낭(Gallbladder, 쓸개), 총담관(Common bile duct, 온쓸개관), 간 등에 생긴 결석(Calculus)를 말한다. 담석은 콜레스테롤이 주 성분인 담석이 가장 많고 그 다음 빌리루빈이 주 성분인 담석이 많다. 그 외에 기타 인지질들에 의한 담석도 드물게 생길 수 있다.
간세포에서 합성된 콜레스테롤 중 일부는 담즙과 함께 소화관을 통과해 배설된다. 하지만 다음과 같은 원인에서 콜레스테롤 담석이 생긴다. ① 비만, 고지혈증, 당뇨 등의 환자는 담즙으로 배설되는 콜레스테롤의 절대적인 양이 많아 전부 배설되지 못하고 고여 담석을 만든다. ② 담즙 속의 담즙산과 lecithin은 콜레스테롤을 감싸며 미포(micelle)를 형성하여 콜레스테롤이 소화관을 통해 이동하도록 하는데, 문맥압 상승 환자나 회장에 병변이 있는 환자는 담즙의 장간 순환에 문제가 생겨 담즙 산이 부족해 미포를 형성하지 못하여 콜레스테롤이 담낭 내 쌓이면서 담석을 만든다. ③ 정맥영양을 시행하는 환자의 경우는 경구 섭취가 없어 CCK(Cholecystokinin, 담낭수축자극효소) 방출이 되지 않아 담낭이 수축하지 못하고 담즙이 고이면서 담석을 만든다.
이와 다르게 담즙 속에 빌리루빈은 물에 녹기 쉬운 굴루쿠론산과 합성된 수용성 성질의 직접빌리루빈 형태로 배출된다. 하지만 담도에 감염이 있다면 세균이 가지고 있는 β-glucuronidase라는 효소가 직접빌리루빈에서 클루쿠론산을 분리해 물에 녹기 어려운 간접빌리루빈 형태로 바꿔버려 빌리루빈 담석이 생긴다. 장에서 상행 감염으로 담관에 염증이 생겼을 때 나타나며 감염이 없다면 빌리루빈 담석은 생기지 않는다.

담석이 있어도 50~80% 아무 증상이 없지만 증상이 나타나는 경우는 치료가 필요하다. **담석증(Gallstone disease, cholelithiasis)**의 경우 대부분의 증상은 산통 발작으로 명치나 오른쪽 갈비뼈 아래 부위가 식후나 야간에 갑자기 발생한다. 심한 경우 오른쪽 어깨나 등으로 방사통(Radiating pain)을 보인다. 술이나 기름기가 많은 음식을 먹은 후 나타나기 쉬우며 30분에서 수 시간에 걸쳐 지속된다. 엄지로 늑골궁(costal arch)을 누른채로 심호흡을 해보도록 하면 통증 때문에 들숨 중 멈추는데 이는 Murphy 징후로 담석증의 대표적인 증상이다.
담석증에 걸리기 쉬운 유형은 5F로 표현한다. 5F는 다음과 같다. ① Fatty(지방질), ② Female(여성), ③ Forties(40대), ④ Fertile(다산), ⑤ Fair(백인).

정상인 상태에서 담관과 담낭 안에는 세균이 존재하지 않는다. 하지만 담석증이나 종양과 같은 원인으로 담즙의 흐름이 유지되지 못하면 장에서 상행성으로 세균 감염이 생길 수 있다. 대부분 대장균(E.coil)과 Klebsiella 등이다. 담석에 의한 감염이 담도계 염증 원인의 대부분이다. 담낭이 폐쇄되면 담낭 내강과 벽에 염증이 생기는 **담낭염(Cholecystitis)**이 발생하는데 이로 인해 담낭이 붓고 팽팽해져 혈류에 문제가 생기고 괴사된다. 이 괴사는 담낭 천공을 유발하는데 천공 부위가 주변 소화관과 맞닿아 있다면 누공(fistula)가 형성되면서 병이 더 진행되지 않아 발견이 어려운 경우도 있다. 반대로 천공부위가 다른 소화관과 맞닿아 있지 않다면 복강 내로 내용물들이 흩어지면서 복막염을 동반한 패혈증(sepsis)으로 진행되어 위험할 수 있다.
결석이 담관을 폐쇄하면 담관 내강과 벽에 염증이 생기는 **담관염(Cholangitis)**이 발생하는데 세균이 담낭으로 침투하면 담낭염을 동반할 수 있다. 이와 다르게 담관 안의 세균을 가득 품은 담즙이 총담관에서 간 방형으로 역행하여 간세포까지 침투하면 이로 인에 간 내에 다발성 농양을 일으킨다. 담관염은 단순 담낭염보다 위험할 수 있다. 담도 내압 상승으로 복통을 호소하고 발열을 보이며 담관 폐쇄로 황달을 보이는 샤르코 3징후(Charcot's triad)가 중요한 소견이며 빠른 처치가 필요하다. 금식, 항생제 투여를 시행하며 내시경이나 경피적 방법으로 담도 배액을 실시하는 것이 가장 우선적인 치료이다.
담석증과 담도계 염증의 치료 방법은 내과적으로 체외충격파쇄석술, 경구 담석용해요법, 직접 담석용해요법, 내시경 유두괄약근절개술, 방사선 치료 등이 있으며 외과적으로는 복강경이나 개복술로 담장절제술을 시행하거나 개복하여 총간관절개술을 시행할 수 있다.

3

담석증 수술 간호

Cholecystectomy(담낭절제술)

1. 복강경 담낭절제술

정의	- 복강경을 사용하여 담낭을 제거하는 수술 방법
주의사항	- 담낭의 심한 염증 증상, 이전에 개복 수술 이력이 있을 경우 복강경 수술이 불가능할 수 있음 - 수술 2~3일 후 상태 확인 후 퇴원 가능 - 개복 담낭절제술보다 통증과 합병증이 적음
간호중재	- 수술 부위 통증 조절: 필요시 진통제 투여 - 수술 후 조기 이상, 기침, 심호흡 격려 : 마취가스로 인한 폐렴 예방 - 활력징후 변화 관찰(고열 등) - 오심, 구토, 전신 피로감, 변비 등의 증상 여부 확인

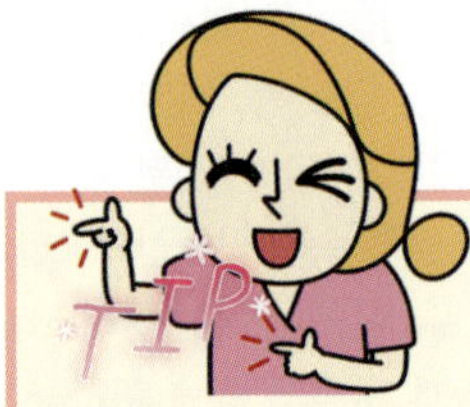

마취가스 배출 목적으로 산소 공급을 하는 경우가 있고 마취가스가 배출이 안되면 횡경막 통증, 어깨 등 방사통을 유발할 수 있으니 주의해야 함.

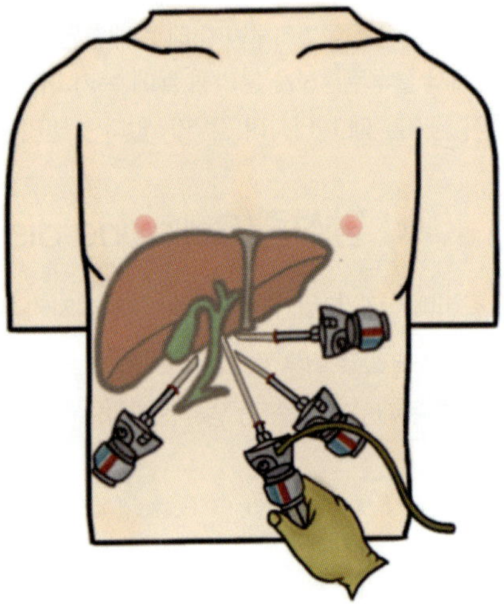

복강경 하 담낭 절제술

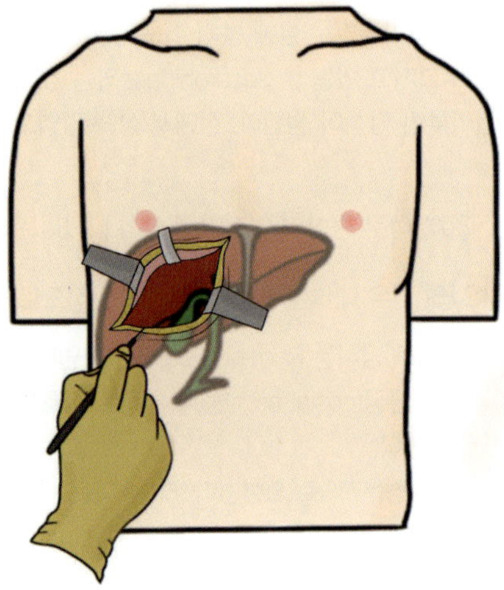

개복술을 통한 담낭 절제술

2. 개복 담낭절제술

정의	- 복부 절개를 통해 담낭을 제거하는 수술 방법
주의사항	- 수술 후 대상자 상태에 따라 퇴원 시기가 다름 - 수술 중 담관 손상으로 인해 담즙이 누출되거나 통증을 유발할 수 있음 - 10~20cm의 절개가 필요하므로 수술 후 통증이 심할 수 있음
간호중재	- 수술 부위 통증 조절: 필요시 진통제 투여 - 수술 후 조기 이상, 기침, 심호흡 격려: 마취가스로 인한 폐렴 예방 - 활력징후 변화 관찰(고열 등)

Cholelithotomy(담석제거술)

정의	- 특수 내시경을 구강을 통해 삽입하여 십이지장에 위치시킨 후 담즙이 내려오는 작은 구멍으로 담석을 제거하는 시술
주의사항	- 마취, 절개 등이 없는 방법으로 안전한 효과적인 치료 방법 - 통증 조절을 위해 시술 전 필요시 진통제 투여 - Agitation(불안)이 심할 경우 시술 전 필요시 진정제 투여 가능
간호중재	- 통증 조절: 진통제 투여 - 배액관(PTGBD & PTBD) 관리 • 배액 양상 관찰(양, 색깔 등) • 배액백이 삽입부위보다 높게 있지 않도록 할 것 • 삽입 부위 관찰(Redness, oozing, bleeding 등) • 배액관이 Disconnect 되지 않도록 주의 할 것 • 배액이 잘 되는지 확인할 것 • 찌꺼기가 많을 경우 막힐 우려가 있기 때문에 의사와 상의하여 필요에 따라 Saline Irrigation(세척) 시행

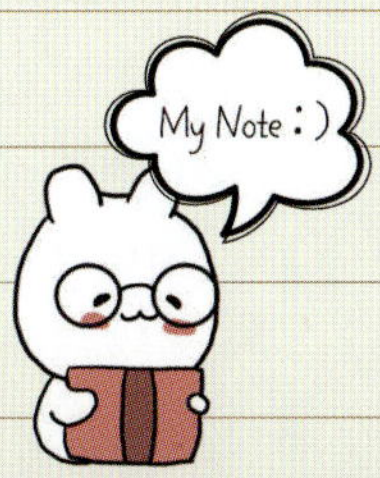

4

담석증의 비수술적 치료

ERCP: 전/후 간호사정 & 수행

ERCP(Endoscopic Retrograde Cholangio pancreatography)는 내시경을 십이지장까지 삽입하여 담췌관과 십이지장이 연결되는 십이지장 유두부라는 작은 구멍을 통해 조영제를 투여하여 방사선 촬영을 실시한다. 이후 투여한 조영제를 방사선 촬영하면서 담석증, 담관 폐쇄나 협착, 담낭염 병변 부위, 결석, 종양 등을 알아볼 수 있다.

담관염은 주요 치료가 대증적 처치(수액, 약물치료), 항생제 사용, 그리고 담즙 배액이다. 중증의 경우 담즙 배액을 24시간 이내 시행해야 하므로 ERCP 과정을 응급으로 진행할 수 있다.

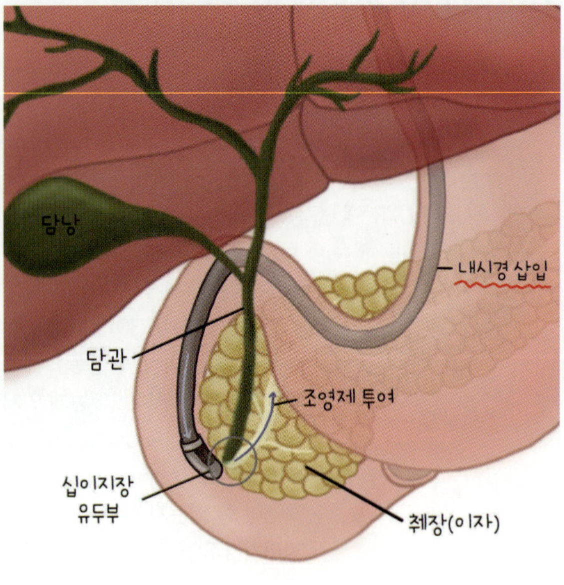

ERCP 원리

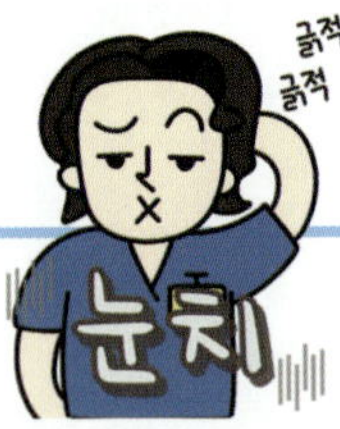

"두려운 ERCP...."

ERCP의 적응증과 시술 종류가 다양하므로 어렵게 다가올 수 있지만 핵심만 잘 기억해보자.
췌장 단일 질환의 경우에 내시경을 시행하는 경우는 드물고, 담도 문제가 동반되면 ERCP, MRCP 등의 검사를 할 수 있다. 췌장 단일 질환의 경우 OP를 의뢰하거나 방사선 치료를 하기 위해 검사를 하는 경우가 많다. 물론, ERCP 중 시술로 해결이 되지 않을 때 외과와 협진하여 응급으로 수술을 진행하기도 한다는 점을 꼭 기억하자.
ERCP는 일반적인 내시경 시술에 비해 합병증, 부작용 빈도가 높아 보통 입원 후 시행한다.

▸ 적응증

- 급성 담관염, 담석증, 담관 폐쇄, 담도암 등 담도 질환
- 담도의 병리학적 검사
- 급성 췌장염, 췌장암 등의 췌장질환, 췌관의 병리학적 검사
- 십이지장의 유두부암

▸ 검사 전 간호

- **금식(NPO)**: 8시간 이상 필요, 위와 십이지장을 비운 상태에서 검사. 구토를 예방.
- **Permission(동의서)**: 침습적 검사와 조영제를 사용하므로 동의서가 필수
- **IV Route**: ERCP는 좌측위 상태로 시술하므로 Rt arm Route 확보가 유리. 조영제 투약으로 심각한 부작용이 발생했을 때 즉각 대처를 위해 18G로 확보.
- **투약력 확인**: 항응고제, 항혈소판제 등을 복용할 경우 주치의에게 Notify
- **전처치 확인**: 수면 내시경으로 진행할 때 진정제, 진통제, 진경제 필요

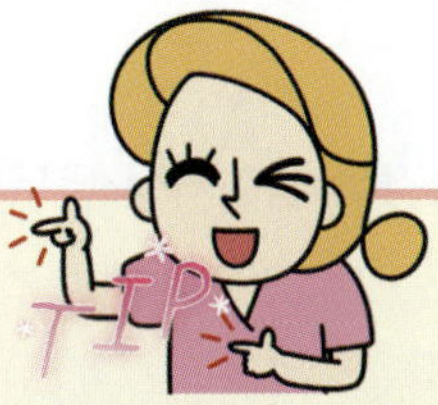

꼭 기억해야 할 ERCP 전처치!

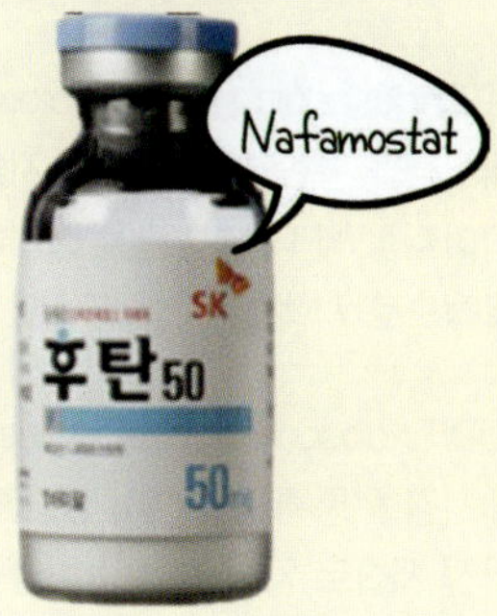

* ERCP로 인해 췌장에 압력이 가해지고 조영제의 영향으로 췌장염 합병증이 발생할 수 있다. 따라서 급성 췌장염 치료제 Nafamostat mesilate를 주로 투약한다. Nafamostat은 항응고 치료제로도 사용되므로 투약 용법과 용량, 그리고 출혈 위험에 주의하자. Nafamostat 중단 시기는 환자 상태마다 다르나 보통 검사 후 24시간 이내 중단한다.

- Nafamomstat 주의사항: vial 약물을 용해할 때는 꼭 DW를 이용! Normal saline과 같은 타 용액 이용하여 용해 시 백탁 또는 결정이 생길 가능성이 있기에 이는 제조사 권고사항이다. 다만 완전히 용해된 후 Normal saline에 mix하여 투약하는 것은 가능하다.

예상되는 처방

- ▶ 마취, 내시경 삽입, 조영제 투여
- ▶ 수면 유도 시 보통 Midazolam(Benzodiazepin), 그리고 깨우기 위한 길항제 Naloxone(Flumazenil).
- ▶ 위액이나 타액 분비 억제를 위해 atropine sulfate
- ▶ 십이지장 연동 운동 감소 목적으로 hyoscine butylbromide or Glucagon
- ▶ 진통제: 마약성진통제 Pethidine. *Fentanyl이나 Morphine은 오디괄약근 압력 상승으로 미사용.
- ▶ 치료 시술: 담석 제거, 협착된 담관 확장 등의 치료
  * ERCP를 하면서 바로 시술을 하는 경우가 많으며, 가능한 시술은 ENBD(Endoscopic Nasobiliary Drainage, 내시경적비담도배액술), ERBD(Endoscopic Retrograd Biliary Drainage, 내시경적역행담도배액술) 등이 있다. 추후 검사와 시술 부분에서 자세히 학습하도록 하자.

▶ 검사 후 간호사정 & 수행

간호사정	간호사정 방법
금식 해제	- SOW(입만 적셔주는 정도의 물) 상태 유지 후 주치의 판단에 따라 Diet(식이) 결정. 음식 섭취로 인해 복통을 유발할 수 있으니 설명함을 잊지 말자
합병증 확인	- 시술 후 발생할 수 있는 증상 확인: 복통, 발열, 오심, 구토 등 - Lab F/U: Amylase/Lipase 등. 치료 효과를 평가하기 위한 검사. 보통 4시간 후 검사한다. - V/S Check & 합병증 관찰: 검사 후 출혈, 감염, 췌장염 등의 합병증이 발생할 가능성이 있다 - 필요시 Fluid Hydration & 예방적 항생제 투여
배액관 확인	- 시술 중 배액관을 삽입했을 경우 배액 양상 확인: 양, 색깔(Bile, Active Bleeding, Turbid) 등 - 배액관 Insert site확인: Rendness, Pain 등 - 배액관 Dressing 상태 확인 * 어렵게 삽입한 배액관이 빠지지 않도록 특히 주의하자

내시경을 통한 십이지장 유두부 확장법

십이지장 유두부는 담관과 췌관이 연결되는 부위로, 해당 부위에 오디괄약근이 존재한다. 내시경적 십이지장 유두부 확장술은 좁아진 십이지장 유두부를 확장시키는 방법을 의미한다.

EST(Endoscopic sphincterotomy, 내시경적 유두괄약근 절개술)

: 내시경을 통한 췌담도 기본 시술. 십이지장 유두부가 좁거나 폐쇄되었을 때 시행. 전기수술기구를 이용해 유두부의 괄약근, 연부 조직 및 십이지장 벽 내 총담관을 절개하는 시술. 유두부 협착과 담관 폐색의 치료, 담관 결석 제거, 담석에 의한 췌장염 치료, 생검과 세포검사의 목적으로 시행.

EPBD(Endoscopic papillary balloon dilatation, 내시경적 풍선 유두 확장술)

: 내시경을 통해 접근하여 십이지장 유두부에 풍선확장술을 시행하는 시술. ERCP가 필요한 환자에서 유두부가 접근하기 어려운 환자에게 사전 시술로 많이 시행하며 담석증 환자의 담석 배출을 위해 시행한다. EST에 비해 출혈 위험이 낮고 췌장염 발생 위험이 낮다. 절개를 하지 않으므로 유두부의 오디괄약근 기능을 유지할 수 있다. EST와 EPBD는 함께 시행할 수도 있다.

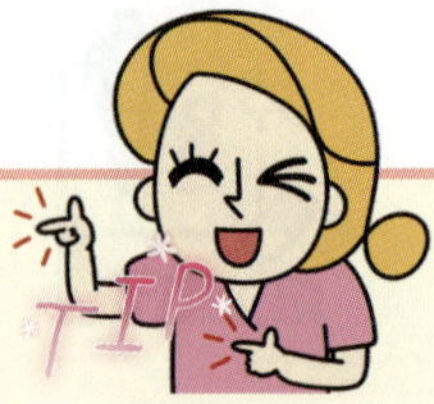

EST 와 EPBD 실제 사진으로 살펴보기

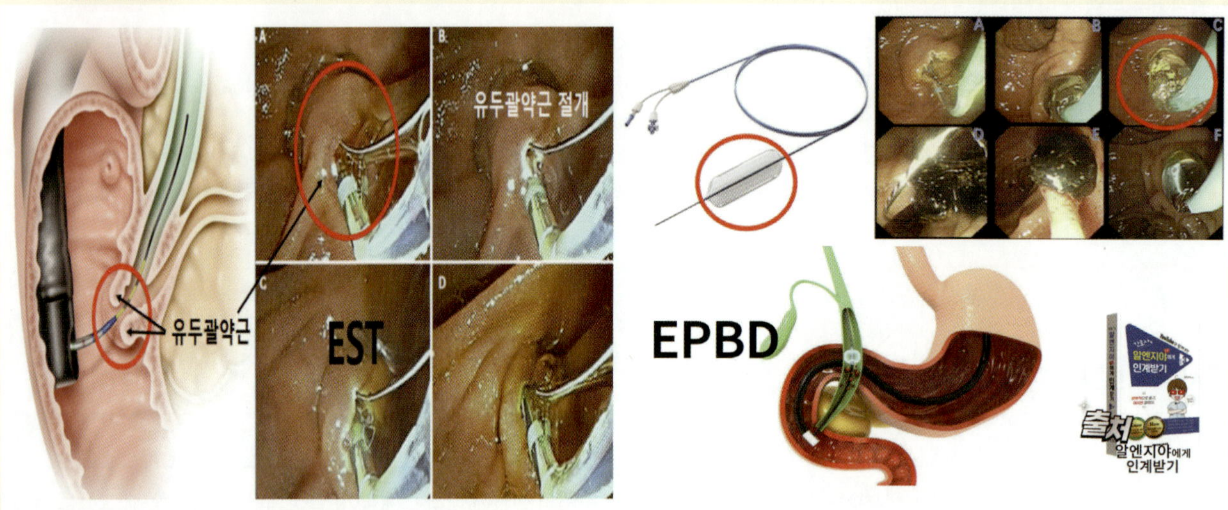

EST & EPBD 체크사항

- ✓ 위와 십이지장을 비운 채 검사해야 하므로 최소 8시간 이상 금식 필요.
- ✓ IV 주입로 확보 및 KVO.
- ✓ 항응고치료 적용 환자는 의사와 상의 후 약물 조절 필요.
- ✓ 진정제와 진통제를 사용하는 수면 내시경 하 진행.
- ✓ 시술 후 활력징후 모니터링이 필요하다.
- ✓ 시술 후 오심, 구토, 발열, 복통 등 증상 확인 후 필요시 약물을 통해 조절해줌.
- ✓ EST의 경우 위장관 출혈 증상 확인이 필요하다. 활력징후의 변화나 CBC 검사 수치의 변화 등을 관찰한다.
- ✓ 예방적 항생제 투여가 필요한 경우도 있다.
- ✓ 식이는 의사와 상의 후 처방에 따라 진행한다.

내시경을 통한 담도 배액술

ERCP(내시경적 역행 담관 췌관 조영술) 검사 중 환자 상태를 평가하고 담도 배액이 필요한 경우 이어서 시행. 어떤 부위로 어떻게 배액하느냐에 따라 이름이 나뉜다.

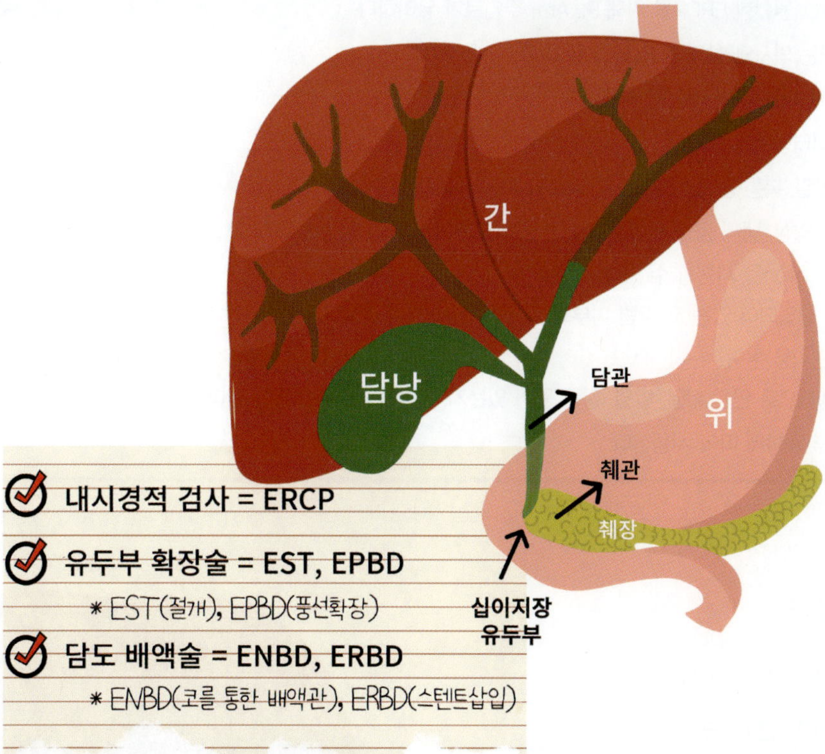

ENBD(Endoscopic nasobiliary drainage, 내시경적 비담도 배액술)

: ERCP 중 담도 폐쇄가 확인되었을 때 담즙을 외부로 배액할 필요가 있다고 판단되면 시행한다. 담관에 관을 유지하고 도관의 끝을 코로 빼내어 체외로 배출하는 시술.

ERBD(Endoscopic retrograde biliary drainage, 내시경적 역행성 담도 배액술)

: ERCP 중 담관의 협착이 확인되었을 때 담즙의 흐름을 원활히 하기 위해 시행한다. 담관의 협착 부위에 스텐트(Stent)를 삽입하여 내강을 확보하는 방법으로 ENBD와는 다르게 체내로 원활히 흐르도록 하는 방법이다.

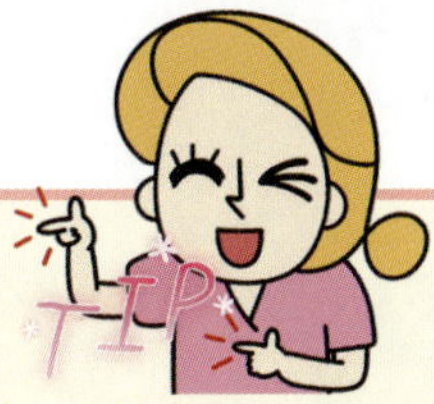

ENBD와 ERBD 비교하기

ENBD	ERBD
단기간 배액에 사용.	장기간 배액에 사용.
체외로 배액(외류법).	체내로 배액(내류법).
배액 도관 세척 가능.	배액 도관 세척 불가.
배액관의 제거가 쉽다.	제거할 수 없다. 막힐 경우 교체 불가능.
일상적인 활동 어려움.	일상생활에 지장은 없으나 도관이 잘 막힘.
체외로 배액되므로 배액 여부, 양상 등을 육안으로 확인 가능.	체내로 배액되므로 체액과 전해질 손실이 없다. 즉, 소화와 흡수에 지장이 없다.

ENBD & ERBD 체크사항

- ✓ ERCP가 선행되어야 하므로 준비사항은 ERCP와 동일하며 ERCP 동의서도 있어야 함.
- ✓ 위와 십이지장을 비우기 위해 최소 8시간 이상 금식 유지.
- ✓ IV 주입로 확보 및 KVO. 원활한 ERCP를 위해 Rt. Arm 주입로가 유리하다.
- ✓ 항응고치료 적용 환자는 의사와 상의 후 약물 조절 필요.
- ✓ 진정제와 진통제를 사용하는 수면 내시경 하 진행.
- ✓ 시술 후 활력징후 모니터링이 필요하다.
- ✓ 시술 후 오심, 구토, 발열, 복통 등 증상 확인 후 필요시 약물을 통해 조절해줌.
- ✓ ENBD의 경우 배액량, 양상, 냄새 등을 확인하고 기록하며 도관이 담즙의 점성에 의해 막힐 수 있으므로 주기적으로 확인이 필요하다. 필요시 생리식염수 irrigation을 시행할 수 있다.
- ✓ ENBD 환자는 도관이 삽입되어 있는 코 주변 피부와 코 점막 관리에 주의를 기울인다. 상처, 염증, 통증 유무를 주기적으로 확인하고 필요시 진통제와 같은 약물 투여.
- ✓ ERBD 환자는 담관 폐색으로 인한 황달, 발열, 통증 등이 있는지 주기적으로 확인해야 한다.
- ✓ 식이는 의사와 상의 후 처방에 따라 시행한다.

경피적 간 담도 접근

내시경을 이용하는 것이 아니라 경피적(피부를 통하여 행하는)으로 피부를 직접 천자하여 간을 지나 담도나 담낭에 접근하는 치료 방법.

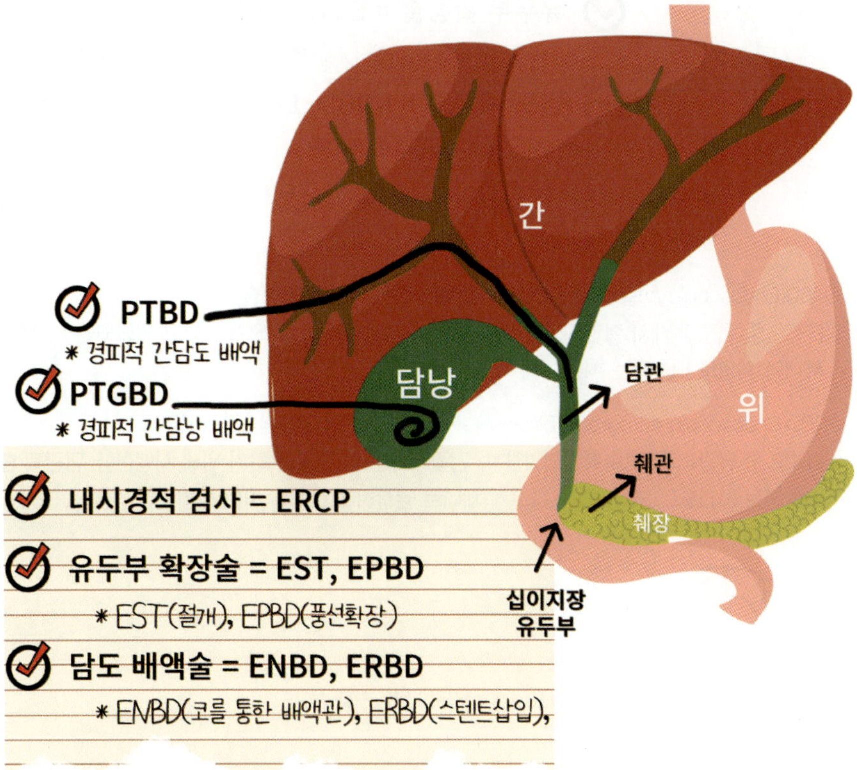

PTBD(Percutaneous transhepatic biliary drainage, 경피적간 담배액술)

: 경피적으로 피부를 직접 천자하여 간을 지나 담도에 직접 도달하여 담즙을 배액하는 시술. 결석이나 폐색으로 담즙 배출에 문제가 있는 환자에게 시행. 조영제를 주입하며 방사선 영상을 통해 배액관을 삽입하고 피부 밖으로 배액 bag을 유지하여 배액한다.

PTGBD(Percutaneous transhepatic gallbladder drainage, 경피적간 담낭배액술)

: PTBD와 마찬가지로 경피적으로 간을 지나 접근하여 담낭에 도관을 위치시켜 체외로 배액하는 시술. 담낭 결석과 같은 이유로 담즙 배액에 문제가 있거나 폐색이 있는 경우에 적용한다. PTBD와 PTGBD는 도관이 담낭에 위치하는지 담도에 위치하는지 차이이며 시술 방법과 과정은 비슷하다.

PTCS(Percutaneous transhepatic cholangioscopy, 경피적 간담도경)

: PTBD를 가지고 있는 환자에서 배액관을 통해 담도경을 삽입하여 담관 내부를 직접 눈으로 확인하면서 진단 및 치료를 하는 시술. 담도계의 악성 질환 또는 담석의 정확한 진단 및 치료에 이용한다.

PTBD & PTGBD 체크사항

- ✓ 조영제를 사용해야 하므로 최소 4시간 이상 금식을 유지하도록 한다.
- ✓ 조영제 알러지 유무를 확인하고 필요시 항히스타민제나 스테로이드제 투약과 같은 전 처치를 시행한다.
- ✓ 신기능 저하 환자도 조영제로 인한 신장 손상이 있을 수 있으므로 Acetylcisteine 투약과 같은 전 처치가 필요할 수 있다. 투석 환자라면 투석 스케줄을 조정하거나 추가 투석을 진행할 수 있다.
- ✓ IV 주입로 확보 및 KVO.
- ✓ 시술 중 필요시 진정제나 진통제가 필요할 수 있다.
- ✓ 시술 후 활력징후 모니터링이 필요하며 발열, 통증 등의 증상이 있는지 확인한다.
- ✓ 시술 후 배액관 삽입부위 출혈, 삼출물, 발적, 통증 등을 사정한다. 필요에 따라 진통제나 항생제를 투약할 수 있다.
- ✓ 배액 양상을 확인한다. 양, 색깔, 불순물 여부를 확인한다.
- ✓ 배액관이 막히거나 배액이 원활하지 않다면 의사와 상의 후 생리식염수 irrigation을 적용할 수 있다.
- ✓ 배액관 관리 방법을 환자와 보호자에게 교육하여 꺾이거나 빠지거나 막히지 않도록 한다.

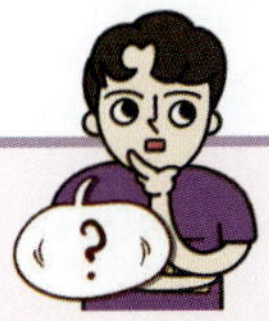

Bile bag 관리

* 담즙 주머니는 세균감염 예방을 위해 깨끗한 곳에 유지
* 배출된 담즙이 역류하지 않도록 항상 삽입부위보다 낮게 유지
* 연결 부위가 빠지거나 배액관이 꼬이거나 꺾이지 않도록 주의
  - → 빠지게 될 경우 재시술
  - → 움직이거나 일어날 때 Bile Bag을 짚고 일어나지 않도록 교육할 것
* 배액 주머니가 $\frac{2}{3}$ 이상 차면 비울 것
* 담즙의 양을 듀티마다 확인하여 줄거나 나오지 않을 경우 Notify

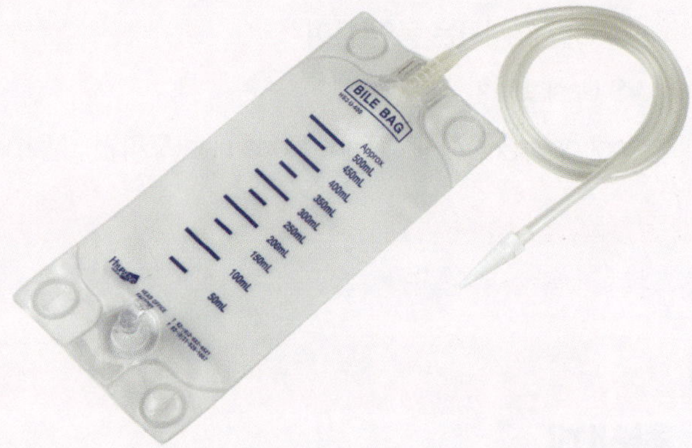

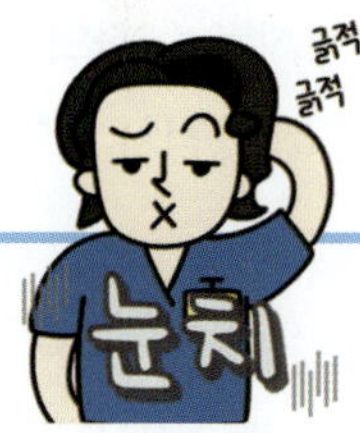

어쩔 때는 내시경적 담도 배액술, 어쩔 때는 경피적 간 담도 배액술… 어려워요

의사가 치료 방법을 결정하는 것처럼, 환자의 전반적인 건강 상태, 담낭 또는 담관의 위치, 협착의 정도, 의료진의 능력과 상황에 따라 내시경적, 경피적 배액술이 결정될 수 있다.
내시경적, 경피적 차이에 대해 이해해보자.

내시경적	장점: 침습적이지 않고 회복이 빠름 단점: 기술적인 어려움, 활력징후 불안정 시 위험도 상승
경피적	장점: 내시경적 방법보다 시술 간편 단점: 침습적이고 피부 절개 부위 감염 위험

담석증, 충수돌기염 환자 투약

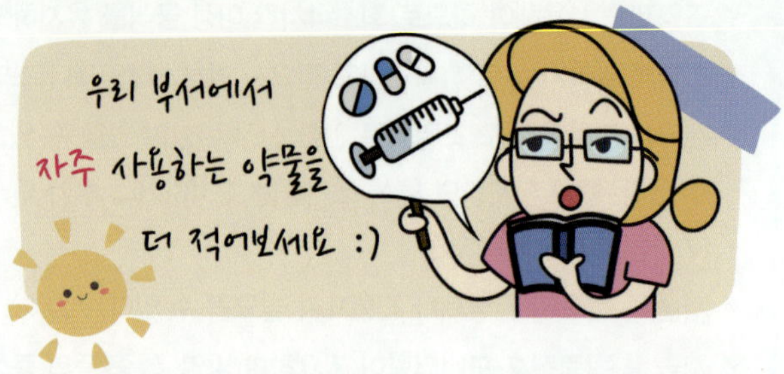
우리 부서에서
자주 사용하는 약물을
더 적어보세요 :)

1 수액

발열이나 설사로 인한 체액 손실과 전해질 불균형 교정을 위해 수액치료가 필요할 수 있다. 수술 자체로 인한 체액 손실 시 hydration을 위해 수액요법을 시행하기도 하며, 수술 전, 후로 경구 섭취가 불가능 할 때 TPN(완전비경구영양)을 공급해줄 수 있다.

▶ Hartmann & Dextrose, 5% Dextrose Fluid

▶ Normal Saline: Hydration 목적으로 사용

▶ Hartmann Solution: 수술 시 사용

▶ TPN 공급: Winuf(위너프), Smofkabiven(스모프카비벤) 등

- NPO를 유지하는 동안 투여

▶ V/S Unstable할 경우

- Inotropic(승압제) Infusion: Dopamine(도파민), Norpin(노르핀) 등

2 항생제

항생제는 환자의 상태에 따라 결정되며 검사 결과에 따라 변경되기도 한다. 일반적으로 Culture(배양 검사) 결과가 나오면 배양 검사 결과에 맞춰 항생제를 투약하지만 결과 보고 이전에는 예방적, 경험적 광범위 항생제를 투약한다.

▶ 상처감염 예방을 위한 항생제

- Cefa 2세대 항생제: Cefmino, Tetan Kit 등
- Cefa 3세대 항생제: Trison Kit, Ceftriaxone 등

▶ 감염 증상(Fever)에 따른 경험적 항생제: Citopcin(사이톱신), Tabaxin(타박신) 등

▶ 광범위 항생제: Maxipime(맥시핌) 등

- 합병증 예방 혹은 치료 등에 따른 항생제 선택
- 대상자 이상 발견 시 감염내과 협진 후 결과에 따른 처치 진행

3 기타약물

통증	- NSAID: Naproxen(낙센), Ibuprofen(브루펜), Ketorolac(케토락) - 비마약성 진통제: Tramadol(트리돌) - 마약성 진통제: Fentanyl(펜타닐), Morphine(모르핀), Oxycodone(옥시놈)
발열	- Acetaminophen: 타이레놀, 세토페인시럽 - Propacetamol: 데노간, 파세타 - 오한, 발한 완화: Tramadol(트리돌), Pethidine(페치딘)
진해거담제	- Mucopect or Ambroxol(로이솔) - Acetylcysteine(뮤테란) - Acebrophylline(설포라제) - Bromhexine(뮤코졸)
소화불량	**1. 위장운동 촉진제** - Trimebutine (트리메부틴정) - Metoclopramide(맥페란=macperan)) - Domperidone(돔페리돈정) - Cellulase(판크론=Pancron) - Mosapride(가스모틴=Gasmotin) - Itopride (가나칸= Ganakhan) **2. 위장관 가스 억제제** - Simethicone (판크레아틴)
출혈	**1. 지혈제** - Tranexamic acid(트라넥삼산) - Hemocoagulase solution (보트로파제= Botropase) - p-Aminomethyl Benzoic Acid (에스빅스=Esbix) **2. PPI(프로톤 펌프 억제제)** - pantoprazole (판토록= pantoloc) - Esomeprazole (넥시움=Nexium)
황달	- 간보호제(Hepatotonics): Ursa(Ursodeoxycholic acid - 간 & 담도 기능 개선제), Legalon(Milk-thistle - 간질환용제, Godex(adenine Hydrochloride) - Cholestyramine(콜레스티라민): 담즙산이 소장 내에서 재흡수되는 것을 막아 콜레스테롤을 이용한 합성을 도와줌. 담즙산과 콜레스테롤 감소에 효과적. 고지혈증 환자에게 투약하기도 한다.
소양감	- 항히스타민제: 페니라민(성분명 Chlorpheniramine), 지르텍(성분명Cetirizine), 알레그라(성분명Fexofenadine) - Cholestyramine(콜레스티라민)

담석증, 충수돌기염 환자 검사

1 혈액검사: 감염과 출혈, 빌리루빈

담석증으로 인한 담낭이나 담관의 염증과 충수돌기염은 혈액검사에서 염증이나 감염을 시사하는 혈액 검사 수치가 상승한다. 또한 수술 후에 지속되는 출혈이나 감염은 환자의 회복에 지장을 주고 심하면 패혈증, 쇼크와 같은 합병증을 유발할 수 있다. 단순 채혈에서 얻을 수 있는 감염과 출혈의 정보는 수술 전, 후로 꼭 필요한 데이터라 볼 수 있다.

Bilirubin

: 수명을 다한 적혈구가 대식세포에 의해 대사될 때 헤모글로빈의 분해 산물이다. 비장에서 대식세포에 의해 분해된 빌리루빈은 물에 잘 녹지 않는 간접빌리루빈(Indirect bilirubin) 형태인데 알부민과 함께 간으로 이동한다. 간세포에서 흡수한 간접빌리루빈은 쿨루쿠론산(glucuronic acid)과 결합하여 수용성인 직접빌리루빈(Direct bilirubin) 형태로 담관을 통해 소화관을 거쳐 배설된다. 간접빌리루빈의 증가는 용혈과 같은 비정상적인 적혈구 파괴를 의미할 수 있다. 직접빌리루빈의 증가는 담도 폐쇄와 같은 빌리루빈 배설 문제를 예상해볼 수 있으며 Total bilirubin의 상승은 간염과 같은 간기능 문제를 의미할 수 있다.

보통은 단독으로 검사하고 해석하기보다는 LFT(Liver function test) 검사에서 다른 수치들과 함께 확인하고 그 결과가 해석된다.

2 복부 X-ray

복부 단순 X-ray 검사는 복부 내 비정상적인 가스와 대변 유무 등을 확인할 수 있다. X-ray 상에서 공기는 검정색으로 지방은 회색으로 뼈는 흰색으로 보인다. 장기가 직접적으로 보이는 곳은 아니지만 공기와 액체 부분의 음영 차이를 통해 현재 상태를 추측해볼 수 있다.

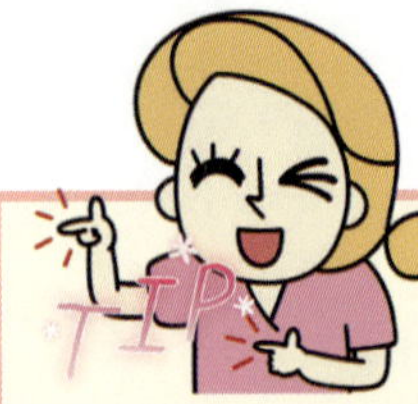

복부 X-ray로 얻을 수 있는 소화기계 정보

* 소화기계 내 많은 가스와 액체: 소화기계 통관 장애(소화불량, 장폐쇄 등)를 확인할 수 있다.
* 복강 내 공기: 소화기계 천공 등의 이유로 소화기계 가스가 복강 내로 새는 것을 의미한다.

3
Abdominal CT

CT(Computed tomography, 컴퓨터단층촬영술)는 몸의 단면을 연속적으로 촬영하는 기법이다. 단순 X-ray보다 고해상도의 이미지를 얻을 수 있다. 복부 CT는 조영제를 사용할 수 있고 사용하지 않고 검사할 수 있으나 알러지나 신장 기능 저하 등 조영제 사용에 어려움이 있는 것이 아니라면 조영제를 사용하는 것이 보다 다양하고 정확한 정보를 얻을 수 있다. 예상하는 질환을 진단하기도 하고 다른 질환과의 감별에도 유용한 검사다.

담석증 환자에서 CT는 담석을 직접 확인할 수 있으며 담낭이나 담관의 염증, 천공 유무를 확인할 수 있다.

충수돌기염의 진단에서 CT는 자주 사용되는 검사인다. 충수돌기의 염증 확인과 농양 형성 유무, 천공의 유무 등을 확인할 수 있다.

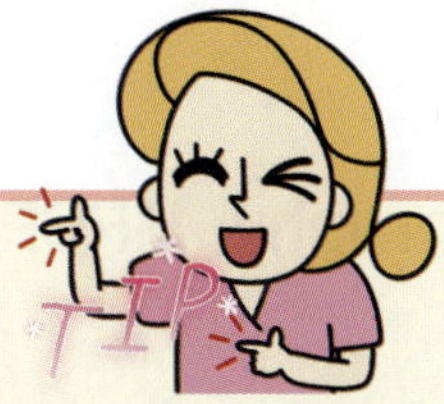

복부 CT로 얻을 수 있는 정보

* 액체, 공기, 출혈 등을 확인하여 위, 장관의 전반적인 정보를 얻으므로 질환의 진단과 현재 상태, 치료효과 판정과 같은 다양한 정보 수집.
* 농양, 낭포, 가성낭포, 혈종, 종양 등의 정보를 확인할 수 있다.
* 발견하지 못했던 악성종양을 찾아낼 수 있다.

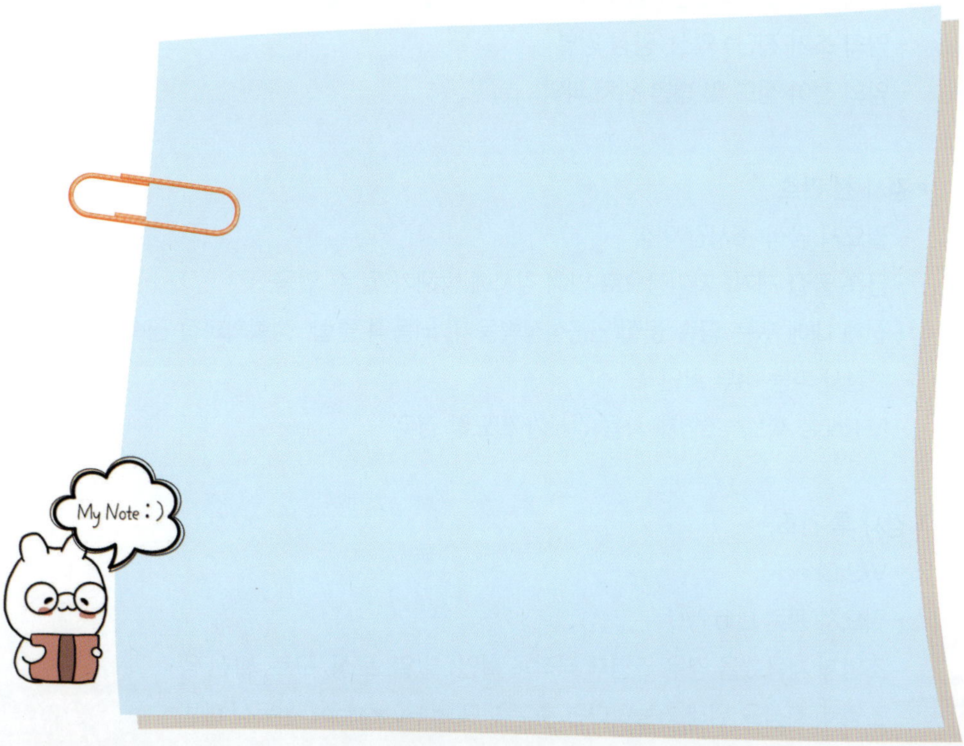

4 복부 초음파(Abdominal ultrasonography)

초음파 검사는 Probe(탐촉자)를 검사 부위 피부에 밀착시켜 초음파를 보내고 되돌아오는 초음파를 영상화하는 검사다. 복부 초음파는 복부의 주요 고형장기인 간, 췌장, 비장, 신장과 액체가 차 있는 담낭, 방광 등 검사할 때 우선적으로 선택한다.

담석증의 경우 담낭에 있는 담석은 거의 대부분 초음파 검사로 확인 가능하며 담관이나 간 내에 있는 담석은 검사 정확도가 떨어질 수 있다.

충수돌기염의 경우는 임신 가능성이 있는 여성이나 소아에게서 복부 초음파 검사가 유용하게 이용된다.

5 자기공명담췌관조영술(Magnetic resonance cholangiopancreatography, MRCP)

▶ 정의

- 큰 자석으로 된 기기 내 고주파를 발생시켜 인체 내 수소 원자핵을 공명시킴으로써 수소 원자핵을 함유한 조직의 생화학적 특성에 관한 정보를 얻는 검사
- 초음파, CT를 통해 간췌담도 병변 발견 시 더 정확한 진단을 위해 시행
- 조영제 부작용이 있는 대상자들에게 적용
- 그 외 조영제를 사용하여 영상을 더 자세하게 얻을 필요가 있을 때는 조영제 사용
- 대상자의 자세 변화 없이 인체를 다양한 방향에서 영상을 자유롭게 얻을 수 있다는 장점이 있음

▶ 적응증

- 조영제 부작용이 있는 대상자
- 간췌담도 병변의 진단: 담도암, 담낭암, 담도염, 담관 협착, 췌장암, 췌장 낭종, 전이암 등
- 암의 조기 진단: 악성, 양성 감별
- 암의 전이 정도 및 병변 위치 파악

▶ 검사 전 간호

- 필요시 금식: 6시간 이상
- 금속 물질 제거: 자기장으로 인해 검사에 방해가 될 수 있음
- 신체 내에 있는 금속 물질(인공심장박동기, 뇌동맥 클립, 정형외과적 금속삽입물 등)이 있을 경우 주치의에게 Notify : 검사 가능 여부 확인
- IV Route 확보: 조영제 사용 검사가 필요할 경우

▶ 검사 후 간호

- V/S Check
- 필요시 관련 Lab F/U
- 조영제 사용했을 경우 조영제 부작용 확인: 발열, 오심, 구토, 발진 등
- 조영제 희석을 위해 가능하다면 충분한 Fluid Hydration: 신독성 예방

6 간담도 스캔(Hepatobiliary scan)

방사성 콜로이드를 정맥주사한 후 간과 비장 안의 방사능 분포도를 스캐너로 기록하는 핵영상(Nuclear imaging) 기법. 총담관의 폐쇄와 급성 또는 만성 췌장염, 담즙누출, 담도폐쇄, 간기능 확인에 이용한다. 단독으로 진단에 사용하지는 않으며 초음파나 CT, 생검과 같은 다른 검사와 함께 확인한다.

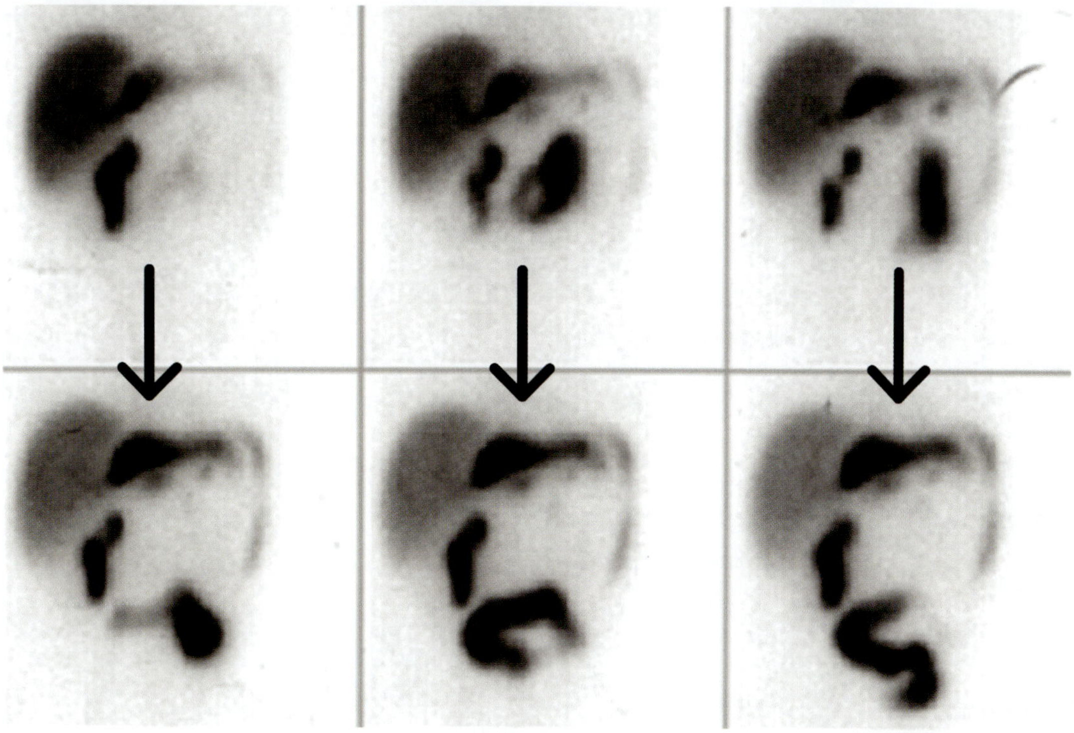

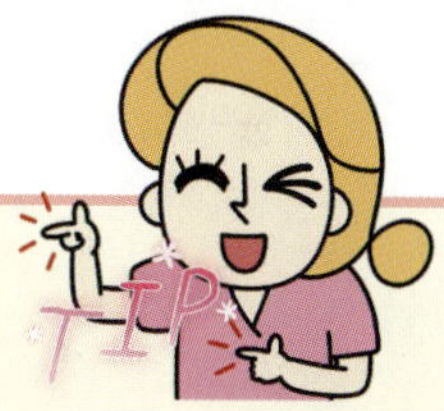

간담도 스캔은 무엇을 준비할까?

* 방사선 물질 투여를 위해 정맥주입로를 확보한다.
* 금식은 필요하지 않다.
* 임산부는 금기이며 수유부는 검사 후 최소 24시간 수유를 금한다.
* 방사선 동위원소 배출을 위해 주사 후 다량의 수분 섭취와 소변 배출을 권한다.
* 얼굴이 화끈거리거나 발열, 두통, 호흡곤란과 같은 부작용 증상이 있다면 즉시 알리도록 교육한다.

일반외과 수술 전/후 Check List

수술 전 확인사항

NPO	수술, 마취 종류에 따라 금식 여부와 금식 시간이 다를 수 있어 확인할 것
Permission	- 수술동의서 - 마취동의서 - 수혈동의서(수혈 가능성이 있는 수술의 경우에는 확인할 것) - 중환자실 입실 동의서(수술 후 중환자실 갈 가능성이 있는 경우)
OP Lab	- CBC(일반혈액검사), LFT(간기능검사), PT/aPTT(혈액응고검사), UA(소변검사) (1개월 이내 결과) - Viral Marker(바이러스 검사) - ABO Type(혈액형 검사) & Cross Matching(교차 적합시험 검사)
OP 관련 검사, 시술	- PFT(폐기능 검사): 60세 이상 - TTE: 고령이거나 기저질환이 있는 경우 - Chest X-ray, EKG(판독까지 완료할 것)
Skin Preperation	수술 종류와 부위에 따라 위치가 달라서 확인할 것 - Stomach: 복부 - Colon: 복부, 회음부 등
IV Route	20G 이상(바늘의 직경이 굵은 것을 뜻함) Keep
사전 교육	- 복대 준비 - Inspirometer(강화폐활량계) 교육
수술 부위 표시	진단명과 수술명, 부위를 확인하고 일치하는지 확인할 것
악세서리 확인	틀니, 머리핀, 안경, 속옷, 보청기, 메니큐어, 네일(매니큐어,패디큐어) 등 확인
약물	수술 전 반드시 복용해야 하는 약물이 있다면 확인 후 의사와 상의, 복용 여부 결정할 것 - 고혈압 약물 - 심장질환 약물 - 항경련제 - 갑상선 호르몬제 - 당뇨약 - 항응고제: 수술 1주일 전부터 중단

수술 후 확인사항

대상자 상태 파악	- 의식 수준 확인: 마취로 인해 명료하지 않을 수 있기에 보호자에게 교육할 것 - 필요시 Patient Monitoring & O_2 apply
대상자 주변 확인	- IV Route: Function 상태, 주변 발적 여부 등 - C-line: Dressing 상태, Function 상태 등 확인 - A-line: Dressing 상태, Function 상태, 유지 여부 의사에게 확인하기 - IV PCA: 대상자에게 사용 방법 교육, 작동 여부 확인 - Urine: 대장 수술의 경우 인접장기인 방광 Leakage(누출) 확인을 위해 인디고카르민 주입으로 소변색이 파란색으로 관찰될 수 있음
수술 부위	- Dressing 상태 - 봉합 상태 - Oozing, Discharge, Bleeding 등 확인 - 수술 부위 관련 보호자, 대상자 설명: 복강경, 복부절개에 따라 설명할 것
배액관	배액관 관리 설명 - 내용물을 임의로 비우지 말 것 - 배액량이 많거나 색깔이 변할 경우 알릴 것 - 배액관 부위 통증 있을 시 알릴 것
식이	금식 유지와 먹을 수 있는 음식의 종류, 식이 순서 등 설명
I/O check	수술 후 나타날 수 있는 부작용 등을 확인하기 위함
폐렴 예방	심호흡, 기침, 조기이상, 객담배출 등 설명

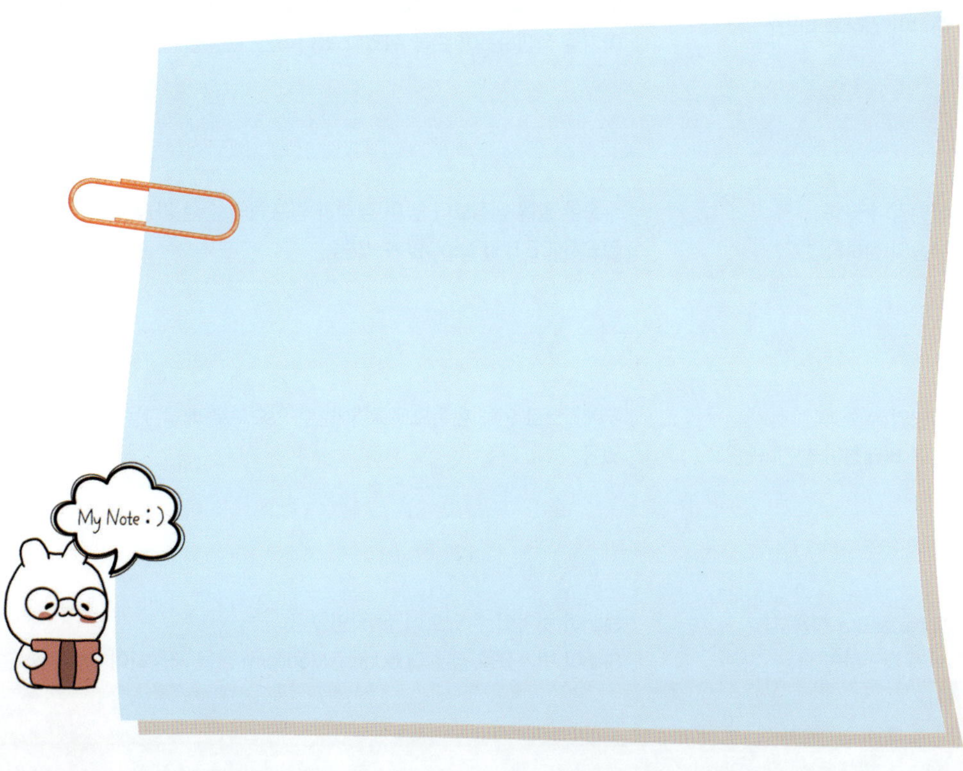

*

일반외과 간호사's 노하우

대상자 사정

대장암 수술에 따른 대변 양상이 다르다고?	우측대장절제술 – 설사, 무른 변 (수분 흡수가 되지 않기 때문) 좌측대장절제술 – 변실금, 잦은 배변, 시원하지 않은 배변
담석증 대상자는 피부 증상도 살펴야 한다고?	피부 가려움증도 동반될 수 있으니 함께 확인할 것
충수돌기염 대상자의 복부가 딱딱한 느낌이 든다면?	만졌을 때 딱딱한 느낌이 들거나 복부의 강한 통증을 호소한다면, 복막염을 의심할 수 있음
유방암 수술 시 겨드랑이 쪽의 림프절 절제술을 시행했다면?	수술한 쪽으로는 혈압 측정, 채혈은 하지 않는 것이 좋음 → 림프절 절제술로 인해 부종이 잘 생기며 부종 유발 시 호전되는데 오래 걸림
유방암 대상자 수술 후 저림 증상이 있다고 하면?	림프절 순환장애로 인해 감각 이상이 발생할 수 있음 압박스타킹을 팔에 적용하면 효과를 볼 수 있음 아기들 잼잼하듯이 손을 쥐었다 폈다 하는 운동을 하는 것도 좋은 방법이니 교육
유방암 수술 후 부종이 심하다면?	수술한 팔을 심장보다 높여 정맥과 림프액의 순환 가능성을 높여줄 수 있음 필요시 ICE Bag apply할 수 있음
유방암 수술 후 유방 비대칭이 생긴다면?	무게감으로 인해 한쪽으로 치우칠 수 있으므로 배액관을 수술 받은 반대쪽으로 고정하여 방지할 수 있음
Surgical Bra 착용 시 미리 확인하면 좋은 것은?	Skin이 벗겨질 수 있으니 잘 확인할 것 Skin이 벗겨졌을 경우 Duoderm, Mediform 등을 사용하여 Dressing 할 것

약물

오심, 구토가 심한 대상자에게 진정제 처방을 할때는?	오심, 구토를 줄이기 위해 수면제, 진정제를 줄 수 있으나 수술 당일은 사용하지 않는 것이 좋기 때문에 담당의에게 수술 당일임을 함께 Notify해야 함
수술 후 PCA (자가통증조절장치)를 하고 있는 대상자 중 오심, 구토가 심하다고 한다면?	PCA 용량을 조절하거나 중단 및 폐기하도록 한다. 왜냐하면 마약성 진통제이기 때문에 장마비의 원인이 될 수 있기 때문이다.
통증이 심한 대상자가 진통제를 자주 요구한다면?	PRN 진통제 처방을 여러 개 담당의에게 Recommend 하여 받도록 함 하지만, 여러 진통제를 통해 조절을 하였는데도 통증 호소가 지속될 경우 Dr. Notify하여 다른 종류의 진통제를 사용하거나 PCA 용량 조절 등이 이루어질수 있음

기타

고령 대상자의 수술 준비는 다른 검사가 추가로 날 수 있다?	수술 전 검사로 필요시 심장초음파, 폐기능 검사도 같이 시행하는 경우가 있음 심장내과, 호흡기 내과, 기타 기저질환(고혈압, 당뇨 등) 관련 협진 F/U 할수 있음
담석 제거술 시행의 타이밍은?	PTGBD & PTBD Insert된 상태에서 하거나 Insert할 때 같이 시행하는 경우도 있음. 그래서 담석제거술을 하고 왔는데도 간호사가 모를 수도 있으므로 반드시 검사와 동시에 진행되었는지를 확인해야함
복강경 수술 후 어깨통증이 있을 수 있다고?	복강경 수술 시 복강 내 공간 확보를 위해 이산화탄소를 주입함 수술이 끝난 후 가스를 최대한 제거하지만 복강에 남은 잔여가스가 Ambulation할 때 위로 올라와 빠져나오면서 어깨 통증이 발생하므로 Ambulation을 꾸준히 하면서 시간이 지나면 나아질 것이라고 설명할 것
일반외과의 질환별 대상자의 식이는?	위, 대장질환 대상자 → SNPO → SOW → LD → SD → GD 충수돌기염, 담석증, 유방질환 대상자 → SNPO → SOW → SD → GD

일반외과 대상자's 궁금증

대상자 사정

수술 후 Diet(식이) 변경 원하는대로 왜 안해줘요?	- 의사 판단에 따라 식이가 처방이 되기 때문에 대상자의 의견을 의사에게 전달하겠다고 대상자에게 설명하며 Notify 후 의사의 의견을 다시 한번 대상자에게 전달하여 충분히 이해할 수 있도록 할 것 - 회진 시 대상자에게 직접 물어보도록 설명하는 것도 하나의 방법
NPO(금식)가 왜 이렇게 길어지는 거죠?	NPO 부분은 간호사가 결정할 수 있는 부분이 아니기 때문에 X-ray, 대상자 상태 등을 자세하게 설명해주고 이유를 충분히 이해할 수 있게 설명한 뒤 추가적인 사항은 회진 시 혹은 의사 면담을 통해 듣는 것이 낫다 라고 설명을 함
수술 하고 나서 진통제를 먹어도 계속 아픈데 뭐가 잘못된 것 아닌가요?	회복 기간이고 수술한 지 얼마 되지 않았기 때문에 발생할 수 있는 통증에 대해서 공감하며 좋아질 수 있다 격려하고 PRN으로 조절한 후 PRN으로 조절이 되지 않을 경우 다른 종류의 진통제를 사용하기 위해서 의사와 상의하여 투여 후 이후에도 조절이 되지 않을 경우 마약성 진통제 Patch를 적용하는 경우도 있음
배액관 연결 부위(Drain insert Site)가 아픈데 괜찮은 건가요?	- 확인한 후 문제가 없다면 배액 되는 과정을 대상자 입장에서 이해할 수 있도록 설명하고, 제거된 후에는 괜찮을 수 있다 격려 해줌 - 필요시 의사에게 Notify하여 진통제 투여
Gas out이 계속 안되는건 무슨 문제가 있는거 아니죠?	- Ambulation(거동, 보행)을 유도하고 좋아질 수 있다고 격려함 - PCA(자가통증조절장치)로 인해 장기능이 저하되어 그럴 수 있음을 설명하고 통증이 심하지 않을 경우 Clamp(잠금)하고 Gas Out 되면 Open(열기)하도록 함
압박스타킹하고 누워 있으니까 너무 답답하고 힘들어요.	압박스타킹에 대한 필요성(혈전 예방, 부종 예방, 혈액순환 도와줌 등)을 충분히 설명하며 많이 걸어 다니면 벗어도 된다고 교육
물마시거나 침만 삼켜도 목이 계속 아파요.	수술 시 기도 삽관으로 인한 통증이라 설명하고 따뜻한 물을 먹을 것을 권유 통증 지속 시 진통제 투여, 심할 경우 ENT(이비인후과) 협진

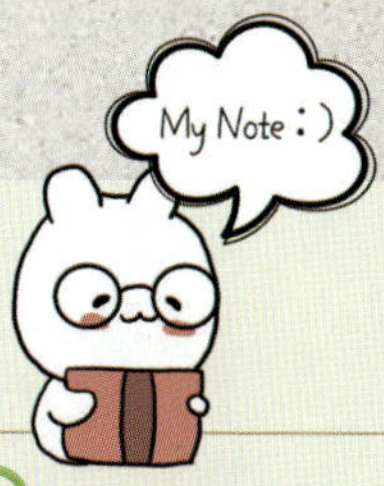
My Note :)

Orthopedics
정형외과

정형외과 주요 의학 용어

감각: Sensory
감각이상: Abnormal Sense
강직: Ankylosis or Rigidity
고열: High Fever
괄약근: Sphincter
근력: Motor Power
기관삽관: Intubation
멍: Contusion
목통증: Neck Pain or Cervicodynia
미열: Mild Fever
발적: Redness
방사통: Radiating Pain
배양 검사: Culture
부종: Edema
삼출물: Oozing or Discharge
상처 배양 검사: Wound Culture
상처: Wound
상처감염: Wound Infection
수술 고위험군: High OP Risk
수술 부위: OP Site
수혈: Transfusion
순환: Circulation
열: Fever
염증 관련 지표 검사: ESR, CRP
의식: Mental
의심진단: Rule Out, R/O
인공호흡기: Ventilator
저림: Numbness
지남력: Orientation
진통제: Analgesic
청색증: Cyanosis
체위변경: Position Change
추간판 탈출: Herniated Intervertebral Disc
출혈: Bleeding
통증: Pain
항문괄약근: Anal Sphincter
항생제: Antibiotics, Anti
해열제: Antipyretic Drug
허리통증(= 요통): Back Pain
혈전증: Thrombosis
CBC: 일반혈액검사
Clamping: 잠금
CSF Form: CSF(뇌척수액)와 같은 배액 양상(묽다는 의미로 사용됨)
CSF: 뇌척수액
DM Foot: 당뇨병성 족부질환, 당뇨발
DRE: Digital Rectal Examination(직장수지검사)
Dressing: 소독
Elevation: 거상(부종 부위를 높여주는 것)
I/O: 섭취량과 배설량
Ice Bag apply: 얼음찜질
Lab: 혈액검사
Log Rolling: 통나무 굴리기
Oozing: 삼출물
Remove: 제거
Tachycardia: 빈맥
Wound Culture: 상처배양 검사

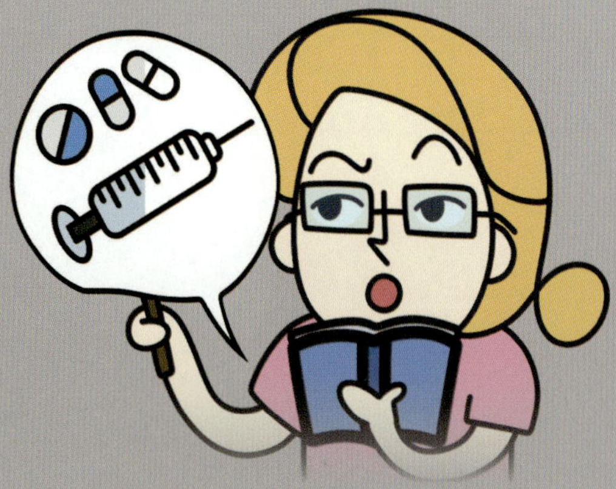

Vertebral disease

척추질환

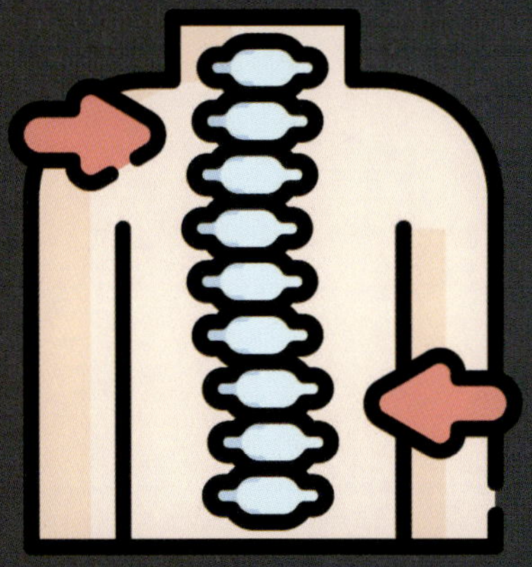

척추질환 - Why Algorithm 알고리즘 사고력 기르기

1. 척추질환 관련 문제 증상

척추 질환 환자는 척추 내 신경 구조물(척수, 신경근)이 압박되거나 손상되기 때문에 다음과 같은 다양한 신경학적 증상이 나타난다.

- **방사통(Radiation Pain)**: 척추에서 시작하여 팔, 다리 등으로 뻗어나가는 통증이다. 척추 신경근(nerve root)이 압박되거나 염증이 발생하여 신경근이 지배하는 영역으로 통증이 전달된다.
- **사지 마비(Paralysis)**: 팔, 다리 등 사지의 운동 기능이 완전히 또는 부분적으로 상실된 상태. 척수(spinal cord)가 심하게 압박되거나 손상되어 운동 신호 전달이 차단.
- **저림(Numbness) or 감각 이상(Sensory Disturbance)**: 팔, 다리, 손, 발 등에 감각이 둔해지거나 저리는 느낌, 따끔거림, 화끈거림 등 비정상적인 감각. 척수나 신경근이 압박되어 감각 신호 전달이 방해를 받아 발생.

경추 질환	목, 어깨, 팔, 손가락으로 증상 발생
요추 질환	허리, 엉덩이, 다리, 발가락으로 증상 발생

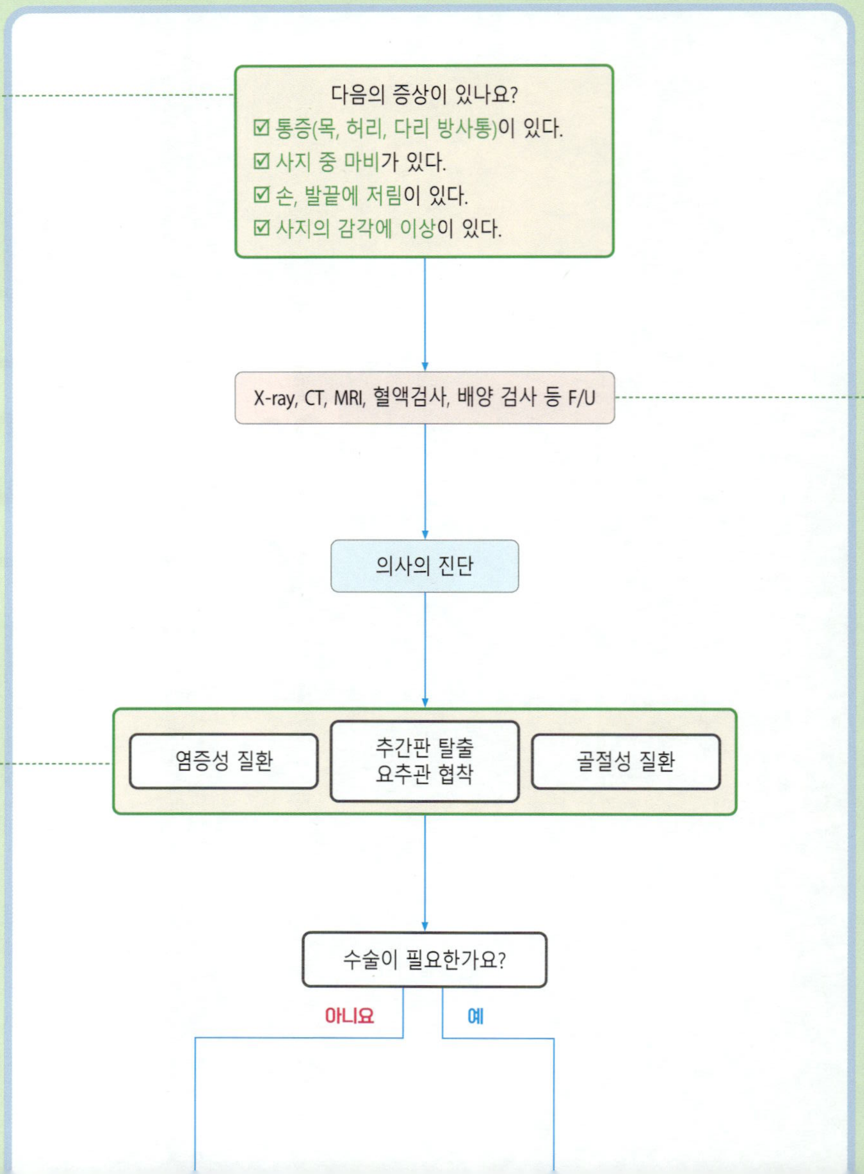

2. 척추질환 선별 검사

척추 질환은 다양한 원인과 증상으로 나타나므로 정확한 진단을 위해 여러 가지 검사를 시행한다.

1. X-ray(X선 촬영)
   - **목적**: 척추의 정렬 상태, 뼈의 변형, 골절, 탈구 등을 확인하는 검사
   - **특징**: 비교적 간단하고 저렴하며 빠르게 결과를 확인할 수 있지만, 연부 조직(디스크, 신경 등)의 이상은 확인하기 어렵다.
   - **적용 상황**: 척추 골절, 척추측만증, 척추 전방 전위증 등 뼈의 이상이 의심될 때 시행.

2. CT(Computed Tomography, 컴퓨터 단층촬영)
   - **목적**: 척추 뼈, 디스크, 신경, 척수 등의 단면 영상을 얻어 척추 질환의 정확한 위치와 범위를 파악하는 검사
   - **특징**: X-ray보다 더 자세한 정보를 얻을 수 있지만, 방사선 노출이 있으며 MRI보다 연부 조직의 구분이 덜 명확하다.
   - **적용 상황**: 척추 골절, 척추관 협착증, 디스크 탈출증, 척추 종양 등이 의심될 때 시행.

3. MRI(Magnetic Resonance Imaging, 자기공명영상)
   - **목적**: 척추 뼈, 디스크, 신경, 척수, 인대, 근육 등 연부 조직의 상세한 영상을 얻어 척추 질환을 진단하는 검사
   - **특징**: 방사선 노출이 없고 연부 조직의 구분이 명확하여 척추 질환 진단에 가장 유용한 검사. 하지만 검사 시간이 길고 비용이 비싸다.
   - **적용 상황**: 디스크 탈출증, 척수 종양, 척수염, 척수 손상, 척추 감염 등 연부 조직 이상이 의심될 때 시행.

3. 수술적 치료의 결정

척추 질환 관련 증상과 검사로 병명을 진단받은 후에는 치료를 결정하게 된다. 각 질환에 대한 수술적 치료가 필요한 순간에 대해 알아보자.

1. 염증성 척추질환(Inflammatory Spinal Diseases)
   - **강직성 척추염(Ankylosing Spondylitis)**: 척추 변형이 심하거나 약물 치료에 반응하지 않는 심한 통증 및 기능 장애가 있는 경우 수술 고려
   - **척추 감염(Spinal Infection)**: 항생제 치료에 반응하지 않거나 신경학적 손상이 진행되는 경우 수술 고려

2. 추간판 탈출증(Herniated Intervertebral Disc) & 요추관 협착증(Lumbar Spinal Stenosis)
   - **보존적 치료 실패**: 4-6주 이상의 약물치료, 물리치료 등 보존적 치료에도 불구하고 통증이 지속되거나 악화되는 경우
   - **신경학적 결손 발생**: 하지 마비, 감각 이상, 배뇨/배변 장애 등 신경학적 결손이 발생하거나 악화되는 경우
   - **마미총 증후군(Cauda Equina Syndrome, CES)**: 척추마취 후 합병증의 하나로, 마미신경(Cauda Equina) 압박으로 인한 심각한 신경학적 손상이 의심되는 경우 응급 수술 필요
   - **일상생활에 심각한 지장**: 보행 장애, 삶의 질 저하 등

3. 골절성 질환(Spinal Fracture)
   - **불안정성 골절**: 척추의 안정성을 위협하는 골절로, 신경 손상 위험이 높은 경우 수술 고려
   - **신경 손상 동반 골절**: 척수 또는 신경근 압박으로 인한 신경학적 손상이 동반된 경우 수술 고려
   - **보존적 치료 실패**: 보존적 치료에도 불구하고 통증이 지속되거나 악화되는 경우

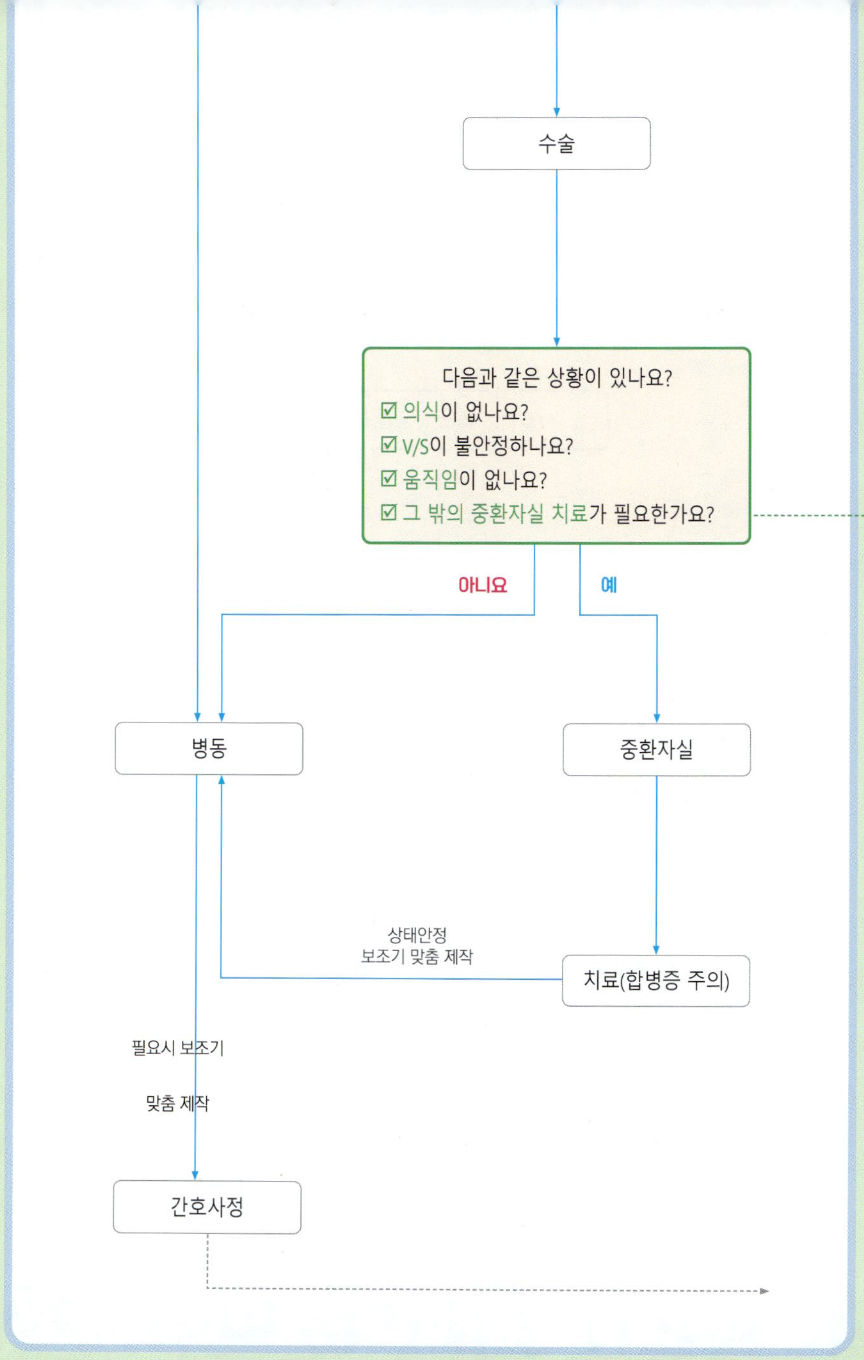

4. 혈액 검사 & 배양 검사
   - **목적**: 염증 수치(ESR, CRP), 류마티스 인자, HLA-B27 등을 확인하여 척추 질환의 원인을 파악하고 감염 여부를 확인.
   - **특징**: 척추 질환 자체를 진단하기보다는 원인 질환을 감별하고 치료 방향을 결정하는 데 도움을 준다.
   - **적용 상황**: 척추 감염(농양, 결핵 등), 염증성 척추 질환, 류마티스 질환 등이 의심될 때 시행.

4. 수술 후 관리

척추 수술 후 핵심 증상

- **의식수준**: 수술 중 마취나 진정제 사용 등으로 수술 후 마취에서 잘 회복되는지, 의식저하가 있는지 확인이 필요
- **활력징후(Vital Sign)**: 출혈, 감염, 혈전 등의 합병증 발생 시 혈압, 맥박, 호흡, 체온에 변화가 나타날 수 있음
- **움직임(마비) 확인**: 수술 중 신경 손상, 척수 부종, 혈종 등으로 인해 운동 기능 저하 또는 마비 발생 가능
- **중환자실 케어**: 신경학적 증상(의식 수준 저하, 마비, 감각 이상 등)의 악화나 활력징후가 불안정할 경우 중환자실에서 집중 케어를 받을 수 있음. 이들 증상은 환자의 기저질환에 따라 그 위험성이 올라가므로 과거력 필수 확인 필요

척추질환 - Why Algorithm 알고리즘 사고력 기르기

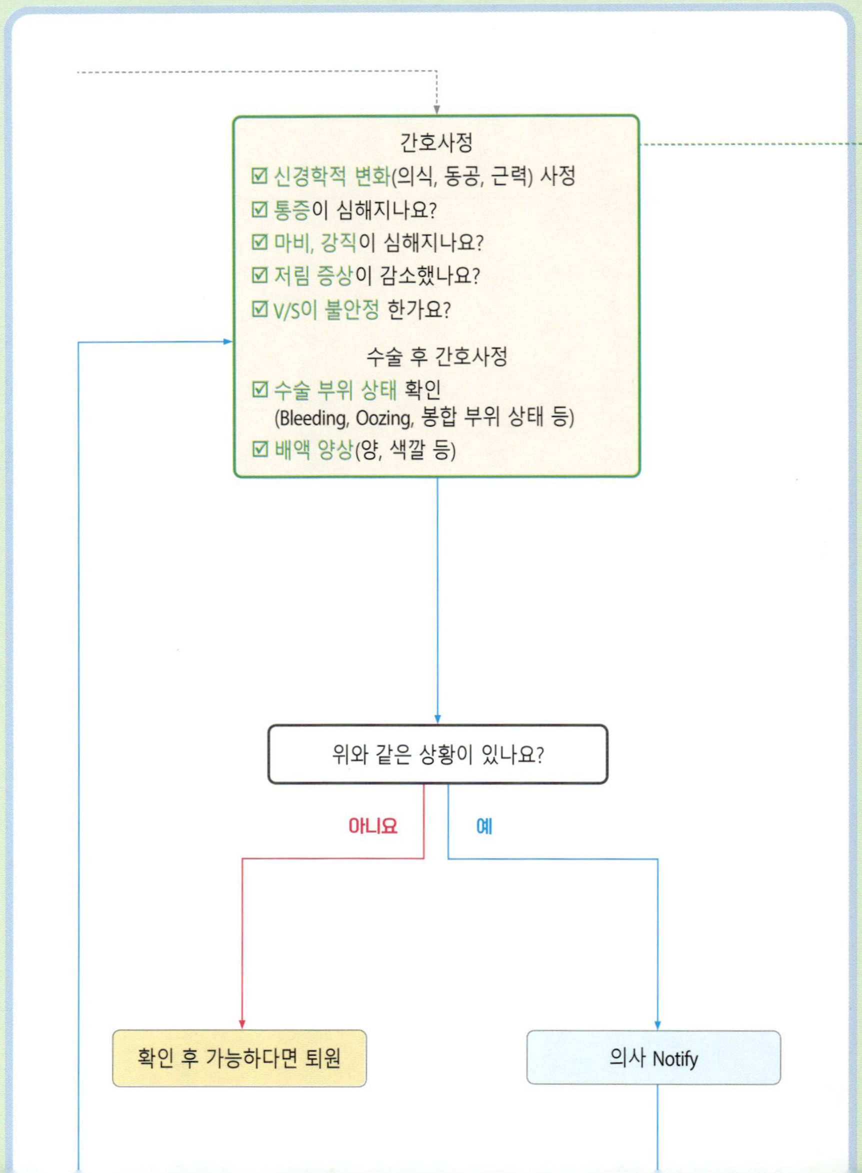

5. 척추 질환 환자 공통 간호

척추 질환 환자에게 놓치지 말아야 할 공통 간호 항목에 대해 알아보자

1. 신경학적 변화(의식, 동공, 근력) 사정:
   앞서 학습한 기본적인 신경학적 평가를 수행하고, 수술 후 마취 회복과 관련하여 환자의 신경학적 변화가 수술 이전과 동일한지 확인이 필요

2. 통증(Pain):
   척추 질환으로 보존적 치료나 수술을 받는 환자들의 주요 호소 증상은 바로 통증이다. 조절되지 않는 통증은 불안, 우울, 수면 장애 등을 유발할 수 있다. 특히 수술 후 통증은 수술 부위의 출혈, 감염 등 합병증과 관련되며, 신경 손상의 합병증 일 수 있다.

3. 마비(Paralysis), 강직(Spasticity), 저림증상(Numbness/Tingling):
   척추 질환의 주요 증상은 신경 압박이나 손상이며, 이와 연관된 흔한 증상이 마비, 강직, 저림증상이다. 일반적으로 수술 후 관련 증상은 감소되는데, 수술 중 척수나 신경근 손상 발생 시 마비, 강직, 저림 증상이 심해질 수 있다. 해당 증상들의 변화는 수술 후 신경 회복과 관련있을 수 있으므로 정확하게 평가하고 매일 반복 평가한다.

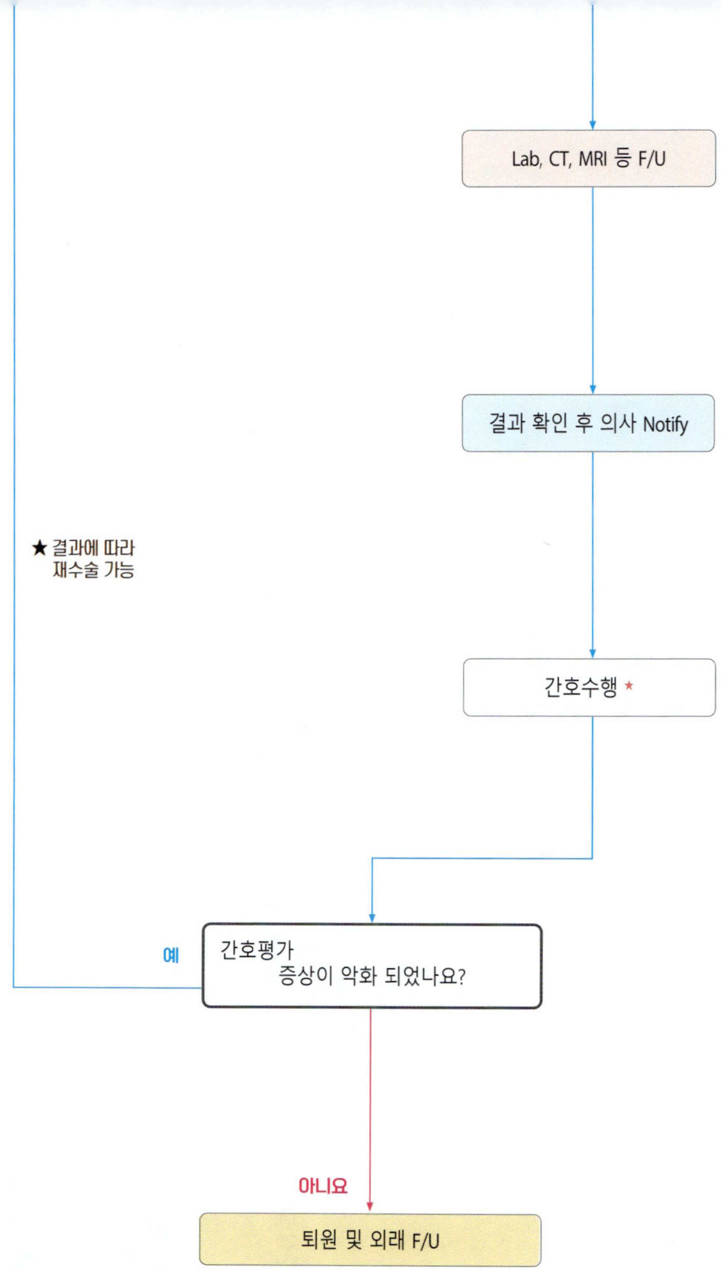

4. 신경외과 수술 후 관리:

- **수술 부위 상태 확인**: 감염, 출혈, 부종 등 합병증 발생 여부를 조기에 발견하고 적절한 치료를 제공하기 위함.
- **배액 양상 확인**: 뇌척수액 누출, 출혈 등 합병증 발생 여부를 파악하고 배액량, 색깔, 성상 등을 관찰하여 환자 상태 변화를 예측할 수 있음

공통 간호사정 & 수행

"척추질환 환자에서 이것만큼은 꼭 확인!"

1 방사통(Radiation Pain) & 저림(Numbness/Tingling)

방사통과 저림 증상은 척추 신경(Spinal nerve)이 압박되거나 자극될 때 발생하며, 환자의 일상생활에 큰 불편을 초래할 수 있다.

간호사정 & 수행

간호사정	간호사정 방법
통증 양상 확인	- 강도: 0점에서 죽을 만큼 아픈 10점 사이 몇 점인가요?(NRS scale이용) - 위치: 아픈 위치를 짚어보세요 - 양상: 콕콕 찌르듯이 / 묵직하게 / 쥐어짜게 아픈가요? 어떻게 아픈가요? ➡ 방사통의 특징은 날카롭거나 찌르는 듯한 통증 - 빈도: 한번씩 아픈가요 계속해서 아픈가요?(간헐적/지속적 확인). 재채기 할 때 아픈가요? 허리를 굽힐 때 아픈가요? - 수술 부위가 아프세요?
저림 증상 확인	- 손끝, 발끝 부위가 저리나요? 찌릿찌릿 하나요? - 저리면서 통증이 발생하나요? - (수술 후) 신경이 회복되면서 나타나는 느낌이에요 ➡ 저림 증상이 더 심해지지 않는지 변화를 감별하는 것이 중요

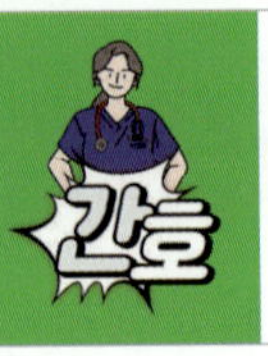

- ▸ 온찜질, 냉찜질, 마사지가 통증 경감에 도움이 됨
- ▸ 올바른 자세 교육: 신경근이 압박될 수 있는 자세를 취하고 있지 않은지 확인(양반다리를 금지하고 의자에 앉는 자세를 권장)

예상되는 처방

- ▸ **진통제 투약**: Tylenol(Acetaminophen), Tridol(Tramadol), Opioid(마약성진통제)
- ▸ **신경병증성 통증 치료제 투약**: Gabapentin(뉴론틴), Pregabalin(리리카), Duloxetine(심발타)
- ▸ **근육 이완제 투약**: 중추성 근이완제 - Methocarbamol(메토카르바몰, 카르몰정), Baclofen(바클란정, 바라파정, Tizanidine(티자리드정), Cyclobenzaprine(벤자민정)
- ▸ **중증 방사통에 대한 신경차단술**(Nerve root block)

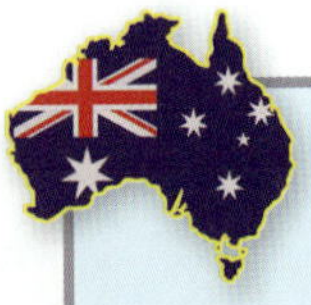

척추질환의 경우 하지 통증(Sciatica, 좌골신경통)도 적극적 관리가 필요해요. 은근히 많은 disc protrusion(추간판탈출증) 환자들이 좌골신경통을 호소하며 삶의 질 저하를 경험한답니다. 호주에서의 예상되는 처방은 paracetamol(=Acetaminophen, 타이레놀), Ibuprofen(뉴로펜), 물리치료(physiotherapy), 척추 교정 치료(chiropractic therapy)가 있습니다.

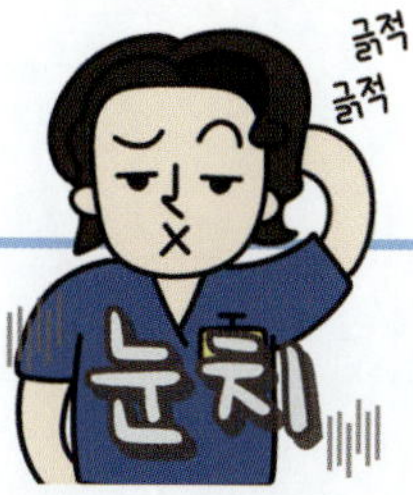

"더마텀이라고 주치의가 환자를 진찰해보던데.. 그게 뭘까요..?"

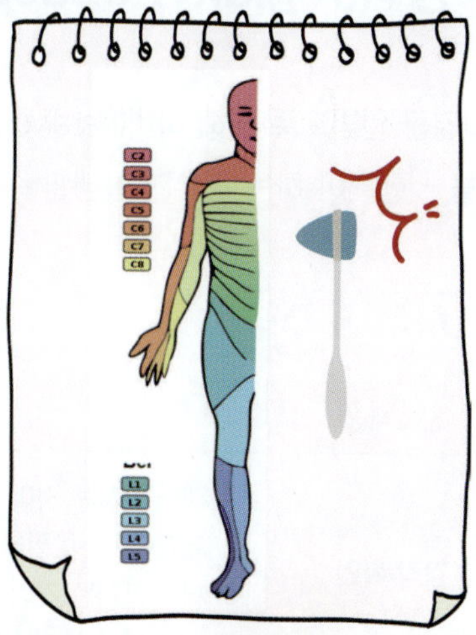

Dermatom(피부분절)은 하나의 척수신경(spinal nerve)이 지배하는 피부 영역을 의미한다. 각 척수신경은 특정 피부 영역의 감각을 담당하며, 이러한 피부 영역들이 지도처럼 연결되어 있는 것을 dermatome map(피부분절 지도)이라고 한다.

Dermatome map은 척수신경의 분포를 시각적으로 나타낸 그림으로, 각 dermatome은 해당 척수신경의 이름(예: C5, T4, L1)으로 표시된다. Dermatome을 정확히 이해하고 활용함으로써 환자의 신경학적 상태를 정확하게 평가하고, 적절한 간호를 제공할 수 있다

- 간호사가 Dermatome을 이해하면 좋은 이유

1. **신경학적 평가 가능**: Dermatome은 신경학적 검사의 중요한 도구로, 특정 dermatome의 감각 이상은 해당 척수신경의 손상을 의미할 수 있다. 예를 들어, C5 dermatome의 감각 저하는 C5 척수신경의 압박이나 손상을 시사한다.
2. **보다 적절한 통증 평가**: 환자의 통증 부위를 dermatome map과 비교하여 통증의 원인을 파악하는 데 도움을 줄 수 있다. 예를 들어, 환자가 L5 dermatome을 따라 통증을 호소한다면 L5 척수신경 압박으로 인한 통증을 의심할 수 있다.

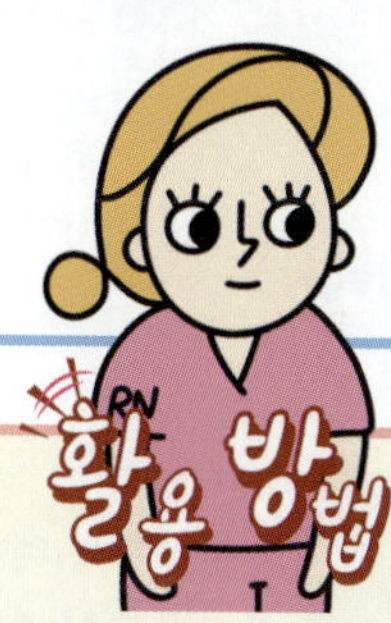

"L5 root block을 받은 환자분께서 새끼발가락 저림 증상이 없어졌다고 신기해한다면? 요추 5번 신경에 정확히 주사가 들어갔기에 발가락 저림증상이 좋아진거예요~ 라고 설명한다면 보다 신뢰적 관계 형성!"

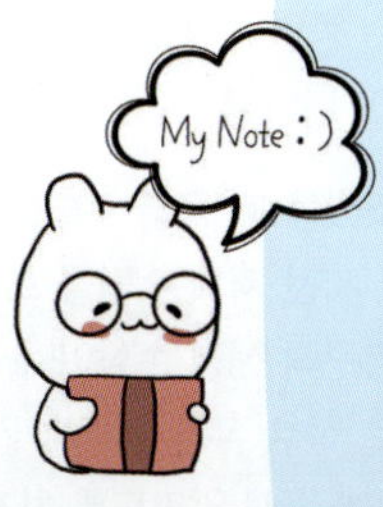

2

신경학적 증상(Neurological Symptom)
: 마비(Paralysis), 감각 이상(sensory disturbance), 강직(Rigidity, Spasticity)

신경근 압박으로 인해 마비(Paralysis) 및 강직(Spasticity)과 같은 신경학적 증상을 경험할 수 있고, 정도에 따라 응급으로 수술을 시행해야 하는 경우가 발생할 수 있다.

간호사정 & 수행

간호사정	간호사정 방법
감각 확인	- 제가 만지는 것이 느껴지나요 - 제가 어느 쪽 팔을 만지고 있나요?(양쪽 감각 차이 확인) - 제가 만지는 것이 어느 부위까지 느껴지는지 표현해보세요 ➜ 척추손상 대상자는 감각 사정이 중요함(신경 회복과도 연관성 있음)
마비, 강직 확인	- 움직일 수 있으세요?(어느 정도까지 움직일 수 있는지 확인) - 사지가 딱딱히 굳는 듯한 강직 증상이 있는지 확인 - 척수 손상(Spinal cord injury)이 있을 때 배뇨곤란 증상이 나타날 수 있음. 뇌에서 방광으로 전달되는 신경 신호를 척수가 담당하므로, 척수 손상 시 요실금이나 배뇨 지연과 같은 문제 증상이 나타날 수 있음. 응급 수술이 필요함

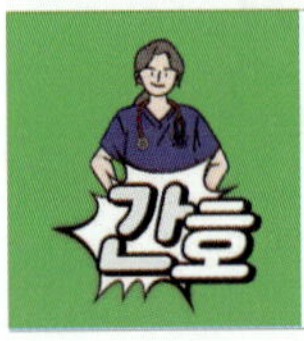

- ▸ **관절 구축 예방**: 수동적 관절 운동, 스트레칭 격려
- ▸ **마비 증상 변화 관찰**: 마비 증상의 변화는 치료 경과를 나타내는 증상이므로 매일 평가하는 것이 필요
- ▸ **낙상 예방**: 부분 마비가 있는 경우 낙상 예방활동 필요

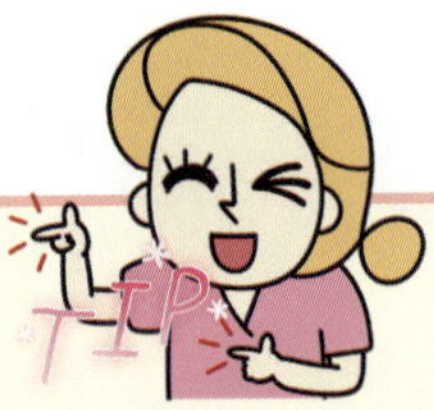

마비(Paralysis)의 종류

마비는 뇌 또는 척수의 운동 신경 손상으로 인해 근육의 수의적 움직임이 불가능한 상태를 말한다. 마비 정도에 따라 다양하게 분류된다

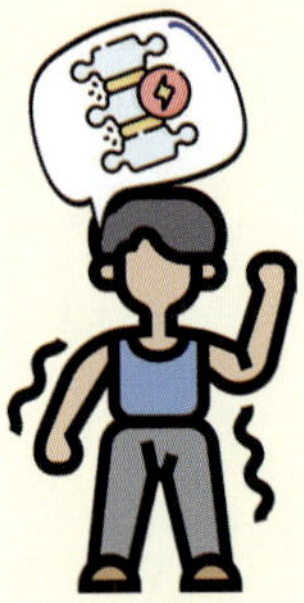

* **완전 마비(Complete paralysis)**: 근육 움직임이 완전히 불가능한 상태
* **부분 마비(Partial paralysis)**: 근육 움직임이 약화된 상태
* **단일 신경 마비(Monoplegia)**: 한쪽 팔이나 다리에만 마비가 나타나는 상태
* **반신 마비(Hemiplegia)**: 몸의 한쪽 전체(팔, 다리, 얼굴)에 마비가 나타나는 상태
* **사지 마비(Quadriplegia/Tetraplegia)**: 양쪽 팔과 다리 모두에 마비가 나타나는 상태

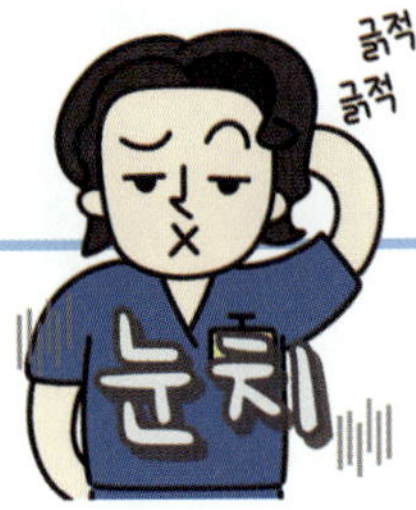

"마비 증상이 있는 것 같다고 노티했는데, 의사가 와서 보더니 지금 당장 응급 수술 해야 된다고 하더라구요…"

- 외상성 척수 손상(Traumatic Spinal Cord Injury)
- 마미총 증후군(Cauda Equina Syndrome): 척수 아래쪽 신경 다발인 마미총이 압박되면 하지 마비, 감각 이상, 배뇨/배변 장애 등의 증상이 유발
- 급성 척수 압박: 척수 종양, 감염, 혈종 등으로 척수가 갑자기 압박되어 마비 증상이 나타남

→ 위의 증상이 나타났을 때 응급 수술을 통해 신경을 풀어주지 않으면 시간 지체된 만큼 회복 속도가 느리다. 자칫 잘못하면 영구적 신경 손상이나 기능 회복이 되지 않을 수 있으므로 척추 질환 환자에게 마비 증상이 나타나면 의사에게 즉시 알리도록 하자!

3 신경학적 사정(Neurological Assessment)

신경학적 사정은 뇌출혈, 뇌경색, 뇌종양 등 다양한 질환으로 인해 신경학적 기능이 급격하게 변화될 수 있기에 지속적인 사정이 중요하다. 환자의 상태 변화를 조기에 발견하고, 적절한 중재를 제공하여 합병증을 예방하며 치료 효과를 높이는 데 필수적인 과정이다.

간호사정 & 수행

간호사정	간호사정 방법
의식변화 확인	- 성함이 어떻게 되시나요? - OOO님 맞나요? ㅁㅁㅁ님 아니신가요? - 제가 누군지 알겠으면 고개를 끄덕여 보세요 * 지남력(Orientation)은 시간(Time), 장소(Place), 사람(Person)에 대한 자기 위치와 환경을 올바르게 인식하는 능력을 말한다. 지남력 장애(Disorientation)는 의식변화로 여김
근력 변화 확인	- 양 팔을 들어보세요. 양 다리를 들어보세요 - (움직일 수 있는 부위를) 최대한 움직여보세요
동공 평가	- 불빛을 이용한 동공 반응 검사: 환자의 눈에 밝은 빛을 노출시켜 동공의 모양과 빛에 어떻게 반응하는지 관찰. 정상적 반응은 빛에 대해 빠르게 수축하는 것이며, 느리거나 반응이 없을 시 뇌압 상승이나 뇌 기질적 변화를 암시할 수 있음 ➜ 백내장 수술을 받았을 경우 동공 반응이 없을 수 있으니 환자의 과거력에 주의!
감각 확인	- 제가 만지는 것이 느껴지나요 - 제가 어느 쪽 팔을 만지고 있나요?(양쪽 감각 차이 확인) - 제가 만지는 것이 어느 부위까지 느껴지는지 표현해보세요 ➜ 척추손상 대상자는 감각 사정이 중요함(신경 회복과도 연관성 있음)
사지 움직임 확인	- 팔 들어보세요. 다리 들어보세요 ➜ 전과 비교하여 Power 변화를 확인할 것 - 명령에 Cooperation(협조)이 되나요?
Palsy(마비) Blindness(시야장애) 확인	- 움직이던 곳이 움직이지 않나요? - 동공의 변화가 있나요?(사시 또는 쏠림) - 물체가 잘 보이세요? 흐릿하게 보이지 않나요?

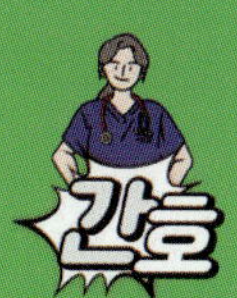

▸ 측정 도구를 이용한 정확한 사정
- 의식변화: GCS(Glasgow Coma Scale), RASS(Richmond Agitation Sedation Scale)
- 근력변화: 사지 근력 평가(Motor Power)
- 감각 확인: 통증-온도-촉각-진동-위치감각 등 다양한 감각 기능 평가, NIHSS(National Institutes of Health Stroke Scale) 이용

* 객관적 측정도구로 정확하게 환자의 현상태를 파악하는 것이 중요

▸ 지남력 장애(Disorientation) 시 환자에게 익숙한 물건을 곁에 둔다던지, 보호자의 지지체계를 강화하여 지남력을 향상시킬 수 있음

예상되는 처방

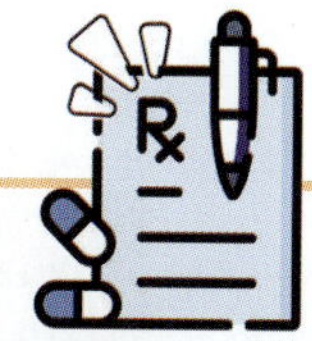

▸ **추가 검사 F/U:** CT or MRI 등

▸ 뇌 기질적 문제와는 무관하게 과거력 등의 요인으로 섬망(Delirium) 발현 예상 시 예방적 항정신병약제 투약: Quetiapine(쿠에타핀, 세로켈)

→ 항정신병약제와 같은 진정제 투약 시 무호흡이나 저혈압, 서맥, 근육마비 등을 주의!

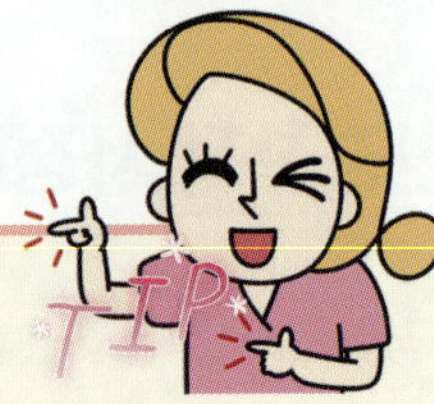

신경학적 사정을 위한 대표적 측정 도구 모음

눈뜨기 반응 (Eye response)	언어 반응 (Verbal response)	운동 반응 (Motor response)
1 – No eye opening	1 – No verbal response	1 – No motor response
2 – Eye opening to pain	2 – Incomprehensible sounds	2 – Abnormal extension
3 – Eye opening to sound	3 – Inappropriate words	3 – Abnormal flexion
4 – Eye opening spontaneously	4 – Confused	4 – Withdrawal from pain
환자가 자발적으로 눈을 뜨는지, 소리에 의해, 자극에 의해, 그리고 전혀 눈을 뜨지 않는지 평가. 안구부종이 심하여 눈을 뜨지 못할 때 "C"로 표기하기도 한다.	5 - Orientated	5 – Localizing pain
	환자가 말을 할 수 있는지, 단어를 말할 수 있는지, 소리만 낼 수 있는지, 전혀 말할 수 없는지 평가 ＊Endotracheal tube가 삽관된 상태는 E라고 표기. Tracheal tube가 삽관된 경우 T라고 표기	환자가 자발적으로 지시한대로 몸을 움직일 수 있는지, 자극에 의해 몸을 움직일 수 있는지, 비정상 반응을 보이는지, 전혀 움직일 수 없는지 평가 6. Obey Command

GCS Scale

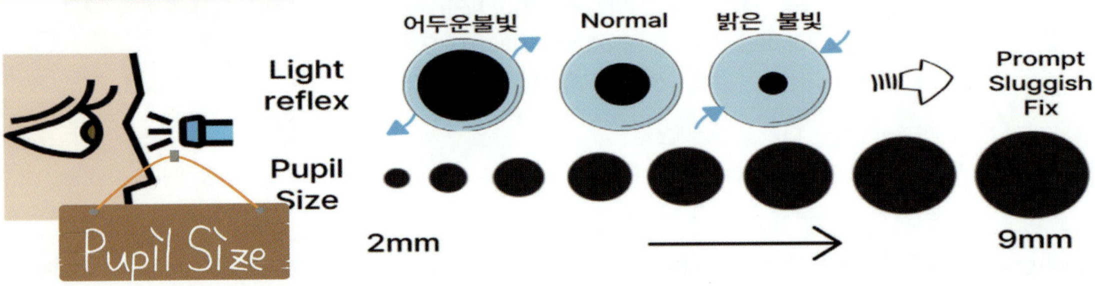

Score	Muscle response	Example
0점	근육의 움직임이 전혀 없는 상태 No movement	움직임 없음
1점	근육 수축은 있으나 움직임은 없다. Flicker of movement	손가락을 까딱까닥 하는 정도
2점	중력을 배제한 능동적 수평적 움직임이 있다. Movement with gravity eliminated	침상위에 누운채로 팔이나 다리를 옆으로 이동시키는 정도
3점	중력에 대항해 능동적 움직임이 있다. Movement against gravity but against resistance	침상위 누운채로 팔을 위로 올리지만 완전히 들지는 못하는 정도
4점	중력과 약간의 저항에 대항하여 능동적 움직임이 있다. Moderate movement against resistance	중력에 대항해 들어올리는 정도. 들어 올리는 정도와 시간에 따라 4-(Slight) 혹은 4+(Submaximal)로 표기하기도 한다.
5점	정상 근육 강도 Normal Power	일상 생활 수행 정도

Motor Power

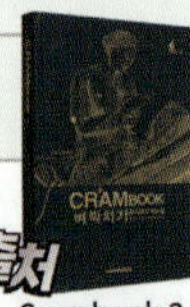

출처
Crambook 2
벼락치기 환자파악 매뉴얼

4 항문 괄약근 이상

척추 수술로 인한 직접적인 신경 손상, 수술 후 발생한 혈종이나 부종에 의한 신경 압박, 수술 부위 감염에 의한 신경 손상 등의 원인으로 항문괄약근의 기능 이상이 발생할 수 있다. 변실금, 변비 등 배변 조절 능력을 상실할 수 있으므로 주의 깊게 사정할 필요가 있다.

간호사정 & 수행

간호사정	간호사정 방법
항문 감각 이상 확인	- 항문 주변 부위 감각이 둔해지지는 않나요? - 항문 주변 부위 따끔거리는 느낌이 있나요?
항문 괄약근 기능 확인	- 항문에 힘줘 볼까요? 힘이 들어가나요? : 필요시 DRE(직장수지검사) 시행 * 직장수지검사 보다는 환자에게 직접 힘을 줘보라고 하는 것이 좋다.

간호

- **정보 제공과 교육**: 환자에게 항문 괄약근 이상에 대한 정보를 제공해주고 배변 습관 개선과 식이요법(섬유질이 풍부한 음식 섭취), 골반저근 운동(Pelvic floor muscle traning) 등 교육을 제공해준다.
- **합병증 예방**: 변실금으로 인한 요로감염과 피부손상을 예방하고 관리해주며 환자와 보호자에게 예방 교육을 제공해준다.
- **정서적 지지**: 환자가 겪는 불안이나 우울, 자존감 하락 등 정서적 어려움을 이해해주고 필요시 정신건강의학과 협진의뢰.

예상되는 처방

- CT, MRI 등의 영상 검사.
- **DRE**: 직장수지검사(Digital rectal examination, DRE)
- **항문 직장 내압 검사(Anorectal manometry)**: 항문과 직장의 압력을 측정하여 괄약근 기능을 평가.
- **항문 직장 초음파 검사(Anal endosonography)**: 항문 괄약근의 구조적 이상을 확인.
- 변비 완하제, 변실금 치료제(지사제나 신경계 약물) 처방.
- 상태에 따라 필요시 괄약근 봉합술, 인공 괄약근 삽입술과 같은 수술적 치료.

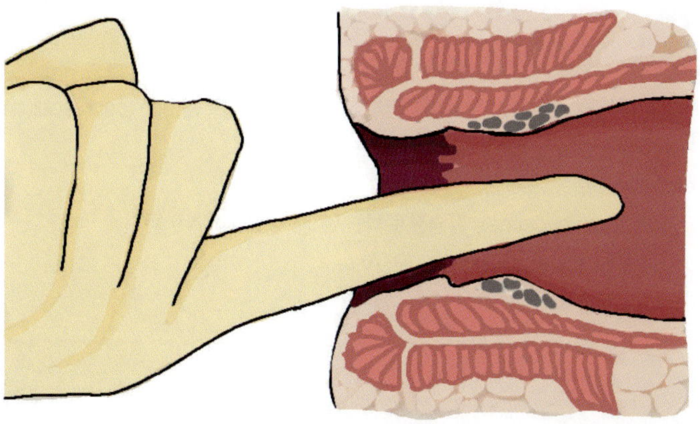

DRE, 직장수지검사

5

사지 청색증(Cyanosis)

사지 청색증은 혈액 순환 장애로 인해 손이나 발이 파랗게 변하는 증상을 말한다. 척추 수술 후에 혈전에 의한 색전증(Thromboembolism), 수술로 인한 혈관의 직접적인 손상, 혈종이나 부종에 의한 혈관 압박, 척수로 가는 혈류 감소로 인한 신경기능 저하 등이 원인이 되어 발생한다. 사지 혈류 감소 외에도 혈전에 의한 폐색전증(Pulmonary embolism)과 같이 심각한 합병증을 유발할 수도 있으므로 주의 깊은 사정을 통한 조기 발견 및 중재가 이루어지는 것이 중요하다.

간호사정 & 수행

간호사정	간호사정 방법
사지 혈액 순환 확인	- 손, 발 끝을 눌렀다 떼었을 때 색이 돌아오는지 확인. - 손, 발이 저리거나 느낌이 이전과 다른가요? - 손, 발에 통증이 있나요? - 손, 발의 냉감 확인. - 말초 맥박 촉지.
피부색 확인	- 입술색, 얼굴색 등 청색증 확인.
호흡 저하 확인	- 숨 쉬기가 어려우세요? - 가슴이 답답하세요? - 심호흡을 해보세요. 나아지나요? - 산소포화도와 호흡수, 호흡 보조근 사용 유무 등 직접 확인.

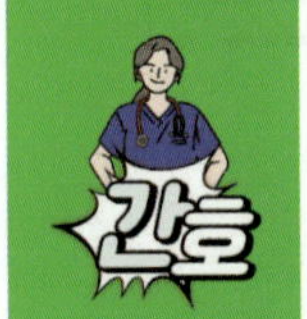

- **신체검진**: 사지의 색, 온도, 맥박, 감각 등을 평가하고 환자의 현재 증상을 확인하여 혈액 순환 장애가 있는지, 이로 인한 증상이 있는지 확인하는 과정이 필요하다. 추가로 환자의 과거 병력이나 수술 기록 등을 확인하여 기존에도 가지고 있던 문제인지 척추 수술로 인해 새로 생긴 문제인지 확인하는 과정이 필요하다.
- **조기 발견**: 사지 청색증 유무를 주기적으로 확인하고 변화가 생긴다면 즉시 의사에게 알리는 것이 중요하다. 조기 발견 및 빠른 중재는 심각한 합병증을 예방하는 데 중요하다. 환자에게도 이에 대해 미리 설명하고 증상이 있다면 의료진에게 즉시 알리도록 교육하는 것이 필요하다.

예상되는 처방

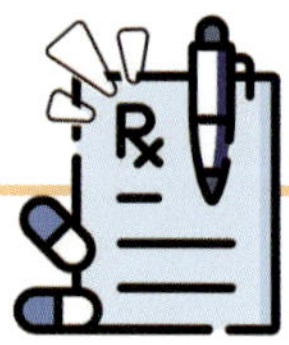

- 혈관 초음파(Vascular ultrasound), CT angiography, MR angiography 등의 영상 검사.
- **항응고제**: 헤파린(heparin), 에녹사파린(enoxaparin, 상품명: 크녹산), 베미파린나트륨(bemiparin sodium, 상품명: 자이버) 등.
- **혈전 용해제**: Alteplase, Tenecteplase, Reteplase 등.
- **혈관 확장제**: 질산염(nitrates)제제(예: Nitrolgycerine), 칼슘통로차단제(예: amlodipine) 등.
- 경피적 혈관 성형술(Percutaneous transluminal angioplasty, PTA).
- 혈관 재건술 또는 우회술과 같은 외과적 수술.

척추 수술 환자의 체위변경(Position change)

척추 수술 후 체위변경은 환자의 회복과 합병증 예방을 위한 중요한 간호다. 수술 부위에 무리가 가지 않고 환자의 통증과 활력징후에 영향을 주지 않는 선에서 최소 2시간 간격의 체위변경이 권장된다. 환자가 스스로 움직일 수 있다면 체위변경의 중요성과 방법을 교육해주고 스스로 시도하도록 유도하고 격려하는 것이 필요하다.

<table>
<tr><th>간호사정</th><th colspan="2">간호사정 방법</th></tr>
<tr><td rowspan="5">자세 변경</td><td colspan="2">- Log Rolling(통나무 굴리기)를 사용하여 체위 변경
- 각 부위마다 자세, 지지대(베개) 위치 확인</td></tr>
<tr><td>C-spine(경추)</td><td>Supine Position & Sandbag apply를 통해 목 고정</td></tr>
<tr><td>T-spine(흉추)</td><td>Supine Position & 베개 적용 의사와 논의</td></tr>
<tr><td>L-spine(요추)</td><td>Supine position & 거상 체위 & 베개 적용 의사와 논의</td></tr>
<tr><td colspan="2">- 대상자의 불편함 사정 후 가능한 편안한 자세 유지
- 욕창 예방을 위해 주기적인 피부 사정 필요</td></tr>
</table>

체위변경의 이로운 점
- 욕창예방: 척추 수술 후 장시간 침대에 누워있으면 욕창 발생 위험이 높아진다. 주기적인 체위변경으로 특정 부위에 가해지는 지속적인 압력을 줄여주어 욕창 발생 위험을 줄여주는 것이 좋다. - 호흡기 합병증 예방: 주기적인 체위변경을 제공해 줌으로서 폐 확장을 돕고 분비물 배출을 촉진한다. 이는 수술 후 폐렴, 무기폐와 같은 호흡기 합병증 발생 위험을 낮추는데 효과적이다. - 혈액 순환 촉진: 장시간 동일한 자세로 누워있으면 혈액 순환이 원활하지 않아 심부정맥혈전증(Deep vein thrombosis, DVT)과 같은 혈전색전증 발생 위험이 높아진다. 주기적인 체위변경은 혈액 순환을 촉진하여 혈전 생성을 예방하고 부종을 효과적으로 감소시켜 줄 수 있다. - 근골격계 합병증 예방: 척추 수술 후 환자는 근육의 경직, 관절의 구축 등 합병증이 발생할 수 있다. 체위변경을 통해 관절 가동범위를 유지하고 근육 경직을 예방하는데 도움을 줄 수 있다. - 통증 완화: 체위변경을 통해 특정 부위에 집중되는 통증을 분산시키고 근육을 이완 시켜 통증 완화에 도움을 줄 수 있다.

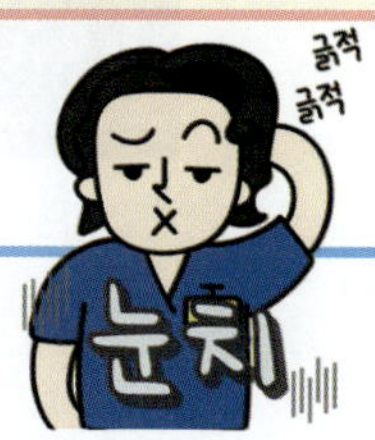

척추 보조기… 너무 종류도 많고 어려워요

부위에 따른 보조기 종류			
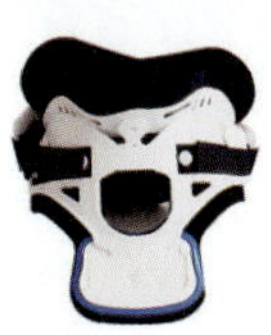	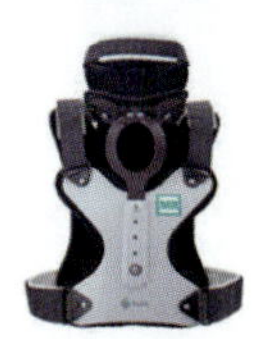	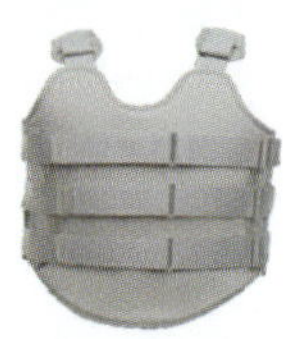	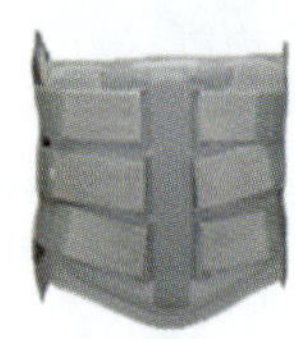
마이애미 보조기(C-spine)	미네르바 보조기(C-spine)	TLSO 보조기(TL-spine)	LSO 보조기(L-spine)

보조기 적용 간호
- 척추 관절 보호, 약한 근육 보조, 기형 고정 및 예방 목적으로 부위에 적절한 보조기를 적용해야 함 - 수술 후 1~3개월 경과 관찰하며 적절한 시기에 맞게 의사와 상의하여 착용 결정 - 적용 부위의 피부가 압박되지 않도록 패드를 대어줘야 함 적절한 압력으로 지지해주되 순환과 호흡에 문제가 있는지 확인해야 함 - 보조기(TLSO) 착용 후 워커를 이용하여 정면을 보고 천천히 운동

척추 질환 환자 수술 간호

1 C-spine(경추) 수술 관련

종류	- Laminectomy(척추궁절제술) - Discectomy(추간판절제술) - Laminoplasty(척추궁성형술) - Screw Fusion(척추고정술)
체위	Supine Position(앙와위: 바로 누운 자세)을 유지 대상자 상태에 따라 보조기 착용 후 Ambulation(거동) 가능
간호중재	목을 움직이지 않도록 고정: Sandbag 이용 적절한 시기에 보조기 착용에 대해서·의사와 상의 수술 부위 상태 확인: 감염, 출혈, 봉합상태 등 배액관: B-vac 배액량 및 양상 확인

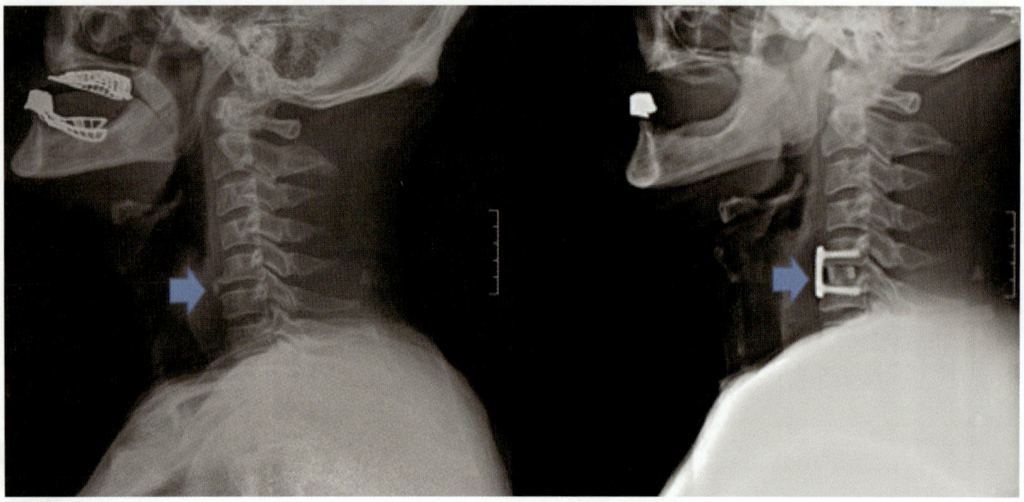

C4, C5 수술 전과 후

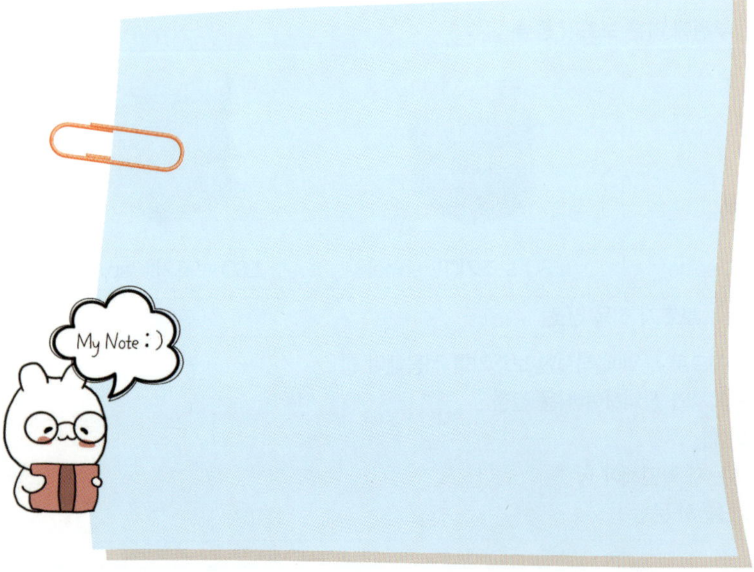

2 T-spine(흉추) 수술관련

종류	- Laminectomy(척추궁절제술) - Discectomy(추간판절제술) - Laminoplasty(척추궁성형술) - Screw Fusion(척추고정술)
체위	Supine Position(앙와위)을 유지 대상자 상태에 따라 베개를 적용할 수 있으며 보조기 착용 후 Ambulation(거동) 가능
간호중재	일어나지 않도록 주의 적절한 시기에 보조기 착용에 대해서 의사와 상의 수술 부위 상태 확인: 감염, 출혈, 봉합상태 등 배액관: B-vac, H-vac 배액량 및 양상 확인

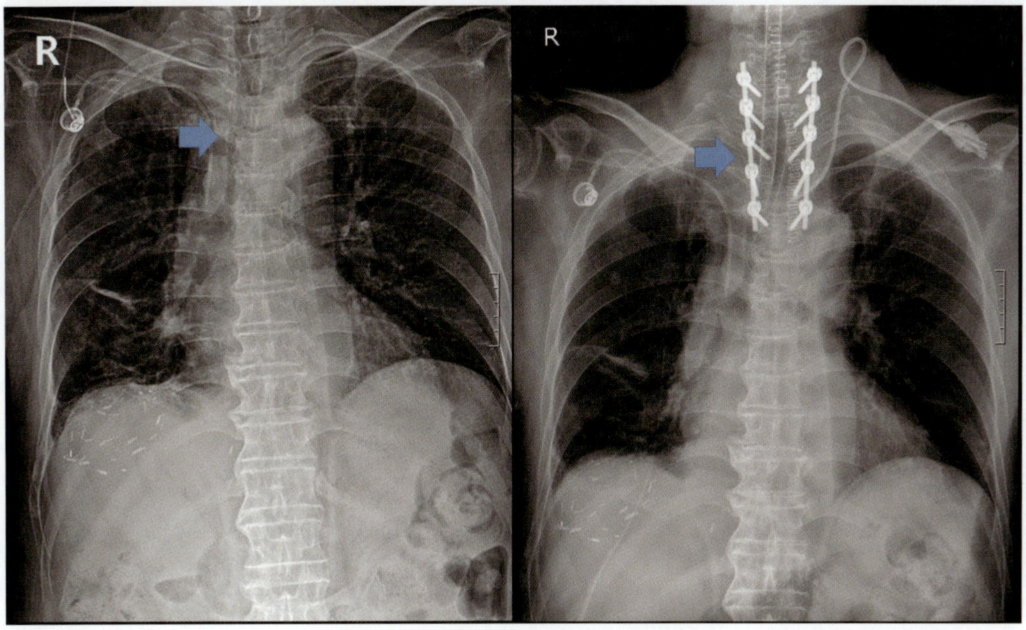

Metastasis Spine Tumor T1, T3, T4 수술 전과 후

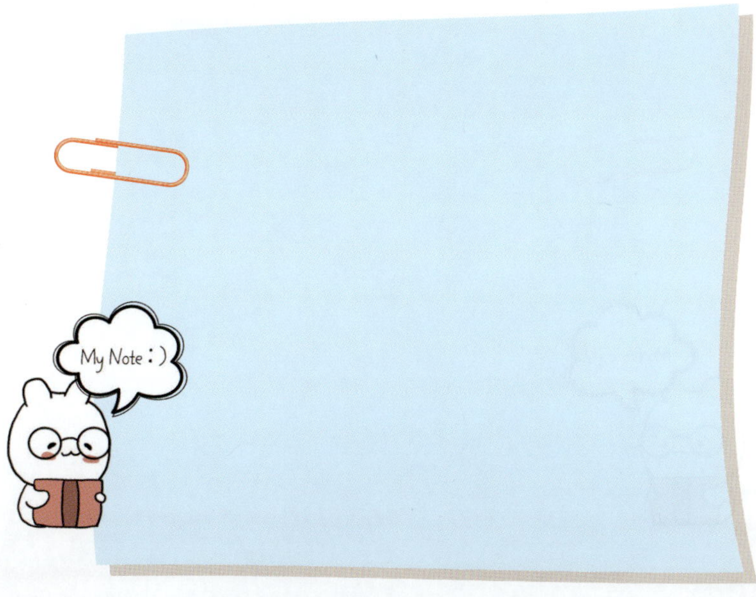

3 L-spine(요추) 수술관련

종류	- Laminectomy(척추궁절제술) - Discectomy(추간판절제술) - Laminoplasty(척추궁성형술) - Screw Fusion(척추고정술)
체위	Supine Position(앙와위)을 유지 대상자 상태에 따라 상체 거상 체위와 베개를 적용할 수 있으며 보조기 착용 후 Ambulation(거동) 가능
간호중재	일어나지 않도록 주의 적절한 시기에 보조기 착용에 대해서 의사와 상의 수술 부위 상태 확인: 감염, 출혈, 봉합상태 등 배액관: B-vac, H-vac 배액량 및 양상 확인

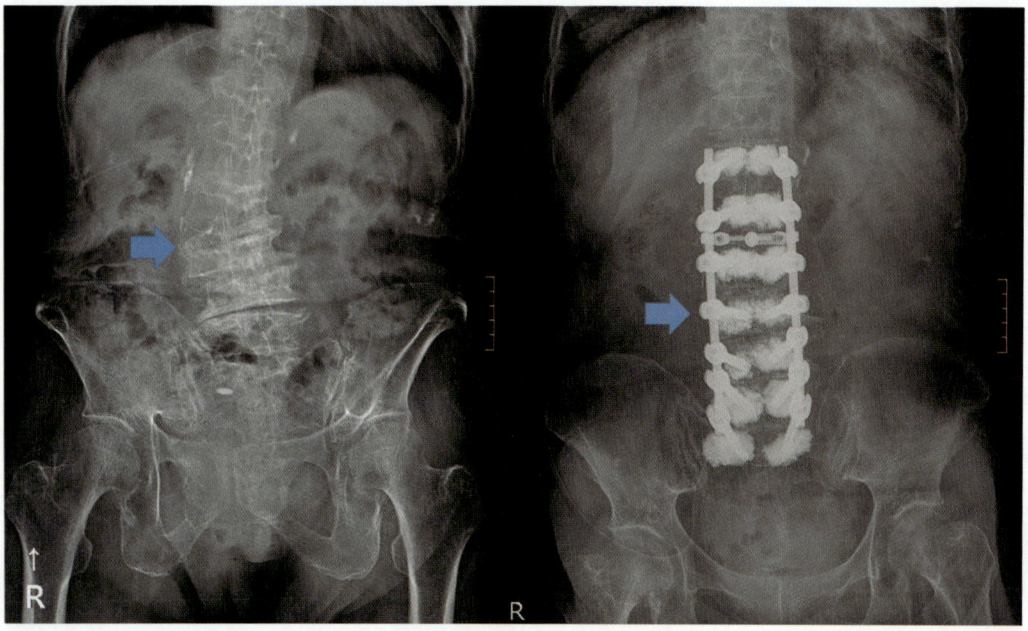

Kyphoscoliosis(척추측후만증) 대상자의 수술 전과 후

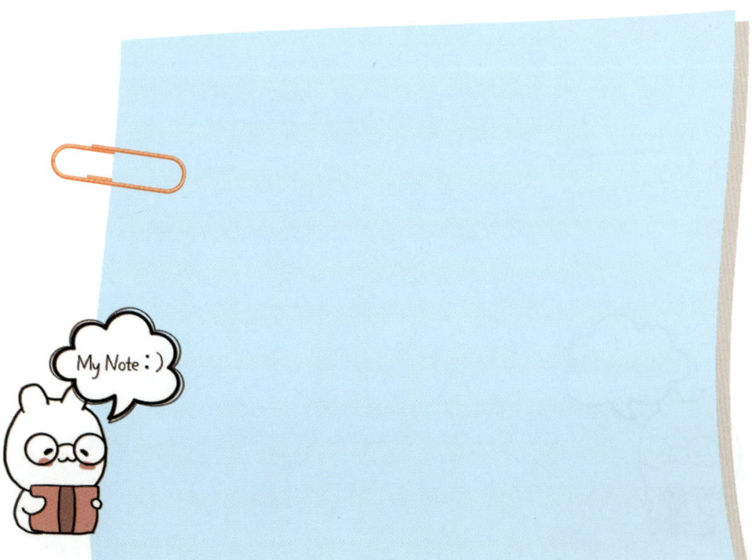

My Note :)

척추 질환 검사

1 혈액검사: 감염과 출혈

혈액검사에서 염증이나 감염을 시사하는 혈액 검사 수치의 상승은 염증성 척추질환에서 볼 수 있다. 또한 수술 후에 지속되는 출혈이나 감염은 환자의 회복에 지장을 주고 심하면 패혈증, 쇼크와 같은 합병증을 유발할 수 있다. 단순 채혈에서 얻을 수 있는 감염과 출혈의 정보는 수술 전, 후로 꼭 필요한 데이터라 볼 수 있다.

2 X-ray

뼈의 구조를 확인하는 기본적인 검사. 쉽게 찍고 볼 수 있는 일반적인 검사로 척추의 정렬 상태, 골절, 탈구, 척추 측만증, 척추 전방 전위증 등을 확인할 수 있다.

3 CT

CT(computed tomography, 컴퓨터단층촬영술)는 몸의 단면을 연속적으로 촬영하는 기법이다. 일반적인 X-ray 검사보다 고해상도의 이미지를 얻을 수 있다. 뼈의 미세 골절, 종양, 석회화, 척추관 협착증 등을 진단하는데 유용하다.

장점	뼈의 3차원적인 구조를 자세히 볼 수 있으며, X선 촬영보다 더 많은 정보를 제공한다.
단점	방사선 노출이 있으며, 연부 조직의 구분이 MRI보다 떨어질 수 있다.

4 MRI

MRI(Magnetic resonance imaging, 자기공명영상)는 강력한 자기장 속에 환자를 위치한 후 수소 원자핵만을 공명시키는 고주파를 순간적으로 보냈다가 중단하여 수소 원자핵에서 나오는 신호를 영상으로 구현하는 검사다. X-ray나 CT보다 척추에 대한 상세한 영상을 얻을 수 있다. 추간판 탈출증, 척수 종양, 척수염, 척수 손상 등 연부 조직 질환 진단에 탁월하다.

장점	방사선 노출이 없고, 연부 조직의 구분이 뛰어나며, 척수 신경의 상태를 자세히 평가가 가능하다.
단점	검사 시간이 길고 비용이 비싸며, 폐쇄 공포증 환자나 금속 물질을 체내에 삽입한 환자는 검사가 어려울 수 있다.

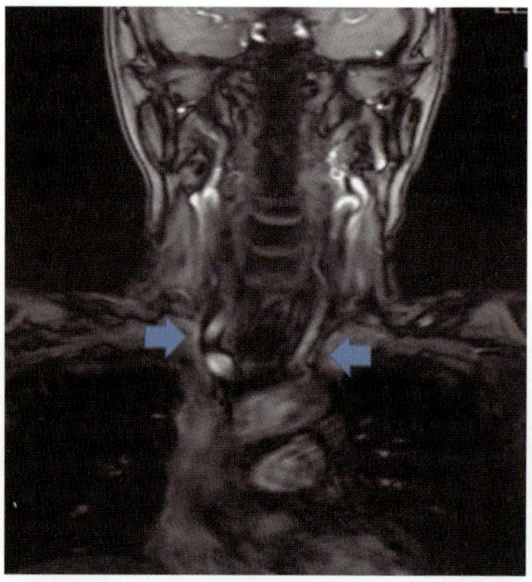

C-Spine MRI 사진

X-ray, CT, MRI 영상 비교.

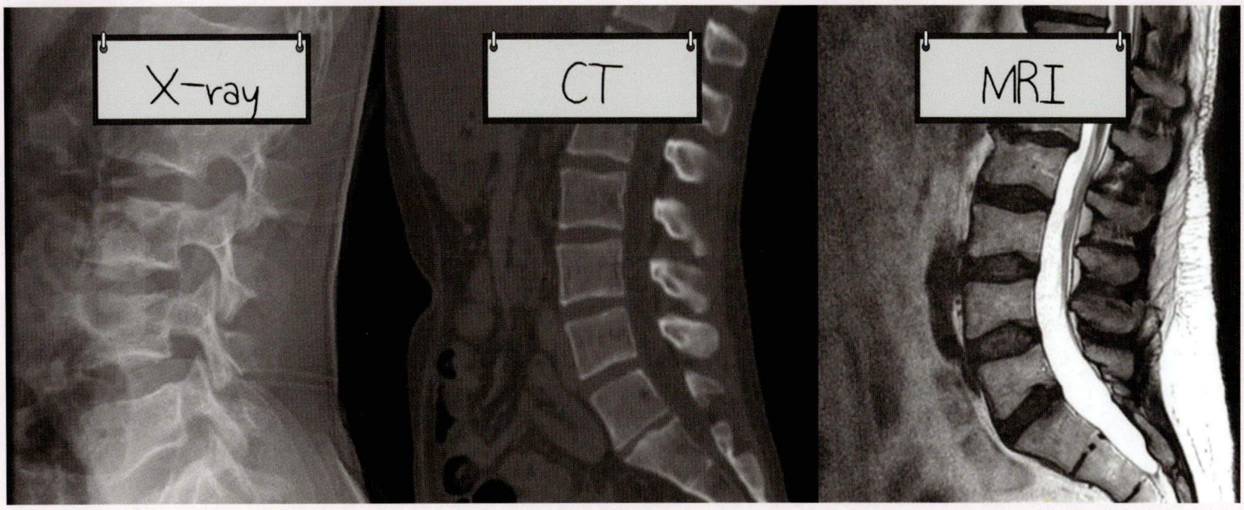

L-spine Lateral view

My Note :)

Inflammation & Fracture & Rupture Disease

염증성 & 골절성 & 파열성 질환

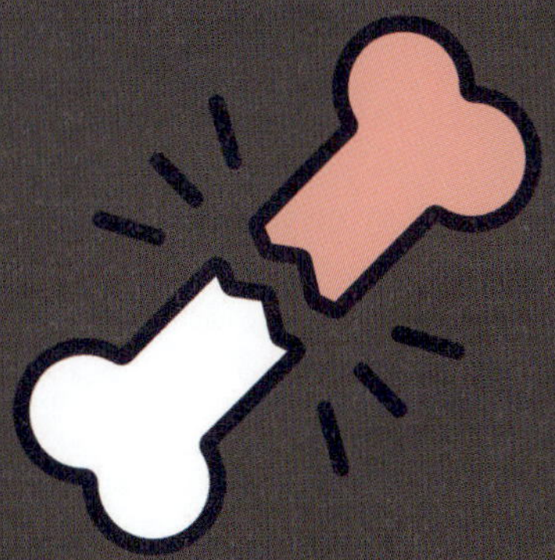

염증성 & 골절성 & 파열성 질환 - Why Algorithm 알고리즘 사고력 기르기

1. 염증, 골절, 파열 관련 증상

- **멍**: 멍은 혈관을 흐르는 혈액이 혈관 밖으로 누출되어 피부 아래 조직에 새어 나올 때 생기는 것으로 염증 반응으로 인한 혈관 투과성 증가, 골절이나 파열로 인한 혈관 손상에 의해 생길 수 있다.
- **열**: 염증성 질환에서는 염증 반응에 의한 손상부위의 국소적인 열감부터 전신 발열에 이르기까지 정도에 따라 다양한 발열 증상이 있을 수 있다. 골절, 파열에 의한 주변 조직의 손상도 염증 반응의 원인이 되어 마찬가지 증상이 나타난다.
- **부종**: 염증에 의한 혈관 투과성의 증가는 손상부위 부종을 유발한다. 골절과 파열에 의한 조직의 손상이나 출혈에 의해서도 부종이 발생할 수 있다.
- **통증**: 염증에서 프로스타글란딘과 같은 염증 매개 물질은 통증 수용체를 자극하고 통증에 대한 민감도를 높여 통증을 유발한다. 골절, 파열에 의한 염증과 조직, 신경의 손상은 통증을 유발한다.
- **기능상실**: 통증과 부종으로 인해 염증, 골절, 파열성 질환 부위는 움직임에 제한이 생기는데 이는 해당 관절부위 기능 상실의 원인이 될 수 있다.

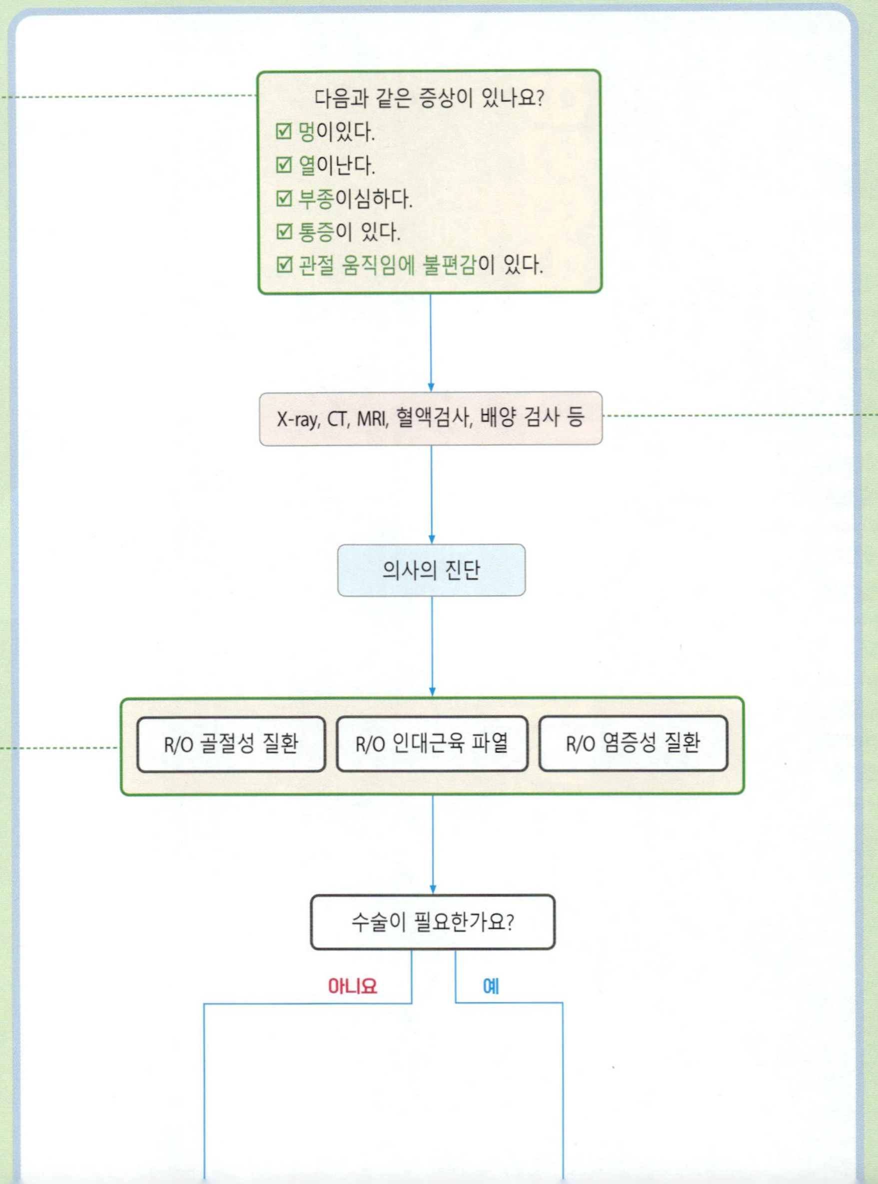

2. 질환의 선별검사

염증, 골절, 파열성 질환은 다양한 원인과 증상으로 나타나므로 해당 질환을 구분하고 정확한 진단을 위해 여러가지 검사를 시행한다.

1. X-ray (X선 촬영)
   - 골절의 유무와 형태 확인을 위해 시행
   - 미세골절, 연부 조직의 손상은 평가할 수 없다
2. CT (Computed Tomography, 컴퓨터 단층촬영)
   - 뼈의 염증과 복잡한 골절, 미세골절에 대해 자세히 평가할 수 있다.
   - 연부 조직의 손상은 MRI 검사에 비해 덜 민감하다.
3. MRI (Magnetic Resonance Imaging, 자기공명영상)
   - 연부 조직의 손상(특히 염증)을 매우 자세히 확인할 수 있다. 뼈나 관절 내부의 염증까지 확인할 수 있다.
   - 힘줄, 인대, 근육의 파열을 정확하게 진단할 수 있으며 수술의 필요성을 판단하는데 매우 유용하다.
   - 검사 비용이 비싸며 폐쇄공포증 환자나 삽입형 의료기기를 사용하는 환자 등 검사의 제약이 있는 경우가 있다.
4. 초음파(Ultrasonography) 검사
   - 염증 부위의 형태, 크기, 혈류 변화 등을 실시간으로 확인 가능.
   - 힘줄, 인대의 파열을 실시간으로 확인할 수 있으며 혈종의 크기와 위치 평가에 유용.
   - 검사자의 숙련도에 따라 검사 결과가 달라질 수 있다.
   - 깊은 부위 뼈의 염증이나 인대 파열은 확인이 어려울 수 있다.

3. 수술 결정

염증, 골절, 파열성 질환의 증상과 검사로 병명을 진단 받은 후에는 치료를 결정하게 된다. 같은 질환이라도 환자의 나이, 기저질환, 환자의 의견을 반영하여 보존적 치료를 결정하기도 하지만 질환에 대한 수술적 치료가 필요한 보편적인 상황은 다음과 같다.

1. 골절성 질환

- 골절부위가 피부 밖으로 노출된 개방성 골절은 감염위험이 높으므로 응급수술이 필요.
- 관절, 혈관, 신경 손상을 동반한 골절은 기능장애를 유발하므로 수술이 필요.
- 종양이나 감염으로 뼈가 약해져 생긴 골절은 원인치료와 함께 수술 고려.
- 그 외 다발성 골절이나 불안정한 골절과 같이 보존치료로는 정상적인 골 유합과 정렬 유지가 어려울 때.

2. 파열성 질환

- 아킬레스건, 회전근개와 같은 힘줄이나 전방 십자인대와 같이 활동에 중요한 주요 힘줄, 인대, 근육의 파열은 수술이 필요하다.
- 파열된 조직이 피부 밖으로 노출되어 감염 위험이 높다면 수술이 필요하다.
- 주변 신경, 혈관 손상이 동반된 경우 해당 조직의 기능 회복을 위해 수술이 필요하다.
- Splint, Cast, 물리치료 등 보존적 치료에도 불구하고 통증이 지속되며 기능이 회복되지 않으면 수술을 고려.
- 젊고 활동적인 환자, 운동선수와 같이 부분 파열에도 기능 회복의 요구도가 높으면 수술을 시행. 고령이고 활동량이 적은 환자는 보존치료 시행.

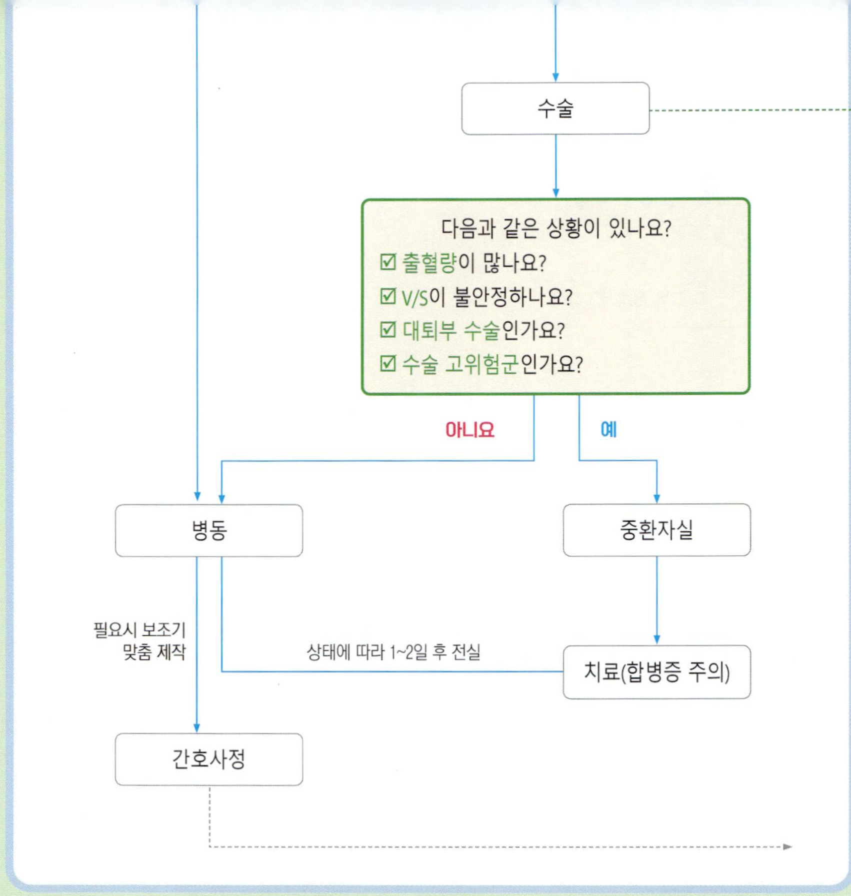

3. 염증성 질환

- 염증이 항생제 치료에 반응하지 않고 크기가 커서 주변 조직을 압박하고 손상을 유발하면 수술(절개 및 배농, I & D) 필요.
- 관절 내 농양이 찬다면 관절 기능 손상을 막기 위한 수술이 필요.
- 피부 및 연부 조직 괴사를 동반한 감염은 항생제 치료와 더불어 조직 제거 수술이 필요하다.
- 환자의 경제적 상황과 건강보험 기준 고려. 환자의 활동 정도와 나이, 기저질환 등 다양한 상황을 고려하여 수술 결정.

4. 수술 후 사정

수술 후 핵심 증상.

- ▸ **활력징후(Vital Sign)**: 출혈, 감염, 혈전 등의 합병증 발생 시 혈압, 맥박, 호흡, 체온에 변화가 나타날 수 있음
- ▸ **대퇴부위 골절**: 대퇴, 골반부위의 골절은 주변 혈관의 손상 또는 골절 자체로 인한 출혈 만으로도 생명에 지장이 있을 만큼 위험함. 대퇴, 골반 부위에는 요추 신경, 좌골신경, 대퇴신경 등 중요한 신경이 분포되어 있으며 요도, 질, 직장 등 장기의 손상 위험이 높음.
- ▸ **중환자실 케어**: 골절의 수준이 심하거나 다발성 골절, 복부 및 두부나 흉부와 같은 생명에 영향을 주는 부위의 골절이 동반된 환자. 또는 활력징후가 불안정 할 경우 중환자실에서 집중 케어를 받을 수 있음. 이들 증상은 환자의 기저질환에 따라 그 위험성이 올라가므로 과거력 필수 확인 필요

염증성 & 골절성 & 파열성 질환 - Why Algorithm 알고리즘 사고력 기르기

5. 수술 환자 간호

▸ 통증(Pain): 염증, 골절, 파열성 질환으로 보존적 치료나 수술을 받는 환자들의 주요 호소 증상은 바로 통증이다. 조절되지 않는 통증은 해당 부위의 기능 장애와 불안, 우울, 수면 장애 등을 유발할 수 있다. 특히 수술 후 통증은 수술 부위의 출혈, 감염 등 합병증과 관련되며, 신경 손상의 합병증 일 수 있다.

▸ 저림, 감각이상, 운동능력 감소: 염증, 골절, 파열성 질환에서 해당 부위 인대, 힘줄, 근육, 신경과 같은 조직 손상이 동반되는 경우가 흔하다. 이와 연관된 흔한 증상이 저림, 감각이상, 운동능력 감소다. 일반적으로 수술 후 관련 증상은 감소되는 것이 당연하지만 수술 중 인대, 힘줄, 근육, 신경 등 조직 손상 발생 시 증상이 심해질 수 있다. 또는 수술 후 염증 반응에 의한 부종, 발열과 관련있을 수 있다. 수술 후 회복과 관련되어 있으므로 정확하게 평가하고 매일 반복 평가한다.

▸ 부종: 수술 후 염증 반응에 의해 부종은 흔하게 발생한다. 그 외에도 수술 부위의 림프 손상으로 인해 림프 부종이 발생할 수 있으며, 수술 후 활동량 감소로 인한 심부정맥혈전증(Deep vein thrombosis, DVT)에 의해 정맥 혈류가 제한되어 부종이 발생할 수 있다.

▸ 고열: 수술 후 염증 반응에 의해 발열이 있을 수 있지만 호전되지 않고 지속되는 고열은 수술 부위 감염 또는 폐렴이나 요로감염과 같은 합병증이 원인일 수 있다. 지속되는 고열은 환자의 회복을 더디게 하며 활력징후에 큰 영향을 미칠 수 있으니 주기적인 모니터링이 필요하다.

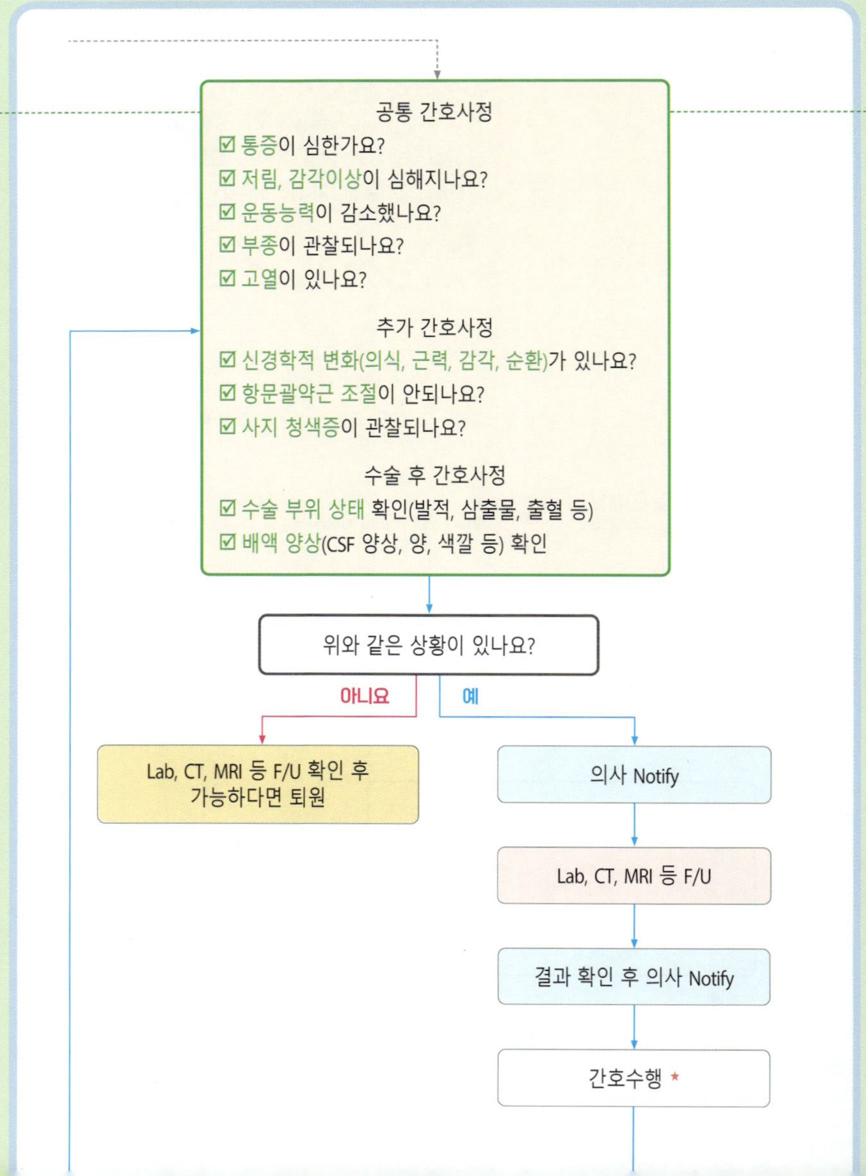

▸ 신경학적 변화(의식, 동공, 근력) 사정: 기본적인 신경학적 평가를 수행하고, 수술 후 마취 회복과 관련하여 환자의 신경학적 변화가 수술 이전과 동일한지 확인이 필요

▸ 항문괄약근 이상: 수술로 인한 직접적인 척추 신경 손상, 수술 후 발생한 혈종이나 부종에 의한 신경 압박, 수술 부위 감염에 의한 신경 손상 등의 원인으로 항문괄약근의 기능 이상이 발생할 수 있다. 변실금, 변비, 항문 주위 감각 이상(둔한 느낌이나 따끔거림)과 같은 증상이 있는지 사정하는 것이 중요하다.

▸ 사지 청색증: 수술 후 혈전이나 혈관손상으로 혈액순환 장애가 발생하여 사지 청색증이 나타날 수 있다. 손, 발이 차갑고 파랗게 변하며 저리거나 감각이상, 통증이 발생할 수 있다. 사지의 색깔, 온도, 맥박, 감각 등을 주기적으로 확인하여 사지 청색증을 조기에 발견하고 신속한 중재를 제공하는 것이 심각한 합병증을 예방하는 방법이다.

▸ 수술 후 관리
- **수술 부위 상태 확인**: 감염, 출혈, 부종 등 합병증 발생 여부를 조기에 발견하고 적절한 치료를 제공하기 위함.
- **배액 양상 확인**: 배액량, 색깔, 성상 등을 관찰하여 수술 부위 감염, 합병증 발생 여부를 조기에 발견하고 환자 상태 변화를 예측할 수 있음

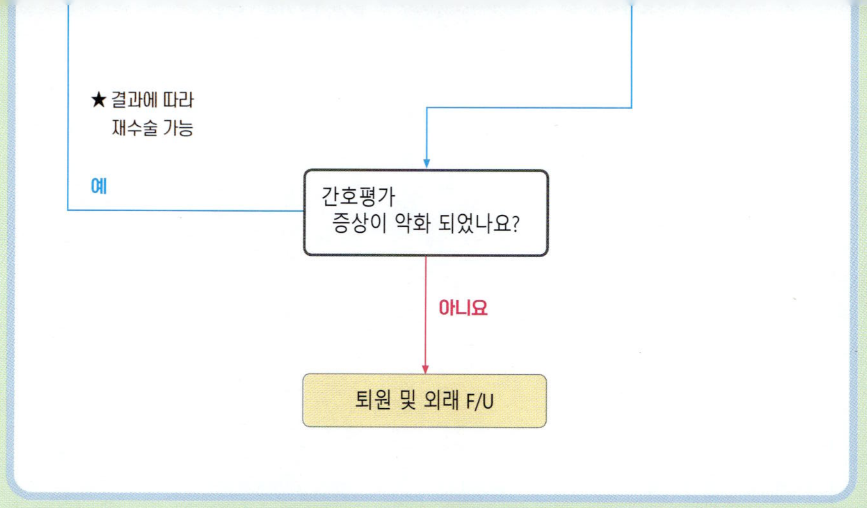
★ 결과에 따라
재수술 가능
예
간호평가
증상이 악화 되었나요?
아니요
퇴원 및 외래 F/U

공통 간호사정 & 수행

"염증, 골절, 파열성 질환 환자에서 이것만큼은 꼭 확인!"

1 통증(Pain)

수술 자체로 인한 염증 반응이나 골절, 파열에 의한 염증과 조직, 신경의 손상은 통증을 유발한다.

간호사정 & 수행

간호사정	간호사정 방법
통증 양상 확인	- 강도: 0점에서 죽을 만큼 아픈 10점 사이 몇 점인가요?(NRS scale이용) - 위치: 아픈 위치를 짚어보세요 - 양상: 둔하게 누르듯이 / 묵직하게 / 쥐어짜게 아픈가요? 어떻게 아픈가요? - 빈도: 한번씩 아픈가요 계속해서 아픈가요?(간헐적/지속적 확인).
유발 요인 확인	- 수술 부위가 아프세요? - 움직일 때 아프세요? - 자세 때문에 아픈가요?

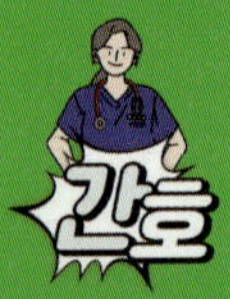

- 통증 사정과 적절한 조치: 통증의 정도는 주관적이므로 인정한다. 주기적으로 사정을 해주어 변화에 맞게 대응해주는 것이 좋다.
- 진통제 투여: 수술 후 적극적인 진통제 사용으로 통증을 조절해 준다.
- PCA: 수술 후 PCA 적용 환자의 경우 사용법을 교육하고 pumping의 효과를 평가한다. 오심, 구토, 어지러움 등 부작용이 있다면 용량을 조절하거나 투약을 중단한다. 통증 조절이 안된다면 추가적인 진통제 사용을 고려할 수 있다.
- 신경손상을 동반한 환자의 경우 일반적인 진통제로는 통증 조절이 어려울 수 있다. 신경병증성 통증 치료제 투약 고려가 필요.
- 온찜질, 냉찜질, 마사지가 통증 경감에 도움이 됨
- 수술 후 관절의 움직임 제한이나 Splint, Cast 같은 부목으로 고정되어 있는 자세가 통증을 유발할 수 있다. 환자 스스로 움직임이 어렵다면 편안한 자세로 바꿔주고 베개 등으로 지지해 주는 것이 통증 경감에 도움을 줄 수 있다.

예상되는 처방

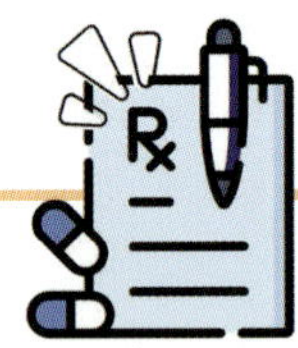

- **NSAIDs 투약**: 이부프로펜(Ibuprofen), 나프록센(Naproxen), 디클로페낙(diclofenac)
- **진통제 투약**: 아세트아미노펜(Acetaminophen), 트라마돌(Tramadol),
- **마약성 진통제(Opioid)**: 코데인(Codeine), 모르핀(Morphine)
- **PCA**: 부작용이 있다면 용량 조절 또는 투여 중단.
- **신경병증성 통증 치료제 투약**: Gabapentin(뉴론틴), Pregabalin(리리카), Duloxetine(심발타)
- **근육 이완제 투약**: 중추성 근이완제 - Methocarbamol(메토카르바몰, 카르몰정), Baclofen(바클란정, 바라파정, Tizanidine(티자리드정), Cyclobenzaprine(벤자민정)

2 저림(Paresthesia), 감각이상(Sensory abnormalities)

수술 과정에서 신경을 압박하거나 수술 후 염증이나 부종 등에 신경이 압박을 받으면 일시적인 저림과 감각이상이 발생할 수 있다. 이는 대부분 수술 후 서서히 호전된다. 반면에 수술로 인한 직접, 간접적인 신경 손상도 저림이나 감각이상을 유발하는데 이는 지속될 수 있다.

간호사정 & 수행

간호사정	간호사정 방법
감각 확인	- 제가 만지는 것이 느껴지나요 - 손, 발 끝에 저린 느낌이 있나요? - 찌릿찌릿한 느낌이 있나요? - 제가 어느 쪽 팔을 만지고 있나요?(양쪽 감각 차이 확인) - 제가 만지는 것이 어느 부위까지 느껴지는지 표현해보세요 ➜ 수술 전 손상되었던 신경이 회복되는 것과 연관성 있으므로 중요.
사지 움직임 확인	- 팔 들어보세요. 다리 들어보세요 ➜ 전과 비교하여 Power 변화를 확인할 것 - 명령에 Cooperation(협조)이 되나요?, 움직이던 곳이 움직이지 않나요?

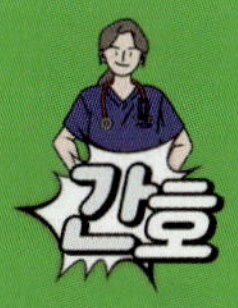

- 저림, 감각이상의 수술 전, 후를 자세히 비교하여 기록하는 것이 필요하다. 저림, 감각이상의 지속여부와 변화를 확인하는 것은 환자의 회복, 악화를 평가하는데 중요한 정보가 될 수 있다.
- 환자에게 저림, 감각이상이 발생하는 이유를 설명하고 불안을 감소시키는 것이 필요. 증상이 나타나거나 변화가 있다면 알리도록 교육이 필요하다.
- **조기 재활**: 수술 후 조기에 적절한 재활운동을 시작하면 신경 회복을 촉진할 수 있다. 수술 부위의 회복은 염증을 감소시키고 흉터조직 생성을 줄여 저림, 감각이상의 정도를 줄이거나 예방하는데 도움을 줄 수 있다.

예상되는 처방

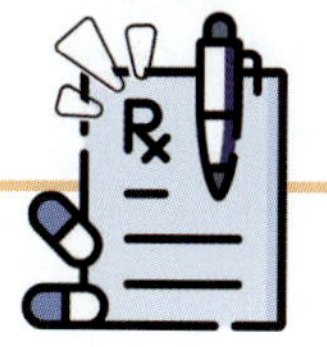

- **추가 검사 F/U**: CT or MRI, EMG/NCT 등
- **NSAIDs 투약**: 이부프로펜(Ibuprofen), 나프록센(Naproxen), 디클로페낙(diclofenac)
- **신경병증성 통증 치료제 투약**: Gabapentin(뉴론틴), Pregabalin(리리카), Duloxetine(심발타)

3 운동능력 감소(Decline in physical function)

수술 과정에서 근육, 힘줄, 인대, 뼈 등 조직의 손상은 근력을 약화시키고 관절의 가동범위를 줄이며 통증과 부종을 유발하여 기능저하로 인한 운동능력 감소를 유발한다. 수술 중 발생하는 신경손상도 운동능력 감소의 원인이 될 수 있다. 수술 후 회복과정에서 생기는 흉터조직은 관절의 운동 범위를 제한하고 근육 유착을 유발하여 운동능력을 감소시킬 수 있다.

간호사정 & 수행

간호사정	간호사정 방법
근력 변화 확인	- 양 팔을 들어보세요. 양 다리를 들어보세요 - 전보다 움직임이 떨어진 것 같으세요? - (움직일 수 있는 부위를) 최대한 움직여보세요
사지 강직 확인	- 몸이 뻣뻣해지는 느낌이 있나요? - 근육이 뭉치는 느낌이 있나요?

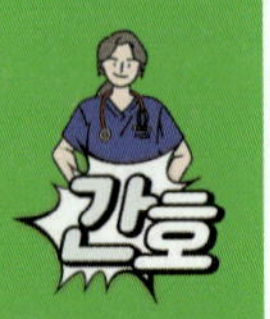

- 냉찜질과 온찜질: 냉찜질은 수술 직후 부종과 통증을 완화, 이후 온찜질을 통한 혈액순환 촉진과 근육 이완을 통해 운동능력 회복에 도움을 줄 수 있다.
- 조기 재활: 수술 후 조기에 적절한 재활운동을 시작하면 회복을 촉진할 수 있다. 근육의 위축이나 관절의 경직을 예방하거나 회복하는데 도움이 되므로 조기 재활의 필요성을 교육하고 격려하는 것이 필요하다.
- 정서적 지지: 수술 후 운동능력 감소는 환자의 우울, 불안을 유발할 수 있다. 이는 환자의 의욕저하로 운동 참여를 방해할 수 있으므로 필요하다면 원내 전문가들의 상담과 치료를 연계하는 것이 좋다.

예상되는 처방

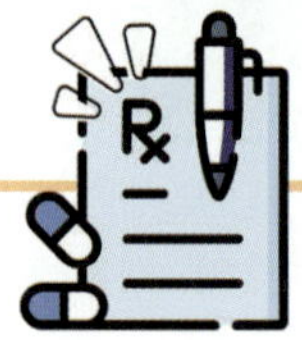

- **추가 검사 F/U**: X-ray, CT or MRI 등
- **NSAIDs 투약**: 이부프로펜(Ibuprofen), 나프록센(Naproxen), 디클로페낙(diclofenac)
- **신경병증성 통증 치료제 투약**: Gabapentin(뉴론틴), Pregabalin(리리카), Duloxetine(심발타)
- **근육 이완제 투약**: 중추성 근이완제 - Methocarbamol(메토카르바몰, 카르몰정), Baclofen(바클란정, 바라파정, Tizanidine(티자리드정), Cyclobenzaprine(벤자민정)
- 재활의학과 협진을 통한 물리치료와 작업치료

4 발열(Fever)

발열의 원인은 다양하며 수술 후 흔하게 나타날 수 있다. 수술 부위 염증, 감염, 마취로 인한 폐렴, 요로감염, 심부정맥혈전증, 수술 중 수혈 부작용 등이 원인이다. 대부분 짧게 지속되고 호전되지만 지속되는 고열은 환자의 회복을 지연시키고 활력징후를 불안정하게 하며 패혈증과 같은 심각한 합병증을 유발할 수 있다.

간호사정 & 수행

간호사정	간호사정 방법
발열 확인	- 몸에 열감이 느껴지나요? - 직접 체온 측정
수술 부위 확인	- 수술 부위 상처가 화끈거리나요?(상처의 직접적인 열감 확인) - 수술 부위 상처에 진물, 고름이 있나요?: 수술 부위 감염 징후 확인. Discharge, Redness 등 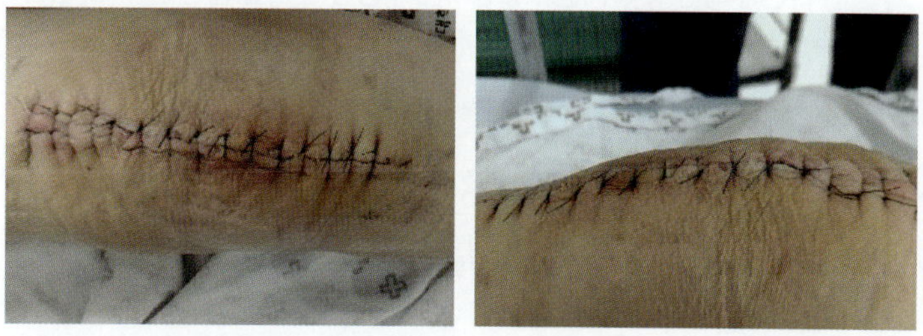 OP Wound, 수술 상처
오한, 발한 확인	- 몸이 떨리세요? 추우세요?: 오한-chilling, Shivering 확인. - 땀이 많이 나세요?: 환의가 땀으로 젖었는지 확인(발한-sweating 확인) - 목마르세요?: 탈수-dehydration 확인
패혈증 증상 확인	- 활력징후 확인: 고체온, 빈맥, 빈호흡, 저혈압과 같은 패혈증의 징후를 확인하는 것이 필요하다.

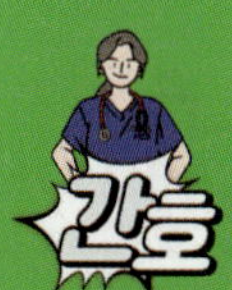

- **ICE Pack**: 동맥이 흐르는 부위(주로 액와동맥의 겨드랑이, 총경동맥의 목 옆, 대퇴동맥의 허벅지 사이)에 대어준다.
- **미온수 마사지(Tepid massage)**: 스펀지나 수건에 미지근한 물을 적셔 몸을 닦아 증발하도록 하는 방법으로 특히 소아에게 효과가 좋다.
- **탈수(dehydration) 방지**: 환자가 입마름이나 수분 섭취배설량(Intake&Output) 확인 후 탈수 소견이 있다면 수분 섭취권장
- **패혈증**: 수술 상처가 회복됨에 따라 자연스럽게 호전되는 발열이 아닌, 지속되는 고열과 감염 증상은 패혈증으로 진행될 위험이 높다. 활력징후를 자주 확인하고 의사와 상의하여 적절한 검사, 처치를 시행하는 것이 중요하다.

예상되는 처방

- **해열제 투여**: Propacetamol(데노간, 파세타)
- **소염진통제**: Tylenol or Setopain(acetaminophen), Keromin(Ketorolac) 등
- ICE bag apply
- **Fluid hydration**
- **영상검사**: X-ray, CT
- **혈액검사**: 염증수치 확인
- **배양 검사**: Blood culture, wound culture 등
- **필요시 항생제 투여**: Culture(배양 검사) 결과가 나오면 배양 검사 결과에 맞춰 항생제 투약. 결과 보고 이전에는 예방적, 경험적 광범위 항생제 투약.

5 부종(Edema)

수술 후 염증 반응에 의해 부종은 흔하게 발생한다. 그 외에도 수술 부위의 림프 손상으로 인해 림프 부종이 발생할 수 있으며, 수술 후 활동량 감소로 인한 심부정맥혈전증(Deep vein thrombosis, DVT)에 의해 정맥 혈류가 제한되어 부종이 발생할 수 있다. 부종은 수술 부위 회복을 지연시키고 통증을 악화시킬 수 있으므로 원인 파악과 적절한 중재가 중요하다.

간호사정 & 수행

간호사정	간호사정 방법
부종 확인	- 수술 부위가 붓는 것 같나요? - 직접적인 부종 사정 : 피부 눌렀다 떼어보기(Pitting edema 사정) - 색깔이 변하나요? : 혈전에 의한 혈류 제한으로 생기는 부종은 변색을 동반할 수 있다. - 수술 부위 외에 붓는 느낌이 있나요?
섭취 배설 확인 (I/O check)	- 식사량 확인. 필요시 기록지 제공: 밥 1/2 공기, 국물 2/3그릇 등 환자가 표현하기 쉬운 방식으로. - 배뇨 확인 : 소변통 제공하여 몇 ml인지 기록하도록함. - 배변 확인 : 계란 몇 개 크기로 표현하여 환자가 표현하기 쉽게 함.

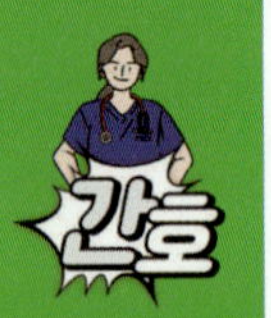

- ICE pack: 냉찜질을 수술 직후 수술 부위에 적용하면 혈관 수축을 유도하여 염증 반응을 억제하고 부종을 완화할 수 있다.
- 수술 부위 거상: 수술 부위를 심장 높이보다 높게 올리면 중력에 의해 체액이 심부로 이동하므로 부종을 완화할 수 있다.
- 수술 부위 압박: 탄력붕대, 스타킹 등을 통해 부종을 감소시키고 혈액 및 림프 순환을 촉진할 수 있다. 환자에게 압박의 필요성을 교육하여 치료에 협조하도록 하는 것이 필요.
- 조기 재활: 수술 부위 손상이 생기지 않는 범위 내에서 관절 운동과 재활은 혈액 및 림프 순환을 촉진하고 부종 예방에 도움이 된다. 환자에게 필요성을 교육하고 운동을 격려하는 것이 필요.

예상되는 처방

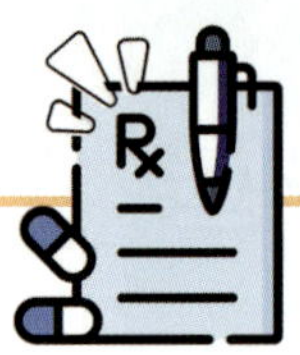

- 압박스타킹 착용과 조기 재활 격려
- **NSAIDs 투약**: 이부프로펜(Ibuprofen), 나프록센(Naproxen), 디클로페낙(diclofenac)을 통한 염증 완화로 부종 감소
- ICE bag apply
- 수술 부위 거상(Elevation)
- **이뇨제**: 체액 저류를 해소하여 부종 완화. 라식스(furosemide) 등

My Note :)

염증, 골절, 파열성 질환 환자 수술 간호

1 골절질환 수술

External Fixation(외고정 수술)

정의	일시적인 고정 또는 골유합(뼈가 붙는 것)이 될 때까지 고정을 위해 외부에서 고정하는 방법
해당질환	Fracture(골절)
간호중재	분쇄 골절이나 중증 이상의 개방성 골절을 포함한 다발성 손상의 경우 가능 상처 부위의 소독이나 관찰이 용이함 외부 고정 장치 부위 관찰 중요: Bleeding, Oozing, 그 외 감염 증상 등 외부로 노출됨에 따라 통증과 불편함 확인

Internal Fixation(내고정 수술)

정의	피부 안쪽의 골절 부위에 핀이나 금속판 등을 이용해 하는 수술 방법 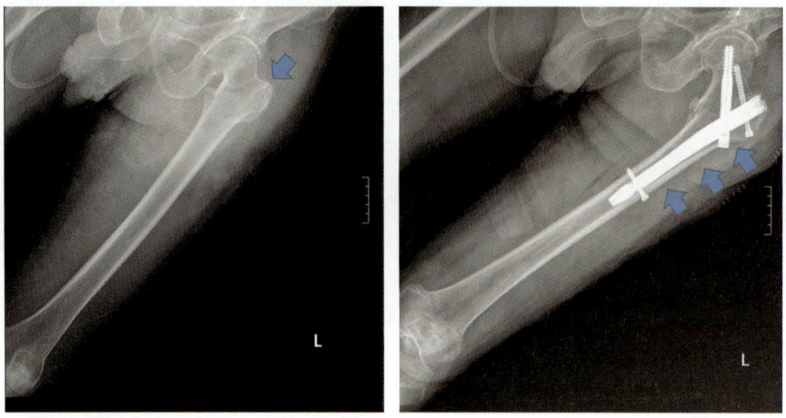
해당질환	Fracture(골절)
간호중재	고정 핀들이 외부에 노출되어 있지 않기 때문에 감염의 위험이 적음 대상자의 Condition과 전신마취 유무에 따라 시행하기 어려울 수 있음 감염이 되거나 고정 핀들이 흐트러질 경우 골유합의 어려움이 있음

2 염증질환 수술

Wound Debridement(조직 제거술)

정의	Eschar(가피) 제거를 통해 세포의 이동을 가능하도록 하여 건강한 조직으로부터 치유과정을 재시작하도록 유도하는 방법
해당질환	Inflammation(염증)
간호중재	감염되었거나 괴사된 조직을 제거하고 세균의 번식을 저지

I & D(Incision & Drainage, 절개 및 배농)

정의	병소부분을 절개하여 Pus(농)을 제거하는 방법
해당질환	Inflammation(염증)
간호중재	절개 부위 감염 징후, Bleeding, Oozing 등 확인

Prostalac Insert(시멘트를 피복시킨 삽입물)

정의	항생제가 섞인 시멘트를 이용한 치환술 우수한 감염조절로 인해 감염된 인공 고관절 치료의 보편적인 수술 기법으로 사용
해당질환	Inflammation(염증)
간호중재	절개 부위 감염 징후, Bleeding, Oozing 등 확인

3 인대근육파열 수술

Fasciotomy(근막절개술)

정의	근막을 잘라내어 부은 조직의 압력을 감소시킴으로써 신경, 조직, 장기의 손상이 진행되는 것을 막을 수 있는 방법
해당질환	Rupture(파열)
간호중재	혈액공급이 원활히 진행되기 위해서 사지를 심장 수준으로 상승 통증 시 교감신경 흥분으로 혈관수축을 유발할 수 있기 때문에 통증 조절이 필요함 - 진통제, 마약성 진통제 등 투여

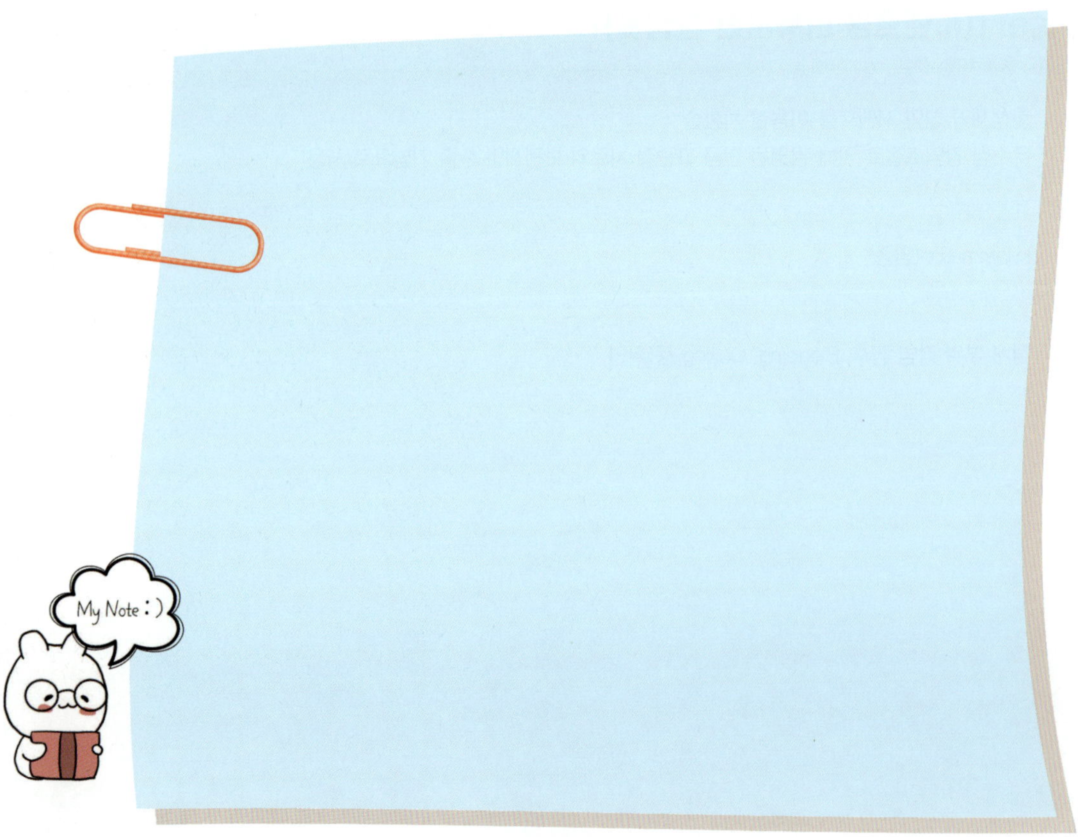

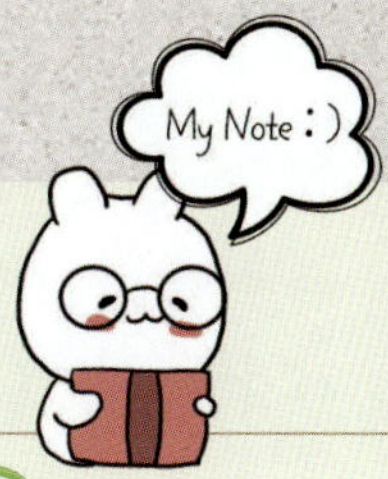
My Note :)

염증, 골절, 파열성 질환 검사

1 혈액검사: 감염과 출혈

혈액검사에서 염증이나 감염을 시사하는 혈액 검사 수치의 상승은 염증성 질환에서 볼 수 있다. 또한 골절이나 파열과 동반된 주변 조직의 염증에도 상승한다. 수술 후에 지속되는 출혈이나 감염은 환자의 회복에 지장을 주고 심하면 패혈증, 쇼크와 같은 합병증을 유발할 수 있다. 단순 채혈에서 얻을 수 있는 감염과 출혈의 정보는 수술 전, 후로 꼭 필요한 데이터라 볼 수 있다.

2 X-ray

뼈의 구조를 확인하는 기본적인 검사. 쉽게 찍고 볼 수 있는 일반적인 검사로 골절의 유무와 형태를 확인하는 가장 기본적인 검사

장점	비교적 간단하고 저렴하며 빠르게 결과를 얻을 수 있다.
단점	미세 골절이나 스트레스 골절은 확인이 어려울 수 있다. 연부 조직(인대, 힘줄 등)의 상태는 확인하기 어렵다.

3 CT

CT(computed tomography, 컴퓨터단층촬영술)는 몸의 단면을 연속적으로 촬영하는 기법이다. 일반적인 X-ray 검사 보다 고해상도의 이미지를 얻을 수 있다. 뼈의 미세 골절, 종양, 석회화 등을 진단하는데 유용하다. 수술 계획 수립에 유용하게 사용된다.

장점	뼈의 3차원적인 구조를 자세히 볼 수 있으며, X선 촬영보다 더 많은 정보를 제공한다.
단점	방사선 노출이 있으며, 연부 조직의 구분이 MRI보다 떨어질 수 있다.

4 MRI

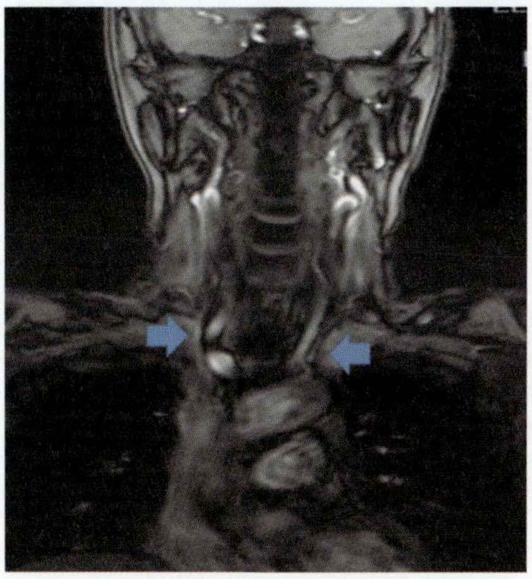

C-Spine MRI 사진

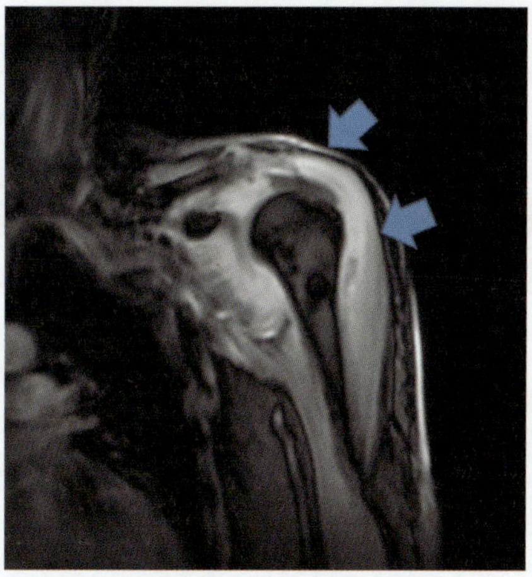

Inflammation(염증) MRI

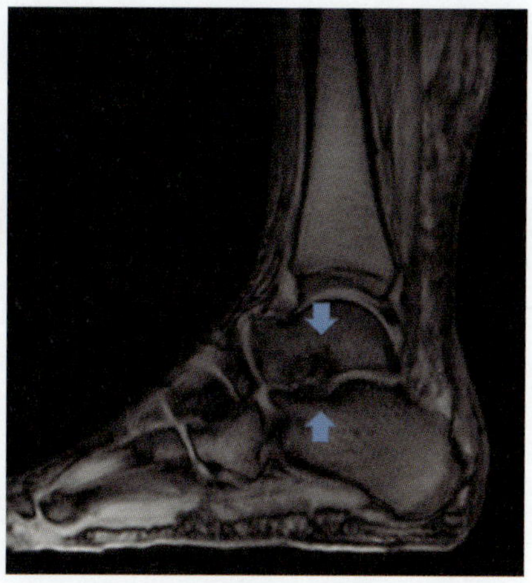

발목 인대 파열 MRI

MRI(Magnetic resonance imaging, 자기공명영상)는 강력한 자기장 속에 환자를 위치한 후 수소 원자핵만을 공명시키는 고주파를 순간적으로 보냈다가 중단하여 수소 원자핵에서 나오는 신호를 영상으로 구현하는 검사다. X-ray나 CT보다 자세한 정보를 제공해주며 연부조직이나 뼈, 관절의 내부까지 상태를 알 수 있다.

장점	방사선 노출이 없다. 연부 조직의 염증, 뼈나 관절 내부의 염증까지도 진단이 가능. 힘줄, 인대, 근육의 파열 정도를 정확하게 진단할 수 있으며 수술의 필요성 평가와 수술 계획 수립에 중요한 정보를 제공해준다.
단점	검사 시간이 길고 비용이 비싸며, 폐쇄 공포증 환자나 금속 물질을 체내에 삽입한 환자는 검사가 어려울 수 있다.

5 초음파(Ultrasonography)

초음파 검사는 Probe(탐촉자)를 검사부위 피부에 밀착시켜 초음파를 보내고 되돌아오는 초음파를 영상화하는 검사다. 비침습적이고 비용이 저렴하며 방사선 노출이 없다는 장점이 있지만 검사자의 숙련도에 따라 검사 결과에 차이가 있을 수 있다.

장점	염증의 형태, 크기,혈류 변화 그리고 힘줄이나 인대의 파열을 실시간으로 확인이 가능하다. 특히 근골격계 염증(힘줄이나 활액낭의 염증) 진단에 유용하다.
단점	검사자의 숙련도가 검사 결과에 영향을 많이 미침. 뼈나 관절 깊은 부위의 염증이나 파열은 정확한 확인이 어려울 수 있다.

6

골절, 염증, 인대파열 공통 검사

: 근전도(Electromyography, EGM) & 신경전도 검사(Nerve conduction test, NCT)

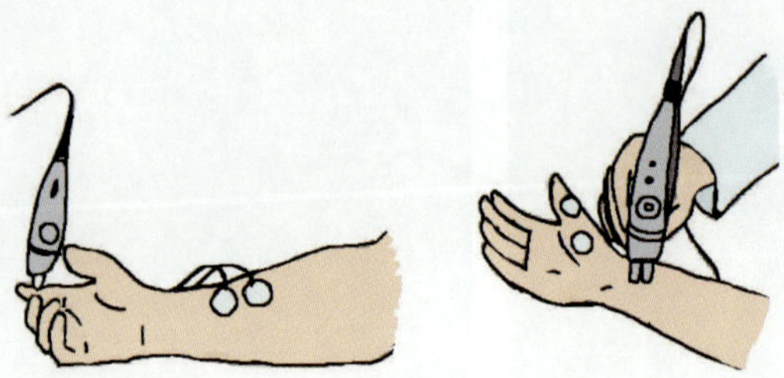

EMG, 근전도 검사

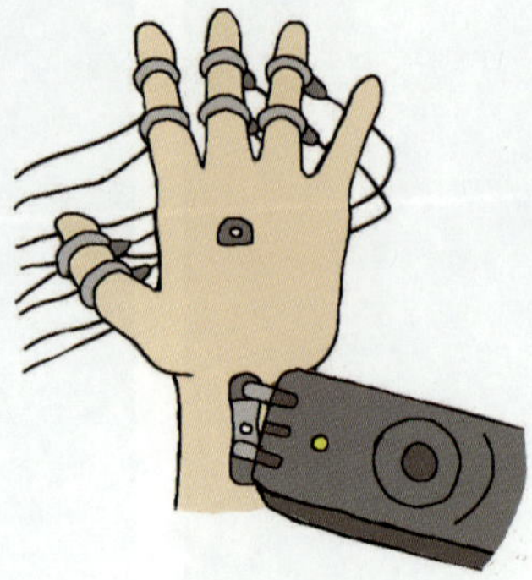

NCT, 신경전도 검사

정의

- NCT(신경전도 검사)는 말초신경 손상이나 이상부위를 확인할 수 있는 검사
  → 흔히 EMG(근전도 검사)와 병행하여 실시함

EMG(근전도 검사)가 유용한 경우

- 손, 발이 저릴 경우
  → 말초신경에 이상이 있는지, 이상이 있다면 어느 부위인지, 이상의 정도는 어느 정도인지를 확인 하고자 할 때
  Ex) 손가락이 저릴 경우
  손목에서 신경이 눌렸는지, 팔꿈치에서 이상이 있는지 아니면 목에서 신경이 눌린 것(추간판 탈출)인지를 확인하고 그 정도가 수술을 시행할 정도인지 아니면 수술을 하지 않고도 치료가 될 수 있는지 등 치료 방법 결정에 도움이 될 수 있음

- 해부학적인 변화와 전기 생리학적 변화를 확인할 때
  → 뼈나 신경의 압박이 해부학적 검사(X-ray, CT, MRI 등)에서 확인될 때 이에 동반된 신경의 변화를 확인하여 정확한 진단과 치료를 시행하고자 할 때
  Ex) CT, MRI에서 디스크가 확인된 경우
  확인된 디스크가 현재의 증상과 상호관계가 있는지 확인
  CT, MRI에서 모두 디스크가 확인된 경우 현재 증상을 일으키는 부위를 EMG (근전도 검사)로 확인하여 수술 부위를 결정할 수 있음

- 진단을 위해 EMG(근전도 검사)가 필요한 경우
  → 수근관증후군, 요골관증후군, 근위축성 척수위축증, 근육질환, 족근관증후군, 다발성 신경염 등

정상적 전도율의 범위

- 약 50~60m/sec
- 흔히 사용하는 신경
  → 안면, 정중, 척골, 요골, 좌골, 비골, 후경골 신경 등

검사 전 처치 및 간호

- 검사 시간은 15~30분 소요
- NPO(금식)이나 진정이 필요하지는 않음
- 전기자극에 대한 불안감을 가진 대상자에게는 검사 자체가 전기고문이 아님을 설명하고 대상자의 안정과 신뢰감을 얻는 것이 필요함
- 검사 전 대상자의 병력조사(신경계 이상) 필요
- 검사 전 대상자의 손, 발 사정(저림 정도 확인)
- 검사 전 대상자의 신장(키)을 확인, 기록함
- 신경전도 검사 후 피부에 전극을 붙일 때 사용한 Jell(젤)을 제거함

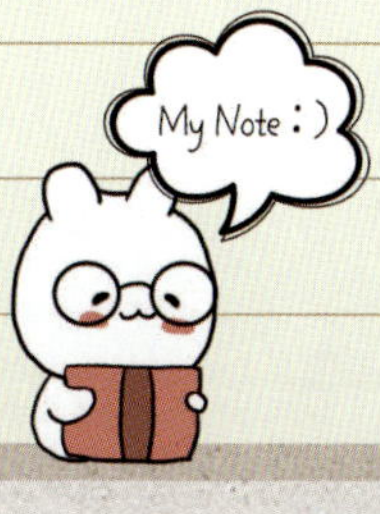

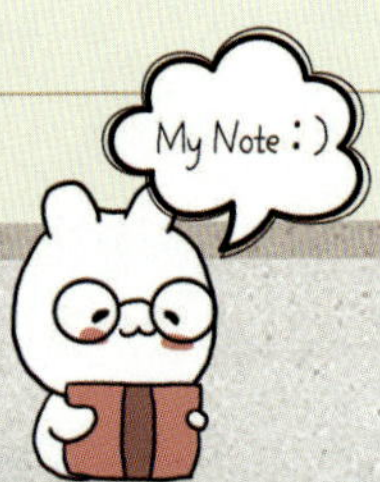
My Note :)

DM Foot

당뇨병성 족부질환

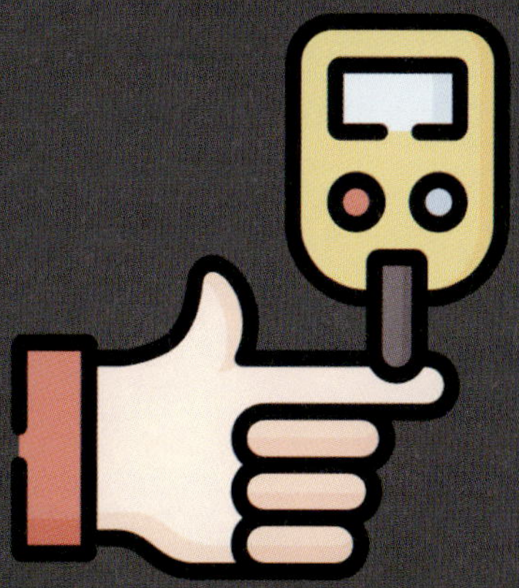

당뇨병성 족부질환 - Why Algorithm 알고리즘 사고력 기르기

1. 당뇨병성 족부질환 관련 증상

당뇨병성 족부질환은 당뇨병으로 인해 발생하는 모든 문제를 통틀어 부르는 용어다. 당뇨병에 의한 신경손상(당뇨병성 신경병증)과 혈액순환 장애(말초혈관질환)로 인한 증상은 다음과 같다.

- **변색**: 고혈당으로 인한 말초혈관의 손상으로 혈액순환이 저하되어 검푸른 색으로 변색이 생긴다.
- **통증과 부종**: 혈액순환장애에 의한 부종, 통증을 느낄 수 있고 고혈당에 의한 말초신경의 손상으로 통증을 느낄 수 있다. 염증이 생기고 감염이 되었다면 이로 인한 통증과 부종이 발생할 수도 있다.
- **감각이상**: 마찬가지로 신경손상 또는 혈액순환 장애로 인해 저림, 시림, 열감, 감각저하, 통증, 이상감각 등을 느낄 수 있다.
- **상처**: 신경손상에 의한 감각 저하로 발의 상처를 인지하지 못해 방치되는 경우가 많다. 또한 혈액순환 장애로 피부가 약해지고 굳은살, 상처가 생기기 쉬우며 회복이 더디다. 높은 혈당 또한 상처가 잘 회복되지 못하는 원인이다.
- **피부변화**: 피부가 건조해지고 갈라지며 굳은살, 티눈이 생기기 쉽다. 털이 빠지는 경우도 있으며 피부 색 변화가 동반된다.

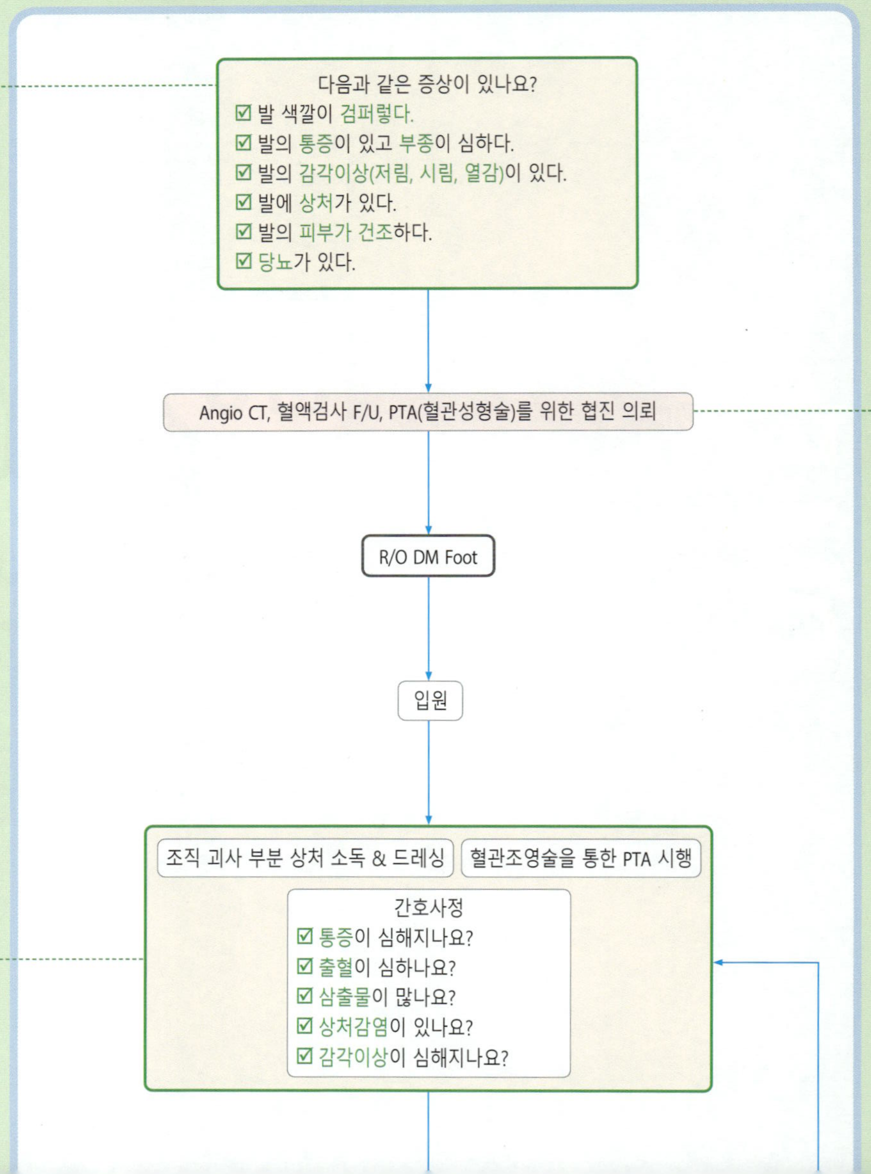

2. 당뇨병성 족부질환 선별검사

당뇨병성 족부질환이 의심되는 증상이 있다면 조기 진단과 치료가 중요하다. 진단이 늦어질 경우 궤양, 감염, 절단으로 이어질 수 있다. 정확한 진단을 위한 검사는 다음과 같다.

1. Angio CT
   - 말초혈관의 상태를 평가하기 위해 시행.
   - 하지 동맥의 동맥경화, 협착, 혈전 등 정보를 얻을 수 있다.
   - 조영제 사용과 방사선 노출이 있다.
2. **혈액검사**
   - 염증과 감염을 나타내는 CRP, ESR, WBC 등의 수치 상승 여부 확인.
   - BST, 혈액 내 Glucose 수치, 당뇨 진단에 유용한 HbA1c(당화혈색소) 검사 수치 확인.
3. **경피적혈관성형술(PTA)**
   - 혈액순환에 장애가 있다고 판단된다면 영상의학과나 순환기내과(또는 심장내과), 혈관외과(또는 흉부외과)에 협진의뢰하여 말초혈관 조영술을 시행.
   - 수술 전 혈류 개선과 수술 후유증을 줄이기 위한 목적으로 경피적혈관성형술 시행.
   - 수술 후 회복을 돕기 위해 경피적혈관성형술을 통한 혈류 개선 목적으로 시행.
   - 조영제와 방사선 노출이 많으며 시술자의 숙련도에 따라 시술 결과가 달라질 수 있다.

3. 수술 결정

당뇨병성 족부질환으로 입원 후 상처 소독과 경피적혈관성형술, 항생제 치료 등으로도 호전이 없다면 수술을 고려해야 한다. 수술은 질환의 진행 정도, 감염과 혈류의 상태, 환자의 전신 상태 등을 종합적으로 고려하여 결정한다.

당뇨병성 족부질환의 수술 기준

- 괴사: 괴사조직은 감염의 원인이며 상처 치유를 방해하므로 수술로 제거가 필요하다.
- 깊은 농양 또는 골수염: 깊은 농양이나 골수염은 항생제 치료와 소독 만으로는 치료가 어렵다. 수술을 통한 배농과 괴사 조직 제거가 필요하다.
- 괴저(Gangrene): 발가락 또는 앞발의 괴저는 감염의 확산을 막아 패혈증의 위험을 줄이기 위해 수술이 필요하다.
- 보존적 치료에도 반응이 없는 만성궤양에서 수술을 고려할 수 있다(상대적 기준).

4. 수술 후 사정

수술 후 핵심 증상.

- ▸ 활력징후(Vital Sign): 괴사, 감염의 정도가 심하면 활력징후에 영향을 줄 수 있다. 수술 후에 출혈, 감염, 혈전 등의 합병증 발생 시에도 혈압, 맥박, 호흡, 체온에 변화가 나타날 수 있음
- ▸ 중환자실 케어: 염증과 감염의 수준이 심하여 패혈증 위험이 높거나 수술 부위 출혈이 심한 경우. 또는 활력징후가 불안정할 경우 중환자실에서 집중 케어를 받을 수 있음. 이들 증상은 환자의 기저질환에 따라 그 위험성이 올라가므로 과거력 필수 확인 필요

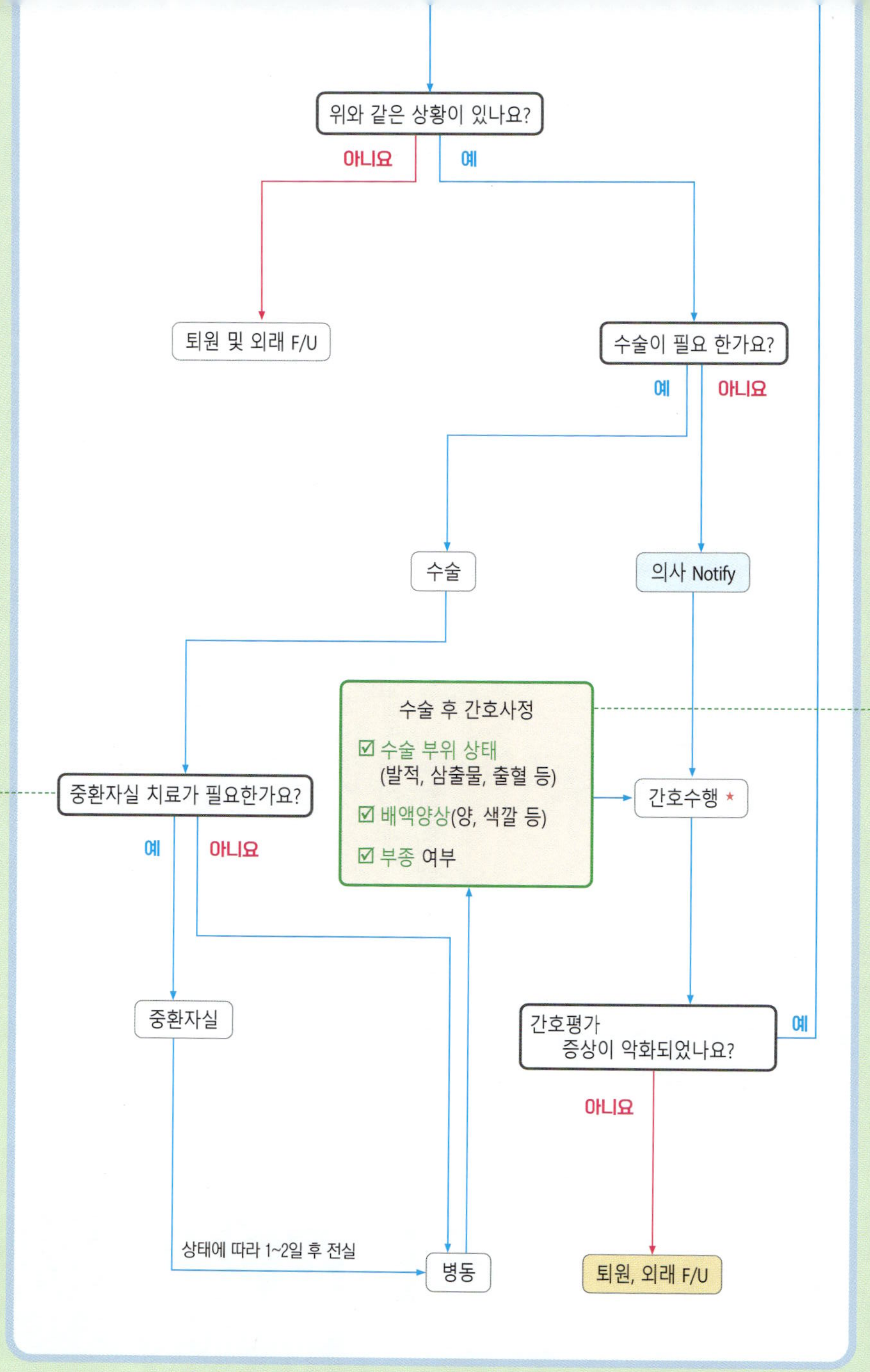

5. 수술 후 환자 간호

수술 부위 사정과 간호는 감염예방, 회복 촉진, 합병증 예방을 위해 매우 중요하다. 특히 당뇨병 환자는 회복이 지연되고 감염에 취약하므로 더 세심한 주의가 필요하다.

- ▸ 수술 부위 상태: 수술 상처의 발적과 열감, 삼출물의 종류와 양, 출혈 유무를 사정한다. 수술 부위의 회복경과를 관찰하고 감염여부를 확인하는 중요한 정보임.
- ▸ 배액양상: 배액양과 색깔 등을 확인하고 변화를 기록한다. 양이 서서히 줄고 색이 묽어지는 것이 일반적이나 반대로 양이 갑자기 많아지거나 출혈이 생기거나 없던 이물질이 보인다면 Notify 필요.
- ▸ 부종: 수술 후 부종은 자연스러우나 지속되거나 악화된다면 회복을 지연시키고 통증을 악화시킬 수 있다. 피부를 눌러보는 방법으로 확인해 볼 수 있다. 냉찜질이나 다리를 높게 올려주는 방법을 통해 완화해줄 수 있다.

공통 간호사정 & 수행

"당뇨병성 족부질환 환자에서 이것만큼은 꼭 확인!"

1 통증(Pain)

당뇨병에 의한 신경병증이나 말초혈관 질환으로 발과 발가락 부위에 통증을 느낄 수 있다. 수술 자체로 인한 염증 반응도 통증을 유발할 수 있다.

간호사정 & 수행

간호사정	간호사정 방법
통증 양상 확인	- 강도: 0점에서 죽을 만큼 아픈 10점 사이 몇 점인가요?(NRS scale이용) - 위치: 아픈 위치를 짚어보세요 - 양상: 둔하게 누르듯이 / 묵직하게 / 쥐어짜게 / 화끈거리게 / 시리게 아프세요? 어떻게 아프세요? - 빈도: 한번씩 아프세요? 계속해서 아프세요?(간헐적/지속적 확인).
유발 요인 확인	- 수술 부위가 아프세요? - 움직일 때 아프세요? - 자세 때문에 아프세요?
환상통 확인	- 절단부위 발가락이 아픈 느낌인가요? - 통증 확인(양상, 강도, 빈도, 지속시간 등): 찌르는 듯, 타는 듯, 쥐어짜는 듯, 저리거나 찌릿한 느낌

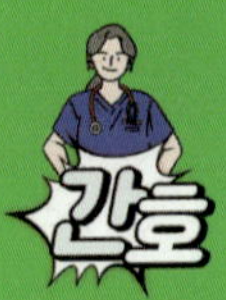

- **통증 사정과 적절한 조치**: 통증의 정도는 주관적이므로 인정한다. 주기적으로 사정을 해주어 변화에 맞게 대응해주는 것이 좋다.
- **진통제 투여**: 수술 후 적극적인 진통제 사용으로 통증을 조절해 준다.
- **PCA**: 수술 후 PCA 적용 환자의 경우 사용법을 교육하고 pumping의 효과를 평가한다. 오심, 구토, 어지러움 등 부작용이 있다면 용량을 조절하거나 투약을 중단한다. 통증 조절이 안된다면 추가적인 진통제 사용을 고려할 수 있다.
- 신경병증을 동반한 환자의 경우 일반적인 진통제로는 통증 조절이 어려울 수 있다. 신경병증성 통증 치료제 투약 고려가 필요.
- 온찜질, 냉찜질, 마사지가 통증 경감에 도움이 됨
- 수술 후 관절의 움직임 제한이나 Splint, Cast 같은 부목으로 고정되어 있는 자세가 통증을 유발할 수 있다. 환자 스스로 움직임이 어렵다면 편안한 자세로 바꿔주고 베개 등으로 지지해 주는 것이 통증 경감에 도움을 줄 수 있다.

예상되는 처방

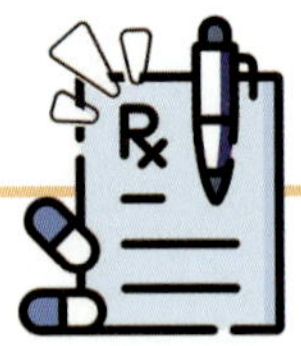

- **NSAIDs 투약**: 이부프로펜(Ibuprofen), 나프록센(Naproxen), 디클로페낙(diclofenac)
- **진통제 투약**: 아세트아미노펜(Acetaminophen), 트라마돌(Tramadol),
- **마약성 진통제(Opioid)**: 코데인(Codeine), 모르핀(Morphine)
- **PCA**: 부작용이 있다면 용량 조절 또는 투여 중단.
- **신경병증성 통증 치료제 투약**: Gabapentin(뉴론틴), Pregabalin(리리카), Duloxetine(심발타)
- **근육 이완제 투약**: 중추성 근이완제 - Methocarbamol(메토카르바몰, 카르몰정), Baclofen(바클란정, 바라파정, Tizanidine(티자리드정), Cyclobenzaprine(벤자민정)

발가락 절단을 했는데 계속 아프다고 하세요

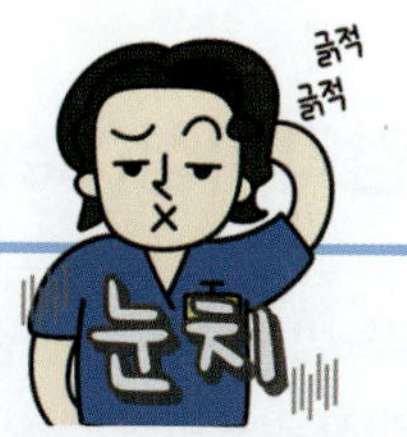

절단부위 환상통(Phantom limb pain, PLP)은 신체의 일부가 절단된 후에도 마치 절단된 부위가 여전히 존재하는 것처럼 느끼면서 통증을 호소하는 것. 절단 수술을 받은 환자들이 겪는 가장 흔하고 고통스러운 후유증이다. 정확한 원인은 밝혀지지 않았지만 신경계 문제로 추측된다.

통증의 양상은 찌르는 듯, 타는 듯, 쥐어짜는 듯, 저리거나 찌릿한 느낌 등 다양하고 그 강도도 가벼운 불편감부터 심한 통증까지 다양하다. 짧게는 몇 초부터 길게는 몇 일동안 지속되기도 하며 수술 직후부터 이후 몇 년까지 다양한 양상으로 나타난다.

진통제, 항경련제, 항우울제 등의 약물이 효과가 있으며 거울치료와 같은 방법으로 뇌를 속이는 치료법이 사용되기도 한다. 최근에는 가상현실(VR)을 이용한 치료 방법도 사용되고 있다고 한다.

환자의 통증은 주관적이므로 이를 이해하고 필요에 맞게 약물, 비약물 치료를 적용해줄 수 있도록 한다. 환자에게 환상통에 대한 정확한 정보를 전달해주고 치료 과정을 설명해주어 이해를 돕고 치료에 참여하도록 교육이 필요하다. 절단에 대한 상실감과 통증은 불안이나 우울과 같은 심리적 문제를 야기하므로 정서적 지지가 중요하며 필요시 정신건강의학과 협진을 통해 치료한다. 환자의 일상생활 적응을 위해 재활의학과 협진을 통한 재활 지원이 필요하다.

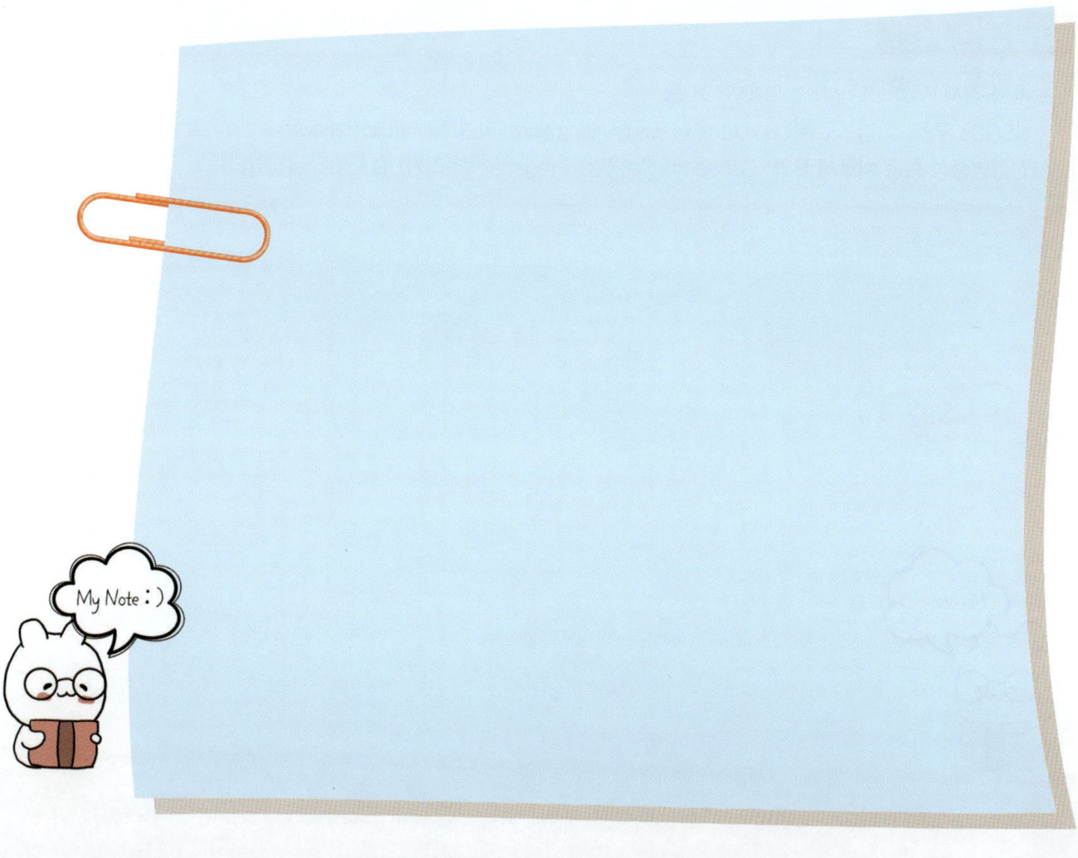

2 감각이상(Sensory abnormalities)

당뇨병으로 인한 신경병증, 말초혈관질환은 발 감각이상의 원인이다. 수술로 인한 직접, 간접적인 신경 손상도 저림이나 감각이상을 유발할 수 있다.

간호사정 & 수행

간호사정	간호사정 방법
감각 확인	- 제가 만지는 것이 느껴지나요 - 발 끝에 저린 느낌이 있나요? - 찌릿찌릿한 느낌이 있나요? - 제가 어느 쪽 발을 만지고 있나요?(양쪽 감각 차이 확인) - 만지는 것이 어디까지 느껴지세요?
수술 전, 후 확인	- 수술 부위 느낌이 있나요? - 새롭게 느껴지는 감각의 변화가 있나요? - 이물질이 붙어 있는 느낌, 작은 구슬을 밟는 느낌이 있나요?

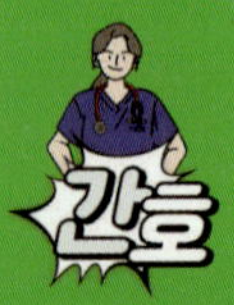

- 저림, 감각이상의 수술 전, 후를 자세히 비교하여 기록하는 것이 필요하다. 저림, 감각이상의 지속여부와 변화를 확인하는 것은 환자의 회복, 악화를 평가하는데 중요한 정보가 될 수 있다.
- 환자에게 저림, 감각이상이 발생하는 이유를 설명하고 불안을 감소시키는 것이 필요. 증상이 나타나거나 변화가 있다면 알리도록 교육이 필요하다.
- 조기 재활: 수술 후 조기에 적절한 재활운동을 시작하면 신경 회복을 촉진할 수 있다. 수술 부위의 회복은 염증을 감소시키고 흉터조직 생성을 줄여 저림, 감각이상의 정도를 줄이거나 예방하는데 도움을 줄 수 있다.

예상되는 처방

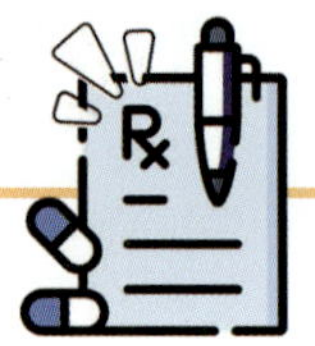

- **추가 검사 F/U**: CT or MRI, EMG/NCT 등
- **NSAIDs 투약**: 이부프로펜(Ibuprofen), 나프록센(Naproxen), 디클로페낙(diclofenac)
- **신경병증성 통증 치료제 투약**: Gabapentin(뉴론틴), Pregabalin(리리카), Duloxetine(심발타)

3 출혈(Bleeding)

당뇨병성 족부질환으로 인한 수술 후 출혈이 발생할 수 있다. 특히 절단(amputation)은 뼈, 혈관의 손상으로 많은 출혈을 유발할 수 있어 주의가 필요하다.

간호사정 & 수행

간호사정	간호사정 방법
출혈 유무 확인	- 수술 부위가 피로 계속 젖나요? - 수술 부위를 직접 확인: dressing 밖으로 보이는 bleeding이 있는지, dressing 교체 후에도 계속되는지.
활력징후 확인	- 어지럽지 않으세요? - 몸에 힘이 빠지고 무기력한가요? 계속 졸린가요? - 지속되는 출혈로 발생하는 활력징후 변화 확인: 저혈압, 빈맥, 낮은 산소포화도, 청색증 등

간호

- 수술 부위에 약간의 출혈(묻어나는 출혈)은 자연스러운 현상일 수 있다. 하지만 수술 후 출혈이 많거나 멈추지 않는다면 이는 저혈량 쇼크(shock) 발생 위험이 매우 높은 위험한 상황일 수 있다.
- 증상: 저혈압, 빈맥, 낮은 산소포화도, 청색증, 어지러움, 무기력함 등
- 출혈이 멈추지 않고 혈액량 손실 위험이 예상된다면 활력징후를 주기적으로 확인하며 저혈량 증상이 나타난다면 알리도록 환자와 보호자에게 교육한다.
- 수술 부위의 직접적인 압박을 통해 지혈을 한다. 필요하다면 지혈제를 사용하여 출혈을 멈추는 것이 우선이다. 지혈이 안된다면 수술을 통한 지혈이 필요할 수 있다.
- 활력징후의 변화에 따라 승압제 투약, 산소흡입과 같은 투약, 처치가 필요하며, 혈액량 감소가 많다면 수혈이 필요하다.

예상되는 처방

- **추가 검사 F/U**: CBC, 응고인자 검사 등
- **필요시 수혈**: RBC(적혈구), Platelet(혈소판) 등
- **필요시 승압제 사용, 산소흡입 등 활력징후 안정화**
- 지혈되지 않으면 수술을 통한 지혈 필요.

My Note :)

4 수술 부위 감염

수술 중 오염, 환자의 면역력 저하, 수술 후 부적절한 관리 등의 이유로 수술 부위 감염이 발생할 수 있다. 감염으로 인한 수술 부위의 직접적인 손상과 전신 발열은 회복을 더디게 하며 패혈증과 같은 심각한 합병증을 유발할 수 있다. 적절한 상처 관리를 통해 감염과 그로 인한 합병증 예방이 필요하다.

간호사정 & 수행

간호사정	간호사정 방법
수술 부위 확인	- 절개 부위 관찰: 발적(Redness), 부종(Swelling), 열감(Heat), 통증, 압통 등 감염 징후를 관찰 - 봉합 부위 관찰: 봉합 상태(벌어지거나 풀림), 출혈, 삼출액(분비물) 등을 확인
감염에 의한 발열 확인	- 몸에 열이 나는 것 같나요?: 직접 체온 측정. - 몸이 떨리세요? 추우세요?: 오한-chilling, Shivering 확인. - 땀이 많이 나세요?: 환의가 땀으로 젖었는지 확인(발한-sweating 확인)
패혈증 증상 확인	- 활력징후 확인: 고체온, 빈맥, 빈호흡, 저혈압과 같은 패혈증의 징후를 확인하는 것이 필요하다.

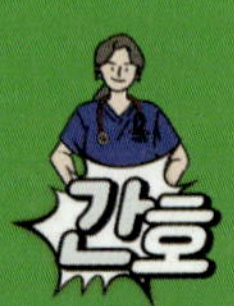

- **수술 부위 소독 및 드레싱**: 무균술을 준수하여 소독하고, 필요시 드레싱을 교환
- **배액량, 색깔, 성상을 확인**: 배액 양상 변화가 감염이나 출혈을 암시한다면 의사에게 즉시 알림
- **봉합 발사(Stitch Out) 관리**: 봉합 부분 아물기에 따라 발사 여부 확인. 상처에 따라 부분 발사(Half Stitch out) 후 완전히 Stitch out하기도 함
- **패혈증 위험 감지**: 수술 상처가 회복됨에 따라 자연스럽게 호전되는 발열이 아닌, 지속되는 고열과 감염 증상은 패혈증으로 진행될 위험이 높다. 활력징후를 자주 확인하고 의사와 상의하여 적절한 검사, 처치를 시행하는 것이 중요하다.

예상되는 처방

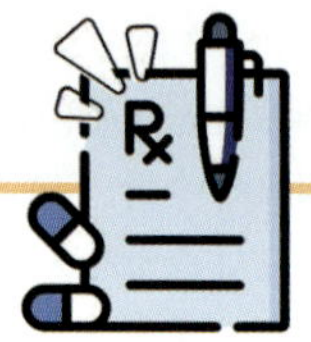

- **추가 검사 F/U**: X-ray, CT, MRI, 삼출물에 대한 배양 검사 등
- 감염의 징후를 나타내는 혈액검사: CRP, ESR, WBC 등
- 필요시 **해열제 투여**: Propacetamol(데노간, 파세타)
- **소염진통제**: Tylenol or Setopain(acetaminophen), Keromin(Ketorolac) 등
- Fluid hydration
- **필요시 항생제 투여**: Culture(배양 검사) 결과가 나오면 배양 검사 결과에 맞춰 항생제 투약. 결과 보고 이전에는 예방적, 경험적 광범위 항생제 투약.

My Note :)

당뇨병성 족부질환 상처 간호

1 DM Foot

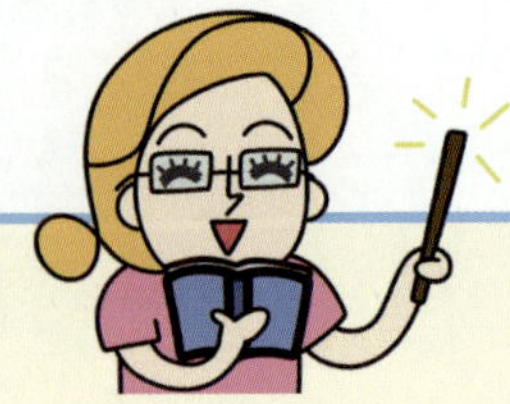

Pre study: What is 'DM Foot'

당뇨병(Diabetes mellitus, DM)이란 인슐린 분비에 문제가 생겨 혈중 포도당 농도가 높아지는 고혈당을 보이는 질환으로 소변으로 포도당이 배출되는 것이 특징이다.

당뇨병의 원인은 선천적 이유로 발생하는 인슐린의 절대 결핍(1형 당뇨병)과 식생활, 스트레스, 생활습관, 췌장 손상 등 후천적 이유로 발생하는 인슐린의 상대 결핍(2형 당뇨병)이다.

경증의 당뇨병에서는 환자들이 특별한 증상을 느끼지 못하는 경우가 많으며 고혈당이 지속된다면 갈증을 많이 느끼고, 화장실을 자주 가며, 과식하게 된다. 그러면서도 살이 빠지고 쉽게 피곤해지는 증상을 느낀다. 오랜기간 지속되는 고혈당은 망막과 신장 기능 장애, 신경병증, 심뇌혈관계 질환과 같은 합병증을 유발한다.

당뇨병성 족부질환(DM Foot, 당뇨발)은 당뇨병 환자에게 생기는 족부의 피부 궤양, 염증, 괴사, 병적골절을 말한다. 당뇨병성 족부질환을 일으키는 원인은 다음과 같다.

당뇨병성 신경병증

- 당뇨병으로 인한 대사장애로 말초신경계에 문제가 생기는 것. 이 중 감각신경병증이 당뇨병성 족부질환의 원인이 될 수 있다.
- 감각신경병증은 감각손실, 비정상적 감각, 통증, 지각 이상 등이 나타나며 타는 듯한 통증, 찌르고 쑤시는 통증, 가렵거나 저리는 통증, 붕 떠있는 마비된 것 같은 이질감 등 다양하게 나타난다.
- 보호감각의 상실로 발이 아프거나 다치는 것을 인지하지 못해 자주 상처를 입게 된다.

말초동맥질환

- 고혈당으로 인한 말초동맥질환은 혈류를 감소시켜 조직으로 산소, 백혈구, 영양소 운반에 장애가 생겨 상처 치유가 지연되며 감염위험이 증가한다. 심하면 궤양과 괴사 유발.
- 간헐적 파행증(intermittent claudication), 휴식 시 통증, 발의 냉감, 모발소실, 모세혈관 충전 지연, 괴저(gangrene) 등 증상이 나타난다.

감염

- 당뇨병 환자는 백혈구의 운동성 손상과 호중구, 단핵구의 식작용에 의해 일반적인 환자들보다 감염에 취약하다.
- 당뇨병 환자들은 피부 조직도 얇아지고 약해져 상처가 나기 쉽고 감염 위험에 자주 노출된다.

신경병증에 의한 궤양은 압력과 연관되어 발생한다. 흔히 발 앞꿈치나 뒤꿈치와 같이 굳은 살이 생기는 부위에 호발한다.
혈관질환에 의한 궤양은 혈액공급에 취약한 발가락의 원위부에 호발한다. 족배동맥 맥박 촉지가 어렵고 통증을 동반하며 푸른색, 검은색, 노란색으로 변색이 생긴다.

발목상완지수(Ankle brachial index, ABI), 혈관 도플러 초음파, 혈관조영 CT(CT angiography), 말초동맥조영술 등 검사를 통해 진단하고 치료 방향을 결정한다.

감염여부와 궤양의 크기, 조직의 혈액순환 정도를 반영하여 치료 방향을 결정한다. 배농과 괴사조직의 제거, 항생제 치료를 시행하며 혈관성형술(Angioplasty)이나 혈관이식술(Vessel graft)를 통해 혈류를 개선해줄 수 있다. 보조기나 석고붕대(Cast)를 통해 압력을 분산, 경감시켜줄 수 있다. 보존적 치료로 호전되지 않는다면 절단(Amputation)을 시행할 수 있다.

2 상처간호

Neuropathy(신경병증)에 의한 경우

- Debridement(조직제거술) 시행
  - 괴사된 조직이나 염증 조직을 제거
- Dressing(소독) 시행
  - 적절한 상처 소독 및 드레싱
  - 압력부하를 줄이면서 위 사항(Debridement, Dressing) 시행 시 충분히 치유 가능

Infection(감염)에 의한 경우

- Irrigation(세척) + Debridement(괴사조직제거)
  - 상처를 충분히 세척하고 불필요한 조직은 제거
- 적절한 항생제 사용
- 체중 부하를 줄이기 위해 필요시 Splint(부목) 적용
- 염증이 퍼지지 않도록 관절을 고정하기도 함(Immobilization)

상처 소독

- 초기
  - 염증과 배출액이 많으므로 불필요한 조직은 적절히 제거하고 빠른 시일 내에 건강한 육아 조직이 차오르도록 해야 함(배액을 위해 Cura-vac(배액관) apply)

Cura-vac 관련	
튜브	상처배액
필름드레싱	외부오염을 막고 습윤 환경을 유지
흡입헤드	상처 배액물과 오염물을 잘 나오게 함
폼드레싱	특수폼은 상처를 촉촉하게 하여 새살이 돋게 함

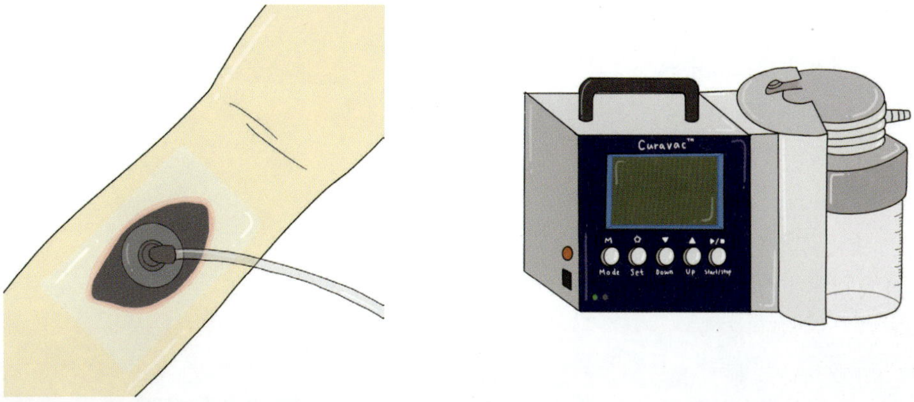

Cura - Vac

당뇨발 대상자 배액관 관리(Cura-vac)
Suction 적용 후 완전히 밀봉되었는지 확인해요!!
적용 후 통증이 있거나 말단 부위 맥박이 없을 경우 재적용해야 해요!!
드레싱은 48시간마다, 오염 시 12시간마다 교체해요!!
배액관 삽입부위 관찰: 삼출물, 출혈, 감염 징후 등을 확인해요!!
삽입부위 통증이 있을 경우 의사와 상의하여 압력을 조절해요!!
항응고제를 투여하는 경우라면 압력을 서서히 올려야 해요!!

▸ 육아조직 형성 후
- 상처의 치유를 빠르게 하기 위해 성장촉진제제와 습윤 드레싱을 병용하는 것이 좋음 (조직 성장 촉진, 혈관 생성, 섬유소 분해 촉진 → 상처 치유 촉진)

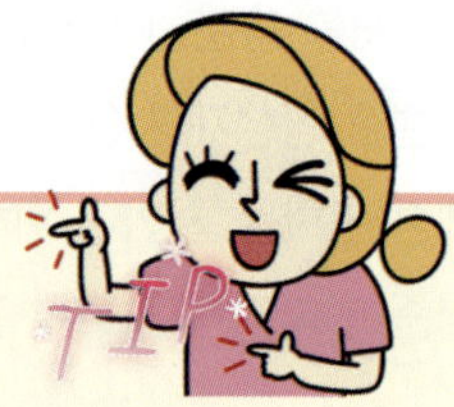

당뇨병성 족부질환 환자의 발 관리

* 부드러운 비누와 따뜻한 물로 매일 발을 씻는다. 손으로 먼저 물 온도를 확인한다.
* 발가락 사이를 부드럽게 두드려서 잘 말린다.
* 매일 발에 상처, 물집, 부종, 발적, 압통 부위가 있는지 확인한다. 아픈 느낌에만 의존하지 않는다.
* 발을 관찰할 때 시력이 나쁘다면(당뇨병성 망막병변 때문) 다른 가족의 도움을 받도록 한다.
* 피부가 건조하고 갈라지는 것을 방지하기 위해 로션을 잘 발라준다. 발가락 사이에는 바르는 것을 피한다.
* 땀이 나는 발에는 가벼운 파우더를 뿌린다.
* 굳은살, 티눈 등을 제거하기 위해 상품화된 치료제를 사용하지 않는다.
* 베인 상처는 따뜻한 물과 부드러운 비누로 깨끗하게 하고 멸균 드레싱으로 덮어준다. 알코올을 사용하거나 문지르거나 끈적한 반창고를 사용하지 않는다.
* 피부 감염이나 치료되지 않는 상처는 즉시 의료진에게 알린다.
* 발톱을 자를 시 발가락의 둥근 윤곽에 따라 자르고 모서리는 자르지 않는다(내성발톱 방지)
* 발톱 손질은 샤워나 목욕 후에 한다.
* 발가락을 면이나 모직으로 과도하게 덮지 않는다.
* 발가락이나 뒤꿈치가 노출되는 신발, 높은 굽의 신발은 피한다.
* 플라스틱 소재 보다는 가죽 소재 신발이 좋다.
* 맨발로 신발을 신지 않으며 신발을 신을 때 발을 흔들어 준다.
* 깨끗하고 흡수가 잘 되는 소재의 양말을 신는다.
* 자극을 남기거나 순환을 방해하는 옷과 양말, 스타킹은 피한다.
* 발을 보온하기 위해 뜨거운 물병, 핫팩 등의 사용을 피하고 양말로 보온한다.
* 동상에 유의한다.
* 걷거나 발을 굴곡, 신전시키는 것으로 매일 발 운동을 실시한다.
* 오래동안 앉아 있거나 서 있는 것, 다리를 꼬는 자세는 피한다.

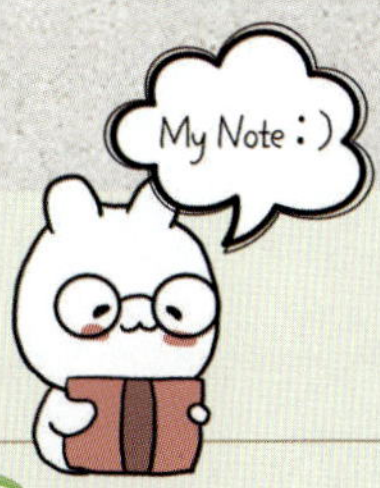
My Note :)

당뇨병성 족부질환 수술 간호

1 Wound Debridement(조직 제거술)

정의	가피(Eschar) 제거를 통해 세포의 이동을 가능하도록 하여 건강한 조직으로부터 치유과정을 재시작하도록 유도하는 방법
해당질환	DM Foot(당뇨발) 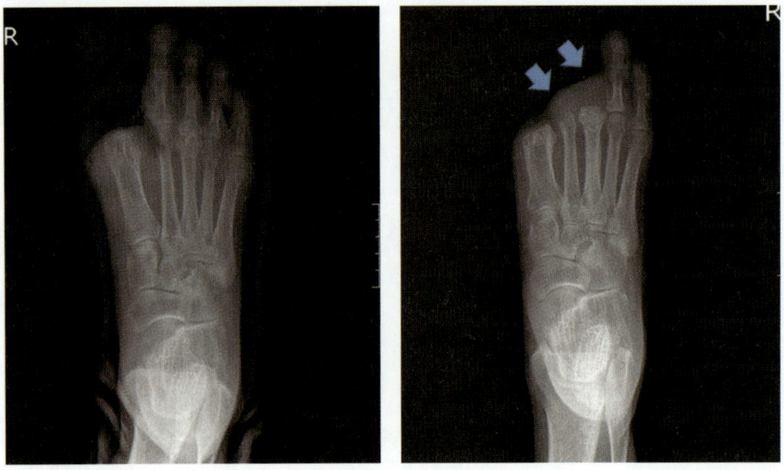 DM Foot 수술 전/후 사진
주의사항	감염되었거나 괴사된 조직을 제거하고 세균의 번식을 저지

2 Skin Graft(피부이식) & Skin Flap(피부피판)

정의	피부 및 연조직 결손이 있을 경우 다른 부위에서 피부이식편을 떼어내서 결손부에 봉합하여 이식하는 수술 방법 - Skin Graft(피부이식)은 상처 부위에 뼈, 인대 등 주요 구조물이 노출되지 않고 피부조직에 한해서 손상을 입은 경우 실시 - Skin flap(피부피판)은 상처 부위에 뼈, 인대와 같은 주요 구조물까지 노출되어 피부이식만으로는 재건이 어려울 시 피판을 시행
해당질환	DM Foot(당뇨발)
주의사항	피부이식편의 두께에 따라 부분층과 전층 피부이식으로 나뉨 Skin Prep(피부준비) - 담당의에게 Donor Site(공여 부위) 확인 후 시행 여부 결정, Circulation(혈류순환) 사정 - OP Site(수술 부위) 혈류 유지가 중요 - 손으로 만졌다가 뗐을 때 붉은색으로 돌아오면 혈액순환 GOOD!! - 붉은색으로 돌아오지 않을 경우 혈액순환 BAD, 의사 Notify, 자세 유지 중요 - OP Site(수술 부위)가 하얀색일 경우 심장보다 높게(단, 동맥부전이나 심장질환이 있을 경우 심장높이 아래로 낮춤) - OP Site(수술 부위)가 보라색일 경우 심장보다 아래로 유지

3 Amputation(절단)

정의	신체의 일부를 외과적으로 제거하는 수술
해당질환	DM Foot(당뇨발)
주의사항	신체상 변형이 동반되기 때문에 정서적 지지와 심리적 안정이 중요 일상생활을 영위할 수 있도록 돕는 것이 중요 조직 관류 확인 - 절단부 Dressing(소독부위) 상태 확인, Bleeding(출혈), Oozing(삼출물) 여부 확인 부종 - 24~48시간 동안 부종을 예방하기 위해 절단부 밑에 베개를 대어줌 운동 - OP 후 48시간 이후에는 Elevation(부위를 높이는 거상) 하지 않아도 됨 - 관절 구축 예방을 위해 하루 3~4회 Prone Position유지 - 목발 보행 실시 합병증 관리 - 피부 합병증: 궤양, 상처 감염증 등 확인 - 출혈, 혈종 등 확인 - 부종 확인 - 관절 구축 - 환상지통(유령통) 유무

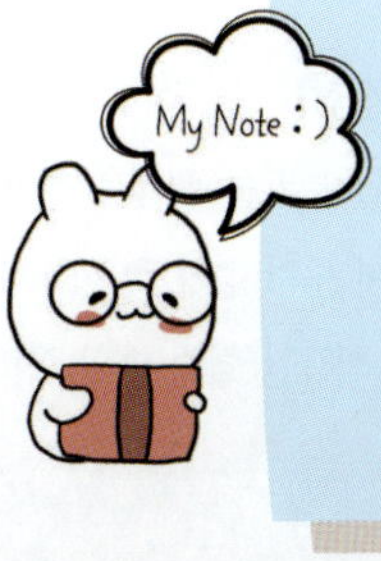

당뇨병성 족부질환 검사

1 혈액검사: 감염과 출혈

혈액검사에서 염증이나 감염을 시사하는 혈액 검사 수치는 당뇨병성 신경병증이나 말초동맥질환에 의한 염증, 궤양, 괴사 등에서 상승할 수 있다. 또한 수술로 인한 염증 반응과 출혈로 상승할 수 있다. 수술 후에 지속되는 출혈이나 감염은 환자의 회복에 지장을 주고 심하면 패혈증, 쇼크와 같은 합병증을 유발할 수 있다. 특히 당뇨병 환자의 경우 감염에 취약하기 때문에 단순 채혈에서 얻을 수 있는 감염과 출혈의 정보는 수술 전, 후로 꼭 필요한 데이터라 볼 수 있다.

2 발목상완지수(Ankle brachial index, ABI)

발목상완지수는 하지 동맥의 순환 상태를 평가하는 간단하고 비침습적인 검사다. 특히 당뇨병성 족부질환 환자의 말초동맥질환 진단에서 유용한 검사다. 당뇨병 환자에서 족부 궤양 발생위험을 초기에 예측하고 치료 방향을 결정하는데 필요한 정보를 제공해 주며 치료의 효과를 평가하는 중요한 검사다.

발목상완지수 측정 방법

- ✓ 환자를 편안하게 눕힌 상태에서 안정을 취하도록 한다 (약 5분 정도).
- ✓ 발목과 양팔의 혈압을 측정한다.
  발목: 후경골동맥(Posterior tibial artery) 또는 족배동맥(Dorsalis pedis artery)
  팔: 상완동맥(Brachial artery)
- ✓ 발목의 수축기 혈압 중 높은 값을 팔의 수축기 혈압 중 높은 값으로 나눈다.
- ✓ ABI = 발목 수축기 혈압 / 상완 수축기 혈압

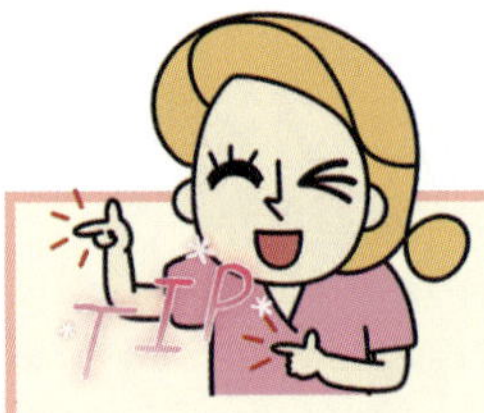

발목상완지수(ABI)의 결과 해석

1. ABI : 1.00 ~ 1.40 (정상)
   * 하지 동맥의 혈액 순환이 정상수준임을 의미한다.
   * 당장 특별한 치료가 필요하지 않으나 당뇨병 환자의 경우 주기적인 검사가 필요하다.

2.ABI : 0.91 ~ 0.99 (경계)
   * 하지 동맥 혈액 순환에 약간의 장애가 있음.
   * 하지 동맥의 협착이 있을 수 있으므로 추가 검사가 필요하다.
   * 당뇨병성 족부질환 발생 위험이 있으므로 발 관리 교육이 필요.

3.ABI : 0.90 이하 (비정상)
   * 하지동맥의 심한 협착 또는 폐쇄를 의미.
   * 괴사 위험이 높으며 추가 검사 및 치료가 필요한 수준.
   * 0.40 미만의 경우 심각한 혈액 순환 장애가 있음을 의미한다.

3 CT-angiography(혈관조영 CT)

CT-angiography는 조영제를 혈관에 주입하여 촬영하는 CT 검사로 혈관 상태를 평가하는 검사다. 당뇨병성 족부질환 환자의 경우 혈관 상태를 평가하기 위해 하지동맥조영CT 검사를 반드시 시행한다. 하지 동맥의 동맥경화와 협착, 폐쇄와 같은 하지 동맥의 전반전인 해부학적 상태를 알 수 있다.

혈관조영술에 비해 비교적 덜 침습적인 방법으로 혈관의 정보를 얻을 수 있는 장점이 있지만, 조영제를 반드시 사용해야 하고 MRI나 초음파 검사에 비해 방사선 노출이 많다는 단점이 있다.

혈관조영 CT 검사 전 체크사항

- ✓ X-ray와는 다른 별도의 검사이므로 환자가 필요성을 이해하도록 설명이 필요하다.
- ✓ 조영제 사용 시 요오드나 조개류 알러지가 있는지 또는 이전에 조영제 부작용을 경험한 적이 있는지 확인해야 한다. 만약 있다면 Notify 후 항히스타민제나 스테로이드와 같은 전 처치 약물을 처방받아 투약한다.
- ✓ 조영제 사용을 위해 최소 4~6시간 금식을 유지하고 정맥주입로 확보를 한다.
- ✓ 환자의 신장 기능을 확인하고 Acetylcysteine과 같은 전 처치 처방받아 투여할 수 있으며 검사 후 수분 섭취와 소변 배출을 격려해야 한다.
- ✓ 검사 중 움직여서는 안되며 밀실에 있는 듯한 공포감을 느낄 수 있다고 설명해준다. 폐쇄공포증 환자는 sedation이 필요할 수 있다.

4 MRI

MRI(Magnetic resonance imaging, 자기공명영상)는 강력한 자기장 속에 환자를 위치한 후 수소 원자핵만을 공명시키는 고주파를 순간적으로 보냈다가 중단하여 수소 원자핵에서 나오는 신호를 영상으로 구현하는 검사다. X-ray나 CT보다 자세한 정보를 제공해주며 연부조직이나 뼈, 관절의 내부까지 상태를 알 수 있다.

방사선 노출이 없고 연부조직에 대한 정보를 높은 해상도로 제공해 줄 수 있어 염증, 궤양, 괴사조직에 대한 정보 뿐만 아니라 뼈나 관절 내부의 염증까지지도 정확하게 진단할 수 있다. 수술의 필요성 평가와 수술계획 수립에 중요한 정보를 제공해 줄 수 있는 장점이 있다.

검사 시간이 길고 비용이 비싸며, 폐쇄 공포증 환자나 금속 물질(예 : 영구형 심박동기)을 체내에 삽입한 환자는 검사가 어려울 수 있다는 단점이 있다.

당뇨병성 신경병증에 의한 발의 감각 이상은 무의식적인 움직임을 만들어 낼 수 있다. MRI 검사 특성상 움직이면 정확한 검사 결과를 얻을 수 없기 때문에 사전에 환자에게 이를 설명하고 협조할 수 있도록 교육하는 것이 필요하다.

5 도플러 초음파(Doppler Ultrasound)

초음파 검사는 Probe(탐촉자)를 검사부위 피부에 밀착시켜 초음파를 보내고 되돌아오는 초음파를 영상화하는 검사다.

도플러 초음파 검사는 혈액 속 적혈구에 초음파가 부딪혀 반사될 때 변화하는 주파수를 분석하여 혈류의 속도와 방향을 측정하는 검사다. 이로 인해 혈관 질환을 진단할 수 있으며 당뇨병성 족부질환 환자의 혈액 순환 상태를 평가하고 치료 계획을 수립하는데 유용한 정보를 제공해 줄 수 있다.

비침습적이고 비용이 저렴하며 방사선 노출이 없다는 장점이 있지만 검사자의 숙련도에 따라 검사 결과에 차이가 있을 수 있다.

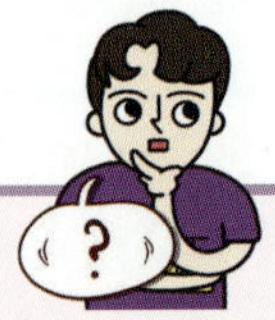

도플러 초음파를 통해 얻을 수 있는 정보

* 혈류의 속도를 측정하여 혈관의 협착부위를 찾고 협착의 정도를 파악할 수 있다.
* 혈류의 속도와 흐르는 방향을 통해 혈관의 해부학적 구조와 혈류 상태를 파악할 수 있다.
* 혈류의 강도를 파악하여 작은 혈관에 흐르는 혈류를 감지할 수 있다.
* 당뇨병성 족부질환 환자의 하지동맥 협착, 폐쇄 여부를 확인하고 혈류 속도와 파형 분석을 통해 질병의 수준을 평가할 수 있다.
* 혈관 성형술이나 우회술과 같은 재개통술 전, 후 혈류 변화를 비교하여 효과를 평가하고 치료 계획을 수립, 예후를 예측할 수 있다.
* 궤양 주변 부위 혈류를 평가하여 치료 효과를 확인하고 치료 방향을 수립하는데 도움이 되는 정보를 제공해준다.

6 말초동맥 조영술 & 경피적 혈관성형술

말초동맥 혈액순환에 문제가 있다고 판단될 때 정확한 진단과 중증도 평가를 위해 **말초동맥 조영술(Peripheral artery angiography)**을 시행할 수 있다. 하지 동맥 검사를 위해 일반적으로 대퇴동맥을 천자하여 카테터(catheter)를 삽입 후 직접적으로 조영제를 주입하며 혈관 조영 검사를 시행한다. 검사 중 혈전에 의한 합병증 위험이 있을 수 있으므로 필요에 따라 heparin을 정맥주사 하는 경우도 있다.

일반적으로 단순 말초동맥 조영술만을 시행하는 경우는 드물다. 보통은 조영술에서 시술을 필요로 하는 말초동맥의 협착이나 폐쇄를 확인하고 이어서 **경피적 혈관 성형술(Percutaneous transluminal angioplasty, PTA)**을 시행한다. 풍선확장술을 통해 동맥 순환을 열어주고 필요에 따라 스텐트(stent)를 삽입하기도 한다. 동맥 협착이나 폐쇄의 정도, 병변의 원인에 따라 혈전제거술(thrombectomy)이나 혈전용해술(thrombolysis)를 시행하기도 한다. 시술 중 혈전에 의한 합병증 위험을 줄이기 위해 heparin을 정맥주사 할 수 있으며 시술 전 항혈소판제(aspirin, clopidogrel 등) 경구 복용이 필요할 수 있다.

당뇨병성 족부질환으로 인해 보존적 치료나 수술적 치료를 필요로 하는 환자에게 치료 전 또는 치료 후에 경피적 혈관성형술을 시행해 줄 수 있다. 동맥 혈액 순환 개선을 통해 상처 치유에 도움을 줄 수 있으며 수술 전 시행하면 수술의 예후가 더 좋다. 수술 후에도 수술 부위 회복을 돕기 위해 경피적 혈관성형술을 시행해 줄 수 있다.

혈관조영실에서 시행하며 관련 분과에 협진을 통해 의뢰한다. 병원마다 다를 수 있으며 보통은 영상의학과, 순환기내과(심장내과), 흉부외과(혈관외과) 중에 의뢰를 하게 된다.

PTA 시술 전, 후 간호

시술 전 간호

- ✓ 혈관조영술 및 혈관성형술에 대한 동의서 필요. 검사, 시술에 사용하는 기구 중 건강보험 비급여에 해당하는 항목들에 대한 설명과 동의를 미리 받는다.
- ✓ 고위험 검사이므로 검사 시 보호자 동반하도록 한다.
- ✓ 조영제 사용을 위해 최소 8시간 이상 금식이 필요.
- ✓ 요오드나 조개류 알러지가 있는지 또는 이전에 조영제 부작용을 경험한 적이 있는지 확인해야 한다. 만약 있다면 Notify 후 항히스타민제나 스테로이드와 같은 전 처치 약물을 처방받아 투약한다.
- ✓ 정맥주입로 확보. 가능하다면 왼쪽 팔 20G 이상.
- ✓ 대부분 대퇴동맥을 천자하여 진행하기 때문에 양쪽 사타구니 부위 shaving 필요.
- ✓ 하지 동맥 혈류 평가를 위해 족배 동맥(DPP) 확인 후 표시.
- ✓ 항혈소판제(aspirin, clopidogrel 등) 경구 복용 여부 확인하고 검사 전 Loading 확인 후 처방에 따라 투약한다.
- ✓ 검사 중 발생할 수 있는 부작용이나 합병증 예방을 위해 사전검사가 필요할 수 있다. (혈액검사 : 헤모글로빈, 신장 수치 등 / 심전도 / 심장초음파 등)

시술 후 간호

- ✓ 활력징후를 확인한다. 심전도 검사, 신경학적 사정 등을 통해서 심근경색, 뇌경색, 급성 동맥 폐쇄와 같은 검사 후 발생할 수 있는 합병증을 확인한다.
- ✓ 다리나 발에 통증이 있는지 확인하고 필요하다면 적극적으로 통증을 조절해준다.
- ✓ 대퇴동맥의 경우 heparin 사용 용량과 지혈기구 사용 유무에 따라 sheath를 제거하지 않고 시술실에서 돌아올 수 있다. Sheath를 가지고 있는 동안에도 ABR을 유지해야 하며, sheath 삽입부위 주변 Hematoma, Bleeding, Oozing을 확인하고 하지 Circulation 확인이 필요하다. aPTT 수치가 적정 수준까지 떨어지면 sheath를 제거하고 지혈 후 sand bag을 적용하고 일정시간 ABR을 유지해야 한다. ABR 시간이 길기 때문에 환자에게 충분한 설명을 해주고 협조 요청이 필요하다.
- ✓ 지혈기구를 사용하여 대퇴동맥 sheath를 제거하였더라도 일정 시간 동안은 sand bag을 적용하고 ABR을 유지하여 Hematoma, Bleeding, Oozing 위험을 피하는 것이 필요하므로 환자 교육과 협조 요청이 필요하다.
- ✓ 조영제 부작용이 있는지 확인하고 조영제 배출을 위한 수분 섭취를 격려한다. 필요시 수액 hydration.
- ✓ 시술 후 재협착 방지를 위해 항혈소판제제의 경구 복용이 필요하므로 확인 후 투약한다.

말초동맥우회술(Peripheral arterial bypass operation)

말초동맥우회술은 협착 또는 폐쇄가 있는 말초 동맥의 혈류를 개선하기 위한 외과적 수술 방법이다. 보통은 자기의 정맥을 사용하지만 이것이 어려울 경우 합성이식물질(인공혈관)을 이식하여 병변 혈관의 우회로(bypass track)를 만들어 주는 수술이다

정형외과 환자 투약

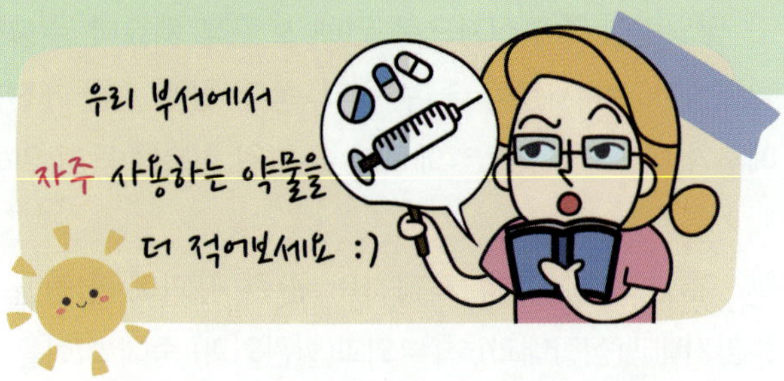
우리 부서에서
자주 사용하는 약물을
더 적어보세요 :)

1 수액

수액에 특별한 제약은 없으나 수술로 인한 체액 손실 또는 수술 전 keep vein의 목적으로 수액을 선택하게 된다. 주로 normal saline이나 Hartmann solution 사용.

- Hartmann Solution
  - 체액의 성분과 비슷한 등장액을 투여
- DM이 있을 때 포도당이 함유된 Fluid를 투여할 경우 BST F/U
- TPN(완전비경구영양) 공급
  - Winuf(위너프), Smofkabiven(스모프카비벤) 등
    : NPO(금식)를 유지하는 동안에는 투여
- V/S Unstable할 경우
  - 0.9% N/S, 0.45% Half Saline Hydration
  - Inotropic(승압제) Infusion: Dopamine(도파민), Norpin(노르핀) 등

- 간기능 저하 환자는 포도당 대사 감소로 인해 체내 에너지 전달이 저하되므로 간 질환 대상자에게는 포도당 수액을 사용하는 것을 권장함.
  : Hartmann & Dextrose, 5% Dextrose fluid 등
- Megadose steroid fluid를 사용하는 경우가 있다.
  : 척추 손상 8시간 이내의 대상자에게 2차 신경 손상 예방 목적으로 사용. 고가의 약이므로 주의!

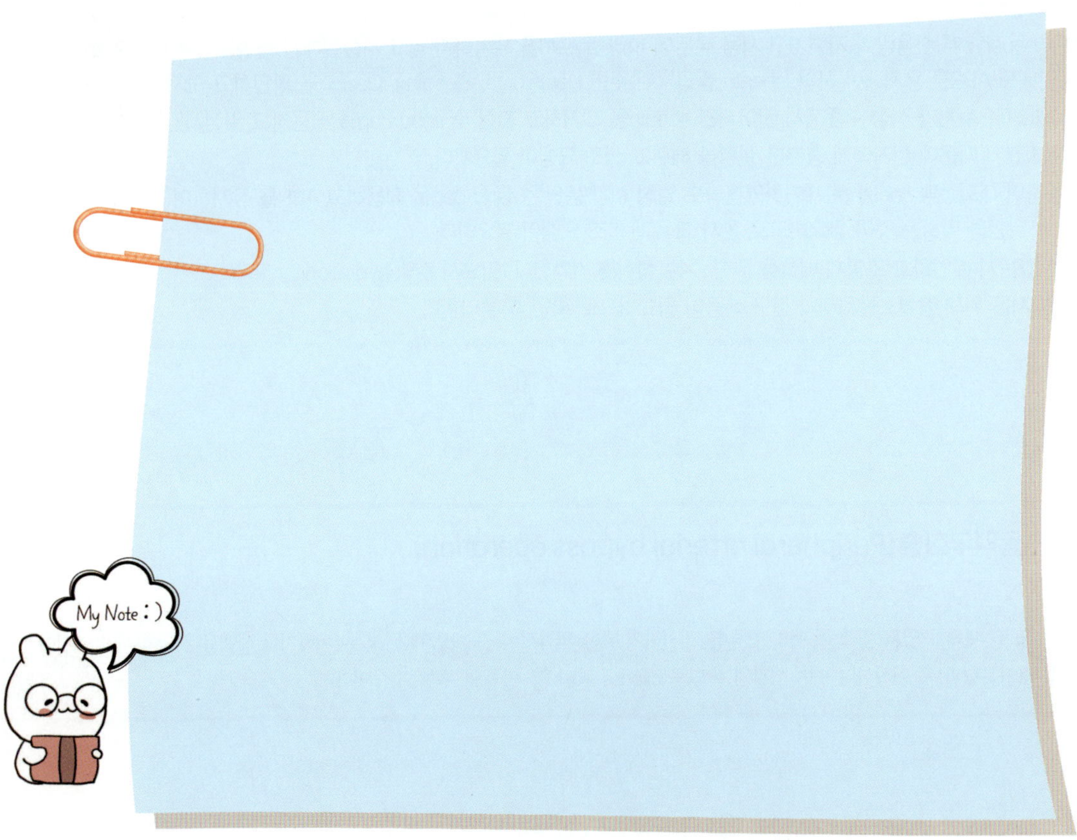
My Note :)

2 항생제

항생제는 환자의 상태에 따라 결정되며 검사 결과에 따라 변경되기도 한다. 일반적으로 Culture(배양 검사) 결과가 나오면 배양 검사 결과에 맞춰 항생제를 투약하지만 결과 보고 이전에는 예방적, 경험적 광범위 항생제를 투약한다.

BUN/Creatinine 수치 확인 후 용량 선택하며 대상자 상태에 따라 변경해서 사용 가능

▸ 상처감염 예방을 위한 항생제: Kefodon(케포돈), R-Cefazedon(알-세파제돈)

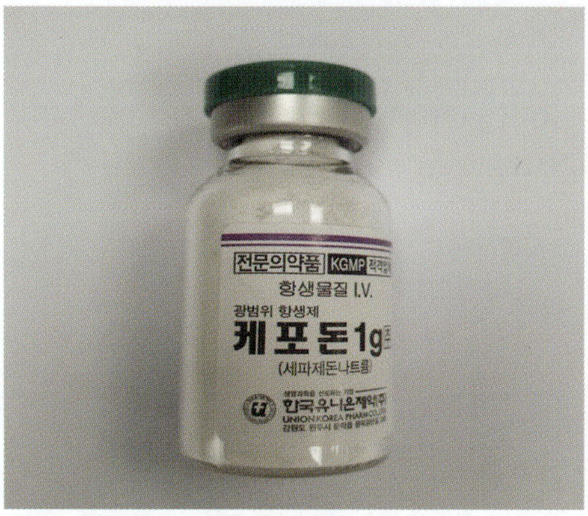

Kefodon, 케포돈

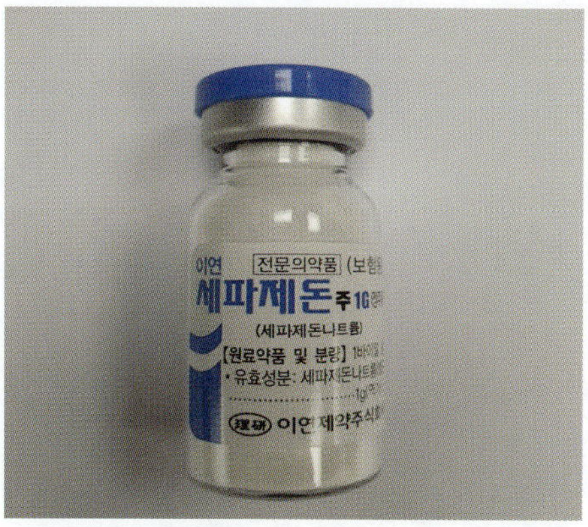

R-Cefazedon, 알-세파제돈

▸ 광범위 항생제

- 합병증 예방 혹은 치료 등에 따른 항생제 선택
  : Vancomycin(반코마이신), Teiconin(테이코닌) 등
- 대상자 이상 발견 시 감염내과 협진 후 결과에 따른 처치 진행

3 기타약물

상황	해당 약물
대상자 합병증 예방	진통제 - NSAIDs 관련 약물 - 마약성 진통제를 사용한 통증 조절 Nalbuphine(날부핀)10mg + N/S 100ml(마약성 진통제) Norspan(노스판) Patch(용량에 따라 사용 기간이 다름) Tridol(트리돌), Anacen(아나센) 등
	진토제 - 오심, 구토 예방: Nasea(나제아), Macperan(맥페란) 등
	위보호제 - 위염, 위궤양 등의 예방: Gaster(가스터), Gastin CR(가스틴 CR) 등
	근이완제 - 근육 경련, 강직 예방: Methocarbamol(메소카르바몰) 등
수술 후 합병증 예방	정맥의 혈전색전증 예방을 위한 약물 사용 - 저분자 헤파린 약물 사용: Cnoxance Inj.(크녹산), Zibor Inj.(자이버) 등

*

정형외과 간호사's 노하우

대상자 사정

통증이 지속되고 대상자의 Complain이 심하다면 어떻게 해야 할까요?	Sciatic Nerve Block(좌골신경차단술)을 고려해 볼 수 있음
ABR(절대침상안정) 대상자의 혈액순환을 도와줄 수 있는 방법은 무엇일까요?	가능하다면 IPC(Intermittent Pneumatic Compression)를 적용 Ex. 혈전방지 스타킹, SCD sleeve 등 - Embolism(색전증)이 의심될 경우 CT Venogram(정맥조영술) F/U을 할 수 있음
DM Foot 대상자가 통증과 감각 이상을 느낀다면 어떻게 해야 할까요?	진통제를 투여하여 완화해줄 수 있지만 일반 진통제로 효과가 없을 경우 수술 시 PCA(자가통증조절장치)를 적용하거나 수술 후 마약성 진통제를 통해 완화해줄 수 있음 - 마약성 진통제 사용 시 부작용 주의!
피부 건조증이 있을 때 어떻게 할까요?	보습제를 통해 완화 의사와 상의하여 처방을 받거나 정확한 상태를 확인하기 위해 피부과 협진 볼 수 있음
DM Foot 대상자의 상처에서 출혈이 지속된다면 어떻게 해야 할까요?	OP Site(수술 부위) Compression(압박)Dressing 이후 의사에게 Notify
상처감염을 확인할 수 있는 방법이 있을까요?	Daily(매일) Dressing을 통해 상처의 변화를 확인할 수 있음

기타

PCA(자가통증조절장치)를 가지고 있다면 주의해야 할 것은 무엇일까요?	사용법에 대해서 숙지하고 있는지 확인해야 함

*

정형외과 대상자's 궁금증

대상자 사정

하루 종일 수술로 인해 의사와 면담이 어려운 것에 대한 불만	수술 및 치료 일정관리, 주의사항, 물리치료 방법, 기타 교육사항들을 미리 간호사가 제공(Ex. Splint는 몇 주 후에 풀어야 하는지, X-ray F/U은 언제인지, 입원 기간은 어떻게 되는지 등) - 담당 전공의와의 면담 매칭 - 주치의 면담에 대한 불만 시 1) 전공의 매칭 2) 고객 상담실 매칭
수술 부위 Oozing(삼출물) & Bleeding(출혈)있을 시 Dressing(상처 치료)에 대한 불만	기존 Dressing 위에 덧댄 후 의사에게 Notify 어떤 제스처 없이 담당하는 사람을 불렀다고 하는 것보다 제스처를 취하고 설명하는 게 불만을 줄이는 팁이 될 수 있음
Dressing은 언제 해주는지 계속 물어보는 경우	Wound Infection(상처 감염): 매일 OP Wound(수술 부위): 2~3일, 보호자에게 설명 메모지에 적어 안내문처럼 제공
화장실 사용에 대한 불만	ABR(절대침상안정)에 대해서 이해할 수 있게 설명 침대에서 해결해야 되는 상황을 이해할 수 있게 설명 Agree(동의) 되지 않을 경우 privacy를 존중한 상태(단독 공간)에서 해결
다리(고관절, 무릎 등) 수술의 경우 언제 걸을 수 있는지에 대한 불만	고관절 수술의 경우 - 보조기 착용하여 PT실에서 설 수 있는지에 대한 평가 시행 이후 X-ray 검사를 통해 의사가 최종 판단 무릎 수술의 경우 - 보조기 착용하여 체중부하가 적게 되도록 해야 한다는 설명과 함께 목발 사용
배액관 제거 여부에 대한 불만	배액량에 따라 상태 관찰 후 의사 판단 하에 제거 시기 결정한다고 설명
체위변경 어려움에 대한 불만	척추질환 대상자의 경우 - Log Rolling(통나무 굴리기) 방법에 대해서 시범과 함께 설명 고관절 수술대상자의 경우 - 수술한 다리 부분이 위쪽으로 가도록 하여 베개로 다리 사이를 받쳐 옆으로 눕도록 설명, 수술하지 않은 다리의 무릎을 접어, 허리를 들도록 하여 욕창 발생 예방
진단서 관련	진단서 신청시 행정처리 과정에 대해 미리 설명하고 늦어질 수 있는 상황에 대해 미리 알려주는 것이 필요함. 이후에도 불만이 있을 경우 전공의와의 면담 매칭

활력징후

혈압

고혈압 - Why Algorithm 알고리즘 사고력 기르기

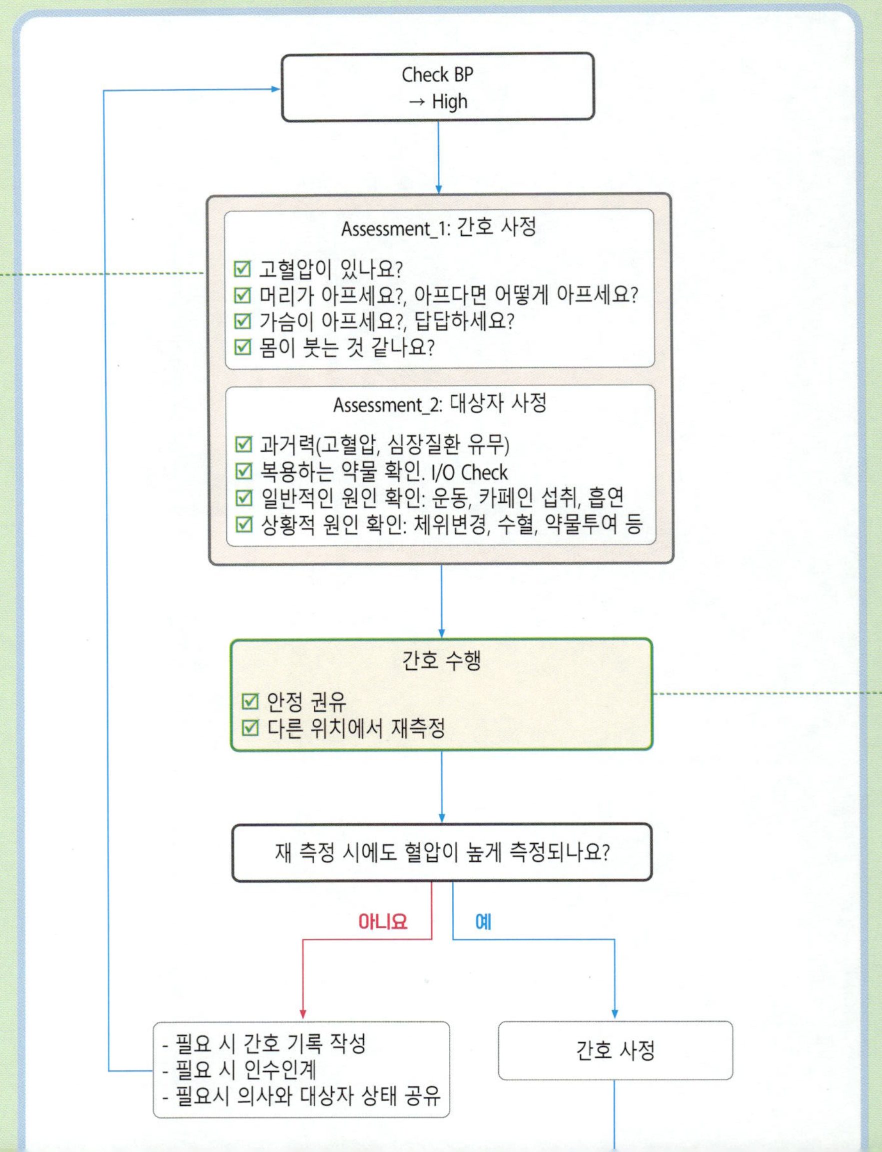

1. 고혈압 간호 사정

혈압이 높게 측정되었을 때 간호사는 "혈압이 높구나"에서 끝나는 것이 아니라 "혈압이 높아서 무슨 증상이 있을까? 왜 혈압이 높아졌을까?"라는 접근 방법이 필요하다.

- 두통: 고혈압으로 뇌혈관에 가해지는 압력을 증가시켜 두통을 유발할 수 있다. 심하면 매스꺼움, 구토를 동반하기도 한다.
- 가슴 답답함: 고혈압으로 심장이 무리가 가해질 수 있기에 가슴이 답답하거나 숨이 차는 증상을 느낄 수 있다. 심각한 경우 협심증이나 심장 마비로 이어질 수 있다.
- 몸이 붓는 것 같은 증상: 혈관벽에 가해지는 압력이 증가하면 혈액 내의 수분이 조직으로 스며들어 손, 발, 얼굴 등이 부어 오를 수 있다. 특히 아침에 일어나면서 가장 흔하다.
- 운동: 운동 시 근육 활동이 증가하면서 심장 박동수와 혈압이 상승한다. 운동 후 점차 정상으로 돌아온다.
- 카페인 섭취: 카페인은 혈관을 수축시켜 혈압을 일시적으로 상승시킬 수 있다.
- 흡연: 흡연은 혈관을 손상시키고 혈압을 상승시킨다.

2. 고혈압 시 기본적인 간호 수행

혈압을 상승시키는 일반적인 원인들을 교정하기 위해서는 안정 상태를 유지해야 한다. 일상적으로 체크하는 비침습적 방법의 혈압 측정은 결과에 영향을 주는 요인들이 많다. 따라서 혈압이 높을 때 다른 위치에서 혈압 재측정이 필요하다. 고혈압성 응급상황이 아닌 경우 안정을 취하는 약 5분 뒤 재측정을 하는 것이 좋다.

TIP 위치에 따라 달라지는 혈압

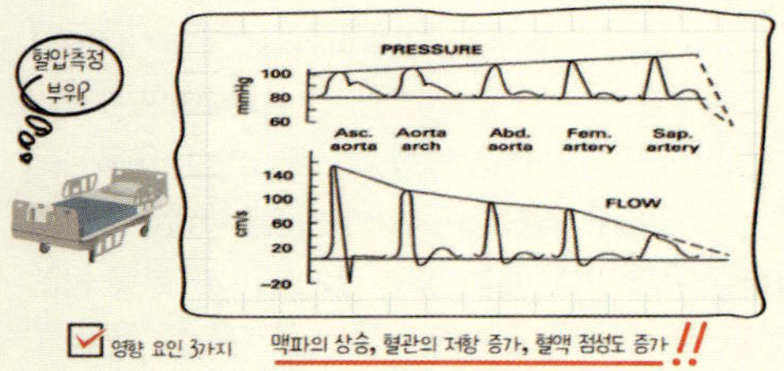

인체의 중심 심장으로부터 말초로 멀어짐에 따라 수축기압은 점점 증가한다. BP cuff를 상지가 아닌 다리로 측정하면 수축기압이 더 높아진다는 뜻.

혈압은 주로 팔(상지)에서 측정하게 되는데, 혈압 재측정의 기본은 처음 측정한 팔과 다른 팔에서 측정하는 것이다. 만약 다른쪽 팔을 측정할 수 없는 상황이라면 하지에서도 측정은 가능하지만 수축기압이 높아질 수 있기에, 같은 팔에서 재측정 하는 것이 낫다.

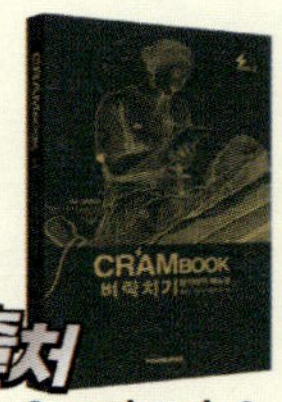

출처 Crambook 2 벼락치기 환자파악 매뉴얼

Assessment_1: 간호 사정

- ☑ 고혈압이 있나요?
- ☑ 머리가 아프세요?, 아프다면 어떻게 아프세요?
- ☑ 가슴이 아프세요?, 답답하세요?
- ☑ 몸이 붓는 것 같나요?

Assessment_2: 대상자 사정

- ☑ 과거력(고혈압, 심장질환 유무)
- ☑ 복용하는 약물 확인. I/O Check
- ☑ 일반적인 원인 확인: 운동, 카페인 섭취, 흡연
- ☑ 상황적 원인 확인: 체위변경, 수혈, 약물투여 등

혈압을 높일 만한 상황이 있나요?

아니요 →
- 필요 시 간호 기록 작성
- 필요 시 인수인계
- 필요시 의사와 대상자 상태 공유

예 → **의사 Notify**

예상되는 처방
- 혈압강하제 투여(PO, IV)
- 필요 시 이뇨제 투여
- 필요 시 Lab F/U
- 증상 반복 시 관련 과 협진 의뢰
- 원인으로 추정되는 관련 약물 조절 및 중단

간호 수행

간호 평가
혈압이 변화 없거나 더 높아졌나요?

아니요 → 필요 시 간호 기록 작성 / 인수인계 / 상태 공유

예, 관련 상황 간호 기록 작성 → Assessment_1

3. 재측정 후 간호 사정 고혈압 시

고혈압 상황이 반복될 경우 의사와 상의하여 다음 두 가지 경로를 거친다

- **증상 조절**: 혈압을 낮추는 혈압강하제 투약. 일반적으로 경구제, 응급상황에서는 빠른 혈압 강하를 위한 정맥투여. I/O 조절을 위해 이뇨제 투약
- **원인 교정**: 원인을 찾기 위한 혈액검사, 관련 과 협진의뢰, 약물 요인이 예측된다면 용량 조절 및 투약 중단

4. 간호 평가

의사 처방에 따른 간호 수행의 평가 과정. 고혈압이 호전되었다면 상황에 대한 간호 기록과 인수인계 과정으로 마무리하고, 호전되지 않았다면 이전 알고리즘 과정을 반복하며 환자의 혈압을 정상으로 유지시키기 위한 노력을 하게 된다.

저혈압 - Why Algorithm 알고리즘 사고력 기르기

1. 저혈압 간호 사정

혈압이 낮게 측정되었을 때 동반되는 증상이 있는지 확인하는 과정이 필요하다. 동시에 혈압 저하를 일으킬 수 있는 원인에 대한 대상자 사정도 잊지 말아야 한다.

- **평소혈압**: 환자마다 기저질환 등으로 정상적으로 유지되던 혈압범위가 다르다. 환자에 따라 수축기압 80대 정도도 정상혈압으로 여기기도 하므로 환자의 평소 혈압을 확인하는 것이 필요하다.
- **어지러움**: 혈압이 낮으면 뇌로 가는 혈액량이 감소하여 어지러움, 현기증, 시력 흐림 등의 증상이 나타날 수 있다. 심한 경우 실신으로 이어질 수 있다.
- **창백함**: 혈액 순환이 불량해져 피부가 창백해지고 차갑게 느껴질 수 있다.
- **갈증호소**: 순환혈액량이 저하된 탈수 상태에서 갈증호소를 느끼고, 신장 기능이 저하된 경우에도 갈증을 느낄 수 있다.
- **출혈 증상**: 혈소판 기능 저하나 혈관 손상 등으로 잇몸 출혈, 코피, 자상, 혈변, 객혈 등의 출혈증상이 있을 수 있다. 혈압 저하의 원인으로 출혈은 응급상황이므로 환자가 출혈 위험이 있는 환자인지 체크하도록 하자
- **대상자 사정**: 심장질환이나 패혈성 쇼크 등 환자의 기저질환과 현병력과 연관된 혈압저하가 발생했을 수 있다. 기립성 저혈압과 같이 자세 변경과 연관된 저혈압일 수 있고, 이뇨제나 고혈압 약제의 용량으로 저혈압이 나타났을 수 있다. 특히 순환혈액량과 혈압저하는 연관되므로 환자의 I/O balance를 확인하는 것도 잊지말자.

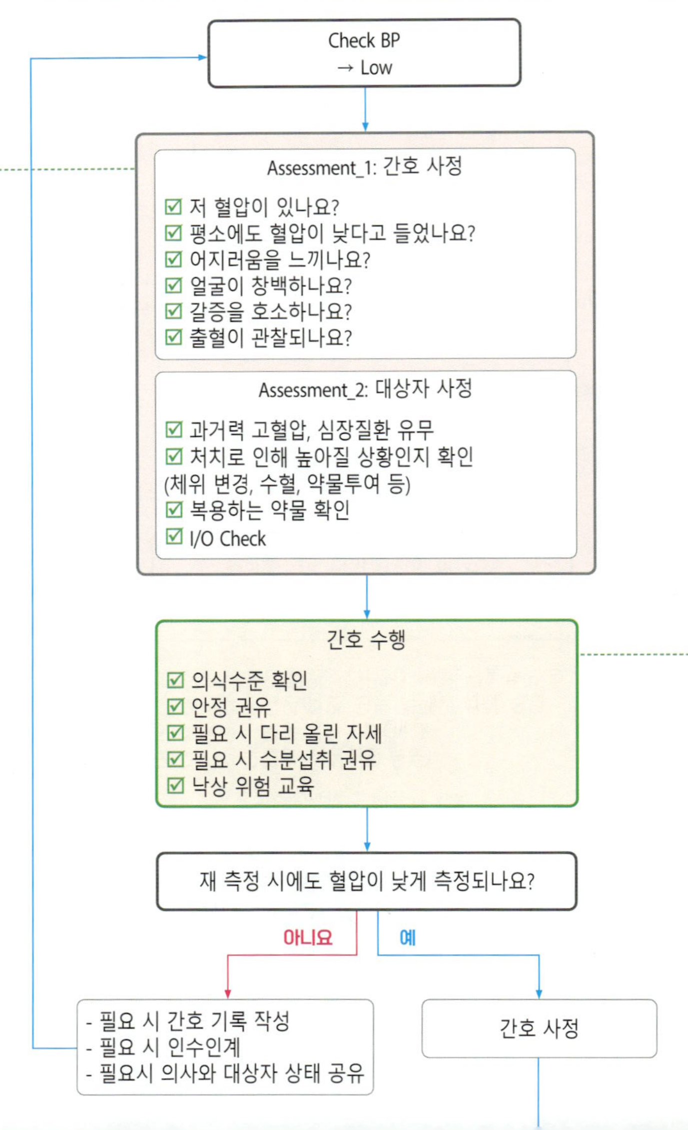

2. 저혈압 시 기본적인 간호 수행

혈압을 저하시키는 일반적인 원인들을 교정하기 위해서는 안정 상태를 유지해야 한다. 그 외 기본적인 간호 수행 방법으로 응급 상황 점검을 위해 의식수준 저하가 있는지 확인하고, 저혈압으로 동반되는 힘빠짐 등으로 낙상이 발생할 수 있어 이를 대비해야 한다.
혈압 저하는 특히 순환혈액량 저하와 연관될 수 있으므로 측정되는 I/O에 따라 수분 섭취를 권장하거나 누워있는 상태에서 다리를 심장보다 위로 올리는 Shock position을 취해줄 수 있다.

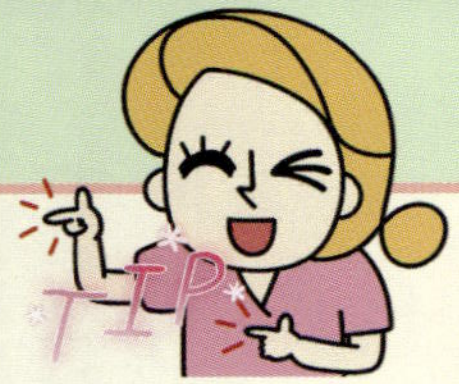

하지 거상으로 알 수 있는 순환혈액량!

환자의 혈압 저하에서 가장 흔하게 처방되는 것은 바로 수액 주입(hydration)이다. 이는 순환혈액량 저하가 혈압 저하의 가장 큰 요인으로 여겨지기 때문이다. 하지만 우리가 눈여겨 봐야할 것은 수액을 주입하는 용적소생법(Fluid resuscitation)에 대한 반응성이다. "수액을 주입했을 때 혈압이 상승했다"라는 것은 환자의 혈압 저하 원인은 순환혈액량 저하를 암시하는 것이다. 하지만 수액 주입에 대한 평가는 의사의 처방이 있어야 하므로 즉각적이지 못하다. 때문에 수액 주입 보다 선행될 수 있는 간호 수행이 바로 하지 거상이다.

* 하지거상: 환자를 눕힌 뒤 양 다리를 심장보다 높이 거상시키는 자세. 중력에 의해 하지의 정맥환류량을 증가시켜 혈압을 상승시키는 원리. 만약, 하지거상으로 혈압이 상승하였다면, 용적소생술 평가와 마찬가지로 환자의 혈압 저하가 순환혈액량 저하임을 암시한다. 만약 하지거상으로도 혈압이 상승하지 않았다면? 환자의 심장기능 저하나 패혈성 쇼크와 같은 기질적 원인이므로 이를 종합하여 의사에게 알린다.

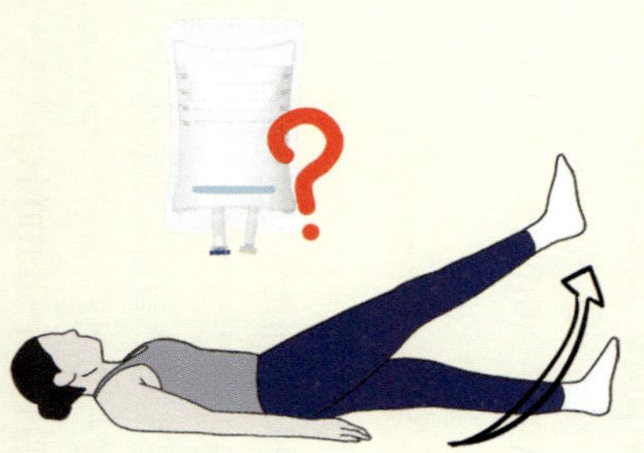

"환자 저혈압 발생하여 Shock position 취했지만 효과 없습니다. 어떡할까요?"

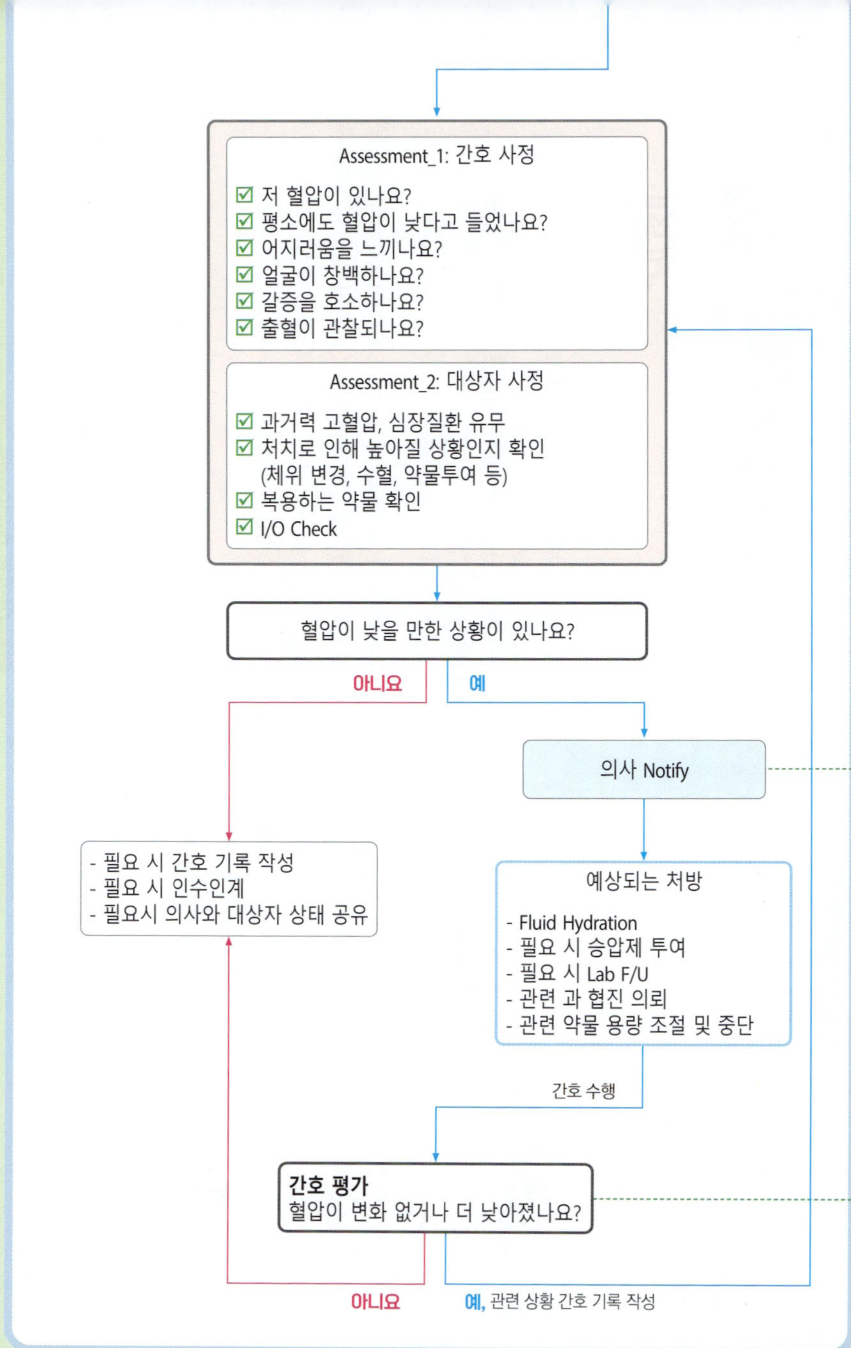

3. 재측정 후 간호 사정 저혈압 시

저혈압 상황이 반복될 경우 의사와 상의하여 다음 두 가지 경로를 거친다

- **증상 조절**: 혈압을 올리는 수액요법, 혈압상승제 투약이 있다. 혈압 상승제는 경구제도 있지만 저혈압은 전신 관류 저하로 장기 손상 가능성이 있으므로 즉각적으로 혈압을 올리기 위한 정맥주입용 약물을 투약.
- **원인 교정**: 원인을 찾기 위한 혈액검사, 관련 과 협진의뢰, 약물 요인이 예측된다면 용량 조절 및 투약 중단

4. 간호 평가

의사 처방에 따른 간호 수행의 평가 과정. 저혈압이 호전되었다면 상황에 대한 간호 기록과 인수인계 과정으로 마무리하고, 호전되지 않았다면 이전 알고리즘 과정을 반복하며 환자의 혈압을 정상으로 유지시키기 위한 노력을 하게 된다.

혈압(Blood Pressure, BP)

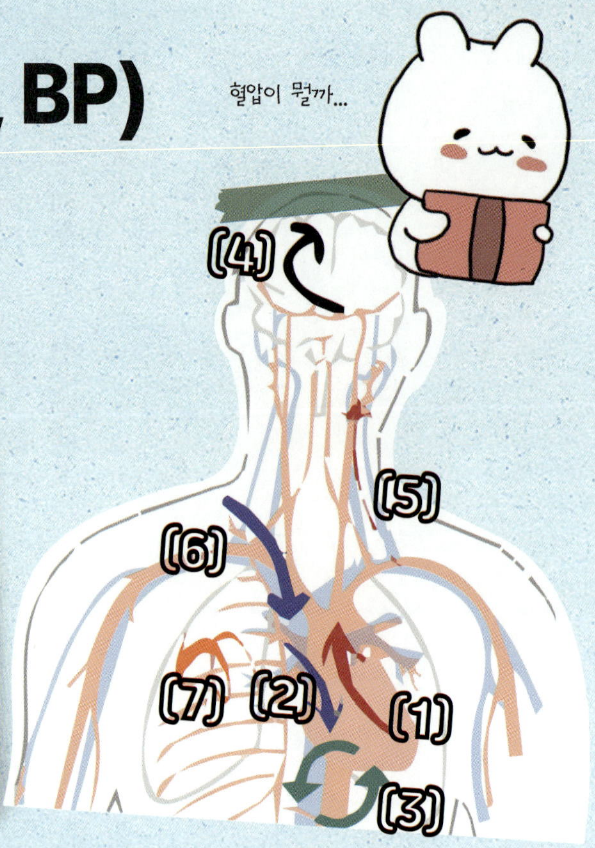

임상 Story

"중요한 것을 쉽게 이해시키기? 이게 은근 어렵네"

"혈압 정상 범위 120/80"
의료인이 아니더라도 이 정도는 제법 기억하고 있는 일반 분들이 많다. 하지만 그들이 이제 1년 정도 간호사로 근무한 나에게 "120은 뭐고 80은 무엇을 의미하는거죠?"라고 물어본다면... 그들에게 수축기나 이완기를 이해시키는 것은 어려운 문제이다.

"혈액이.. 아니 심장이.. 펌프... 하..."

병원 임상에서 간호사로 근무하다 보면 120/80으로 단순히 정리되는 혈압 뿐만 아니라 매우 다양한 혈압들을 마주하게 된다. 가볍게 여길 수 있지만... 각종 혈압을 이해한다면, 그만큼 환자에 대해 잘 이해할 수 있고, 나아가 올바른 대처를 빠르게 할 수 있다. 생각만해도 멋지지 않은가? 생각하며 행동하는 간호사!

혈압(Blood Pressure)

: 심장이 수축하여 혈액을 분출해 낼 때, 동맥벽에 미치는 혈액의 압력을 말합니다. 분출되는 혈액의 힘이라고 생각하셔도 됩니다.

1. 수축기압(systolic blood pressure)

: 좌심실이 수축할 때 혈액 분출로 동맥에 가해지는 최대 압력.
정상 범위는 90~120mmHg

2. 이완기압(diastolic blood pressure, 확장기압)

: 좌심실이 혈액으로 채워질 때, 즉 심장의 수축 이후 이완기 동안 혈액이 충전되면서 심장에 가해지는 압력.
정상 범위는 60~80mmHg

높은 이완기압 - 뇌졸중과 관련
낮은 이완기압 - 낮은 관상동맥압, 심장에 혈액과 산소가 부족한 허혈 상태

3. 맥압(pulse pressure)

: 수축기압과 이완기압의 차이. 맥압이 클수록 혈관의 탄력성이 낮다는 것을 의미합니다. 혈관이 탄성을 잃고 딱딱한 상태임을 추측해 볼 수 있어요.
정상 범위는 40mmHg

4. 두개내압(intracranial pressure, ICP)

: 두개골의 내강을 채우고 있는 뇌척수액의 압력. ICP가 높으면 머리로 향하는 혈액의 관류가 저하되어 뇌 산소 부족 현상이 발생할 수 있어요.
정상 범위는 1~15mmHg

5. 뇌관류압(cerebral perfusion pressure, CPP)

: 뇌로 가는 혈류를 원활하게 하는 압력. 뇌 속 관류를 평가할 수 있는 지표가 되며, "CPP=MBP-ICP"로 계산됩니다.
정상 범위는 50~100mmHg

6. 중심정맥압(central venous pressure, CVP)

: 중심정맥압은 우심방에서 측정한 정맥압으로, 정맥 환류나 혈액량을 간접 평가할 수 있는 지표에요. 동맥을 통해 분출된 혈액이 체순환을 거치고 다시 심장(우심방)으로 향하는 상대정맥에 중심 정맥 도관을 삽입하여 측정할 수 있어요.
정상 범위는 0~10cmH2O

7. 폐모세혈관쐐기압 (pulmonary capillary wedge pressure, PCWP)

: 폐동맥 원위부에 Swan Ganz 카테터를 삽입 후 측정한 압력으로 폐모세혈관의 압력과 좌심실 기능을 평가할 수 있어요. 주로 중환자실에서 폐고혈압 등을 관찰하기 위해 측정할 수 있습니다.
정상 범위는 4~12mmHg

평균혈압(mean blood pressure, MBP)

: 1회의 심장주기 동안의 평균 체순환압력.
수축기압과 확장기압을 통해 알 수 있으며 평균 수치를 나타내므로 환자의 순환 상태 평가를 위한 지표로 사용됩니다.

"평균혈압(MBP)"=(수축기압 + 이완기압 X 2) / 3"

Hypertension

: 수축기혈압 140 mmHg 이상
또는 이완기혈압(확장기혈압) 90 mmHg 이상인 경우를 말해요.

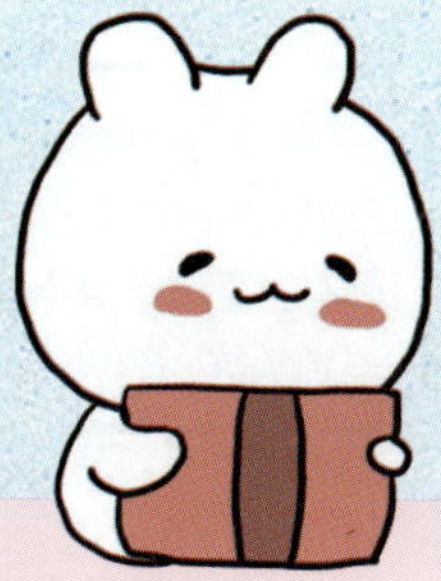

임상 Story

"나쁘다는 것은 알지만... 구체적으로는..?"

"환자 혈압 높은데 아무것도 안했어?"

챠지 선생님께서 담당간호사였던 나에게 묻던 질문이었다. 순간 내가 무슨 잘못이라도 한 것처럼 겁에 질려했고, 몇 초의 시간이 흐른 뒤 "그 환자분은 수축기압 160대까지는 obs해도 되는 분입니다" 라고 대답할 수 있었다.

집에 와서 문득 오늘 일을 떠올리다보니, 문득 간호사인 나에게 묻고 싶었다.

(혈압이 높으면 나쁘다는 것은 알겠는데...

구체적으로 어떤 것이 안좋아지는 거지?)

부끄럽지만, 평소 생각치 못했던 질문이었다.

혈압은 왜 높아질까?

01. 교감 신경계 활성화

α수용체 자극 : 혈관 수축

α_1 receptor
혈관수축(vasoconstriction),
방광 괄약근 수축 → 전신혈관 저항 상승

α2 receptor
혈압 상승 방지

02. 2차성 고혈압

β수용체 자극 : 심장박동수, 수축력, 전도 속도 상승

β수용체 자극 : 심장박동수, 수축력, 전도 속도 상승
주로 심장에 분포하여 심박수 증가,
심수축력 증가, 신장의 레닌 분비 증가

β_2 receptor
기관지 확장, 평활근 이완,
말초 혈관-폐, 신장, 혈관 상피에 분포

etc. 발열, 대동맥판막부전, 갑상선 항진증, 패혈증, 빈혈시 나타나는 "High output failure" 등에 의한 맥압(pulse pressure) 증가, 심장 기능 상실이나 정맥 울혈 시 CVP 상승

Tip!
비정상적으로 높은 혈압은 무엇보다 출혈(Bleeding)이나 조직에 산소 공급이 안되는 허혈(ischemia) 위험이 높아져 응급상황으로 이어질 수 있어요.

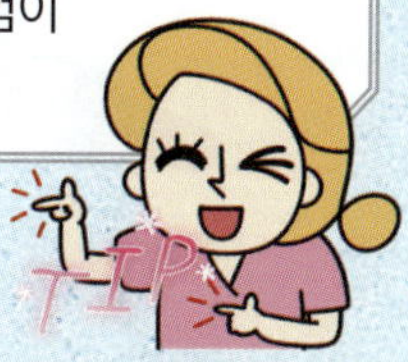

혈압이 높으면 무슨 문제가?

01. 심장

: 좌심 비대, 심부전, 협심증, 심근경색심근 산소 소모량 증가

02. 뇌

: 뇌출혈, 뇌경색, 뇌압 상승으로 인한 뇌혈류 감소 CPP가 100mmHg 이상 증가하면 두개내압(ICP)이 상승하며, ICP가 높아지면 뇌를 압박하기 때문에 뇌혈류 감소, 뇌 조직 압박으로 인한 허혈 및 저산소증이 발생하여 두통, 현기증, 의식 소실 등의 장애 발생

03. 신장

: 사구체여과율 저하, 신경화증(Nephrosclerosis), 신부전

etc. 사구체여과율 저하, 신경화증(Nephrosclerosis), 신부전

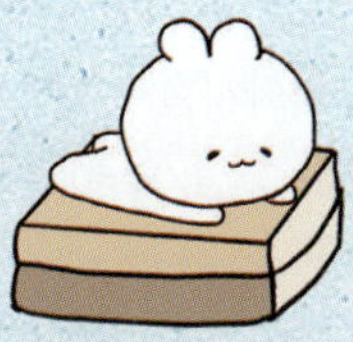

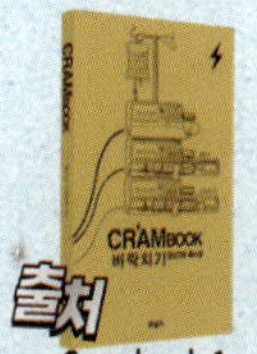

출처 Crambook 1 벼락치기 임상간호 매뉴얼

"흥분 좀 가라앉혀요, 혈압 높아져요!"
고혈압은 흔히 교감 신경계가 활성화 되었을 때(흥분) 발생하므로 이완이나 진정 방법이 익숙하실 거예요.
*하지만 혈압을 낮추는 작용 기전에 따라 약 종류가 너무 다양해 임상에서 상황에 맞게 대처하시려면 종류별로 공부하셔야 합니다! "성분명(약품명)" 으로 되어있고, ___ : 공란에는 각자 약제를 적어서 기억하시면 되겠습니다 ^^*

심장 관련 약물

✔ 교감 신경 수용체 차단(α or β blockers)

* α_1 Blockers : α 수용체는 혈관에 더 많이 존재하므로, 고혈압 치료제보다는 전립선 비대증 치료에 주로 사용됩니다.
  - Terazosin(Hytrin), Tamsulosin(Harnal-D), ________
* β_1 & β_2 Blockers : 혈관 확장 작용으로 혈압을 낮춥니다.
  - Labetalol(Betasin), Carvedilol(Dilatrend), Propranolol(Indenol), ________
* β_1 Blockers : 심수축력을 증가시키는 β_1 receptor를 선택적 차단합니다. 심장 선택성이 있어 심근경색, 심부전, 협심증, 빈맥성 부정맥에 효과적입니다.
  - Bisoprolol(Concor), Esmolol(Brevibloc), ________

✔ 혈관확장제(Calcium Channel Blockers, CCB) Type 1

* 심근의 calcium 이온 유입을 차단하여 심수축력과 심박수를 저하시킵니다.
  심박수 감소와 AV node에서 전도 속도를 크게 줄이는 효과를 가져오므로 심방세동(A.fib)이나 조동(flutter)의 빈맥을 교정하기 위해 자주 사용됩니다.
  관상동맥 확장 작용이 있어 안정성 협심증에 효과적입니다.
  - Verapamil(Isoptin), Diltiazem(Herben), ________

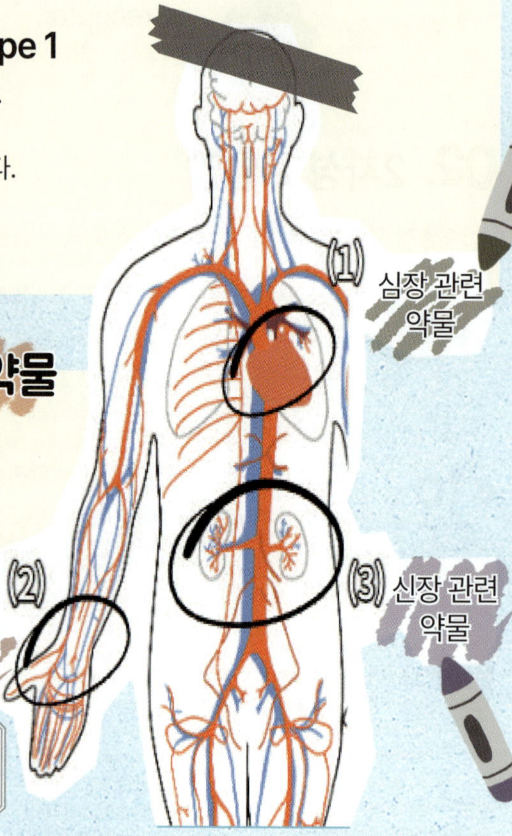

혈관 관련 약물

✔ 혈관확장제(Calcium Channel Blockers, CCB) Type 2

* 혈관 내 calcium유입을 차단해 혈관을 확장시킵니다.
  - Nifedipine(Adalat), Nicardipine(Perdipine), Amlodipine(Novasc), Felodipine(Munobal),________

Tip!
Nicardipine(Perdipine)은 강력한 혈압 강하제로, 너무 농축해서 mix 할 경우 삼투압이 높아져 말초 정맥관 투여가 어려울 수 있어요!

✔ 레닌 - 안지오텐신1 - 안지오텐신2 - 알도스테론 기전(RAAS) 차단제

* Angiotensin receptor blockers(ARB)
  - Candesartan(Atacand), Valsartan(Diovan), ________
* Angiotensin converting enzyme inhibitors(ACEI)
  : 심박수에 거의 영향을 주지 않으면서 전신 혈관저항을 줄여주는 효과를 가져옵니다.
  좌심실 기능 저하 환자가 고혈압을 보이는 경우 사용이 적합합니다.
  ACEI의 경우 신부전의 진행을 억제하는데 특별히 효과적이나 신혈관 협착시 투여하면 신 기능 장애를 악화시킬 수 있습니다.
  - Ramipril(Tritace), Enalapril(Lenipril), Alacepril(cetapril), ________
* 이뇨제(Diuretic)
  : 신장에서 Na와 수분의 재흡수를 억제하여 혈류를 감소시켜 혈압을 낮춥니다.
  - Ramipril(Tritace), Enalapril(Lenipril), Alacepril(cetapril), ________

신장 관련 약물

고혈압성 응급상황 약물

Labetalol

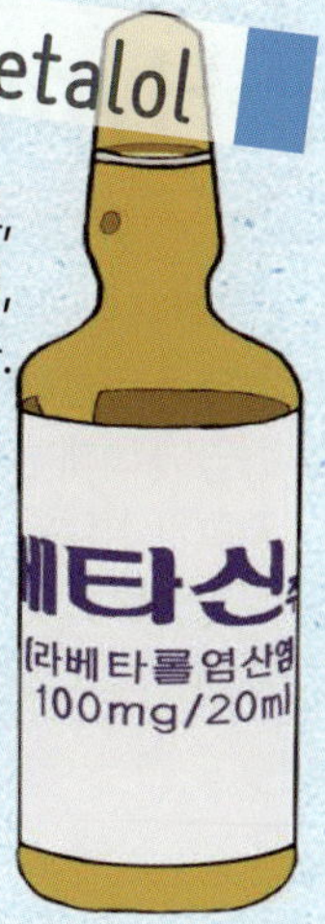
(라베타롤 염산염)
100mg/20ml

Labetalol은 intravenous 안정성이 입증된 약제로,
최대 2mg/min까지 continuous infusion이 가능하며,
20mg, 40mg 등 간헐적 주입 역시 최대 300mg까지 권장됩니다.

Perdipine

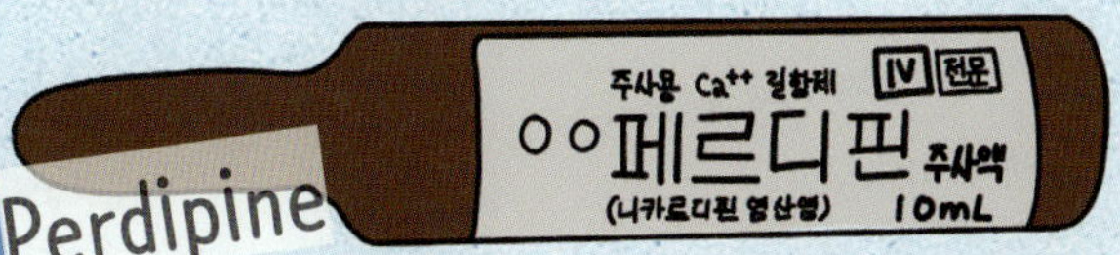

Nicardipine의 경우 보통 2~5mg를 bolus iv할 수 있고, 계속적으로 혈압을 안정시키기 위해 1-5mg/hr의 속도로 continuous infusion할 수 있다. 30분 후 측정된 효과에 따라 0.5~1mg/hr씩 증감량 하는 것이 권장됩니다.

Nitroglycerin

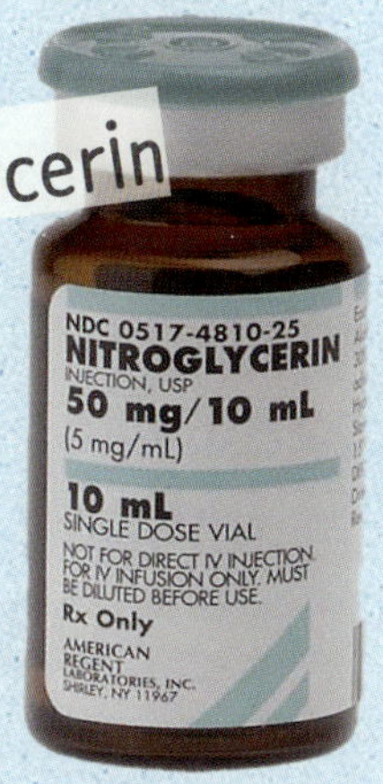

후부하 감소에 효과적입니다.
작용 시간이 2-5분으로 빠르고 중단 시 효과도 3-5분이면 소실됩니다. continuous iv의 경우 5mcg/min으로 시작 후 20mcg/min까지
증량 가능합니다.

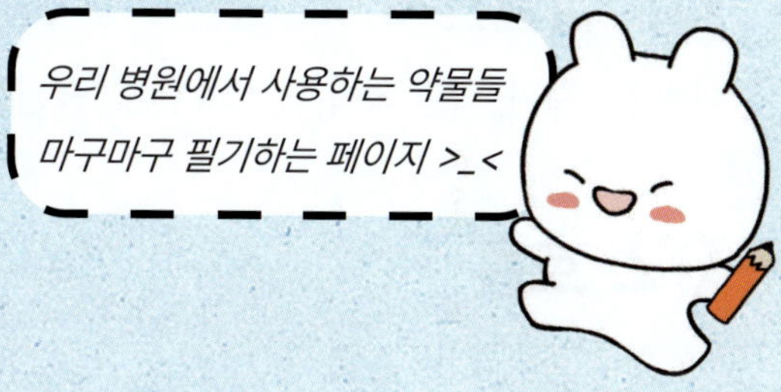
우리 병원에서 사용하는 약물들
마구마구 필기하는 페이지 >_<

빠른 효과, 강한 강압 효과

Nitroprusside

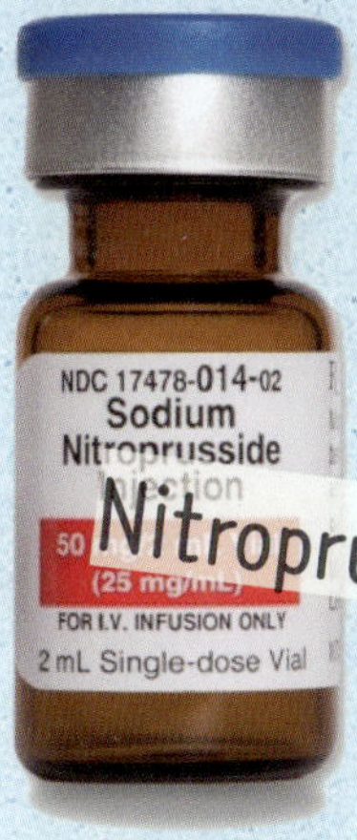

강압 효과가 급격하므로 주의해야 하며, 혈압 감소에 따른
심근 혈류 감소로 심근 손상을 초래할 수 있기에 주의해야 합니다.
또한 신부전의 경우 사용을 조심해야 합니다. 0.2-10mcg/kg/min의 용량으로
continuous iv 주입할 수 있어요

Tip!

각 의료기관, 그리고 의사마다 약물 주입 방법이 다릅니다. 따라서 혈압을 상승시키는 약물 종류에 대해 알고 계시면 되고,
주입 방법에 관해서는 오더에 따르거나 부서 내 표준화된
주입 용량 표에 따라 공부하셔야 해요.

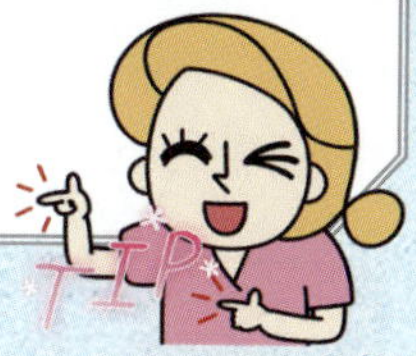

Fentanyl / Morphine

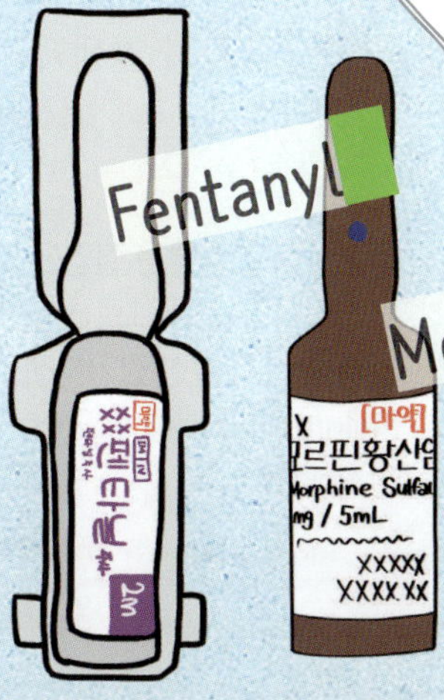

진통제나 안정제는 혈관 확장(vasodilatation)을 통한 후부하 감소,
그리고 중추신경계 억제에 따른 교감신경계 활동 저하 등의 이유로
혈압이 감소해요

Hypotension

: 수축기 혈압이 90mmHg보다 낮은 상태를 말합니다. 이완기 혈압은 수축기 혈압에 비해 환자의 기능 장애를 동반하는 저혈압 상태를 잘 반영하지는 않지만, 일반적으로 60mmHg 미만을 저혈압으로 정의합니다.

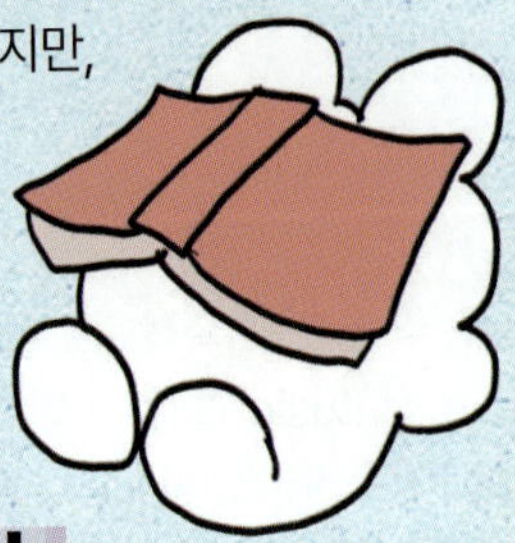

임상 Story

"역시 짬(?)은 무시 못하는구나…"

"선생님! 환자분 혈압이 뚝뚝 떨어져요!"

환자분의 의식도 이상하고, 측정한 혈압은 처음에 80/50이 측정되었으나, recheck 값은 68/45였다. 순간 섬뜩한 기분이 들며 주변 간호사 선생님들에게 도움을 청했다. 다행히 챠지 간호사 선생님은 Fluid를 가지고 오며 순식간에 Leg elevation과 환자의 의식을 깨우는 조치를 취하며 나에게 지시했다.

"주치의에게 바로 전화해서 혈압 저하와 의식저하 있다고 말하세요. Normal Saline은 준비됐고, 환자분 septic shock에 빠지는 것일 수 있으니 Norepinephrine도 투여할지 확인 받아주시구요. 빨리요!"

챠지 간호사 선생님은 이미 답을 알고 계시는 것처럼 상황을 진두지휘하였고, 이내 환자의 상태는 정상으로 유지되었으며, 도착한 주치의는 빠른 대처에 감탄하면서 간호사들에게 고마워하였다.

(나는 이렇게 빨리는 못하겠다… 이걸 어떻게 다 알지?!)

혈압이 낮으면 무슨 문제가?

01. 심혈관계

: 맥박수 증가, 약한 맥박, 맥압의 감소, 중심정맥압 감소

02. 호흡

: 호흡수 증가, 얕은 호흡, PO2 감소, PaCO2 증가

03. 신장

: 소변량 감소, BUN & Cr 증가되며 신부전 초래

04. 뇌

: 사구체여과율 저하, 신경화증(Nephrosclerosis), 신부전

etc.

Hyperlactatemia(lactic acidosis), 사지청색증(pale extremities), 혈액 순환 감소로 피부가 차갑고 축축함.

혈압은 왜 낮아질까?

- 저혈량증, 출혈 등으로 인한 혈액 양 감소
  → 저혈량증과 후부하 감소시 PCWP 감소
- 심장수축력 감소, 심수축증, 심압전증, 빈맥
- 패혈성 쇼크, 아나필락시스, 신경성 쇼크
- 혈관확장성 증후군(vascular collapse syndrome)
  : 전신 혈관 저항이 급격히 낮아지며 발생되는 일련의 증세

이해하기 어려운 내용들.. JUDY 와 함께 유튜브로 먼저 공부해볼까요?

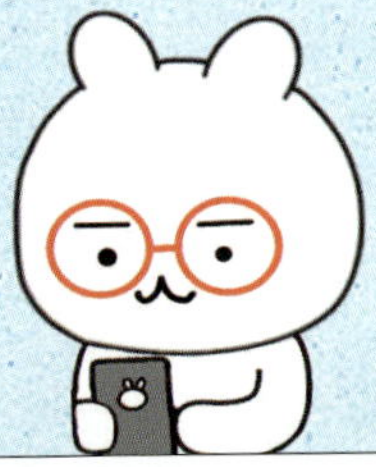

@rn_theboy

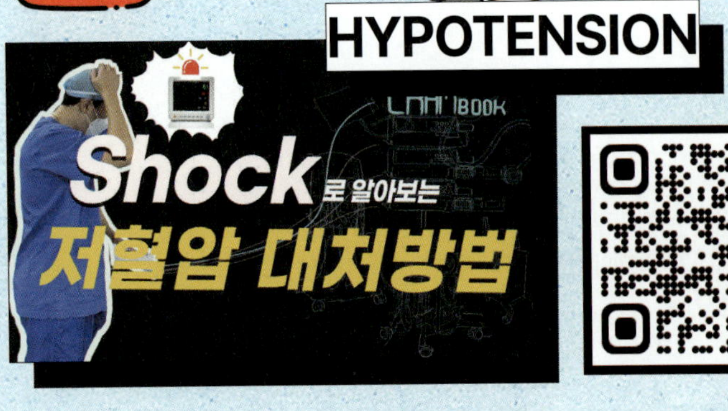

Tip!

비정상적으로 낮은 혈압은 조직관류 저하로 이어집니다. 조직으로 산소 전달이 제대로 되지 않아 다발성 장기부전(Multiple Organ Failure)이 초래될 수 있어 즉각적인 교정이 필요해요!

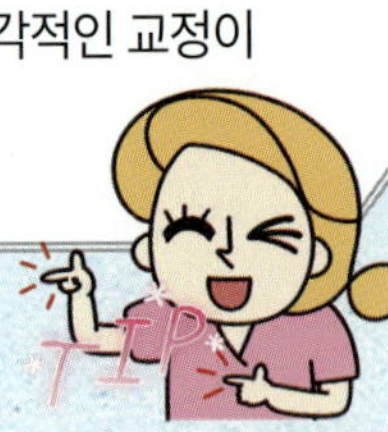

Shock 종류	MAP	CO	SVR	CVP
Hypovolemic	low or =	low	high	low
Obstructive	low	low	high or =	high
Cardiogenic	low or =	low	high	high
Distributive	low	high	low	low

$$MAP = (CO \times SVR) + CVP$$

심장 기능 저하
- 강심제 (Inotropes), VA ECMO

Afterload감소
- 혈관수축제 (vasopressor)

Preload의 감소
: 순환 혈액량 자체가 감소
- 수액, 혈액(Fluid)

SV=CO X 1,000/HR
정상치는 60~130ml/beat

✔ **1회박출량(stroke volume, SV)**

: 1회 수축시 심실에서 분출되는 혈액의 양

✔ **박출량지수(stroke volume index, SVI)**

: SV의 절대치라고 볼 수 있어요.

SVI = 1회 박출량(SV) / 체표면적(body surface area, BSA)
정상치는 36~48 mL/beat/m^2

✔ **심박출량 (cardiac output, CO)**

: Arterial-wave의 systolic period에서 area under curve를 적분하여 계산할 수 있어요.

CO(L/min) = SV X HR

✔ **심장박출계수 (cardiac index, CI)**

: CO의 절대치라고 볼 수 있어요.

CI = 심박출량(CO) / 체표면적(BSA)
정상치는 2~4 L/min ^{2}

✔ **전신 혈관 저항 (systemic vascular resistance, SVR)**

✔ **중심정맥압 (central venous pressure, CVP)**

Tip!

혈역학적으로 불안정하다는 상태는 수축기압이 80~90 이하 또는 평균동맥압이 65~75mmHg 이하!! 관류 유지를 위해 이 수치는 기억해주세요!

저혈압에서의 수액 치료

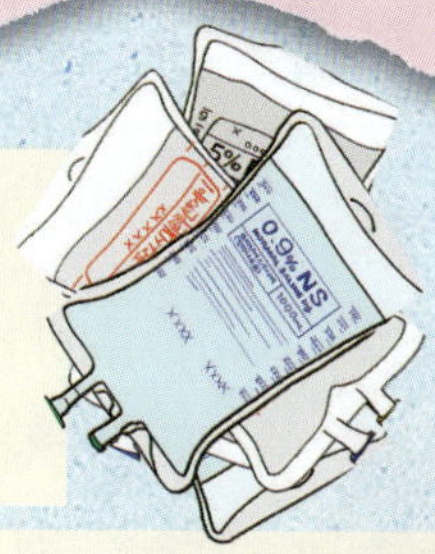

혈역학적으로 불안정하다는 상태는 수축기압이 80~90 이하 또는 평균동맥압이 65~75mmHg 이하!! 관류 유지를 위해 이 수치는 기억해주세요!

혈관 수축제

Norepinephrine

일차적인 혈관 수축제로 사용합니다. 말초 정맥 투여 시 정맥염 발생에 주의해야 합니다! β1을 자극하지만, α1자극도 큽니다.

Phenylephrine

순수한 혈관 수축제로 사용합니다.
α1만 자극하기 때문에 SVR 만을 증가시킵니다.

Epinephrine

Norepinephrine, Dopamine 보다 강력하게 작용하며 α1과 β1 자극이 강력하게 작용합니다.

Vasopressin

V1 수용체에 작용하여 SVR 을 증가시킵니다.
이차적인 혈관 수축제로 고려하며 후부하나 심박출량 증가의 효과는 없다.

Dopamine

Norepinephrine 에 비해 β1 자극이 강하여 심박수가 빨라지는 등의 부정맥 발생률이 높습니다.
약물 농도에 따라 혈관 수축제, 강심제로 다양하게 사용 가능합니다.

강심제

Dobutamine

β1 자극이 Epinephrine과 맞먹고, Dopamine보다 강합니다. 하지만 말초 혈관 저항(SVR)을 감소시켜 오히려 혈압이 감소할 수 있으므로 주의해야 하며, Dopamine과 마찬가지로 HR가 빨라지는 등 부정맥 발생률이 높으므로 주의해야 합니다.

Milrinone

phosphodiesterase inhibitor로, β blocker를 사용하고 있는 경우에도 심박출량을 증가시킬 수 있고, 폐동맥 저항을 낮출 수 있다는 장점이 있습니다. CO을 증가시키는데는 효과적이지만 SVR이 낮아지며 전신혈압저하가 발생할 수도 있습니다.

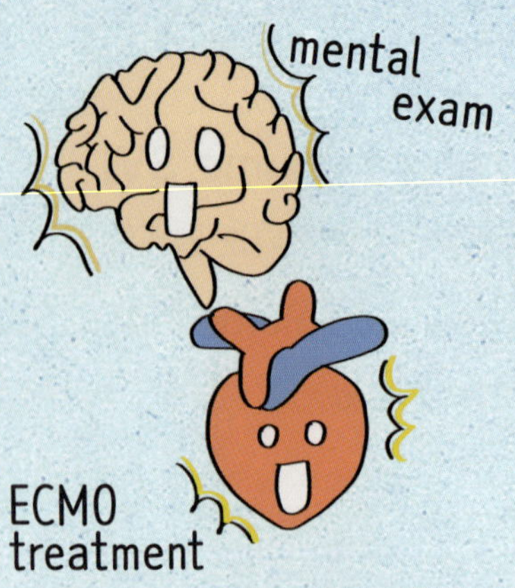

그 외 저혈압 대처 방법

* 진정제를 사용하고 있는 환자의 경우 의식 상태를 사정하여 진정으로 인한 혈압 저하 여부를 평가하여 진정제 용량을 감소시킬 수 있어요.
* 순환 보조를 위해 쇼크체위(modified Trendelen Burg's position)을 취해주거나, 항쇼크바지 적용, 그리고 체온을 정상 범위로 보온할 수 있습니다
* SaO2 90% 이상으로 산소화를 증진시키거나 수혈을 통해 Hb를 상승시킵니다.
* 감염으로 인한 패혈 쇼크 시 항생제 치료를 시작합니다
* 척수 손상으로 인한 신경성 쇼크 시 척수 부종 감소를 위해 Steroid를 투약합니다
* 심장기능 손상 시 Calcium을 투약할 수 있고, 해결되지 않는 심인성 쇼크와 관련하여 ECMO(ExtraCorporeal Membrane Oxygenation) 치료를 시행할 수 있습니다
* α_1 receptor 활성화에 따른 말초 혈관 저항 상승으로 복부 정맥의 혈류를 줄임에 따라 혈압을 유지하는 Midodrine(Midrone)을 경구(PO)로 복용시킬 수 있습니다.
  주로 기립성저혈압에 자주 사용됩니다.

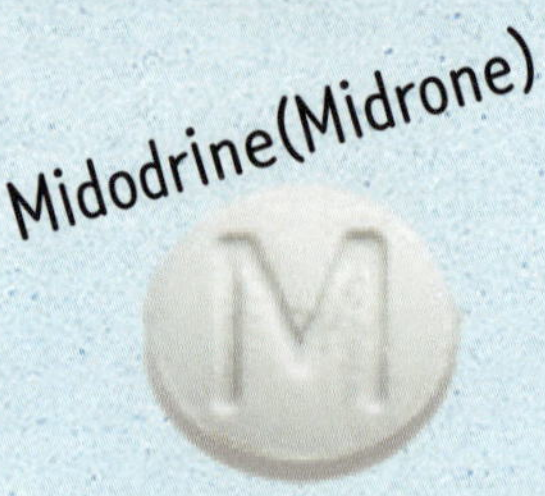

Tip!

강심제는 장기간 사용시 합병증이 발생하게 되므로 혈류역학적으로 불안정되지 않도록 사전에 weaning을 시작해야 합니다. 강심제의 weaning 순서는 합병증이 많은 약제부터 용량을 줄이는 것이 권장됩니다.

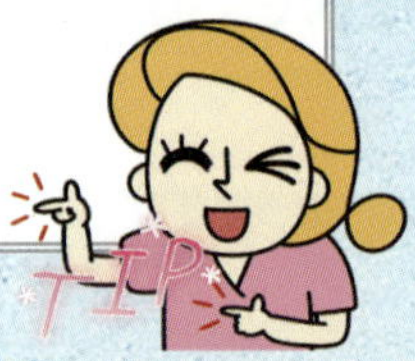

α_1 자극이 큰 Norepinephrine, Phenylephrine을 시작으로 Epinephrine, Dopamine으로 줄여주세요!

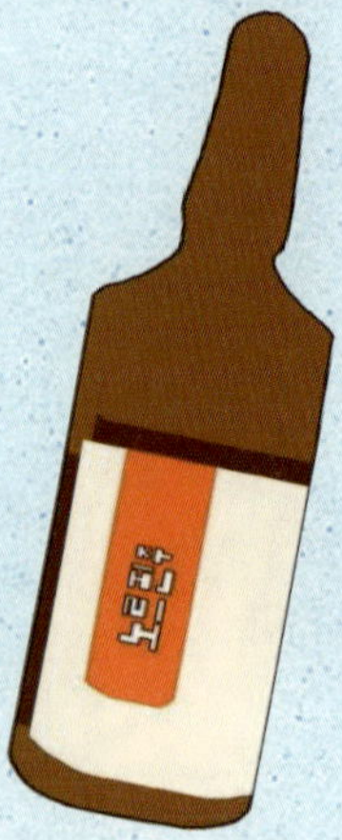

α1 자극이 강한 Norepinephrine은 혈압을 상승시키기 위한 1차 약제로 많이 사용됩니다.
하지만 단점을 꼭 알고 계셔야 합니다. Norepinephrine은 침윤에 따른 조직 허혈을 유발할 가능성이 있으므로 중심정맥관 투여가 권장됩니다만, 말초정맥관 이용도 가능합니다.
하지만 최소 기간으로 사용하는 것이 좋고, 정맥주사 위치가 하지보다 상지가 안전합니다.
장 신경계에 대한 억제 효과 때문에 위장 운동성 및 소화물질 분비 감소가 일어나 영양 공급이 제한될 수 있습니다.

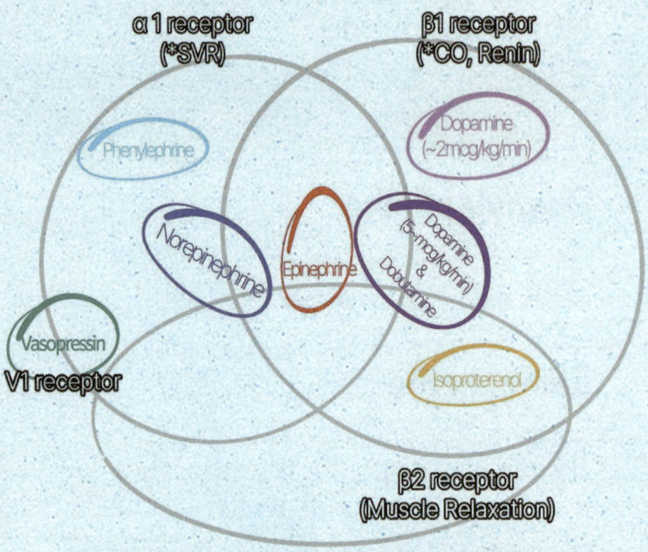

혈관&심장의 α, β receptor와 결합하는 방식에 따른 약제
참고:대한심장학회 심인성쇼크연구회(2021) 한국심인성쇼크 가이드북

잘 기억하기 힘드니 그림으로 그려서 기억하기!
자주 사용하는 승압제마다 α, β_1, β_2 receptor 의 효과가 다르다는 것이 중요해요!

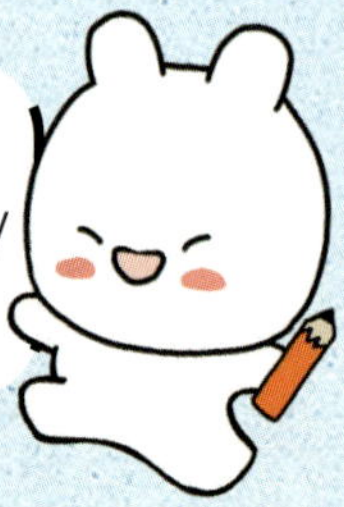

일상생활 중에도 Norepinephrine이 발생해요! 바로 긴장상태입니다. 긴장했을 때 자율신경계의 교감신경이 활성화되면서 신경말단에서 카테콜아민(catecholamine) 중 Norepinephrine이 유리돼요.
이 Norepinephrine 때문에 긴장을 하게 되면 심박수와 심근 수축력이 증가되어 맥박수가 증가하고 혈압도 상승하는 것입니다.

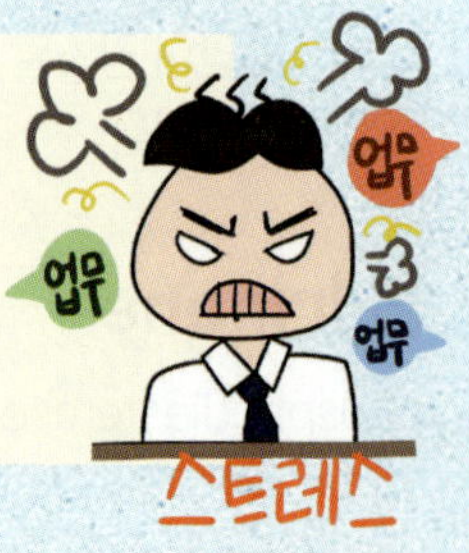

심박동수

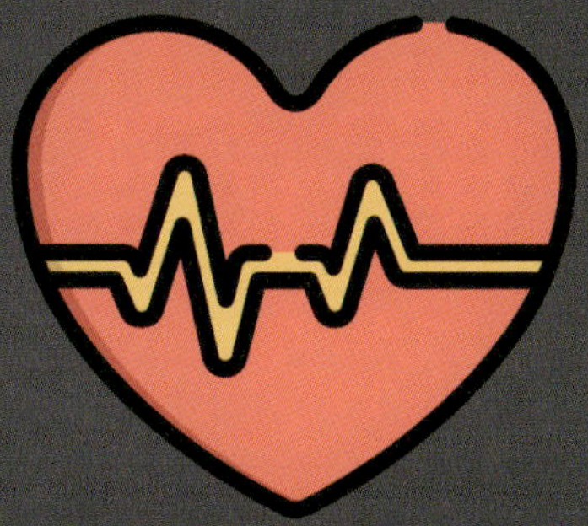

빈맥 - Why Algorithm 알고리즘 사고력 기르기

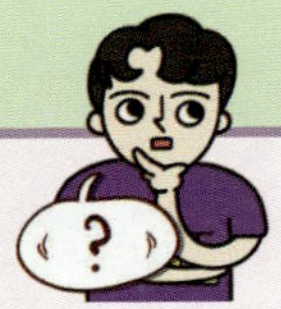

심박동수?? 맥박수?

* 심박동수(Heart rate)

심장이 1분 동안 박동하는 횟수를 의미한다.
환자감시장치의 심전도 감시를 통해 측정할 수 있다.

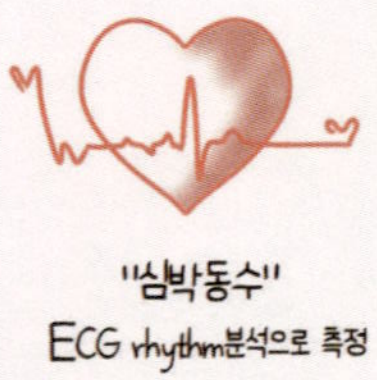

* 맥박수(Pulse rate)

맥박은 동맥에서 심장 박동으로 인해 일어나는 주기적인 파동을 말한다. 심장의 박동 수를 간접적으로 나타내는 지표로, 동맥의 상태에 따라 감지되는 정도가 다를 수 있다. 부정맥이 있는 경우 실제 심박동수와 맥박수가 차이가 나는 맥박 결손 증상이 나타날 수 있다.
맥박은 환자감시장치(patient monitor)를 부착하지 않은 채 심박동수를 추정할 수 있어 일반병동에서 흔하게 측정하지만, 중환자실에서는 환자의 혈액 순환 정도를 평가하기 위해 맥박을 이용한다.
동맥을 통한 검사(CAG, TFCA 등)를 할 때 동맥 촉지를 통해 박동세기를 평가하는 것도 같은 원리이다.

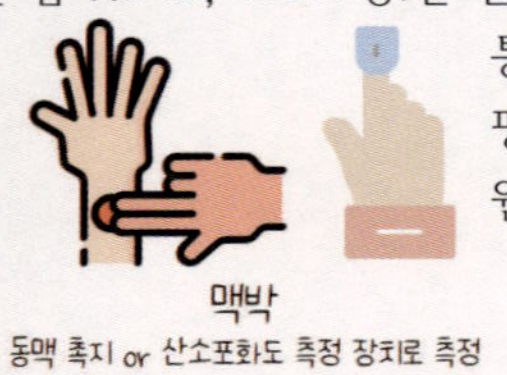

Check P → Tachycardia

Assessment_1: 간호 사정

- ☑ 감염 증상(상처 감염 , 배양검사 등)이 있나요?
- ☑ 부정맥이 관찰되나요?
- ☑ 고열이 있나요?
- ☑ 가슴 두근거림, 가슴답답함이 있나요?
- ☑ 호흡곤란이 있나요?
- ☑ 탈수 증상이 있나요?
- ☑ 출혈이 관찰되나요?
- ☑ 부종이 관찰되나요?

Assessment_2: 대상자 사정

- ☑ 과거력 부정맥, 심장질환 등
- ☑ 처치로 인해 빨라질 상황인지 확인 (수혈, 항생제, 승압제 투여 등)
- ☑ 운동 여부
- ☑ I/O Check
- ☑ 커피, 카페인 등 섭취 여부
- ☑ 흡연 여부

간호 수행

- ☑ 안정 권유
- ☑ 심호흡 권유
- ☑ 필요시 ECG monitoring
- ☑ 출혈 관찰 시 알리기 교육

재 측정 시에도 맥박이 빠르게 측정되나요?

아니요
- 필요 시 간호 기록 작성
- 필요 시 인수인계
- 필요시 의사와 대상자 상태 공유

예
간호 사정

1. 빈맥 간호 사정

빈맥은 심박수가 정상보다 빠른 상태를 말하며, 그 원인과 증상은 다양하다.

- 감염 증상: 감염은 빈맥의 일반적인 원인이 되며, 특히 심내막염(Endocarditis) 같이 심장과 관련된 감염은 더욱 위험할 수 있다. 감염 증상으로 발열, 오한, 근육통, 기침, 콧물 등이 있을 수 있다.
- 부정맥: 심장 박동이 불규칙하거나 빠르고 느린지 확인해야 한다. 심방세동, 심실빈맥 등의 부정맥은 심각한 합병증을 유발할 수 있으니 주의할 것. 필요시 ECG monitoring을 수행한다.
- 고열: 고열은 빈맥을 유발할 수 있으며, 감염이나 탈수, 갑상선 기능 항진증 등과 연관된다.
- 가슴 두근거림, 답답함: 심장마비, 심근경색, 울혈성 심부전 등 심각한 심장 질환의 징후일 수 있다.
- 탈수 증상: 탈수는 혈액량 감소로 빈맥을 유발할 수 있고, 구토나 설사, 소변량 감소 등의 증상이 있는지 확인하여 탈수 증상을 알아차릴 수 있다.
- 출혈 증상: 출혈은 혈액량 감소로 빈맥을 유발할 수 있다.
- 부종: 부종은 심장 기능 저하, 혈관 질환, 신장 질환 등의 징후일 수 있고 빈맥을 유발한다.
- 대상자 사정: 심장과 관련된 과거력, 통증이나 불안을 유발하는 처치를 하고 있지 않은지 확인한다. 카페인이나 흡연 역시 빈맥을 유발할 수 있으니 주의하자.

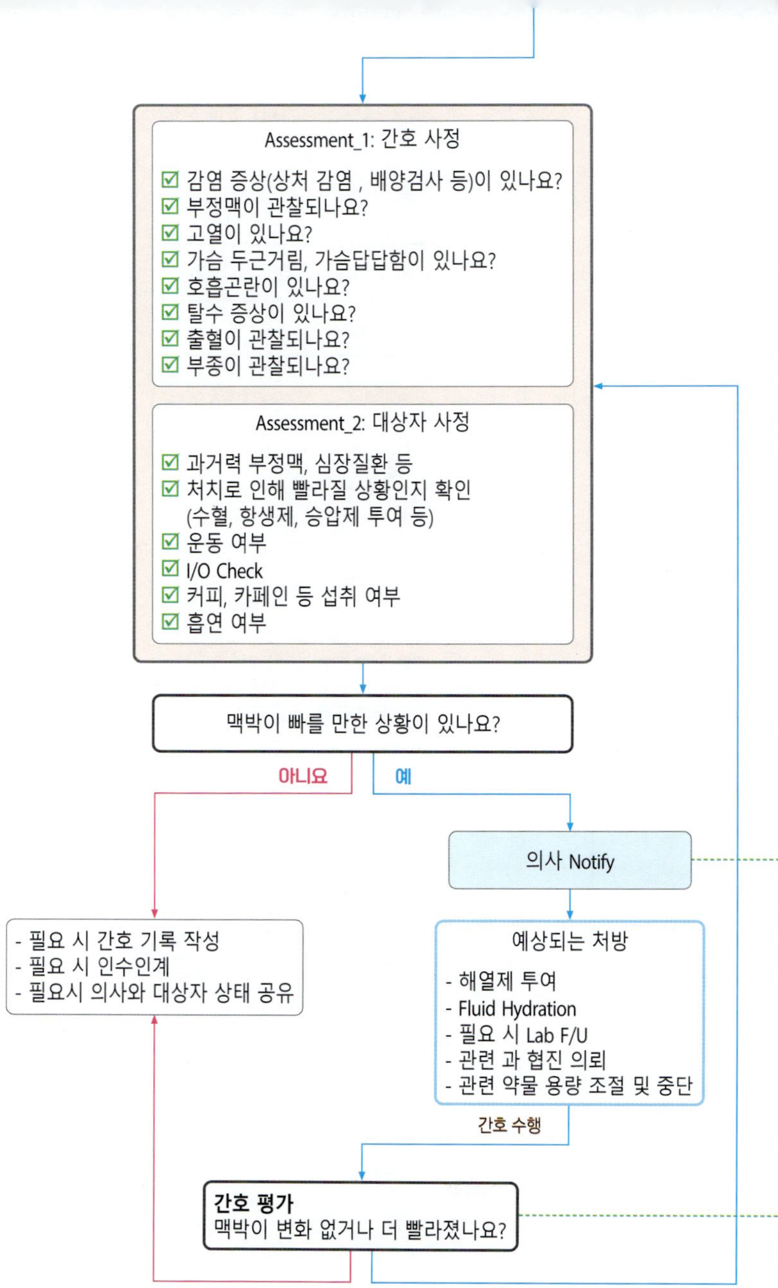

2. 빈맥 상황 기본적인 간호 수행

- 안정 & 심호흡 권유: 빈맥은 불안감을 유발할 수 있고, 불안감은 빈맥을 더욱 악화시킬 수 있다. 따라서 불안감 해소 중재가 필요하다. 빈맥은 심장 근육에 부담을 줄 수 있는데, 이 때 안정과 심호흡이 부담을 줄이는 데 도움이 된다. 심장의 빠른 박동은 산소 공급을 감소시킬 수 있기에 심호흡을 통해 산소화를 증진할 수 있다.
- ECG monitoring: 빈맥의 정확한 측정과 심장 박동 규칙도를 파악하기 위해 ECG monitoring을 시행할 수 있다. 기본적인 3 Lead ECG를 통해 관찰하고, 필요시 의사에게 알린 뒤 12 Lead ECG 검사가 필요할 수 있다.

3. 재측정 후 빈맥 시 대처

빈맥 상황이 반복될 경우 의사와 상의하여 다음 처치를 수행할 수 있다.

- 증상 조절: 항부정맥제 투여(강력한 항부정맥제는 amiodarone), 빈맥에 유용한 고혈압약제 투여(Beta Blocker, Type 1 CCB), 고열일 경우 해열제 투여, 통증이 원인일 경우 진통제 투약. 관련 약물 용량 조절 및 중단.
- 원인 교정: ECG F/U이나 Lab(Cardiac marker), 관련 과 협진 의뢰를 통해 빈맥 원인을 찾을 수 있다.

4. 간호 평가

의사 처방에 따른 간호 수행의 평가 과정. 빈맥이 호전되었다면 상황에 대한 간호 기록과 인수인계 과정으로 마무리하고, 호전되지 않았다면 이전 알고리즘 과정을 반복하며 환자의 증상 조절을 위한 노력을 하게 된다.

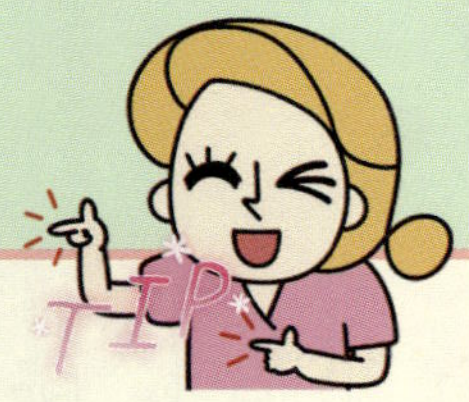

빈맥과 관련된 응급상황!

빈맥과 함께 저혈압이 동반되는 경우 응급상황으로 여겨야 한다.

빈맥은 심장 근육에 과도한 부담을 주고 심장 기능을 저하시킨다. 이 현상이 악화시 충분한 혈액을 순환시키지 못하여 혈압이 떨어진다. 혈압 저하는 중요 장기로 혈액 공급을 감소시켜 어지러움, 의식 저하를 초래할 수 있고, 사망에 이를 수 있다.

이를 즉각 교정해주기 위해서는 제세동기(Defibrillator)를 이용한 Cardioversion이

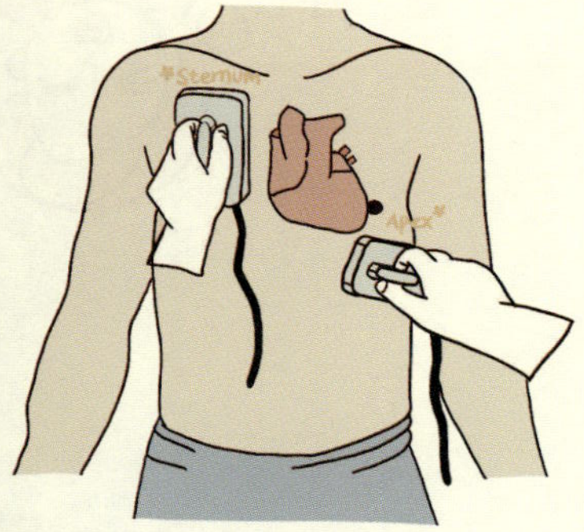

필요하다. 만약 빈맥과 함께 혈압저하 상태가 발생한다면 즉시 의사에게 알린 뒤 처치하도록 하자.

서맥 - Why Algorithm 알고리즘 사고력 기르기

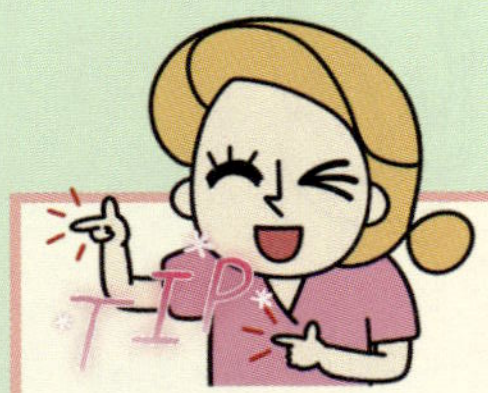

서맥은 증상이 있느냐 없느냐가 가장 중요!

미국심장협회 ACLS 알고리즘에도 서맥 상태에서 증상 유무로 대처방법이 달라진다. 50회 이하의 서맥 상태에서 증상이 없는 경우 특별한 치료가 필요하지 않다고 명시하고 있다. 하지만 앞서 학습한 어지러움이나 현기증, 무기력, 호흡곤란, 가슴 답답함 등 서맥에 동반되는 증상이 있다면 즉시 심박수를 증가시키는 약물(아트로핀, 도파민, 에피네프린) 투약이 고려되고, 의식저하와 함께 서맥 상태가 지속되다 맥박이 느껴지지 않고 호흡이 없다고 판단되면 심정지로 여겨 심폐소생술(CPR)을 수행할 수 있다.

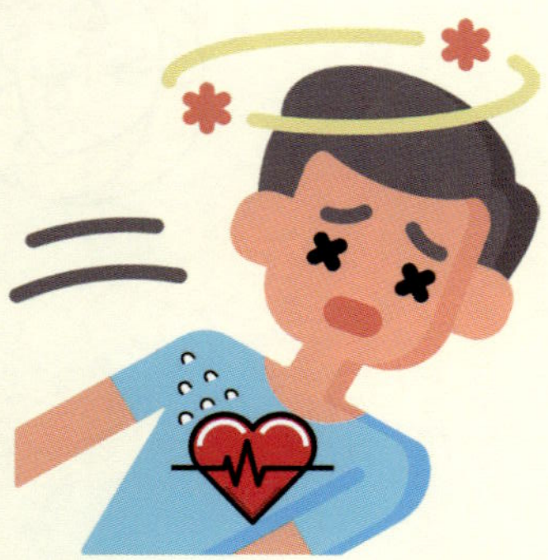

Check P
→ Bradycardia

Assessment_1: 간호 사정

- ☑ 부정맥이 관찰되나요?
- ☑ 어지러움이 있나요?
- ☑ 무기력하나요?
- ☑ 호흡곤란이 있나요?
- ☑ 출혈이 관찰되나요?
- ☑ 부종이 관찰되나요?

Assessment_2: 대상자 사정

- ☑ 과거력 부정맥, 심장질환 등
- ☑ 처치로 인해 느려질 상황인지 확인 (혈압강하제, 항부정맥제 투여 등)
- ☑ 직업군 운동선수 등) 확인
- ☑ I/O Check
- ☑ 복용하는 약물의 부작용 여부 확인

간호 수행

- ☑ 안정 권유
- ☑ 심호흡 권유
- ☑ 필요시 ECG monitoring

재 측정 시에도 맥박이 느리게 측정되나요?

아니요 →
- 필요 시 간호 기록 작성
- 필요 시 인수인계
- 필요시 의사와 대상자 상태 공유

예 → 간호 사정

1. 서맥 간호 사정

서맥은 심박수가 정상보다 느린 상태를 말하며, 임상에서는 50회 미만의 경우를 유의미한 서맥으로 여긴다. 특히 서맥은 동반 증상이 있느냐 없느냐로 처치 필요 여부가 결정되므로, 증상에 대해 반드시 기억하도록 하자.

- **부정맥**: 심장 박동이 불규칙하거나 빠르고 느린지 확인해야 한다. 심방세동, 각차단 등의 부정맥은 심각한 합병증을 유발할 수 있으니 주의할 것. 필요시 ECG monitoring을 수행한다.
- **어지러움, 무기력, 호흡곤란**: 서맥은 혈액 공급 감소를 유발하여 뇌로 충분한 산소와 영양분 공급이 제대로 전달되지 못해 어지러움이나 현기증, 무기력, 의식저하가 발생할 수 있다. 마찬가지로 폐로 원활한 혈액 공급이 어려워 호흡곤란, 숨가쁨, 흉통 등의 증상이 유발될 수 있다.
- **대상자 사정**: 심장과 관련된 과거력 확인과 동시에 서맥에서는 특징적 대상자 사정이 포함된다. 운동선수들은 심장이 더 많은 혈액을 수용하고 근육이 두꺼워져 심비대와 함께 심박수가 감소하는 현상이 발생하는 경향이 있다. 따라서 본래 환자에게 서맥이 있었는지 확인하는 과정이 필요하다. 진정제가 투약되거나 수면제가 처방되어 수면을 이루는 환자들은 진정상태로 서맥 상태가 유지될 수 있다. 투약력 중 특히 beta blocker(상품명 딜라트렌드, 콩코르)를 복용하는 환자들의 경우 beta blocker투약이 서맥을 유발하는 부작용이 있다. 따라서 서맥 환자에게 beta blocker복용력을 필수적으로 확인해야 한다.

응급실에서 서맥 환자가 왔을 때 "아트로핀!" "TCP?!" 이렇게 막 소리치시는 것 같던데…

서맥 환자의 즉각적인 증상 조절을 위해 대표적인 약물과 처치이다.

Atropine sulfate: 심장 박동을 증가시키고 혈압을 상승시키는 효과가 있다. 응급 상황에서 정맥주사 뿐만 아니라 기도 내 투약도 가능하다. 현재 임상에서 사용하는 아트로핀은 1Ample (0.5mg/1ml) 조성으로, 2020년도 이후 ACLS 알고리즘에서 아트로핀 초기 투약 용량이 0.5mg에서 1mg로 변경되었으니 아트로핀 1mg가 처방되면 2ample을 챙기도록 하자.

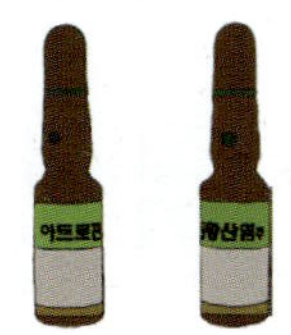

TCP(Transcutaneous Pacing): 경피적심장박동조율을 뜻하는 TCP는 환자의 흉부에 2개의 전극 패드를 부착해 전기 자극을 통해 심장 박동 수를 증가시키는 것이다. 전기 자극의 강도와 속도를 조절하여 심박수를 원하는 수준으로 조절한다. 임상에서 제세동기가 TCP기능을 수행할 수 있게 제작되므로 TCP를 적용한다고 하면 제세동기를 준비하면 된다. TCP는 치명적인 단점으로 극심한 통증이 있다. 따라서 서맥으로 인한 초응급상황에 단시간 적용하고, 이후 상태에 따라 Pacemaker 등의 시술로 전환할 수 있다.

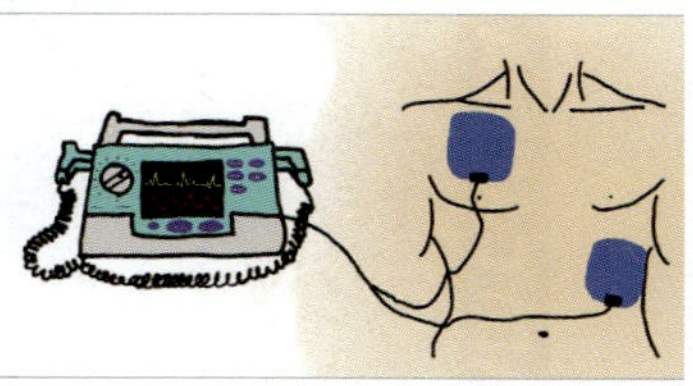

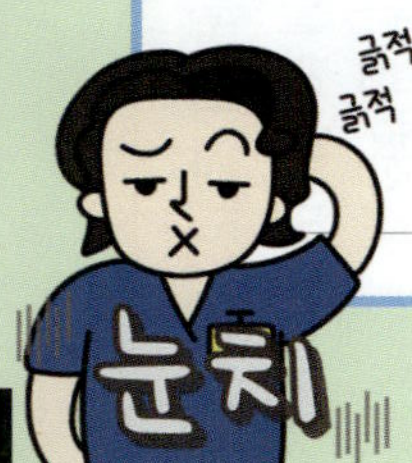

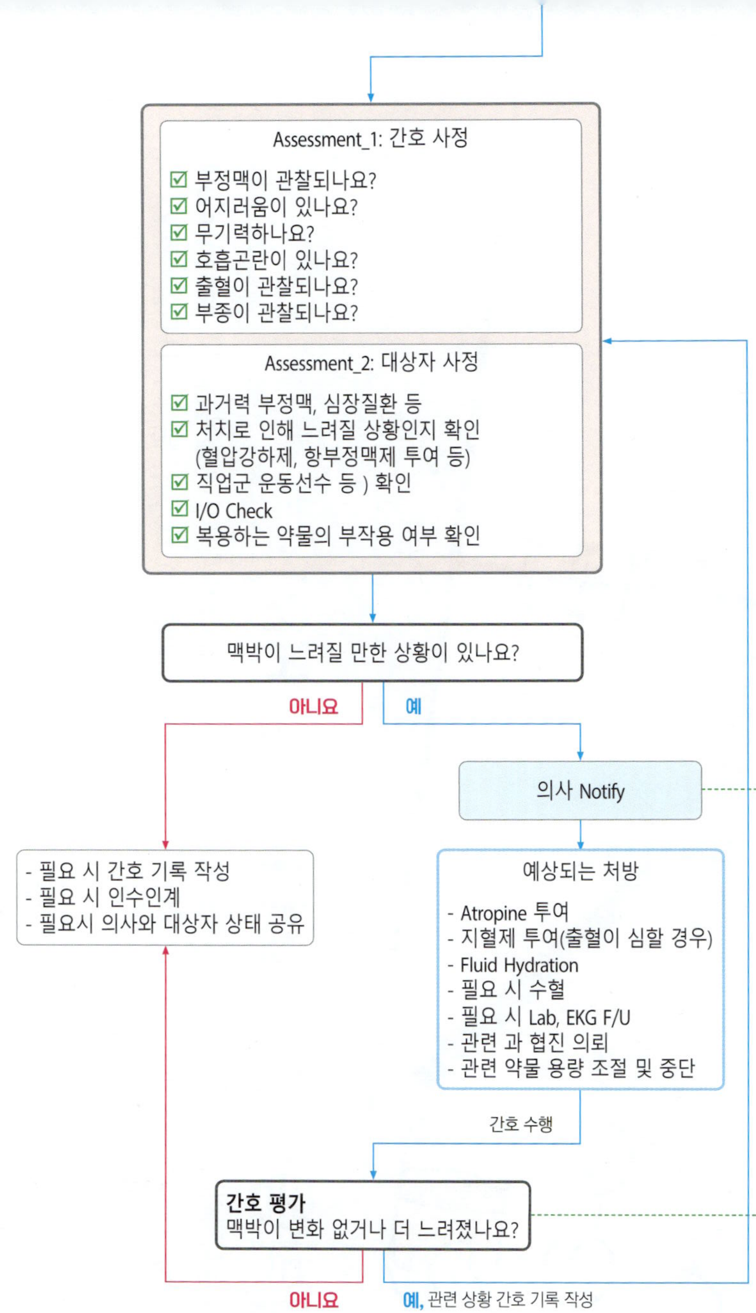

2. 서맥 상황 기본적인 간호 수행

- 안정 & 심호흡 권유: 어떠한 문제 상황에서 안정과 심호흡은 복합적인 부작용들을 방지하는 훌륭한 간호중재이다. 불안이나 근육 부담, 혈액 순환 개선, 산소 공급 증가, 의식의 명확성 유지 등 다양한 효과까지 있을 수 있으니 활력징후가 불안정한 상태의 환자에게 안정과 심호흡 권유를 잊지 말자
- ECG monitoring: 서맥의 정확한 측정과 심장 박동 규칙도를 파악하기 위해 ECG monitoring을 시행할 수 있다. 기본적인 3 Lead ECG를 통해 관찰하고, 필요시 의사에게 알린 뒤 12 Lead ECG 검사가 필요할 수 있다.

3. 재측정 후 서맥 시 대처

서맥 상황과 동반되는 증상이 반복되는 경우 의사와 상의하여 다음 처치를 수행할 수 있다.

- 증상 조절: Atropine 투여, 출혈 증상으로 인한 서맥의 경우 지혈제 투여, 필요시 수혈, 저혈량성 쇼크나 발열의 경우 Fluid Hydration.
- 원인 교정: 12 Lead ECG F/U이나 Lab(Cardiac marker), 관련 과 협진 의뢰를 통해 서맥 원인을 찾을 수 있다.

4. 간호 평가

의사 처방에 따른 간호 수행의 평가 과정. 서맥이 호전되었다면 상황에 대한 간호 기록과 인수인계 과정으로 마무리하고, 호전되지 않았다면 이전 알고리즘 과정을 반복하며 환자의 증상 조절을 위한 노력을 하게 된다.

심박동수(Heart Rate, HR)

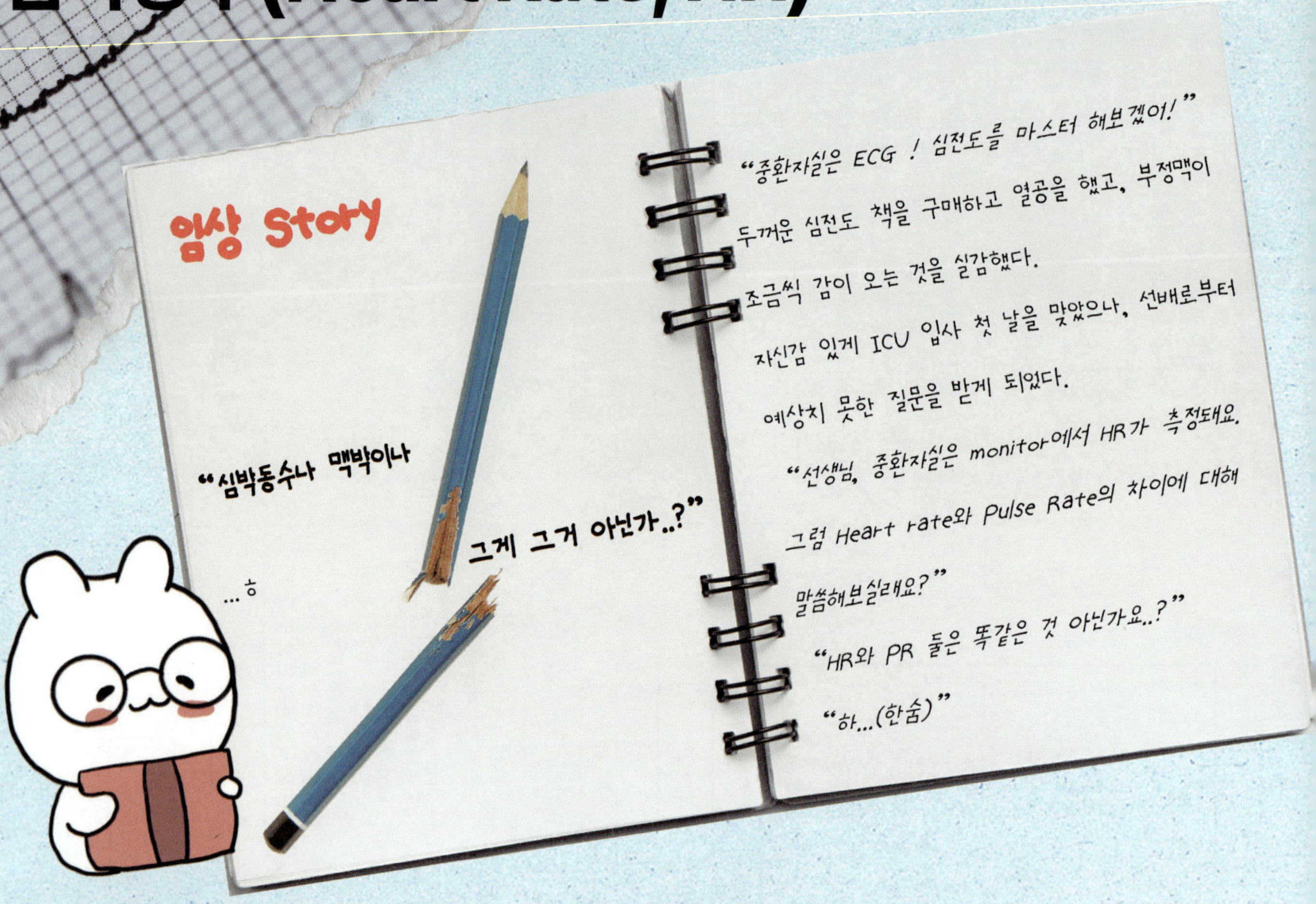

심박동수(Heart Rate, HR)

HR는 심장의 좌심실이 수축 할 때 동맥을 팽창시키고 반동시키는 압력파의 횟수를 말합니다. patient monitor가 심장의 전기적 활동을 파장 형태로 기록한 심전도(Electrocardiogram, ECG)를 분석하여 HR를 측정합니다. 더불어 청진이나 초음파를 통해 심박동수를 측정할 수 있으며, 주로 신생아의 심박동수 측정에 활용합니다.

	신생아	유아	학령기	성인
회수 (회/분)	100~160	80~140	70~100	60~100

불규칙적인 맥박이 나타나는 경우를 부정맥(arrhythmia)이라고 합니다.

BRADYCARDIA
분당 50회 미만

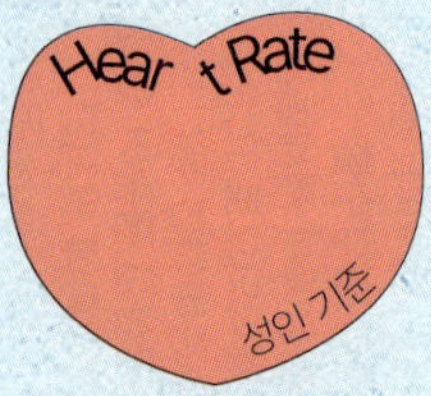

TACHYCARDIA
분당 100회 이상

HR가 정상 수치에서 벗어났다면 박동수, 리듬, 진폭과 같은 ECG와 함께 심혈관계 사정이 동시에 이루어져야 합니다. patient monitor는 심전도 파형에서 R파형을 읽어 HR를 측정하는데, ECG상 tall T(상승된 T wave)가 나타나면 monitor가 T wave를 R wave로 인식하여 HR가 비약적으로 상승해버립니다. 이를 double check현상이라 하며, 중환자실 간호사라면 심전도를 볼 줄 알아야 monitor가 HR를 잘못 측정했음을 알아차릴 수 있습니다.

맥박(Pulse Rate, PR)

PR는 심장으로부터 뻗어 나가는 동맥을 촉지하여 파동을 느끼며 횟수(min)를 측정한 것입니다.
그렇다면 결국 같은 것 아니냐구요? 아닙니다.
예를 들어, 심방세동과 같은 부정맥이 있을 경우 맥박결손이 발생하기 때문에 실제 HR 보다 PR는 그 횟수가 줄어듭니다.

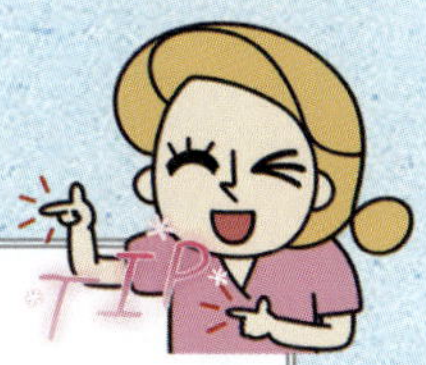

Tip!

주로 carotid pulse와 radial pulse를 이용하나 femoral artery, dorsalis pedis artery, brachial artery 등 사지 동맥을 촉진하는 습관을 갖는 것이 중요합니다.

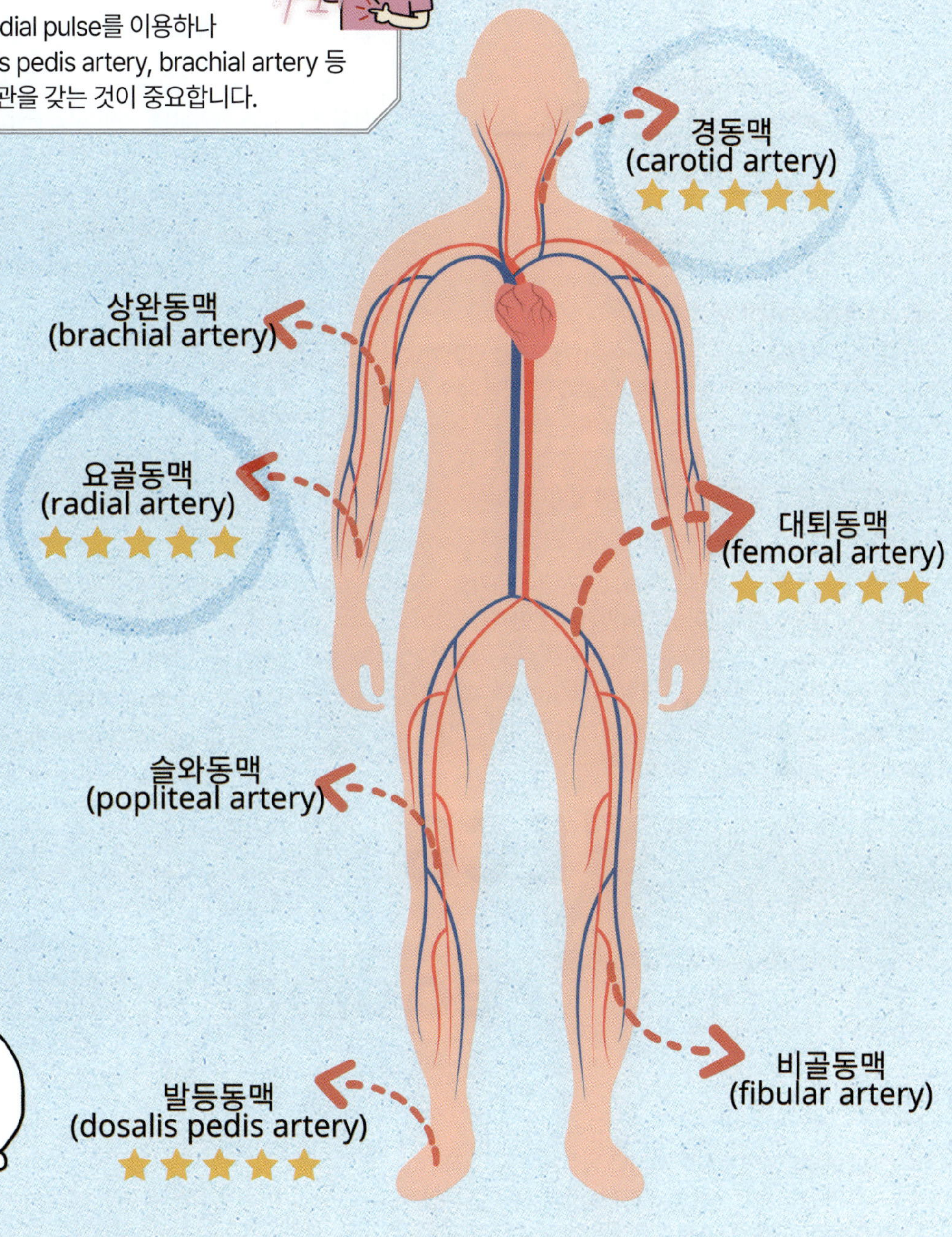

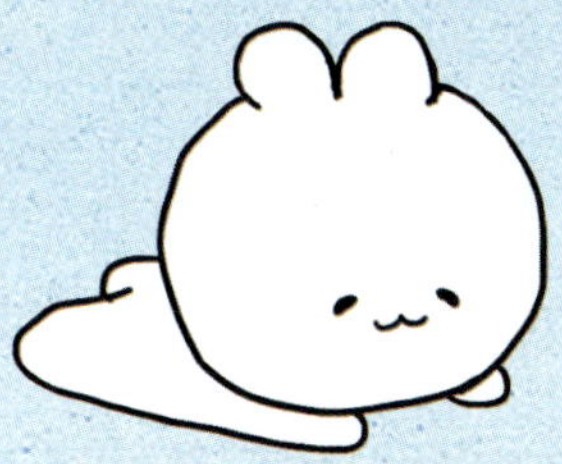

Tip!

Pulse는 심장이 박동하는 횟수를 측정하는 것뿐만 아니라 각 부위에 따라 pulse 촉지가 잘 되는지, 잘 안되는지를 통해 전신 순환 상태를 평가할 수 있습니다. Pulse 촉지가 잘 되면 순환 상태가 좋은 것이고, 촉지가 잘되지 않으면 순환 상태가 좋지 않음을 의미합니다.

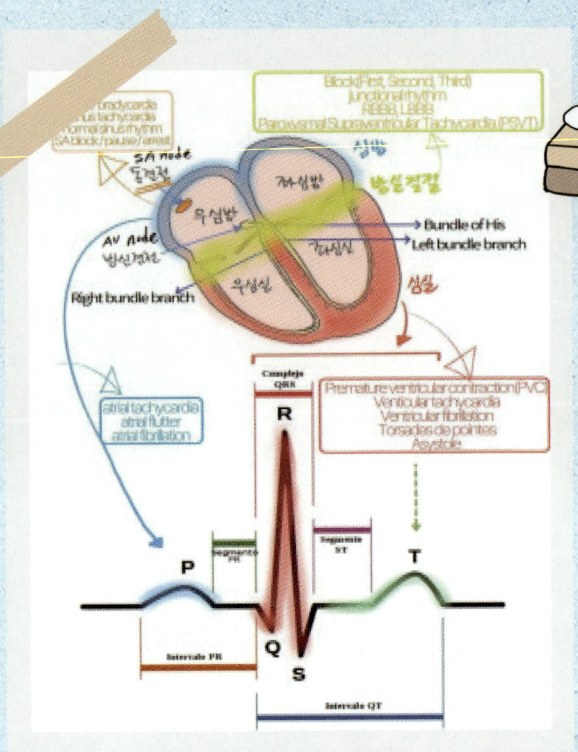

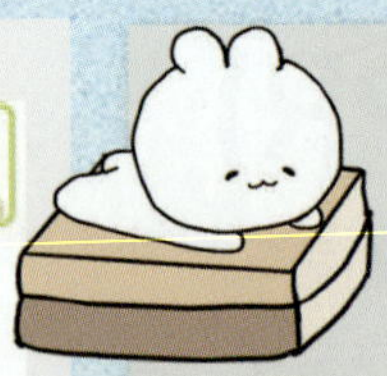

"ECG를 읽을 줄은 알아야겠다" 임상 Story

"띵띵띵띵"

내 담당환자 Patient monitor에서 HR가 160회가 측정되어 알람이 거세게 울리고 있다. 어쩔 줄 몰라 당황하던 찰나, 지나가던 선배 간호사가 걸음을 멈추고 한 마디 했다.

"환자분 tall T가 있어서 monitor가 double checking하고 있네요. 실제 HR는 80회 정도니까 안심하세요"

"네..? 아아.. 그렇군요...!"

P wave(P파)

: 심방의 전기적 활동으로 심방 수축을 의미합니다.

T wave(T파)

: 심실근의 재분극(이완)을 의미해요. Hyperkalemia상황에서 T wave가 상승하는 Tall T wave가 발생하며 심실빈맥이나 심실세동으로 악화될 수 있어요.

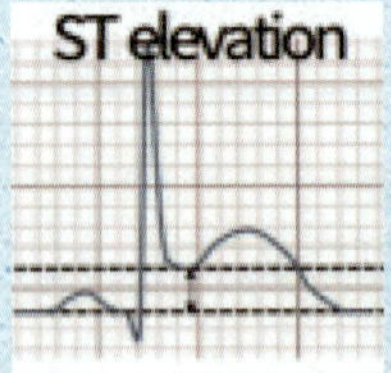

ST 분절 상승(elevation)은 급성 심근경색(acute Myocardial Infarction, MI)을 나타냅니다.

ST분절 상승이 있는 MI를 STEMI(스테미), ST분절 상승이 없는 MI를 NSTEMI(넌스테미)라고 부릅니다.

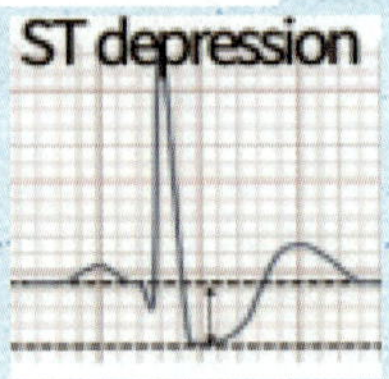

ST segment(ST 분절)

: 좌심실의 탈분극(수축)과 재분극(이완) 사이의 시간을 반영하며 방향이 중요합니다.

QRS complex(QRS파)

: 심실 근육의 전기적 활성으로 심실 수축(탈분극)을 의미해요. 좌심실에서 혈액이 분출되는 시점이므로 QRS 파형의 수가 HR측정의 기준이 됩니다. QRS complex는 0.06-0.1sec (두 칸 반)으로 시간이 길어지면 wide QRS라 부르며 심실빈맥이 발생할 수 있으니 주의해야 합니다.

interval QT(QT 간격)

: 심실의 탈분극과 재분극을 의미해요. QT간격이 증가할 경우 심실의 활동전위기간이 연장되면서 심실빈맥이 발생할 수 있어요. QT interval은 HR가 빠를 경우 정확한 평가가 어렵습니다. 따라서 QT 간격 교정값(corrected QT interval, QTc)이 더 중요해요. 임상에서 성인 기준 500 이상 일 때 Prolongation으로 여깁니다.

Tip!

심장의 자극 전도는 SA node(동방결절, 심장의 활동 전위 시작) → AV node(방실결절, 전기신호를 심실로 나누어 주는 지점) → His bundle(히스번들, 전기전도를 확산) → Bundle branch → Purkinje fibers(푸르킨예섬유)로 흘러 좌심실에서 혈액이 분출됩니다.

심장 흐름에 맞추어 발생할 수 있는 부정맥에 관한 내용은 CramBook에 정리되어 있어요. 좀 더 심층적으로 공부해보고 싶으신 선생님들은 CramBook을 참고해주세요!

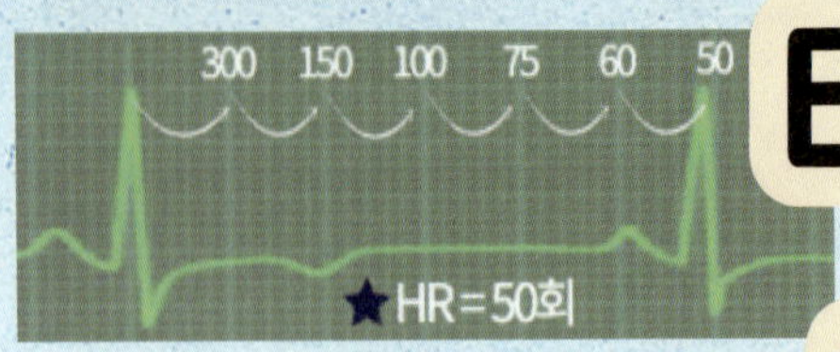

ECG reading

소년이의 Tip!

ECG에서 가장 중요한 것은 횟수와 규칙성입니다. 부정맥만 공부하시면 중요한 요점을 놓칠 수 있으니 꼭 기억해주세요! 더해서 임상에서 즉각적으로 써먹을 수 있는 "300,150,100,75,60,50 법칙"을 알아두세요! 유용하게 사용하실 수 있을 거에요:)

- ✔ 심박수: Heart rate가 정상범위에 속하는가? (NSR vs Tachycardia vs Bradycardia)
- ✔ 규칙성: P-QRS-T파의 순서대로 규칙적으로 나타나는가? P파 하나당 QRS complex 하나씩(1:1) 잘 연결되는가? (NSR vs Block)
- ✔ ST segment: ST segment의 상승이나 하강이 보이는가? (ST elevation vs ST depression)
- ✔ T파: T파의 모양과 높이는 어떠한가? (tall T vs T wave inversion)
- ✔ P파: P파의 모양, 폭, 높이는 어떠한가? (위로 볼록한 곡선 모양-Normal vs 여러개-Tachy vs 톱니모양-Flutter vs 떨림-Fibrillation)
- ✔ QRS complex: QRS군의 모양, 폭, 높이는 어떠한가? (wide QRS vs narrow QRS)

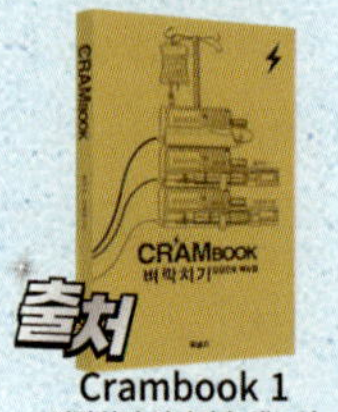

출처 Crambook 1 벼락치기 임상간호 매뉴얼

임상 Story "환자가 가슴이 두근거린다고 한다. 어쩌지, 내 가슴도 두근거린다"

"가슴이 두근거려요..."

코로나19로 입원하신 75세 할아버지께서 갑자기 나에게 말씀하셨다. 침착하게 요골동맥을 통해 맥박을 측정했고, 측정된 PR는 150회로 굉장히 빠르게 측정됐다. 잠시만 기다려 달라고 환자에게 말한 뒤 챠지선생님께 달려갔다.

"선생님! 환자분 가슴 두근거린다고 하셔서 PR측정했더니 150회입니다! 어떻게 하죠?"

"혈압은 어때요?"

"아..."

"뭐에요? 혈압 측정 안 했어요? 환자는 두근거리는 것 말고 의식 변화나 어지러움은 없었나요?"

"죄송합니다... 다시 갔다올게요!"

(~~잘 모르면 몸이 힘들다는 말이 있었지...?~~) 이 말이 갑자기 머릿속에 아른거린다ㅠㅠ

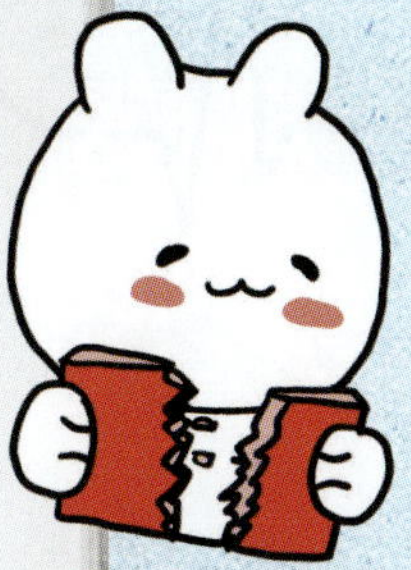

Tip!

심장은 기본적으로 교감신경이 항진되면(운동) 빨라지고, 부교감신경이 항진되면(수면) 느려집니다. 이 상황은 지극히 자연스러울 수 있어요. 하지만 과도한 빈맥이나 서맥, 증상을 동반할 경우 부정맥 발생 원인과 혈역학적 상태를 신속하게 파악한 뒤 심박동수를 정상으로 교정하는 것이 필요합니다.

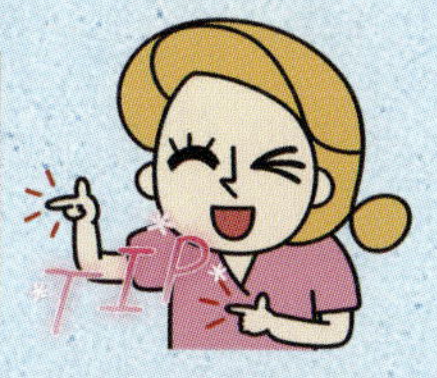

비정상적인 심박동수의 원인 및 증상

심계항진: 알코올, 카페인, 니코틴 등 기타 자극제, 전해질 불균형

어지러움, 심한 피로, 탈진, 현기증, 실신: 심부전, 심방세동, 심방조기수축, 심실빈맥, 체위성 혈압 변화 등

흉통이나 흉부 불편감: 협심증, 급성관상동맥 증후군, 부정맥, 심장판막질환

숨 가쁨, 호흡곤란: 심부전, 심장판막질환, 급성 출혈, 빈혈, 쇼크, 통증, 불안, 열, 혈량 저하 또는 과다, 지나친 비만, 폐 기능 또는 갑상선 기능 저하

저혈압, 의식수준 변화(뇌 관류 저하): 부정맥, 쇼크, 협심증, 감염, 수술

말초 부종과 체중 증가: 간 비대에 기인한 복부 팽만

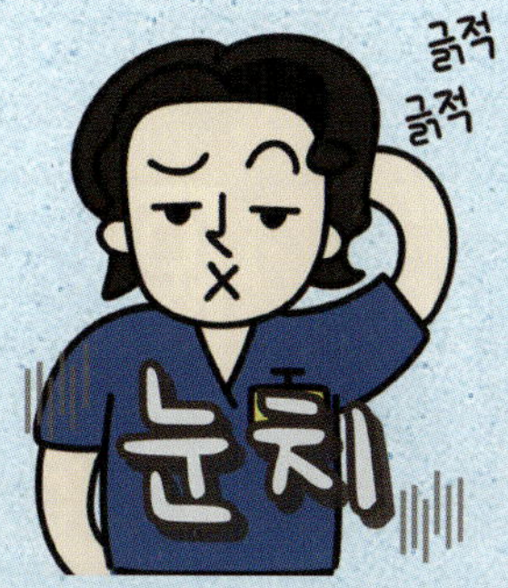

노티하면 Symptom있냐고 물어봐요..

"Symptom있나요?"
심박동수가 비정상일 경우 단순히 심박동수만 의사에게 notify할 때 항상 돌아오는 질문이에요. 비정상적 심박동수는 꼭 환자에게 나타나는 증상(symptom)을 같이 평가해야 합니다.

심박동수가 비정상일 때 할 수 있는 검사

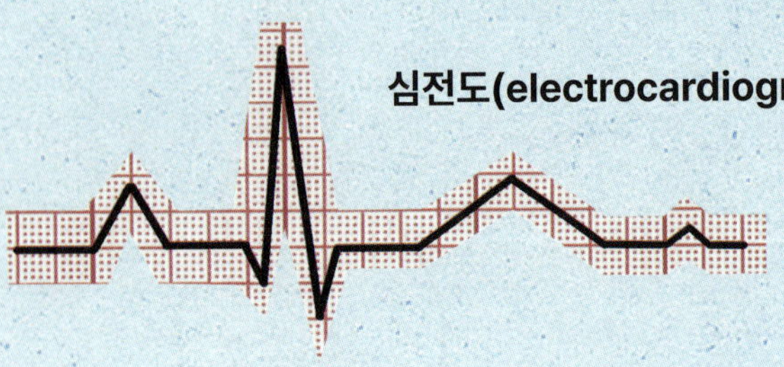

심전도(electrocardiogram, ECG) & 12 lead ECG

심장의 활동을 전기신호로 분석하는 심전도는 심혈관 문제를 확인하는 데 중요한 검사입니다. 전극 세 개를 부착하는 기본적인 3 lead ECG, 심장의 다양한 각도에서 전기활동을 분석해 정교한 리듬을 판별해주는 12 lead ECG가 있어요. 정확한 부정맥 판별을 위해서는 12 lead ECG가 필요한 것을 기억해주시고, 중환자실에서는 5 lead ECG를 분석하기도 한다는 것은 참고해주세요.

심장 표지자 (cardiac markers) 검사

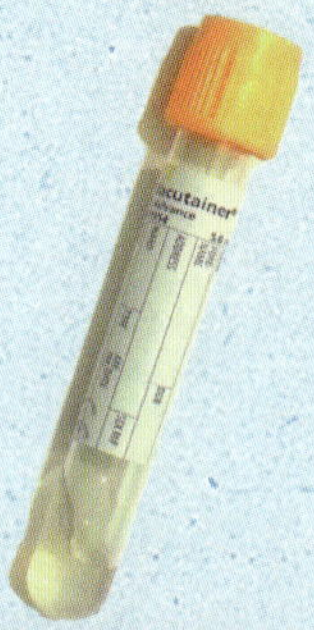

- ✔ CK (Creatine Kinase)
- ✔ CK isoenzyme
  : CKMB - 심근손상 후 4~8시간 내 상승 후 48~72시간 이내 정상화)
- ✔ Troponin: 심근손상 후 3~6시간 이내 증가

  Troponin-I의 경우 오래 동안 높은 상태로 유지되므로 며칠 전 발생한 경색(infarction)을 발견하는데 사용될 수 있어요
- ✔ Myoglobin

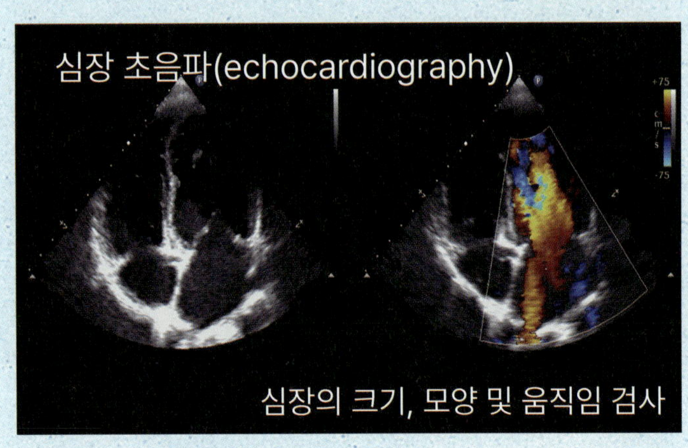
심장 초음파(echocardiography)
심장의 크기, 모양 및 움직임 검사

그 외

CT, MRI, 심도자법(cardiac catheterization)
지질 지표 검사(Cholesterol, TG lipoprotein LDL, HDL), 운동부하검사 등

이해하기 어려운 내용들.. JUDY 와 함께 유튜브로 먼저 공부해볼까요?

@rn_theboy

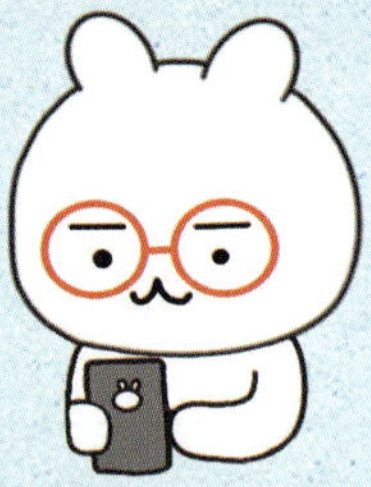

TACHYCARDIA

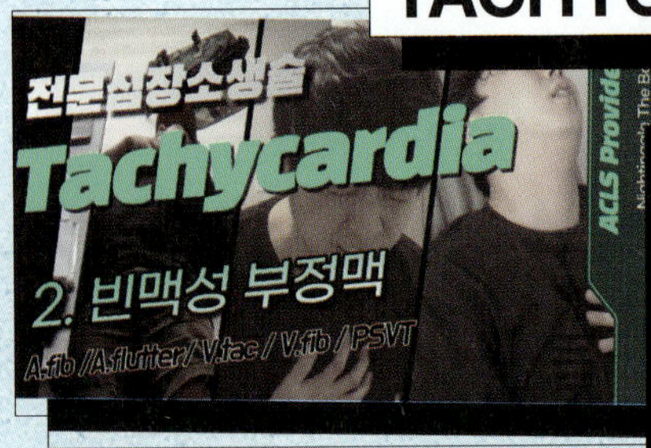

BRADYCARDIA

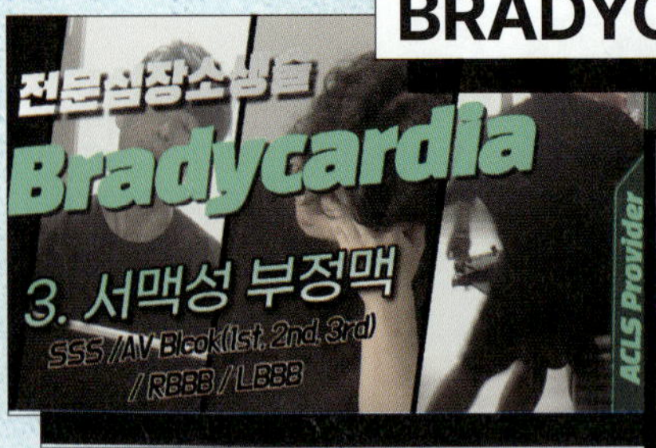

발작성 심실상성 빈맥의 25%정도에서 효과가 있어요.

TACHYCARDIA

1차 치료법

미주신경 자극법

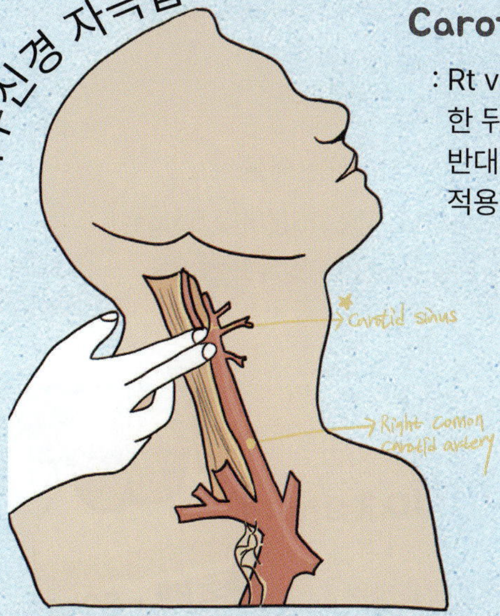

Carotid sinus massage

: Rt vagus nerve가 SA node에 영향을 많이 미치므로 환자를 왼쪽으로 바라보게 한 뒤, 우측 목동맥 위를 손가락으로 5~10초간 지그시 누릅니다. 이후 반응이 없으면 반대 목동맥을 누릅니다. carotid artery stenosis 환자의 경우 massage를 적용하면 안됩니다.

Valsalva maneuver: 복압을 높이는 방법

누운 상태에서 성문을 막고 강하게 숨을 내쉬게 하면 됩니다.

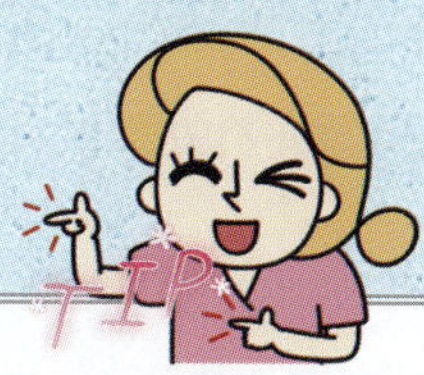

Tip!

수많은 EKG를 잘 모르시겠다구요? 괜찮습니다.
빈맥의 원인은 다양하고 EKG rhythm도 넘쳐나지만, 중환자실 간호사에게 중요한 것은 빈맥에 대처하는 방법입니다.
미국 심장 협회 ACLS 알고리즘을 통해 빈맥에 대처하는 방법에 대해 알려드릴게요!

*** HR > 150/min**
sinus tachycardia 120/min은 특별한 증상 있을시에 증상 완화

→

*** IV 확보, 12 lead EKG**
**** 동반 증상이 있는가?**
- 저혈압?
- 의식수준 변화?
- 쇼크(shock) 징후?
- 허혈성 흉부 불편감?(ischemic chest discomport)

Yes → *** Synchronized Cardioversion**
- 진정요법 고려
** If, regular narrow QRS
→ adenosine투약 고려

No → **Wide QRS > 0.12sec**

Yes → "심실성부정맥" (v-tach)
- regular, monophic QRS
  → adenosine or amiodarone 투약 고려
- irregular
  → amiodarone or Mg투약 고려
- 심장 전문의 자문 고려

No → "심실상성부정맥" (sinus tachy, a-fib, PSVT)
- 미주신경 자극법
- 규칙적일 경우 adenosine
- 불규칙적일 경우 B-blocker or Calcium channel blocker, 심부전시 digoxin고려
- 심장 전문의 자문 고려

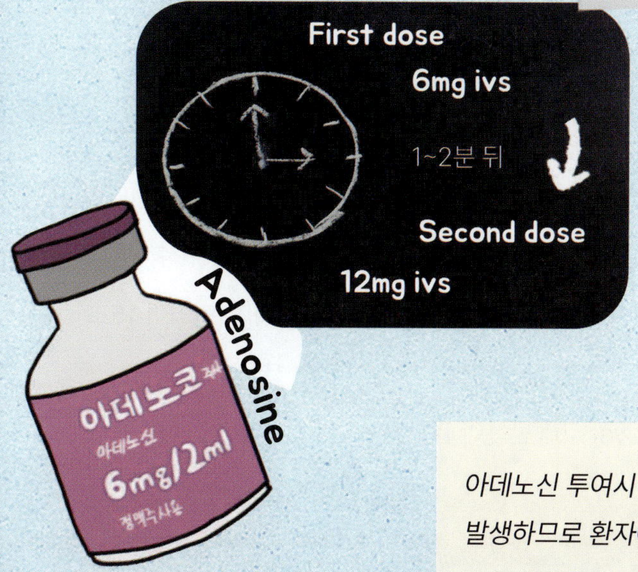

투여 시 급속 투여 하며, Normal Saline F/D 하거나 20cc 이상 flushing이 필요합니다. 조기흥분증후군(WPW) 환자는 A.fib & RVR (심실빈맥을 동반한 심방세동) 발생 우려가 있어 defibrillator를 준비하고 아데노신을 투약하는 것이 권장됩니다.

아데노신 투여시 일시적으로 가슴 불편감, 호흡곤란이 발생하므로 환자에게 충분한 설명과 감시가 필요합니다.

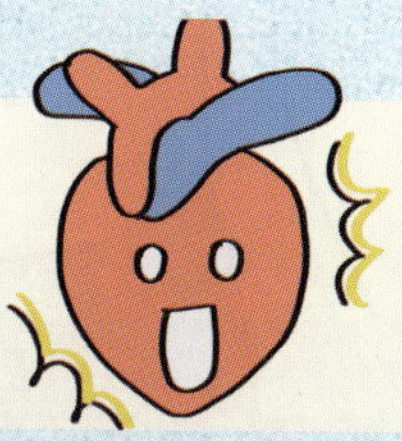

TACHYCARDIA

2차 치료법

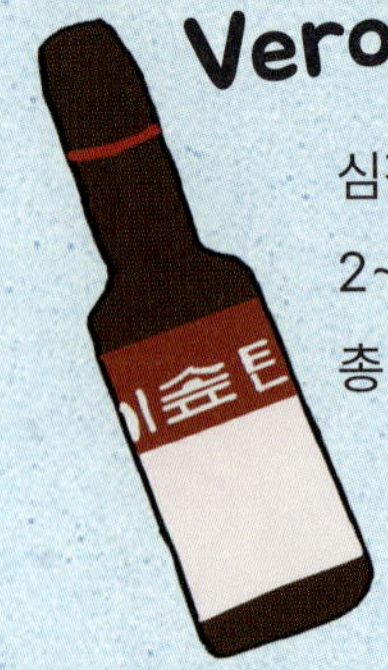

Verapamil

심장에 있는 칼슘 채널을 차단하여 심장 수축을 유발하는 칼슘의 흐름을 억제하는 약물.
2~3분에 걸쳐 2.5~10mg 투여. 15~30분 간격으로 5~10mg 반복투여. 또는 15분마다 5mg씩 총 30mg까지 사용하기도 합니다. SVT(Supra Ventricular Tachycardia)에 효과적입니다.

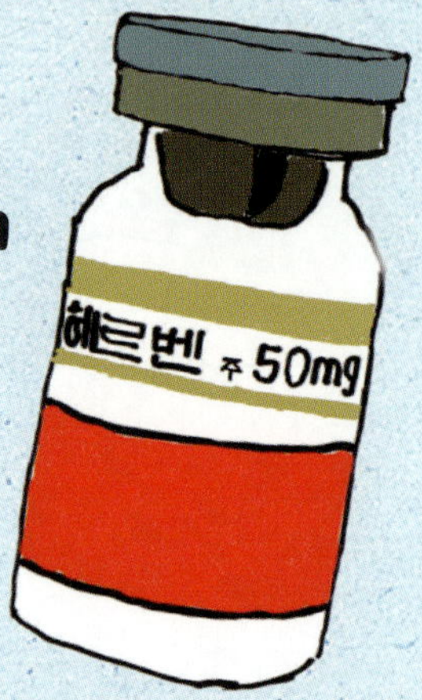

Diltiazem

verapamil과 유사하게 칼슘 채널을 차단하지만, verapamil보다 심장과 혈관에 작용하는 특징이 있어 임상에서 많이 사용되는 약물입니다.
15~20mg(0.25mg/kg)를 2분간에 걸쳐 iv합니다.
15분 뒤 20~25mg (0.35mg/kg)를 추가 투여합니다. A.fib or A.flutter에 효과적입니다.

β-blocker
(metoprolol, atenolol, propranolol, esmolol, labetalol)

심장에 있는 베타 수용체(beta receptor)를 차단하여 심장이 적은 힘으로 더 천천히 뛰게 만들어요. 그 외 특징적으로 결절조직의 전도를 낮춰줍니다. 칼슘통로차단제와 심근 수축력을 저하시키며 심부전 환자의 경우 심박출량을 줄입니다. β-blocker의 부작용은 서맥과 저혈압이 있습니다.

TACHYCARDIA

Cardioversion

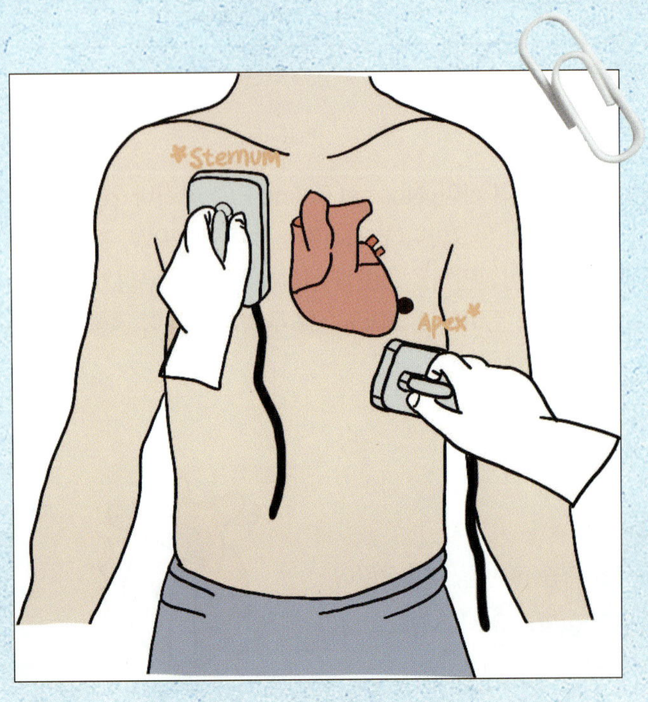

환자의 R파를 감지하여 심실의 탈분극동안 에너지를 전달합니다(심실세동 발생 가능성을 최소화). cardioversion 후 빈맥이 종료되지 않으면 에너지를 단계적으로 올리며, 간격이 15초 이하로 짧으면 심근 손상 가능성이 있어 1분 이상의 간격으로 cardioversion 반복이 권장됩니다.

TACHYCARDIA
항부정맥제

주로 심장 근육 세포의 나트륨 채널을 차단(sodium channel blocker)해요. 탈분극을 억제하며, VF 또는 monomorphic V-tach의 2차 치료제에 사용합니다. 1~1.5 mg/kg loading 하고 1~4 mg/min 또는 0.3~0.5 mg/kg/min 으로 Continous IV 가능합니다.

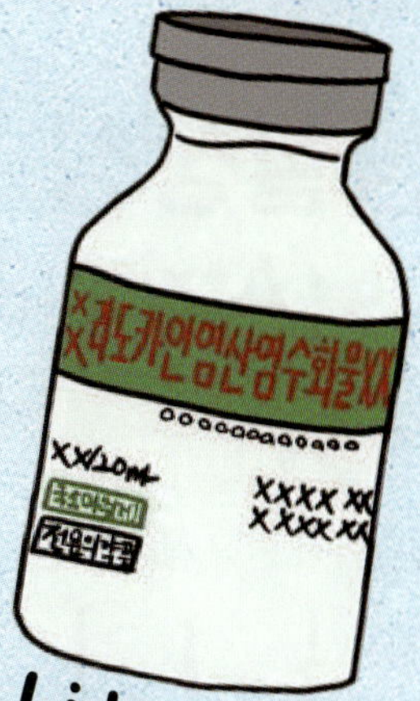

Lidocaine

Amiodarone

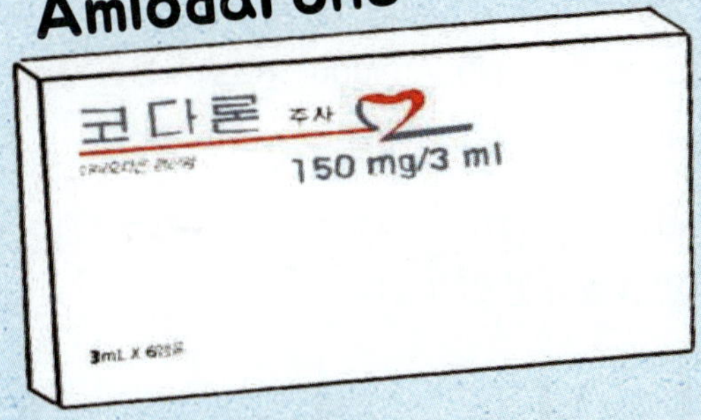

칼륨 채널을 차단(potassium channel blocker)하기에 심실성 부정맥이나 심방세동 등이 부정맥에 유용합니다. 특히 심장 세포의 재분극을 지연합니다. first dose 150mg over 10~30min, V-tach 재발시 반복 투여 가능합니다.

First dose loading 후 1mg/min for 6hr,
0.5mg/min for 18hr Continuous IV 가능합니다.

CPR상황에서는 300mg bolus 투여가 권장됩니다.

좌심실 기능 저하 환자의 빈맥에 특히 효과적이에요!

Sotalol

베타차단제와 칼륨채널 차단제의 성격을 모두 띄는 약물입니다.
100 mg (1.5 mg/kg) over 5 minutes.
prolonged QT환자에게 주의합니다.

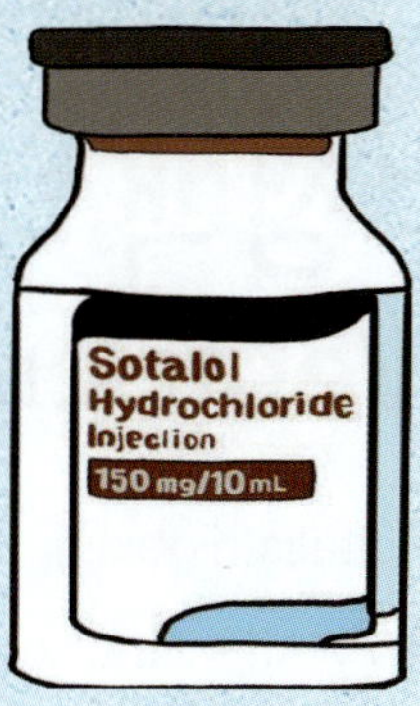

Procainamide

나트륨 채널을 차단하여 심장 세포의 탈분극을 억제합니다.
Stable Wide-QRS Tachy상황에 20–50mg/min (최대17mg/kg) 투여할 수 있습니다. 유지용량은 1–4 mg/min.
prolonged QT나 심부전의 경우 주의합니다.
VT & VF & A.fib & A.flutter에 모두 적용 가능합니다.

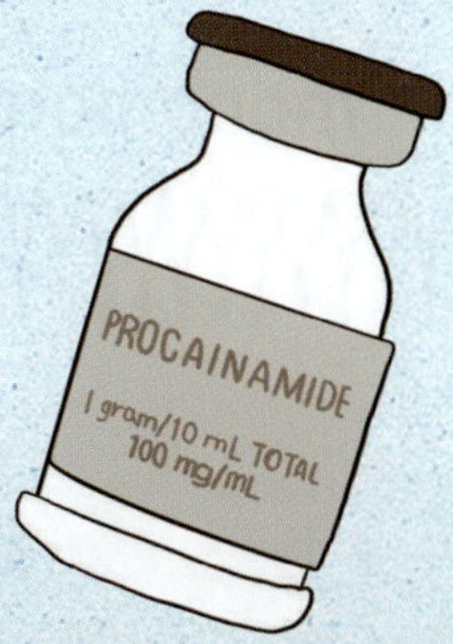

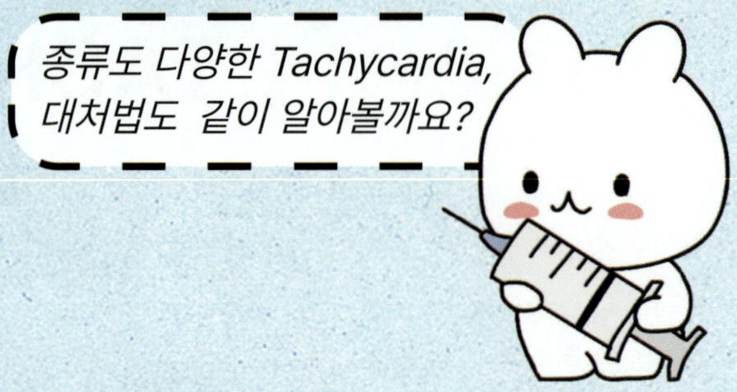

심실상성 부정맥 대처
(Atrial & AV/Bundle. QRS complex < 0.12sec)

PSVT

혈역학적 안정 상태라면 미주신경 자극법, adenosine, β-blocker, CCB, Amiodarone을 투약합니다.

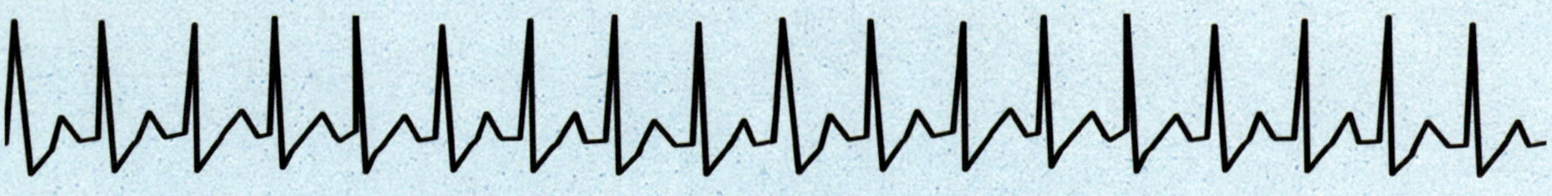

A. fib & RVR (Rapid Ventricular Rhythm)

심실 박동수를 늦추기 위해 Digitalis(digoxin), β-blocker, CCB(Diltiazem, Verapamil), Amiodarone을 사용할 수 있어요. 저심박출증이 있는 환자에서는 'Atrial kick'이 없어지므로 10-15%까지 심박출량이 감소할 수 있어요.

특히 HR가 150회/min 이상으로 상승할 경우 심실확장기가 충분치 않기에 저혈압과 울혈이 발생할 수 있으므로 약물에 반응하지 않거나 임상증상이 나타나는 경우 Cardioversion과 같이 즉각적인 교정이 필요합니다.

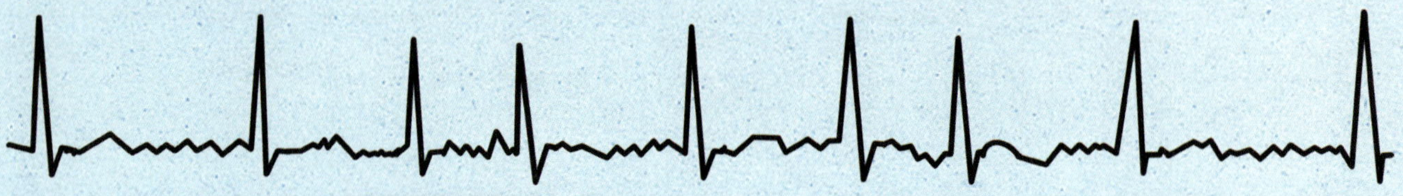

심실상성 부정맥 대처
(Ventricular. QRS complex > 0.12sec)

V-tach

심실 박동수를 늦추기 위해 Digitalis(digoxin), β-blocker, CCB(Diltiazem, Verapamil), Amiodarone을 사용할 수 있어요. 저심박출증이 있는 환자에서는 'Atrial kick'이 없어지므로 10-15%까지 심박출량이 감소할 수 있어요.

특히 HR가 150회/min 이상으로 상승할 경우 심실확장기가 충분치 않기에 저혈압과 울혈이 발생할 수 있으므로 약물에 반응하지 않거나 임상증상이 나타나는 경우 Cardioversion과 같이 즉각적인 교정이 필요합니다.

monomorphic VT

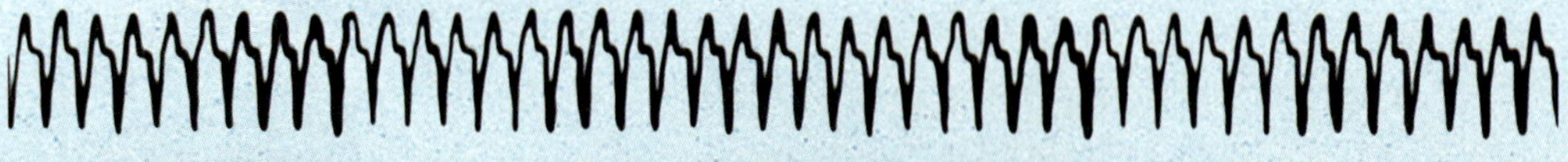

polymorphic VT

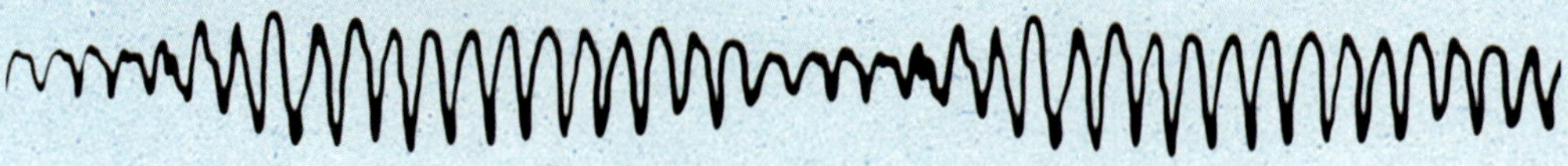

서맥은 60회/min 이하로 정의되나, 증상을 동반하는 서맥은 일반적으로 50회/min 이하입니다. 서맥성 부정맥은 주로 동기능부전 증후군(Sick Sinus Syndrome, SSS)이나 방실차단(AV Block)으로 구분할 수 있으며, β 차단제를 복용하는 환자에게 흔히 발생할 수 있어요.

임상 Story

"HR가 비정상인데 괜찮아..?"

N 출근! 오늘은 제발 Stable한 N가 되길...!!
다행히 환자분들은 너무나도 평온하게 잘 주무시고 있다.
새벽 라운딩을 돌며 환자의 맥박을 측정했는데 이게 뭣이랍...PR가 50회?!
바로 의사에게 노티했다.
"선생님! 환자분 맥박이 너무 느려요! 혈압은 100/70 Check됐어요!"
"Observation하세요~"
그대로 지켜보라니.. 당직의사가 졸린나머지 그냥 넘긴 것 아닐까?!
챠팅은 남기겠지만... 정말 괜찮을까...?!
아! Cram Book에서 찾아보자!

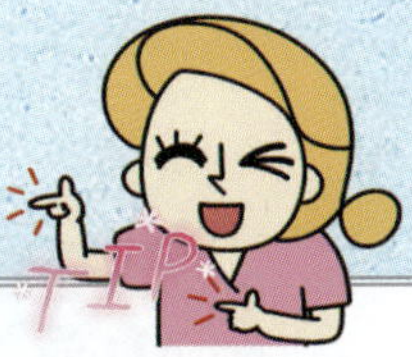

Tip!

서맥에서 알아두어야 할 것은 바로 50회 미만의 상당한 서맥 상태라도 환자에게 동반된 증상이 없다면 굳이 시행할 처치가 없다는 것입니다.
하지만 만약 증상이 있다면? 그 즉시 의료진의 조치가 필요한 것이 서맥 상황입니다. 어렵나요? 미국 심장 협회 ACLS 알고리즘을 통해 간략하게 알아볼게요!

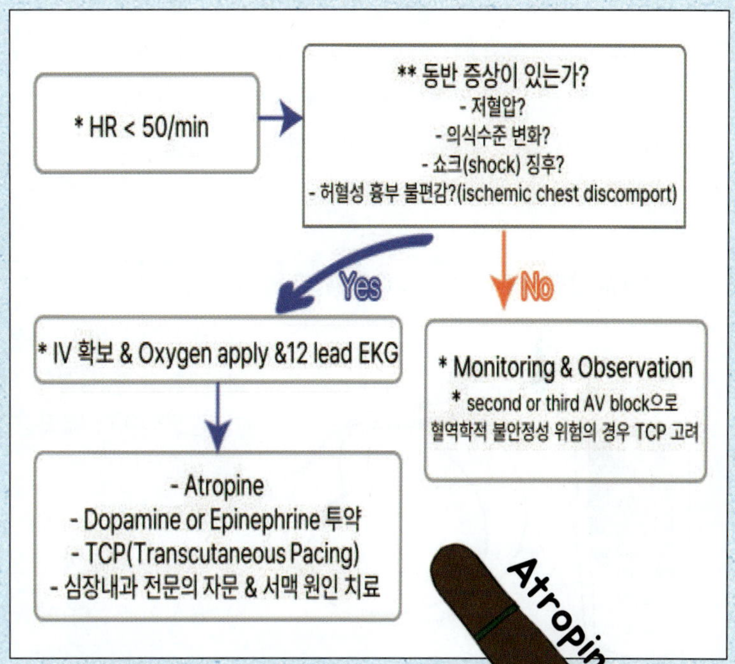

BRADYCARDIA
1차 치료법

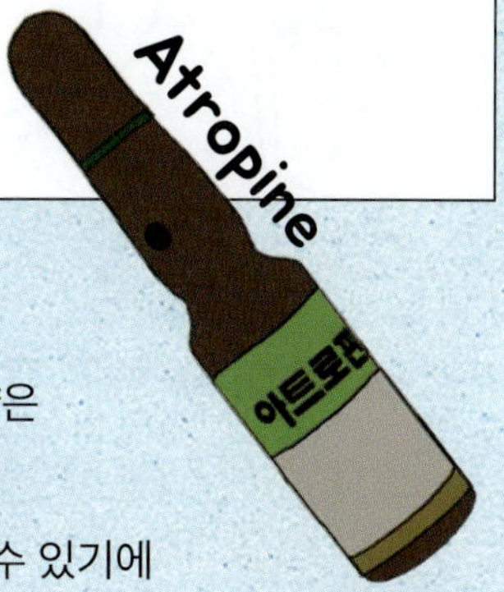

자율신경계의 콜린 매개성 심박수 감소를 역전시키나 효과가 오래 지속되지는 않습니다.
Atropine 1mg IVS를 3~5 min 간격으로 최대 3mg까지 투약 가능합니다. 0.5mg 이하의 용량은 역설적으로 심박수를 더 느리게 할 수 있기에 최소 0.5mg 이상의 용량으로 투여합니다.
심근경색(MI)의 상황에서 Atropine을 투여하면 심근 허혈을 악화시키고 경색 부위를 증가시킬 수 있기에 주의해야 합니다.

BRADYCARDIA
2차 치료법

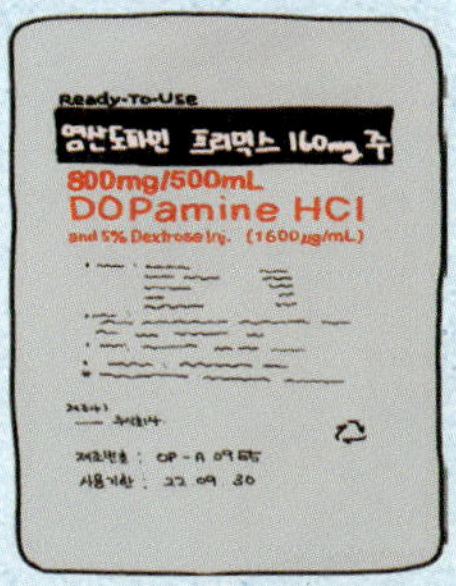

Dopamine

α1과 β1 효과를 나타내는 카테콜아민으로 심박수나 혈관수축에 작용하는 효과가 나타납니다. Dopamine 저용량의 경우 심장의 수축력과 심박수에 영향을 미치나 5mcg/kg 이상의 용량시 혈관수축 효과가 강해집니다.
초기 2~5mcg/kg로 시작하여 환자 상태에 따라 적정 조절합니다.

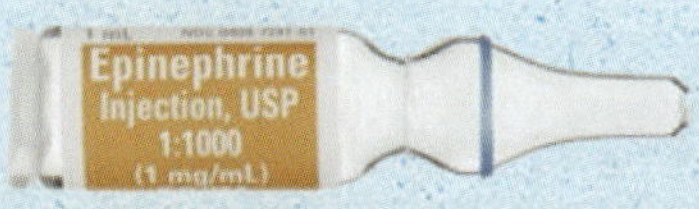

Epinephrine

2~10mcg/kg/min으로 시작하여 상태에 따라 적정하게 조절합니다.

Isoproterenol

β 아드레날린성 약물로 심박수 증가와 혈관 확장 효과를 나타냅니다.

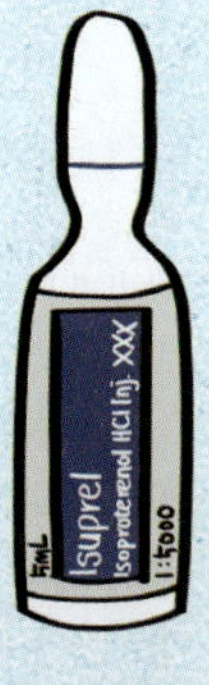

인공 심장박동 조율기
(Artificial Cardiac Pacemaker)

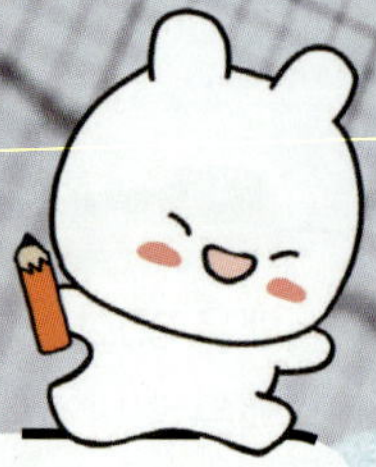

- 증상을 동반한 서맥 치료에 응급으로 빠르게 사용할 수 있어요.
- 최대 단점으로 의식 있는 환자에게 적용시 중등도 이상의 통증을 초래할 수 있으니 주의해야 합니다.
- TCP 적용 후 심장내과 전문의에게 자문하여 Pacemaker(-Temporary, Permanent)를 적용할 수 있어요.

외부에서 인공적으로 전기에너지를 주어 심장을 박동하게 하는 장치! 대표적으로 세 가지 장치가 있는데 한 번에 이해해 봅시다!

Transcutaneous Cardiac Pacing(TCP)

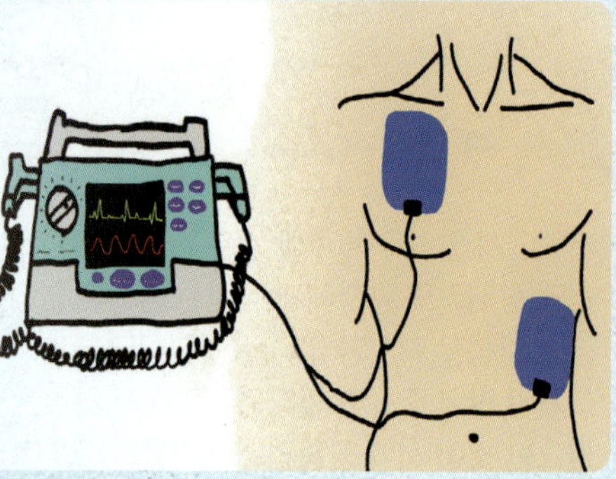

∗ 피부에 Pad를 부착 후 심장에 전극을 가하여 탈분극을 유도하는 장치입니다.

∗ 비침습적이고 쉽고 빠르게 환자에게 적용 가능하므로 응급상황에 이용합니다. 하지만 통증이나 피부손상 등으로 오래 적용은 불가합니다.

∗ 60-100mA 정도의 전력값과 목표 심박수를 설정하고, 상태에 따라 높일 수 있습니다.

Temporary Pacemaker (TPM)

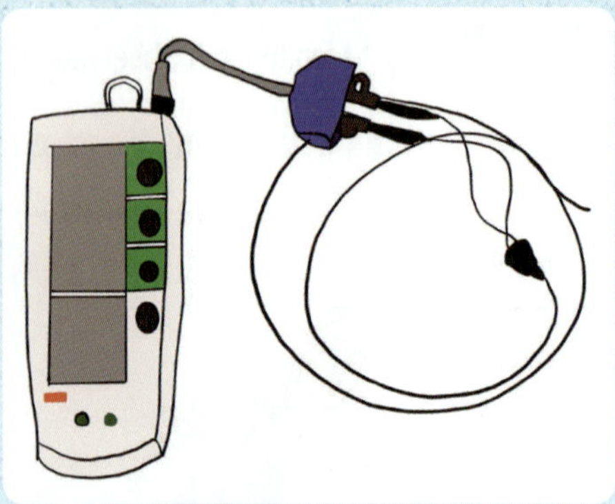

∗ 증상이 동반된 완전 방실 차단의 경우 적용합니다.

∗ 개흉술 후 심장에 직접 연결선을 부착 후 피부 바깥으로 빼내는 외막형과 경정맥이나 대퇴정맥을 통해 전극 도관을 심장으로 삽입하는 내막형이 있습니다.

∗ 환자의 심박동수 최소 범위를 정해주는 Rate dial(rate/min), 심박동을 시키는 최소한의 전류 양 Output(mA), 환자 심장 전류의 signal을 감지하는 Sensitivity(mV)를 설정해야 합니다. Output은 2~5mA가 적당하고, Sensitivity는 너무 낮으면 Double Check가 될 수 있어 3정도가 적당합니다.

Permanent Pacemaker (PPM)

∗ 완전 방실 차단이 지속되는 경우 인공심박동기(PPM)를 삽입하는 것이 가장 확실합니다. 심방과 심실을 생리적으로 순차적으로 자극해주는 심박동기 (DDD type pacemaker)를 설치하며, type은 약자를 이용해 OOO라고 표시합니다.

∗ 첫번째는 자극되는 심장부위(output). 두번째는 감지하는 심장부위(sensitivity)를 말합니다.
: Atrium의 A, Ventricle의 V, Dual의 D

∗ 세번째는 감지된 자극에 대한 반응을 말합니다.
: Inhibition(억제)의 I, Trigger(방출)의 T, Dual(Inhibit+Trigger)의 D
ex) VVI: 심실에서 감지하고 심실을 자극하며, 심장 자체 전기 신호가 있을 때 기계의 전류를 방출하지 않도록 억제하는(inhibition) mode

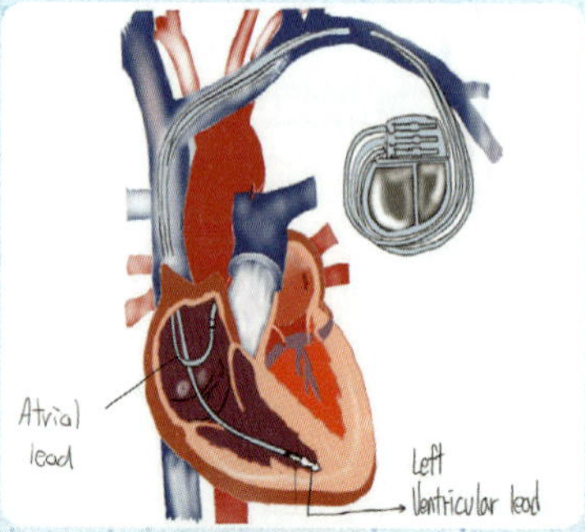

PPM 적용Tip!

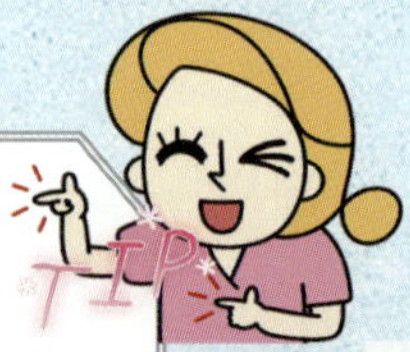

OOOO
: 네번째 설정값도 있는데 속도변조(rate modulation)를 설정해요. 예를 들어 DDDR이면, DDD 모드에 R 모드를 추가하여 환자의 신체활동 강도에 따라 Heart rate를 기계가 알아서 유동적으로 조절하는 기능이에요.

DDDR 60회로 설정했을 때 DDD 60회를 기본으로 운동할 때는 자동적으로 DDD 70, 80으로 rate 설정을 자동적으로 바꿔주는 기능이랍니다.

체온

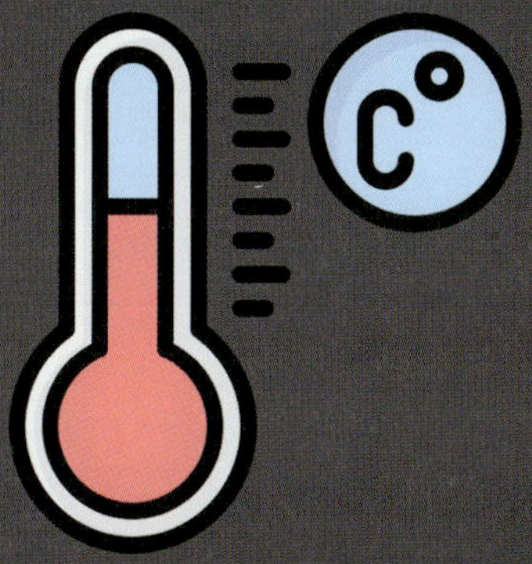

고체온 - Why Algorithm 알고리즘 사고력 기르기

1. 고체온 간호 사정

고체온은 체온이 정상보다 높아지는 증상으로, 일반적으로 38도 이상으로 정의된다. 고체온은 질병이나 다른 건강 문제의 흔한 원인이며 다양한 증상을 동반할 수 있다.

- 감염 증상: 발열의 가장 큰 원인은 감염 증상으로, 기침, 콧물, 인후통, 피로 등이 동반되는지 확인해야 한다.
- 안면홍조, 열감: 고체온으로 피부 표면 혈관이 확장되어 안면홍조와 열감을 유발한다.
- 통증호소: 감염으로 생성되는 염증 물질로 근육통이 발생할 수 있다. 일부 감염 질환에서는 관절통이나 두통이 유발될 수 있다.
- 땀: 고체온 시 땀을 통해 체온을 낮추려 한다. 땀은 수분 손실과 전해질 손실을 유발할 수 있으므로 충분한 수분 섭취가 중요하다.
- 오한: 몸이 체온을 상승시킬 때 오한이 발생할 수 있다. 근육을 수축시켜 열을 발생시키는 일종의 방어 반응이다.
- 탈수 증상: 입이 건조한지, I/O Check 등으로 탈수 증상을 확인할 수 있다. 탈수 증상이 심해지면 피로감, 어지러움, 두통, 혈압저하 등의 증상으로 악화될 수 있다.
- 대상자 사정: 환자의 과거력을 확인하여 발열의 원인을 알아볼 수 있다. 특히 갑상선 호르몬이 과도하게 분비되는 갑상선 기능 항진증의 경우 갑상선 호르몬이 체온 조절에 영향을 미쳐 체온이 상승할 수 있다. 갑상선 기능 항진증의 50%의 경우에서 발열이 나타나는 것으로 알려져 있다. 그 외 수혈이나 항생제 투여 등 처치로 발열이 발생하지 않았는지 발열의 원인을 고민할 수 있다.

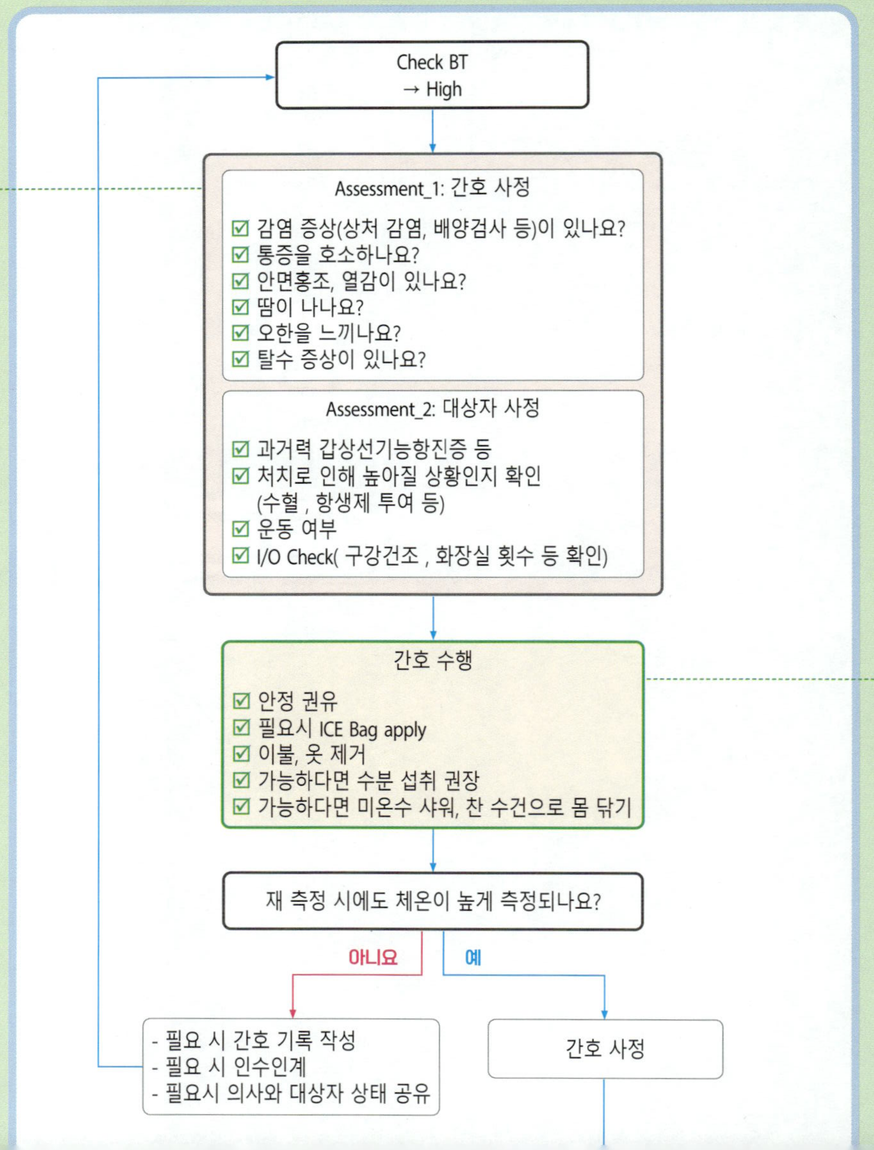

2. 고체온 시 기본적인 간호 수행

체온을 낮추기 위해서는 다른 원인들을 없애기 위해 안정을 권유할 수 있다.
그 외 필요시 ICE bag을 환자의 동맥이 지나가는 곳 옆에 두어 체온 하강을 노려볼 수 있고, 체온을 올릴 수 있는 이불을 얇은 것으로 바꿔주고, 젖은 옷을 교환할 수 있다. 탈수 증상시 수분 섭취를 권장하고, 미온수를 적용한 수건으로 온 몸을 닦아주어 체온을 낮출 수 있다.

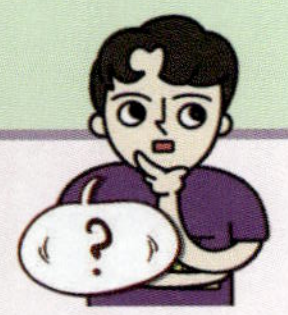

고체온은 꼭 정상으로 낮춰야 할까?

고체온으로 환자가 힘들어하면(통증, 빈맥, 호흡곤란, 의식저하 등) 증상 조절을 위해 체온을 낮춰주는 중재가 필요하다. 하지만 고체온을 반드시 정상 체온으로 낮출 필요는 없다. 다음 이유를 기억하자.

* 체온이 높은 환경이 면역체계 활성화(백혈구 활동 증가, 인터페론 면역체계 자극)에 도움을 줄 수 있다
* 항균제의 효과나 질병의 치유 과정을 감출 수 있다.

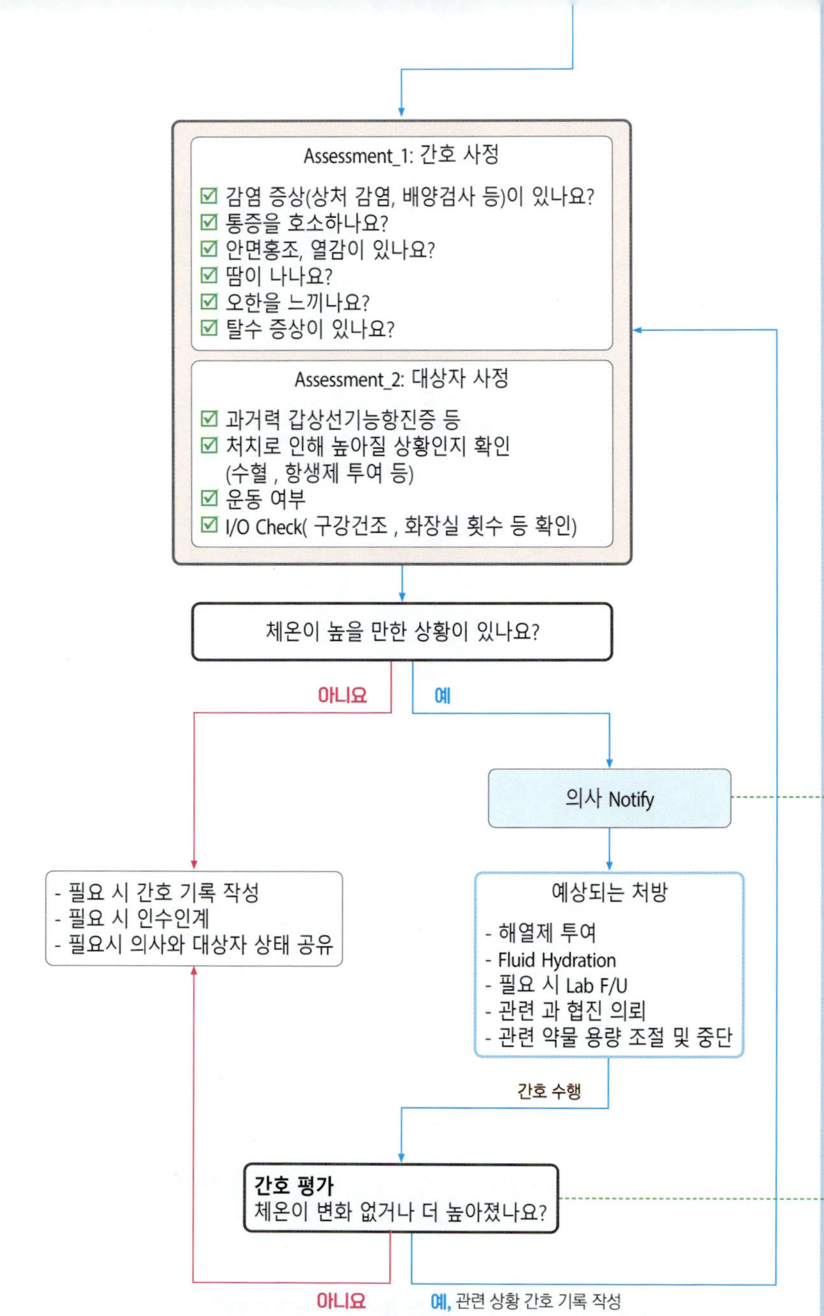

3. 재측정 후 고체온 시 대처

고체온 상황이 반복될 경우 의사와 상의하여 다음 두 가지 경로를 거친다

- 증상 조절: 해열제 투약, 수액요법(Fluid Hydration)
- 원인 교정: 원인을 찾기 위한 혈액검사, 배양검사, 관련 과 협진의뢰, 약물 요인이 예측된다면 용량 조절 및 투약 중단

4. 간호 평가

의사 처방에 따른 간호 수행의 평가 과정. 고체온이 호전되었다면 상황에 대한 간호 기록과 인수인계 과정으로 마무리하고, 호전되지 않았다면 이전 알고리즘 과정을 반복하며 환자의 체온 조절을 위한 노력을 하게 된다.

저체온 - Why Algorithm 알고리즘 사고력 기르기

1. 저체온 간호 사정

- 오한: 몸이 체온을 상승시킬 때 오한이 발생할 수 있다. 근육을 수축시켜 열을 발생시키는 일종의 방어 반응
- 청색증: 저체온은 혈관을 수축시켜 혈액 순환을 악화시킬 수 있기에 말단 부위로 혈액 공급 감소가 이어진다. 따라서 충분한 산소가 말단으로 공급되지 못하므로 청색증이 나타날 수 있다.
- 출혈증상: 저체온은 혈관수축과 관련하여 조직 손상과 출혈 위험을 증가시킬 수 있다. 특히 피부 아래 멍과 같은 푸른색 반점이나 발진이 있는지 살펴보고, 코피나 잇몸 출혈 등 점막출혈이 있는지 확인하는 것이 필요하다.

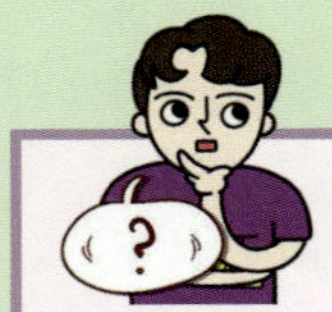

오한 증상은 왜 좋지 않죠?

체온을 상승시킬 때 발생하는 오한은 증상 자체가 좋지 않은 것은 아니다. 하지만 원인 질환에 따라 오한을 조절해야 하는 이유를 알아두자.

* 심한 오한: 오한은 근육을 수축시키는 반응이다. 심한 근수축으로 환자는 떨림과 통증, 불안을 느낄 수 있으므로 오한 조절이 필요하다. 뇌 기질적 문제가 있는 경우 오한으로 인한 영향은 치명적일 수 있으므로 즉각적 증상 조절이 필요하다.

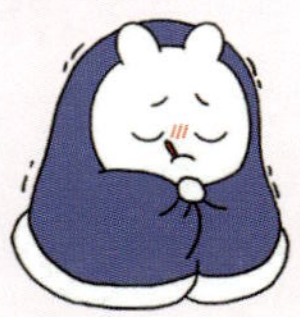

* 에너지 소비 증가: 오한은 신진대사를 증가시켜 에너지 소비를 촉진한다. 이에 따라 심장에 무리가 갈 수 있고, 불감소실량 증가로 탈수 증상이 유발될 수 있다.

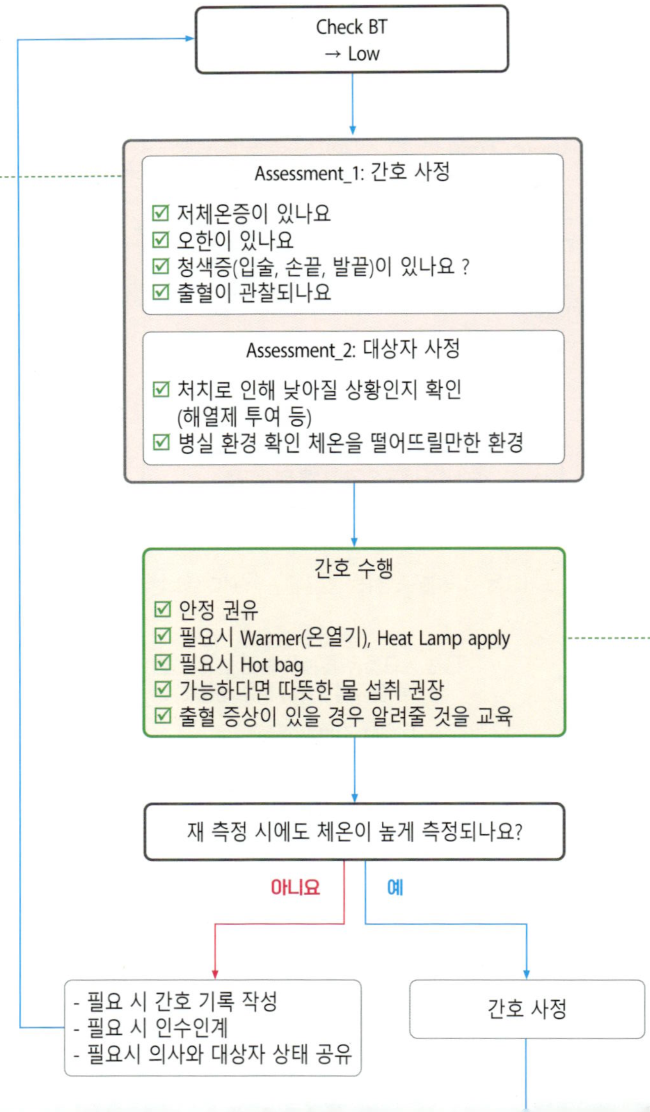

2. 저체온 시 기본적인 간호 수행

- 안정권유: 저체온 유발 원인을 제거
- Warmer, Heat lamp, Hot bag: 체온을 상승시켜줄 수 있는 의료장치 이용
- 따뜻한 물 섭취: 따뜻한 물로 체온을 올리고 수분을 보충

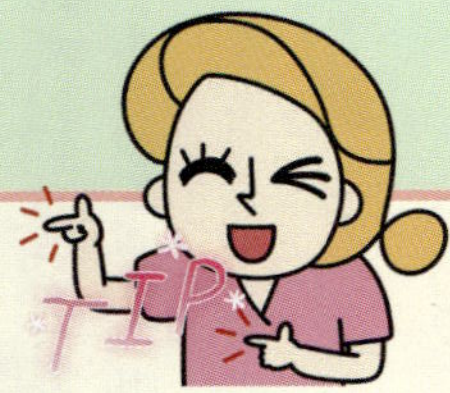

저체온을 치료 방법으로 활용

임상에서는 저체온 상태보다 저체온 상태로 만드는 치료를 많이 볼 수 있다. 저체온일수록 심폐기의 관류를 줄일 수 있어 심장수술시 저체온을 적용하거나, 급성 뇌손상 환자의 신경 보호와 뇌부종 감소를 유도하기 위해 저체온요법을 적용한다. 저체온요법 방법으로 물 순환(warter circulation) 방법이 가장 많이 이루어지고, 이를 가능케하는 의료장비로 ArcticSun이 있으니 알아두자.

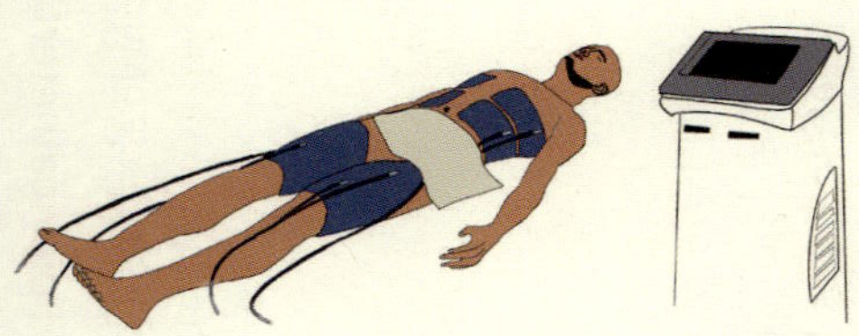

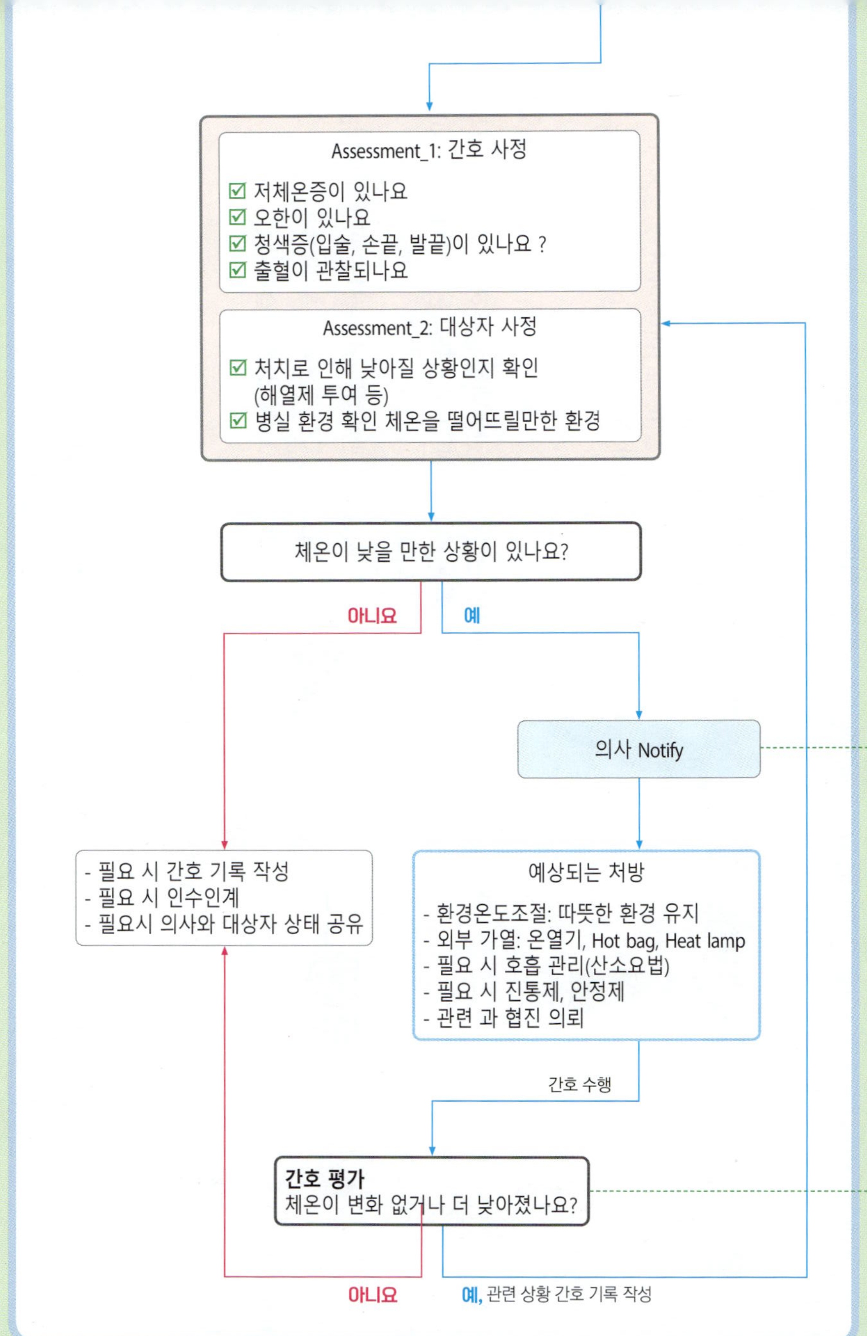

3. 재측정 후 저체온 시 대처

저체온을 정상으로 올려주기 위한 방법은 환경온도나 외부 가열 외에는 특별히 존재하지 않는다. 하지만 저체온으로 인한 증상을 조절하는 방법은 있다.

- **혈관확장제 투약**: 혈관확장제를 이용해 혈액 순환을 개선하고 말단 부위로 혈액 공급을 증가시킬 수 있다.
- **산소요법**: 호흡 곤란이 있는 경우 산소를 공급해 호흡 기능을 지지 한다.
- **진통제, 안정제**: 환자의 통증 완화와 불안이나 떨림을 완화하기 위한 안정제를 투약할 수 있다.

4. 간호 평가

의사 처방에 따른 간호 수행의 평가 과정. 저체온이 호전되었다면 상황에 대한 간호 기록과 인수인계 과정으로 마무리하고, 호전되지 않았다면 이전 알고리즘 과정을 반복하며 환자의 체온 조절을 위한 노력을 하게 된다.

체온(Body Temperature, BT)

임상 Story **"왜 측정하는 체온이 계속 달라져요?"**

코로나 바이러스와 함께 체온 측정이 아주 일상화되었다.
동시에 병원에 입원하는 환자들께서 자주 하시는 말씀들이 있었는데,
"집에서는 36도로 나왔는데 왜 병원만 오면 37도로 열이나는거에요?"
"어디로 체온 측정 하셨어요?"
"그 레이저로 이마 쏘는 것 있잖아요~! 편리하고 좋던데"
"우리 몸의 체온을 측정하는 부위는 이곳 저곳이 있는데, 어느 부위가 심부체온을 잘 반영할 수 있는지...."
(~~하.. 이걸 다 설명해주다가는 오늘도 일 밀리겠는데.. 환자분에게 Crambook을 줄 수도 없고...~~)

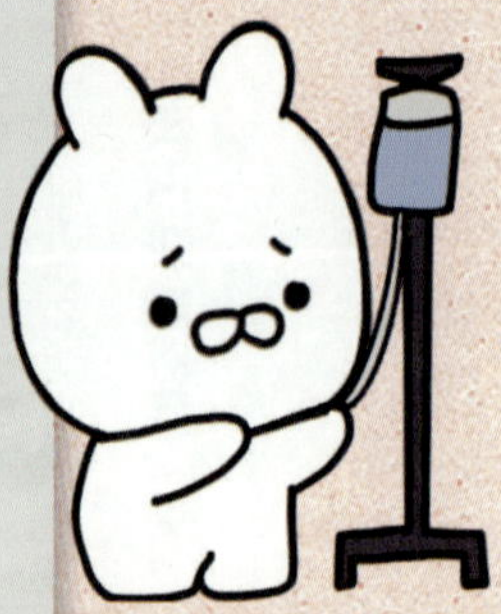

체온

체온은 신체 내부의 온도를 말하며, 보통 오전에 낮고 오후에 높으며 약 1°C까지 차이가 발생하기도 합니다. 측정 부위 별로 정상 범위가 달라지며, 보통 구강 체온이 38°C 이상일 때, 혹은 심부 체온(core temperature)이 38.3도 이상을 발열(fever)이라 하며, 임상에서 35°C 이하의 경우 저체온(hypothermia)으로 여깁니다.

고막 체온

시상하부 관류하는 혈관동맥을 공유하기 때문에 비교적 정확한 체온 측정 부위입니다. 구강 온도보다 0.3-0.6°C 정도 높습니다.

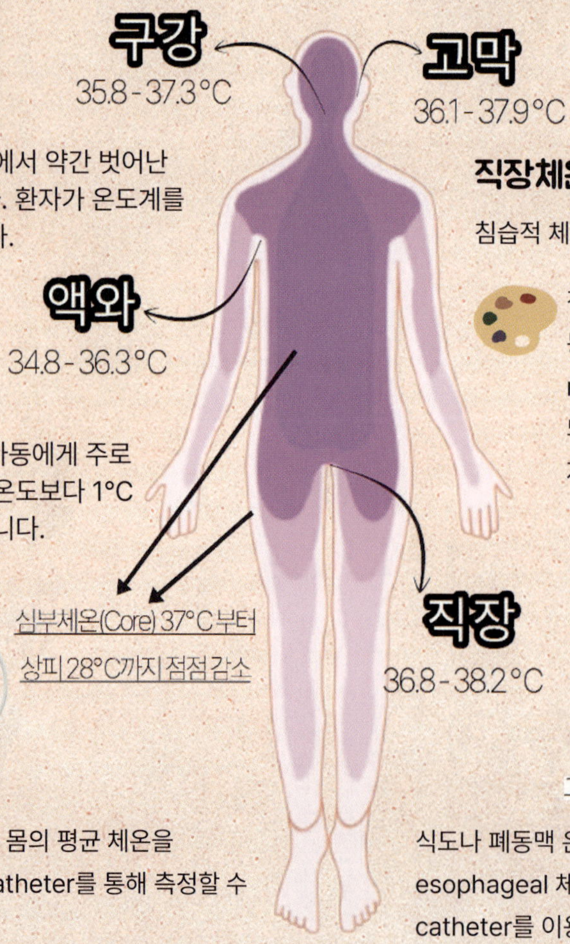

시상하부 관류하는 혈관동맥을 공유하기 때문에 비교적 정확한 체온 측정 부위입니다. 구강 온도보다 0.3-0.6°C 정도 높습니다.

구강 체온

혀 아래 설하 중심에서 약간 벗어난 곳에서 측정합니다. 환자가 온도계를 물지 말아야 합니다.

직장체온

침습적 체온 측정 방법입니다. 구강온도보다 1°C정도 높습니다.

액와 체온

최소 침습적이라 아동에게 주로 사용합니다. 구강 온도보다 1°C 정도 낮을 수 있습니다.

정확한 체온 감시는 매우 중요하며, 여러 부위에서 동시에 감시하는 것도 필요합니다. 고막(tympanic membrane)이나 비인두(nasopharynx)의 온도는 뇌의 온도를 가장 잘 반영하며, 적외선을 이용한 전자체온계를 이용할 수 있습니다.

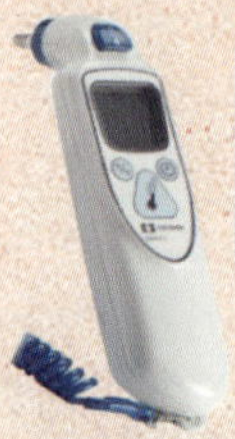

고막 체온계

Tip!

적외선이 고막에 잘 닿도록 성인의 경우 귀를 후상방, 소아의 경우 후하방으로 당겨주세요.

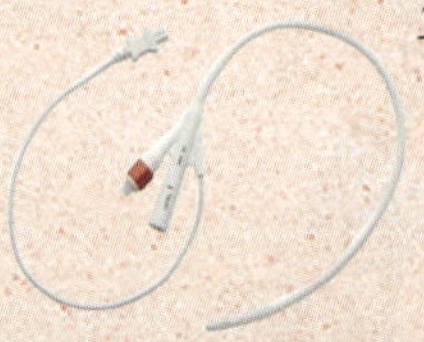

방광체온계

방광과 직장 온도는 몸의 평균 체온을 반영하고, Foley catheter를 통해 측정할 수 있습니다.

식도나 폐동맥 온도는 중심체온을 반영하며 esophageal 체온 측정기, Swan-Ganz catheter를 이용해 측정할 수 있습니다.

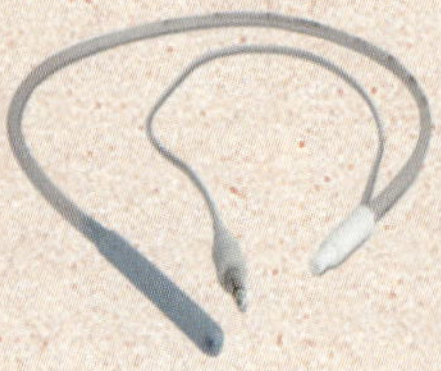

식도체온계

Hyperthermia, Fever

"선생님, 저 왜 열이 나는 거죠?" 임상 Story

오전 라운딩! 오늘은 아침밥도 챙겨먹고 활기찬 마음으로 환자들을 맞이했다

"체온 측정 하겠습니다~, 이런 38도로 조금 높으시네요"

"밤에 추워서 이불을 세 개 덮고 잤더니 더워서 올라갔나 보네요.
조금 이따 다시 측정해주세요"

"이불 때문에 체온이 이렇게 올라가진 않으실 거예요~ 그래도 잠시 후 다시 측정해드리겠습니다"

"그럼 제가 왜 체온이 올라가나요? 열이 나면 저는 이불 덮지 말고 있어야 하나요? 어떡하죠?"

"아, 그건.. 이따 다시 측정해보고 말씀드리죠!" (~~왜 갑자기 생각이 안 나지...~~)

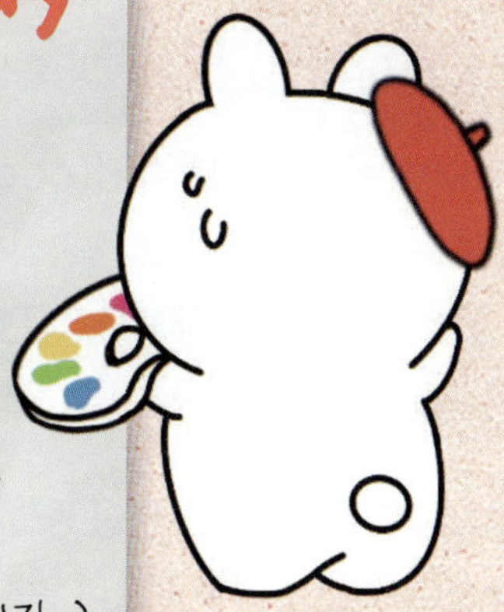

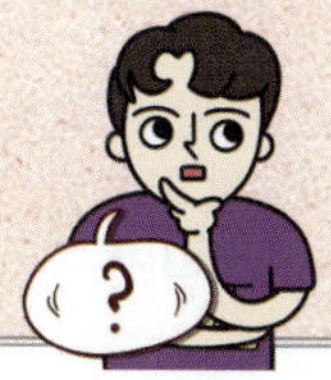

체온은 몇도까지?

인체가 견딜 수 있는 체온의 상한은 41°C 예요. 그 이상의 고체온에서는 체세포의 장애, 장기 부전이 발생하고 42°C 이상의 고체온이 몇시간 지속되면 죽음에 이를 수도 있답니다!

체온이 상승하면 무슨 문제가?

* 빈맥
  → 체온이 1°C 상승할 때마다 맥박은 8.5 beat/min씩 상승합니다(Lieber Meister's rule)
* 혈관 확장으로 인해 혈압 저하를 보이거나 심박출량 증가로 혈압이 상승합니다,
* 대사율 증가 및 산소 소모량이 증가합니다. 특히 심근의 산소 소모량이 증가하므로 심장에 부담이 됩니다.
* 호흡수가 상승하고, CO_2 발생이 증가할 수 있습니다.
* 불감성 수분 소실(insensible loss)이 발생하여 탈수 증상이 나타날 수 있습니다.
  불감성 수분 소실은 하루 평균 600-800ml 정도가 정상이나 체온 1°C 상승에 따라 300 ml/day씩 증가합니다.
* 오한, 경련, 두통, 근육통, 식욕 부진, 소변량 저하가 발생합니다.

체온은 왜 상승할까?

체온 조절 중추는 시상하부에 있으므로 시상하부 기능장애(Central fever)시 체온 조절이 되지 않습니다.
그 외 감염(Infection), 아나필락시스(anaphylaxis), 말초순환저하(peripheral circulatory disturbance) 등이며 감염성과 비감염성으로 나눌 수 있습니다.

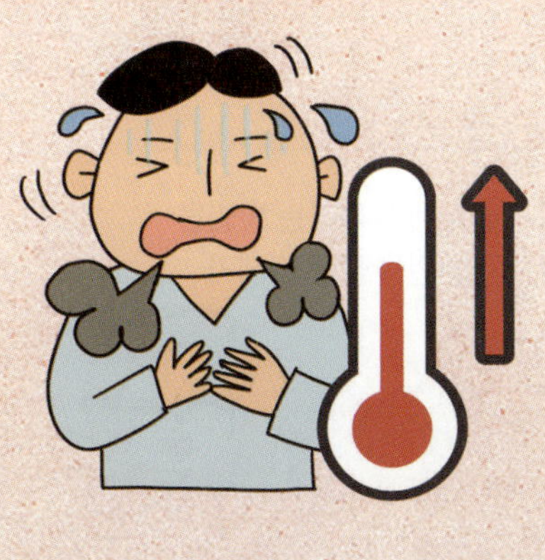

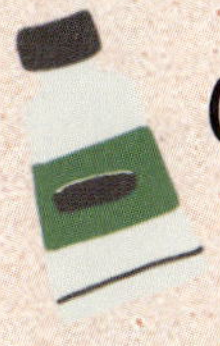

(1) 감염성 발열

세균이나 바이러스가 면역계의 세포에 작용하여 인터루킨-1이라는 내인성 발열물질을 생산하여 시상하부 체온 조절 중추를 자극합니다. 주로 상처 감염이나 폐렴, 요로감염, 카테터 관련 감염, 수술 부위 감염, 급성 췌장염, Meningitis,Encephalitis, Brain abscess 등이 있어요.

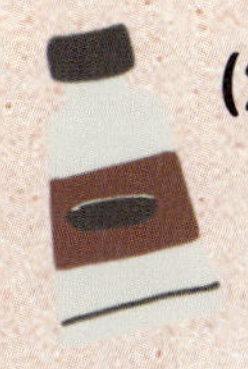

(2) 비감염성 발열

외상이나 출혈 등으로 시상하부 손상, 수혈 반응, 약물 반응(drug fever), 심부정맥 혈전증, 폐색전증, 비정상적 면역 체계 등이 있어요.

Fever management

증상 완화

: 열과 함께 빈맥, 빈호흡, 오한, 어지러움, 탈수 등의 증상이 동반되는 경우에는 일단 해열을 하는 것이 중요합니다.

＊냉각담요(cooling mattress) or 냉각기(cooler) or ICE pack apply

: 고열에 대해서는 체표면을 흐르는 혈액의 방열을 촉진하면서 체온을 낮추기 위해 동맥 근처에 ICE pack을 놓습니다
(총경동맥의 목 옆, 액와동맥의 겨드랑이, 대퇴동맥의 허벅지 사이)

＊미온수 마사지(Tepid massage)

: 미지근한 물을 적신 스펀지나 수건으로 몸을 닦아 증발시키는 방법입니다.
특히 소아에게 효과가 좋습니다. 간혹 심부 체온이 발산되지 못하고 끝나면 체온이 더 증가할 수 있는 단점이 있습니다.

만약 얼음물과 같이 차가운 물을 이용할 경우 발산시키지 못하게 되므로 미온수를 이용해주세요

＊**충분한 수액을 투여**하거나 수분을 섭취하여 몸이 건조해지는 것을 막습니다.

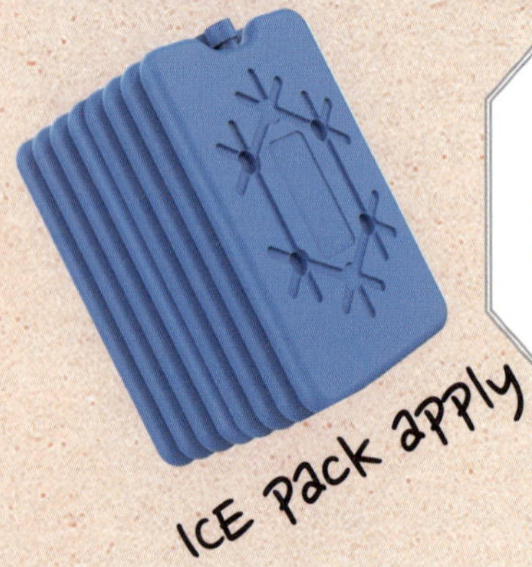

Tip!

감염으로 인한 발열시 시상하부 체온 조절 중추의 기준점이 상승하여 춥다고 느낄 수 있어요. 이때 두꺼운 이불을 덮어버리면 오히려 신체의 열이 더 높아질 수 있으므로 **추위를 느끼지 않을 정도의 얇은 이불**만 덮어주세요. 특히 **소아의 경우** 두꺼운 이불을 덮어놓을 경우 **열성경련까지 발생할 위험**이 있으니 주의해주세요. 열 발산을 위해 땀에 젖은 옷을 자주 갈아입히고, 미온수로 닦아주는 것이 좋습니다.

"열이 난다고 환자분의 이불을 치워버리는 것은 잘못된 행동이었구나! 오한이 있을 때 추위를 느끼지 않을 정도의 얇은 이불 덮어주기! 저장!"

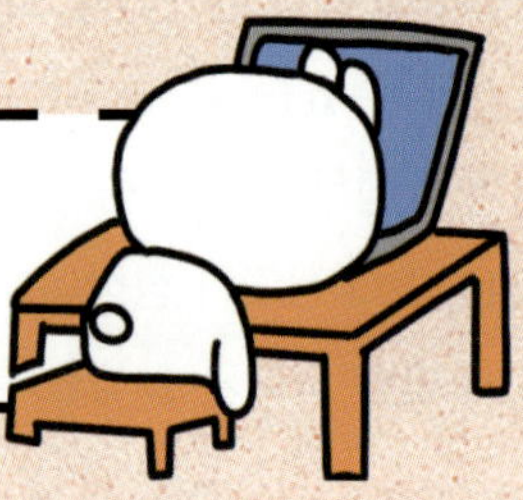

해열제 사용

: 이부프로펜, 아스피린, 타이레놀 계통의 해열 진통제는 뇌하수체에서 생성되는 prostaglandin E2를 억제합니다.
해열제는 해열 진통제와 소염 진통제로 나눌 수 있어요.

propacetamol의 경우 저혈압 합병증이 있으므로 주의하여야 합니다.

＊**해열진통제**: 열을 낮추고 통증을 경감해주는 약제입니다.
아세트아미노펜(acetaminophen, 상품명 **타이레놀, 세토펜 현탁액**)이 대표적이며, 주사제로 아세트아미노펜의 전구체인 프로파세타몰(propacetamol, 상품명 **데노간, 파세타**)이 있습니다.

＊**소염진통제**: 근육통이나 관절염 등 염증을 치료하고 통증을 경감해주는 약제입니다.
해열 적응증을 가지고 있는 이부프로펜(ibuprofen)이 있습니다.

열이 발생할 때 단순히 해열제를 투여하는 방법을 떠올리기 쉬우나, 무엇보다 원인을 찾는 자세가 중요합니다!

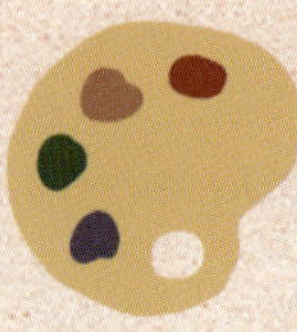

열이 발생할 때 단순히 해열제를 투여하는 방법을 떠올리기 쉬우나, 무엇보다 원인을 찾는 자세가 중요합니다!

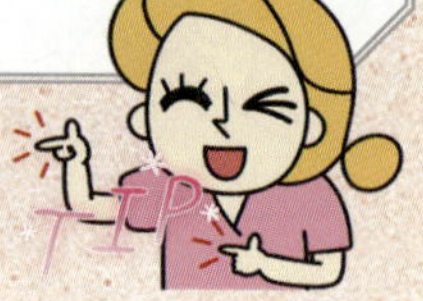

원인 파악 및 치료

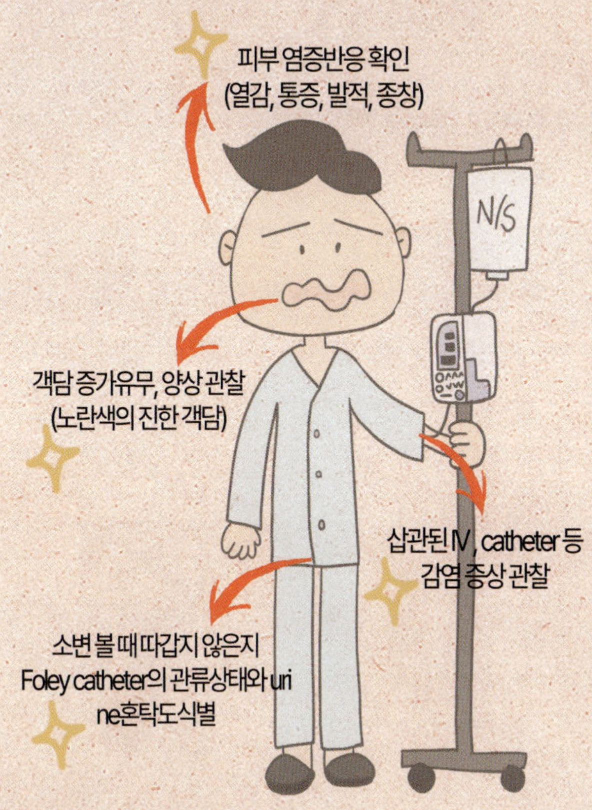

Tip!
환자의 전신을 훑으며 염증 반응을 관찰해야 합니다.
관찰해야 하는 증상들은 옆의 그림을 참고해주세요:)

진단 검사

감염원 배양검사 culture(Blood, Sputum, Urine), CBC, routine chemistry, CRP, Erythrocyte Sedimentation(ESR), Chest X-ray, Procalcitonin, Urinalysis, 분자 유전학적 검사를 시행해요.

바이러스가 유행하는 시기에는 그에 맞춘 검사를 시행할 수 있으니 의사와 상의하셔야 합니다.

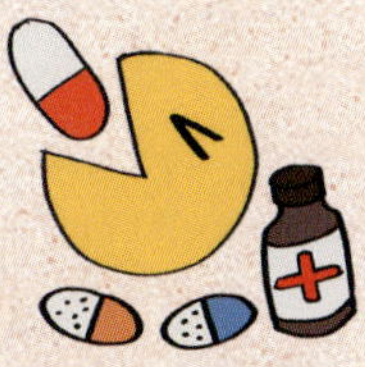

항생제 (Antibiotics)

세균 감염에 의한 염증이 확실할 때 항생제(Antibiotics)를 사용합니다. 균주 특성상 항생제 투여에 영향을 받으므로 **항생제를 투여하기 전 배양 검사를 시행**하는 것이 권장됩니다. 경험적 항생제 사용 후 배양 검사 결과를 통해 항생제를 변경합니다.

더 많은 내용을 알고 싶으면 Cram Book으로 고고~~

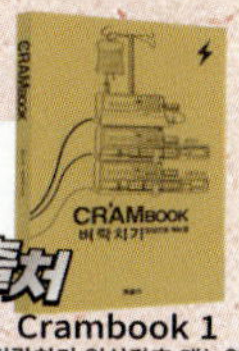

출처
Crambook 1
벼락치기 임상간호 매뉴얼

예방 지침

예방적 항생제

감염이 일어나기 전 예방적으로 투여하는 항생제입니다. **주로 수술을 위한 예방적 항생제**가 많으며 보통 1세대 세파계열 항생제(1st generation cephalosporin)가 권장됩니다. MRSA가 판명된 경우 vancomycin이나 teicoplanin과 같은 glycopeptide계 항생제를 일차적으로 사용합니다. 예방적 항생제는 **장기간 과용**하면 병원 감염의 증가만 가져오며 **균의 내성을 증가**시킵니다.

면역 저하자 & 전파 질환자 주의

면역억제제 투여 환자나 면역기능부전이 있는 환자의 경우 **격리병실**이 권장되며, 전파성 감염 질환 환자를 주의하여야 합니다. 전파성 감염 질환을 한군데로 모아 놓는 코호트 격리도 권장됩니다. 환자에게 삽입된 카테터 삽입부를 확인하고 감염 증상이 있을 경우 미생물 검사를 의뢰해 삽관을 제거하거나 소독 해야 합니다.

원내감염전파 주의

원내감염의 가장 흔한 원인은 환자나 의료진의 피부, 손, 구강에 정상적으로 서식하는 정상균총입니다.
환자와 접촉 전/후 손소독이 매우 중요합니다.

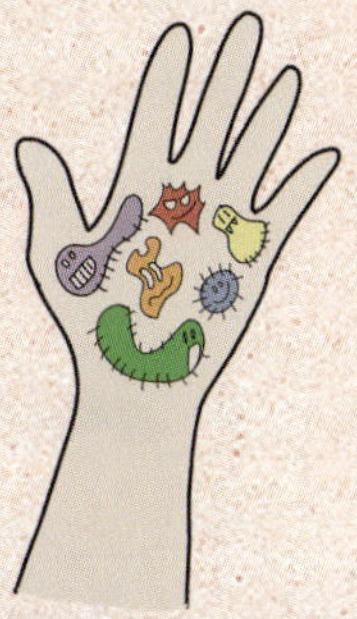

다제내성균 전파주의

다제내성균과 같이 접촉주의를 시행해야 하는 경우 손위생을 필히 시행하며, **장갑이나 가운 착용이 권장**됩니다. 병실 표면이나 반복 사용기구(혈압계, 체온계, 청진기, 토니켓 등)에 대해서 매일 소독해야 합니다.

영양 관리

감염 치유과정 중 환자의 영양상태가 중요합니다.

경구영양이 충분치 않다고 판단되면 정맥 내 영양제 투여가 보충되어야 합니다.

Hypothermia

: 체온이 35°C 이하로 감소하는 경우
저체온(Hypothermia)이라 합니다.

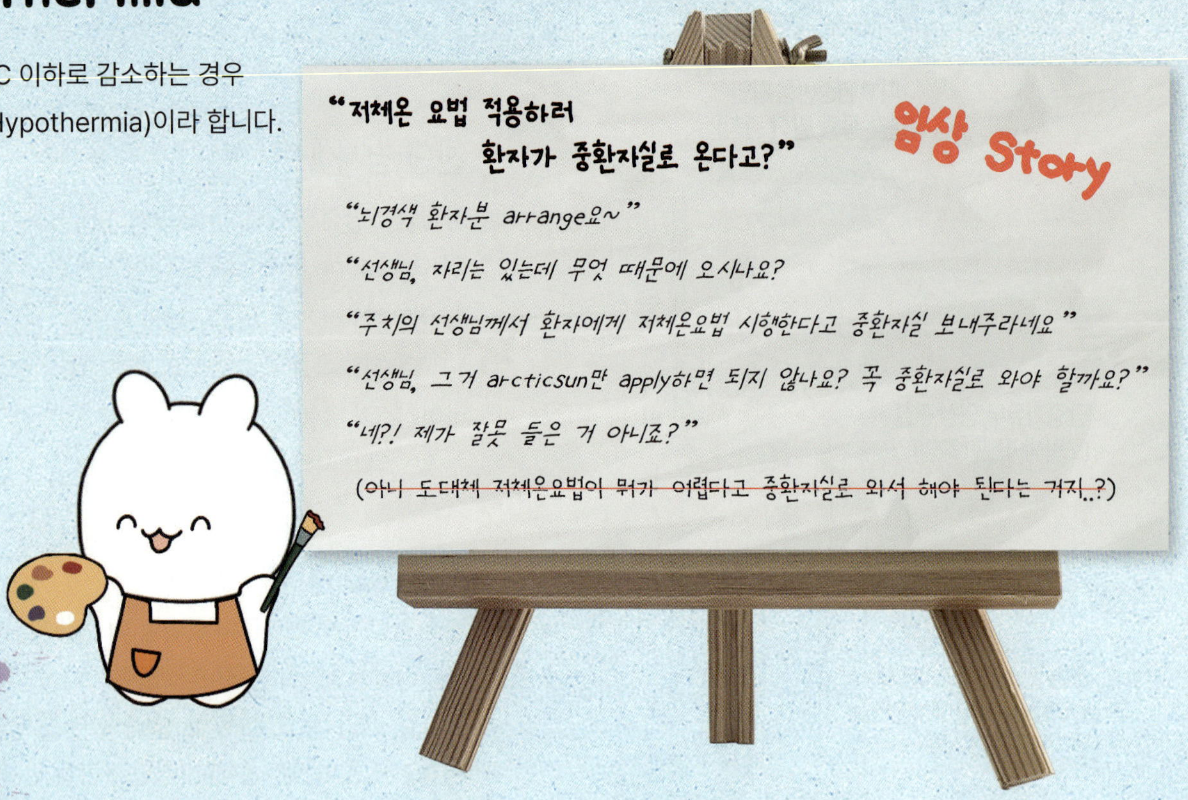

체온이 하강하면 무슨 문제가?

* 체온이 1°C 하강 시 산소 소모량은 5-7%정도 감소하며, 20°C에서는 80%까지 감소합니다. 특히 뇌산소 소모량이 더욱 감소합니다.
* 부정맥(심방세동, 심실빈맥), 심근 수축력 저하로 심박출량이 감소합니다.
* 오한(shivering)- 열 생성으로 산소 소모량 및 CO2 증가로 뇌압 상승유발
* 말초혈관 수축에 의한 소변량 저하, 말초 청색증(peripheral cyanosis)
* 전해질 장애 – K, Mg, P, Ca 저하
* 동맥혈 pH 상승 - CO2증가로
* 면역 기능 저하

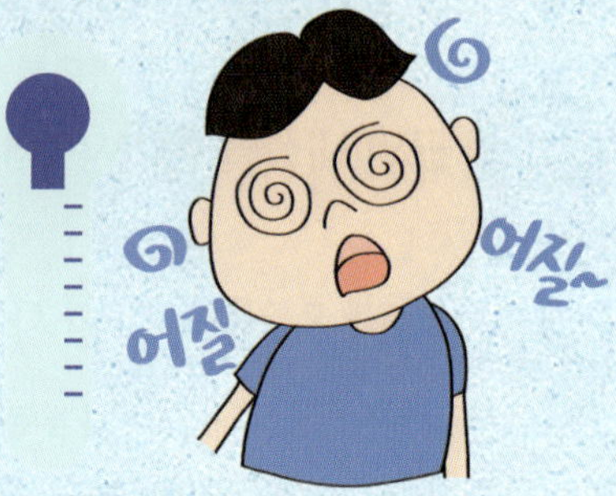

체온은 왜 하강할까?

저체온의 원인으로 추위에 노출된 경우, 갑상선저하증, 저혈당, 중증의 패혈성 쇼크, 부신피질부전증 등이며 혈액의 외부순환(혈액투석, 인공심폐기) 치료를 할 경우 감소할 수 있어요.

저체온 발생시 가온기(warmer)를 적용하고, 혈액 외부순환으로 인한 저체온의 경우 의료장비의 가온기를 이용해 체온을 상승시킬 수 있습니다. 혈액 외부 순환 치료시에는 항상 blood warming을 신경쓰셔야 합니다.

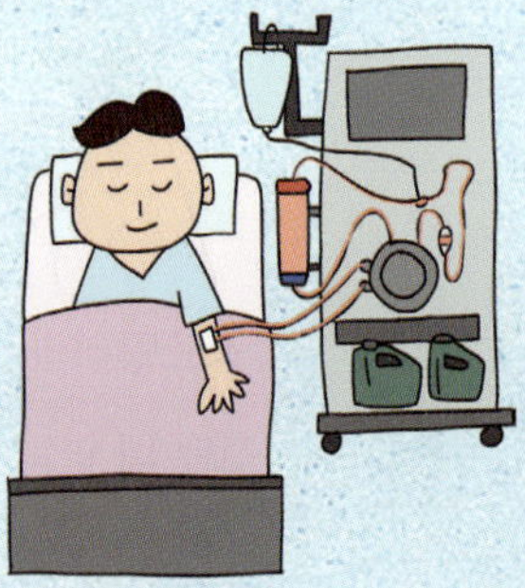

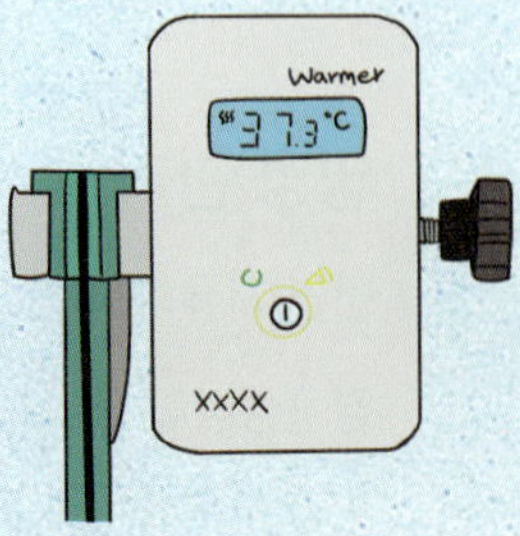

환자의 불편감을 최소화하는 것도 간호사의 중요한 역할이었지! 혈액 외부 순환이 있는 환자는 꼭 warmer를 해줘야겠다!

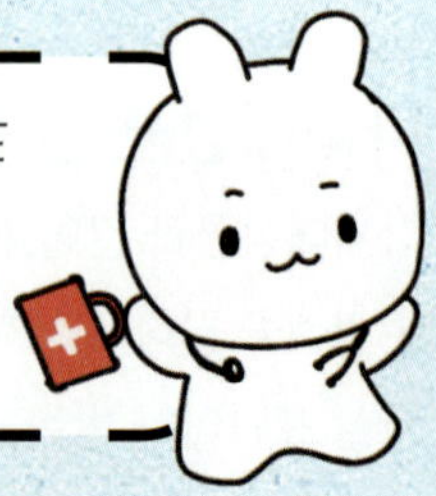

심장수술 시 저체온 요법

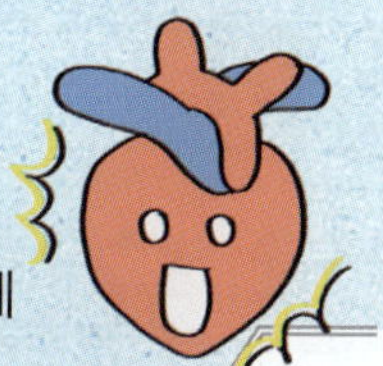

저체온일수록 심폐기의 관류를 줄일 수 있으므로 심장 수술 시 수술 시야 확보에 용이합니다. 심한 저체온에 이르게 하면 완전 순환 정지(Deep Hypothermic Circulatory Arrest, DHCA)도 가능하며, 뇌손상의 한계 시간을 1시간까지 연장시킬 수 있습니다.

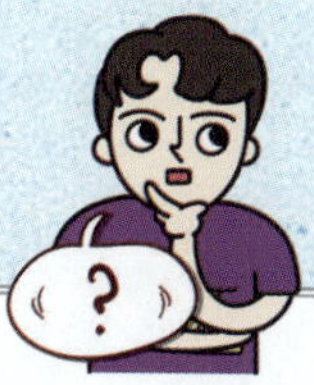

일부러 저체온 상태를 만든다고?

임상에서는 저체온 상태보다 고체온 상태의 환자를 더 만나게 되죠. 일부러 저체온 상태를 만드는 저체온 요법, 더 자세히 알아볼까요?

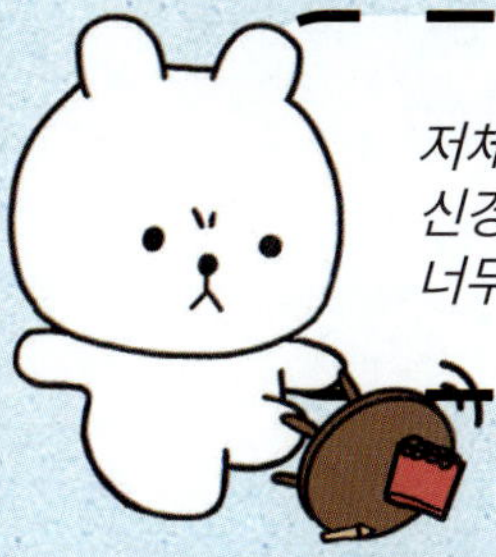

저체온 요법 하나 하는데 왜 이렇게 신경 써야 하는 게 많은 거야... 너무 어렵다 ㅠㅠㅠㅠ

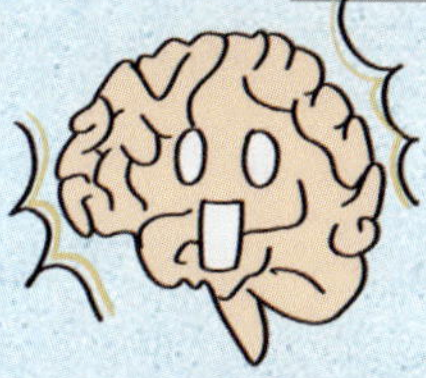

급성 뇌손상 환자의 저체온 요법

급성 뇌 손상 환자의 심부 체온을 낮추어 신경 보호와 뇌부종 감소를 유도하는 치료법입니다. 보통 저체온 상태를 24시간 정도 유지하나, 질환마다 적용 온도와 기간이 달라질 수 있어요. 적응 질환으로 심정지(cardiac arrest), 외상성 뇌 손상(traumatic brain injury), 허혈 뇌졸중(ischemic stroke), 뇌내출혈(intracerebral hemorrhage) 등이 있습니다.

저체온을 유발하기 위한 방법으로 물 순환(water circulating), 공기 순환(air circulating), 냉각 담요(cooling blanket), ice pack 적용, ice saline을 이용한 위장관 세척하는 방법이 있습니다.
저체온 요법의 특성상 빠른 시간 안에 목표 체온에 도달시켜야 하므로, 물 순환 냉각 패드를 이용하는 방법이 주로 사용되며, 의료장비로 arcticsun이 있습니다. 저체온요법에서 가장 주의해야 할 점이 바로 "오한"에 대처하는 것입니다.

오한(Shivering)

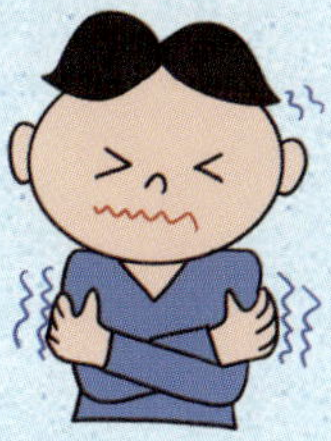

Shivering은 신진대사 속도를 증가시키며, 열을 발생시키고 환자의 온도를 상승시킵니다. 환자도 힘들어하고, 저체온요법이 제대로 시행되지 않을 수 있어요. 오한을 예방하기 위해 보온 공기 담요(warmer) 등을 이용해 피부에 온기를 전달합니다. 그 외에 Acetaminophen, Buspirone, Magnesium sulfate 등을 투여합니다.
이후에도 조절이 안될 경우 Propofol도 효과가 있으며, 근이완제를 투여해 볼 수 있지만 근이완제 적용 시 경련 발작이 겉에서 드러나지 않을 수 있으므로 이에 대한 모니터링이 필요합니다.

Bedside Shivering Assessmet Scale (BSAS)

: Shivering이 목, 상지, 상&하지로 보이는 양상에 따른 점수를 매기는 척도입니다.

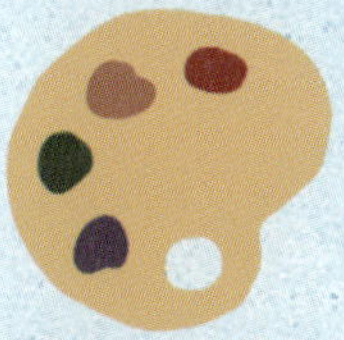

Anti-shivering Protocol

＊경증의 경우

Acetaminophen 650mg q4hr, Ibuprofen 400mg q4hr, Buspirone 30mg q8hr, Magnesium sulfate를 serum level 3~4mg/dL를 목표로 IV , 가온기 적용

＊중증 이상

Dexmedetomidine infusion 0.2mcg/kg/hr or Fentanyl infusion 25mcg/hr or Propofol IV or Midazolam IV

＊조절되지 않는 Shivering

intubation 후 근이완제(Neuromuscular paralysis)까지 투여할 수 있습니다.

Arcticsun을 이용한 저체온 요법 적용 방법

1. 유도 (Induction)

: 최대한 빨리 목표 체온에 도달하는 것입니다. 목표 체온은 일반적으로 32-35°C로 설정하며, 질환에 따라 다를 수 있습니다. 목표 체온으로의 빠른 하강 속도 자체가 특별한 부작용을 유발한다는 보고는 없습니다.

2. 유지 (Maintenance)

: 목표 범위에 도달한 체온을 일정하게 유지해야 합니다. 현실적으로, 목표 체온을 벗어나는 것은 불가피하지만 그 편차가 최소화되도록 합니다. 유지 기간은 질환에 따라 다를 수 있습니다. 심정지(12-24시간), 신생아 저산소 허혈 뇌병증(72시간)처럼 뇌신경 보호 효과를 기대하여 저체온 요법을 시행하는 경우에는 짧은 기간 동안 적용하는 것이 일반적입니다. 하지만 뇌부종이나 뇌압 상승의 치료가 저체온요법의 목표일 경우 1주일 이상 저체온 상태를 유지할 수도 있습니다.

3. 재가온 (Rewarming)

: 재가온 시에는 천천히 일정한 속도로 체온을 올립니다. 체온이 상승하는 동안 뇌혈관의 확장과 뇌 혈류의 증가로 인해 뇌압이 상승할 뿐 아니라 동반된 전신의 혈관 확장으로 인해 저혈압과 뇌관류압 저하가 발생할 수 있습니다. 따라서 뇌압 상승의 우려가 있을 경우에는 시간당 0.1도 이하의 속도로 재가온 속도를 낮추고, 뇌압 상승이 문제되지 않을 경우에는 시간당 0.25도 이하의 속도로 재가온 속도를 설정하는 것이 일반적입니다.

Tip!

임상에서 적용하실 때는 의사에게 **목표체온(target temperature), 유지기간**(보통 24시간), 그리고 기계를 끄기 전 체온을 원래 상태로 돌려놓는 재가온(rewarming)을 **시간당 몇 도씩 올릴건지를 확인**하셔야 합니다.

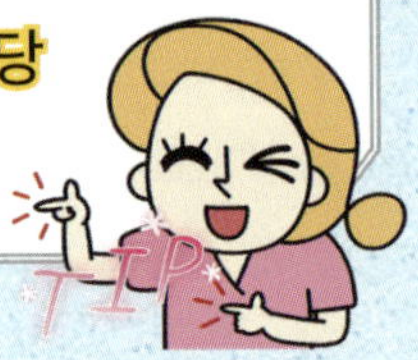

내용 이해가 어렵다면..
JUDY와 함께 유튜브로 고고!

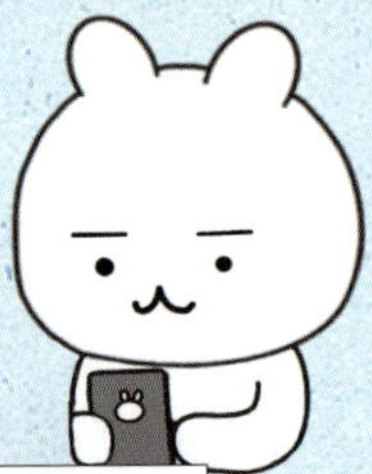

@rn_theboy

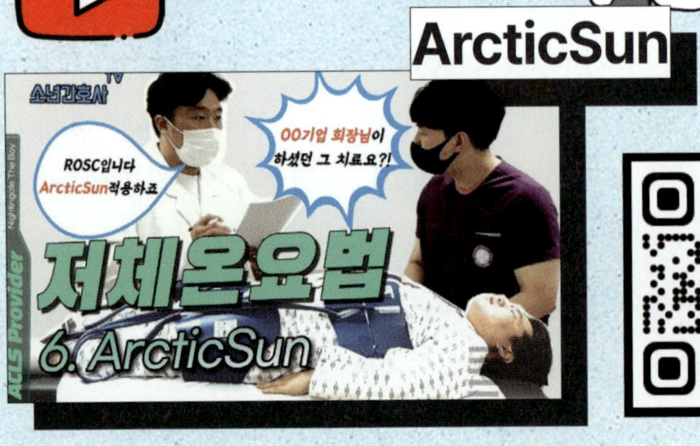

저체온 요법시 발생할 수 있는 부작용

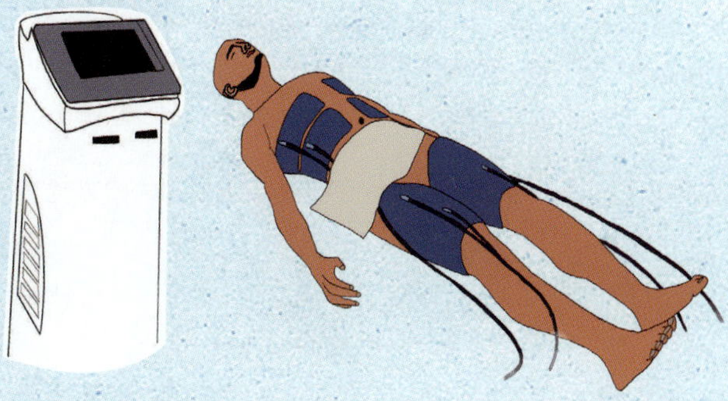

1. 서맥, 심근 수축력 저하로 혈압과 심장박출량의 감소 (cardiovascular system)

: 심전도상에서 PR interval과 QT interval이 길어지고 QRS complex widening이 생길 수 있습니다.
반면 심근경색증이 동반된 경우 저체온요법을 시행하면 혈류 재개에 기여하고 경색 부위의 크기를 줄임으로써 심근 기능 회복에 도움이 될 수 있습니다.

2. 신기능 이상 (renal dysfunction)

: 저체온 시 소변량이 증가한다(cold diuresis). 이는 말초 혈관 수축으로 인해 central blood volume이 증가하고, 또한 항이뇨호르몬의 분비가 감소되기 때문입니다. 이러한 이뇨 효과는 저혈량 상태에서도 발생할 수 있으므로 주의할 필요가 있습니다.

3. 전해질 장애 (electrolyte imbalance)

: 혈액 내 전해질이 빠르게 떨어질 수 있습니다.
재가온 시에는 저체온 상태와는 반대로 이러한 전해질 수치가 상승하므로 주의가 필요합니다.

4. 면역 기능 저하 (impaired immune function)

: 백혈구의 이동력과 탐식력이 낮아지는 등 신체 면역력이 감소될 뿐만 아니라 세균 증식이 활발해질 수 있어 폐렴 등의 감염 위험이 높아집니다. 아울러, 저체온요법 중에는 열이 발생하더라도 겉으로 드러나지 않기 때문에 감염 상태를 발견하지 못할 수 있습니다.

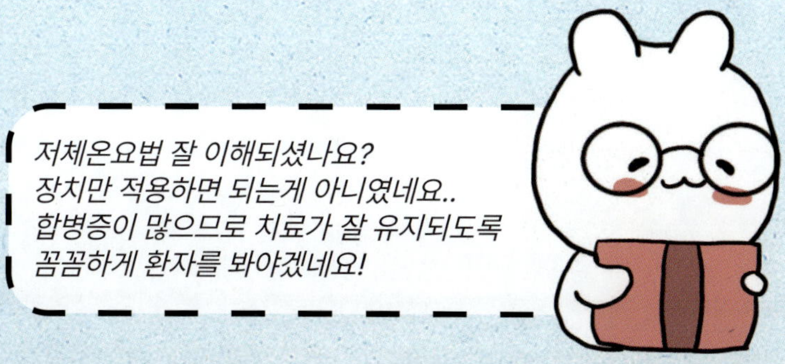
저체온요법 잘 이해되셨나요?
장치만 적용하면 되는게 아니였네요..
합병증이 많으므로 치료가 잘 유지되도록
꼼꼼하게 환자를 봐야겠네요!

My Note :)

호흡수

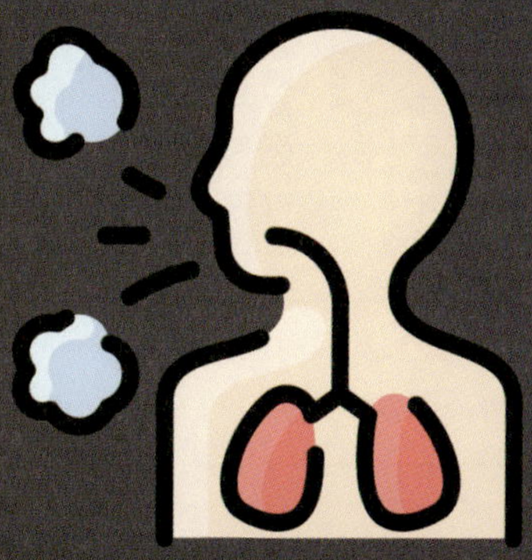

빈호흡 - Why Algorithm 알고리즘 사고력 기르기

TIP 심장 순환계와 호흡은 같이 생각하는 것이 필수!

우리 몸의 심장과 폐는 마치 엔진과 필터 역할을 하며 우리 몸 전체에 산소와 영양분을 공급하고 이산화탄소와 노폐물을 배출하는 중요한 역할을 담당하고 있다. 심장과 폐 순환을 이해하는 것은 활력징후 이상 증상에 대한 문제 발견과 올바른 대처에 큰 힘이 될 것이다. 위의 그림으로 심장과 폐순환을 이해하고 기억하도록 하자.

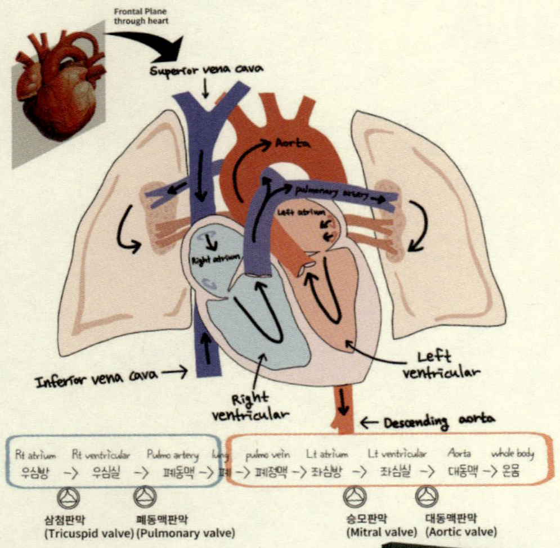

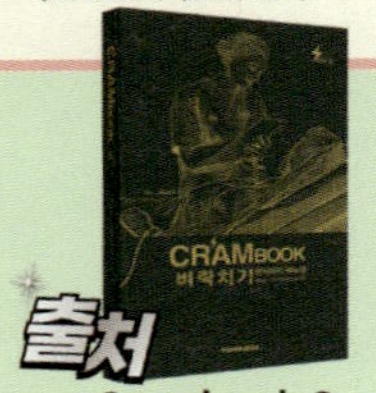

출처 Crambook 2 벼락치기 환자파악 매뉴얼

Check PR → Tachypnea

Assessment_1: 간호 사정

- ☑ 감염 증상(상처 감염, 배양검사 등)이 있나요?
- ☑ 고열이 있나요?
- ☑ 가슴 두근거림, 가슴답답함이 있나요?
- ☑ 호흡곤란이 있나요?
- ☑ 통증을 호소하나요?
- ☑ 출혈이 관찰되나요?
- ☑ 부종이 관찰되나요?

Assessment_2: 대상자 사정

- ☑ 과거력 폐질환, 심장질환 등
- ☑ 처치로 인해 빨라질 상황인지 확인 (흡인, 체위변경, 승압제 투여 등)
- ☑ 운동 여부
- ☑ I/O Check
- ☑ 커피, 카페인 등 섭취 여부
- ☑ 흡연 여부

간호 수행

- ☑ 상체 거상 체위 유지
- ☑ 안정 권유
- ☑ 심호흡 권유
- ☑ 과호흡 예방 (Reserve Mask
- ☑ 흡인 시 객담 양상 확인 양 , 색깔 등
- ☑ 출혈 관찰 시 알리기 교육

재 측정 시에도 호흡이 빠르게 측정되나요?

아니요 →
- 필요 시 간호 기록 작성
- 필요 시 인수인계
- 필요시 의사와 대상자 상태 공유

예 → 간호 사정

1. 빈호흡 간호 사정

빠른 호흡은 빈호흡, 그리고 호흡곤란으로 칭하기도 한다. 정상적인 호흡 패턴보다 훨씬 빠르게 숨을 쉬는 증상으로, 증상에 따라 즉각적 치료가 필요할 수 있다.

- **감염 증상**: 감염은 호흡곤란의 흔한 원인 중 하나로, 특히 폐렴이나 기관지염과 같은 하기도 감염은 심각한 호흡곤란을 유발할 수 있다. 감염 증상 악화 시 패혈성 쇼크 상태로 심한 호흡곤란을 유발할 수 있으니 주의하자.
- **가슴 두근거림, 답답함**: 심장 질환이나 심부전의 징후로 혈액 공급이 원활하지 않아 이를 보상하기 위한 빠른 호흡을 보일 수 있다.
- **통증호소**: 통증으로 빈호흡과 빈맥이 유발되며, 통증은 폐색전증과 같은 심각한 질환의 징후일 수 있다.
- **출혈 증상**: 출혈 시 빈호흡이 유발되는데, 폐출혈이나 위장 출혈 등의 증상이 있는지 확인하기 위해 객혈이나 혈변을 보지 않았는지 체크하자.
- **부종**: 부종은 심부전, 신장 질환, 간 질환 등의 징후일 수 있으니 손과 발이나 얼굴 등이 붓지 않았는지 확인하자.
- **대상자 사정**: 폐와 심장 관련 질환이 있는지 확인하고, 처치 중 발생한 호흡곤란 유무를 확인하자. 운동이나 카페인, 흡연은 빈호흡을 유발할 수 있으니 알아두자.

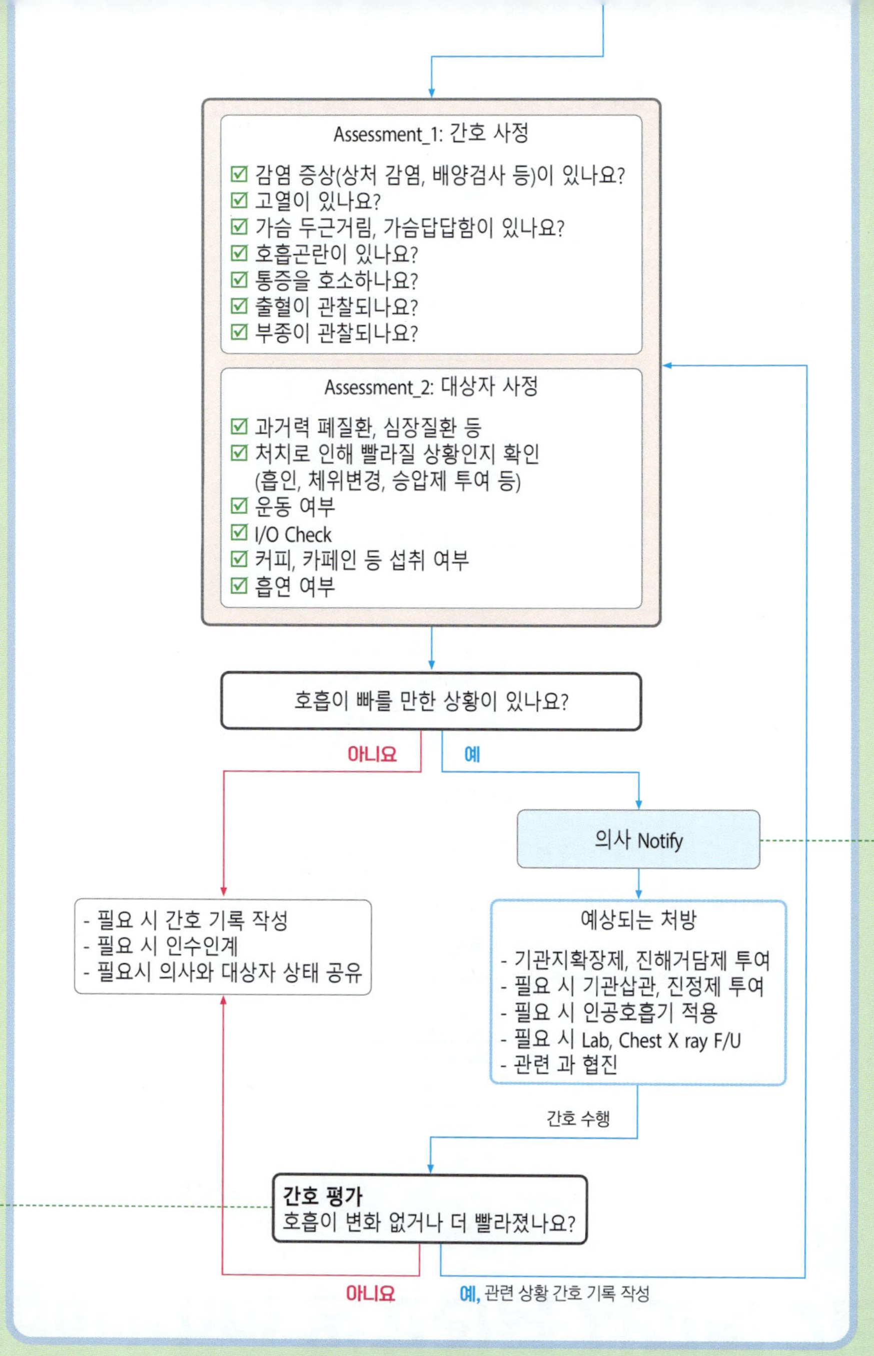

2. 빈호흡 상황 기본적인 간호 수행

- 상체 거상: 상체를 높이는 자세는 폐를 더 넓게 펴고 호흡하기 쉬워지도록 도와준다.
- 과호흡 예방: 숨을 많이 내뱉는 과호흡은 빠른 호흡을 악화시킬 수 있다. 과호흡은 과도한 이산화탄소 배출에 따른 산염기 불균형을 유발하므로 Mask나 비닐봉지를 입에 씌워 내뱉은 숨을 다시 들이마시도록 하기도 한다. 빈호흡 환자에게 "천천히 깊게 깊게 숨 쉬어보세요!"라는 중재는 매우 효과적이니 꼭 기억하도록 하자.
- 흡인 시 객담 양상 확인 & 출혈 교육: 기관지나 폐에서 나오는 점액성 분비물로 호흡곤란이 유발된 것 같을 때 흡인을 해주는데, 객혈이 관찰되지 않는지 확인이 필요하다. 분비물이 노랗고 진하다면 감염을 의심할 수 있다. 스스로 기침할 수 있는 환자에게는 객담에 피가 섞여 나오지 않은지 확인 후 알려달라고 교육하자.

3. 재측정 후 빈호흡 시 대처

빈호흡 상황에서 의사와 상의하여 다음 처치를 수행할 수 있다.

- 증상 조절: 기관지 근육을 이완시켜 기도를 확장하고 호흡을 쉽게 해주는 기관지 확장제 투여, 객담의 점도를 낮추고 배출을 촉진하는 진해거담제 투여, 심각한 빈호흡과 저산소증에 대해 환자 호흡을 직접 시행해주기 위한 기관삽관과 진정제 투여, 그리고 인공호흡기 치료가 있다.
- 원인 교정: 호흡곤란에서 가장 기본적인 영상 검사 Chest X-ray를 수행할 수 있다. 그리고 관련 과 협진 의뢰를 통해 호흡곤란 원인을 찾을 수 있다.

4. 간호 평가

의사 처방에 따른 간호 수행의 평가 과정. 빈호흡이 호전되었다면 상황에 대한 간호 기록과 인수인계 과정으로 마무리하고, 호전되지 않았다면 이전 알고리즘 과정을 반복하며 환자의 증상 조절을 위한 노력을 하게 된다.

호흡저하 - Why Algorithm 알고리즘 사고력 기르기

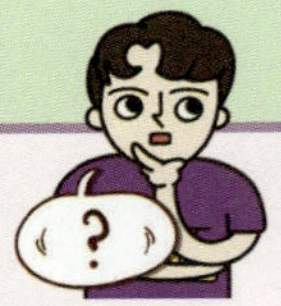

마약과 호흡저하?

"환자의 암성 통증을 의심하지 마라"라는 말이 있듯, 암 환자의 통증은 우리가 감히 예상하지 못한다. 따라서 암 환자에게 마약성 진통제 처방은 흔하다. 하지만 결코 잊지 말아야 할 것이 마약과 관련한 호흡저하이다. Morphine을 IV bolus투약하느냐 N/S 100ml에 mix 후 천천히 투약하느냐의 차이도 호흡저하 발생 유무에 영향을 끼치므로 간호사의 관련 지식이 필수다.

이와 더불어 전 세계적으로 마약 과복용은 심각한 사회문제로 떠오르고 있으며, 마약 과복용으로 인한 호흡 저하는 사망의 주요 원인 중 하나가 되고 있다. 병원 내 마약 처방도 더 엄격한 기준을 두고 있으므로, 간호사의 정확한 환자 통증 사정과 의사와의 정보 공유와 협력이 중요시 된다.

Check RR
→ Bradypnea

Assessment_1: 간호 사정

- ☑ 척추손상, 뇌손상이 있나요?
- ☑ 의식이 있나요?
- ☑ 기도폐쇄(숨쉴 때 소리 확인) 증상이 있나요?

Assessment_2: 대상자 사정

- ☑ 과거력 폐질환, 암 등
- ☑ 호스피스 대상자 여부
- ☑ 처치로 인해 느려질 상황인지 확인 (진정제 투여, 마취 후 상태 등)
- ☑ 관련 약물 부작용 확인

간호 수행

- ☑ 상체 거상 체위 유지
- ☑ 안정 권유
- ☑ 기침 & 심호흡 권유
- ☑ 호흡 격려
- ☑ 흡인 시 객담 양상 확인(양, 색깔 등)

재 측정 시에도 호흡이 느리게 측정되나요?

아니요 →
- 필요 시 간호 기록 작성
- 필요 시 인수인계
- 필요시 의사와 대상자 상태 공유

(→ Check RR)

예 → 간호 사정

1. 호흡 저하 간호 사정

호흡은 생명 유지에 필수적 활동이며, 호흡 저하는 생명 유지와 관련성이 크다. 다음의 원인을 살펴보자

- **척추손상, 뇌손상** : 척추는 호흡에 중요한 역할을 하는 신경을 포함하고 있고, 뇌는 호흡을 조절하는 기능을 담당한다. 척추와 뇌 손상은 호흡 저하를 일으키는 직접적 원인이 된다. 호흡 기능이 없는 상태는 뇌사(Brain death) 상태를 추정하기도 한다.
- **의식 저하** : 의식 저하는 뇌 기능 저하를 나타낼 수 있으며, 과도한 진정제 투약이 의식 저하와 함께 호흡 저하를 일으킬 수 있다.
- **기도폐쇄** : 기도는 공기를 폐로 운반하는 통로다. 기도 폐쇄는 이물질을 흡입하거나 종양 등 다양한 원인으로 발생할 수 있으며, 기도 폐쇄시 숨 쉬는 소리가 꺽꺽댈 수 있다.
- **대상자 사정** : 폐질환이나 암의 과거력을 확인하고, 만약 암 환자로 호스피스 대상자 여부인지 확인이 필요하다. 특히 마약성 진통제 투약의 대표적인 합병증이 호흡 저하 이므로, 만약 환자가 마약성 진통제를 투약받지는 않았는지 확인이 필요하다. 임상에서는 암 환자에게 prn으로 처방된 마약성 진통제를 과복용하여 저호흡이 발생하는 경우를 흔히 볼 수 있다.

TIP 이산화탄소 혼수(CO_2 Narcosis)로 초래되는 호흡 저하 상황

호흡기능이 떨어지는 COPD환자의 이산화탄소 농도가 쌓이는(CO_2 retention) 대표적인 증상은 호흡 저하이다. 이 경우 환자의 의식은 저하되고 호흡기능이 떨어지면서 응급상황이 초래된다. 의료진의 대처는 우선 환자의 호흡 지지이다. Ambu-bag을 이용한 인공호흡을 우리는 ambu-bagging이라 하며, 자칫 사망에 이를수도 있는 위급상황이 감지된다면 선제적으로 bagging을 시행할 수 있다. 이후 의사와 협력하여 환자의 호흡기능을 유지할 수 있고, 필요시 기도삽관(intubation) 후 인공호흡기(ventilator) 치료를 수행할 수 있다. 굳이 삽관하지 않아도 환자의 인공호흡을 기계가 해줄 수 있는데, 이를 비침습적 인공환기(Non Invasive Ventilation, NIV)라 한다.

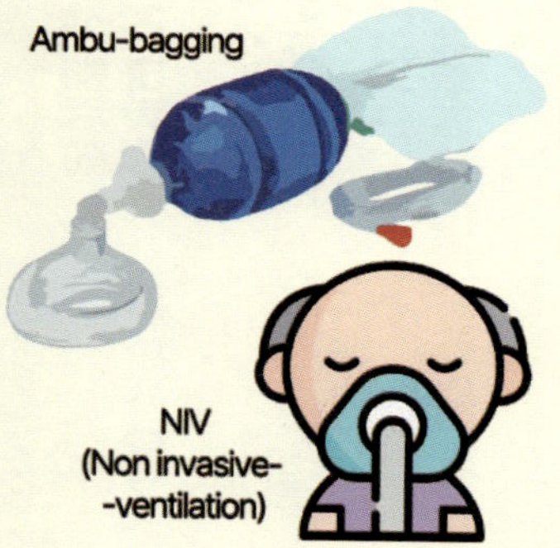

Assessment_1: 간호 사정

- ☑ 척추손상, 뇌손상이 있나요?
- ☑ 의식이 있나요?
- ☑ 기도폐쇄(숨쉴 때 소리 확인) 증상이 있나요?

Assessment_2: 대상자 사정

- ☑ 과거력 폐질환, 암 등
- ☑ 호스피스 대상자 여부
- ☑ 처치로 인해 느려질 상황인지 확인 (진정제 투여, 마취 후 상태 등)
- ☑ 관련 약물 부작용 확인

호흡이 느릴 만한 상황이 있나요?

아니요 →
- 필요 시 간호 기록 작성
- 필요 시 인수인계
- 필요시 의사와 대상자 상태 공유

예 → **의사 Notify** → **간호 수행**
- 원인에 대한 교정
- 기관지확장제, 진해거담제 투여
- 필요 시 기관삽관, 인공호흡기 적용
- 관련 과 협진

간호 수행 → **간호 평가** 호흡이 변화 없거나 더 느려졌나요?

아니요 → 필요 시 간호 기록 작성 / 필요 시 인수인계 / 필요시 의사와 대상자 상태 공유

예, 관련 상황 간호 기록 작성 → Assessment_2로

2. 호흡 저하 시 대처

호흡 저하 시 대처는 호흡곤란 시 대처와 유사하다. 그 중 원인을 교정하는 것이 중요하므로, 앞서 학습한 호흡 저하 원인에 대한 평가와 대처가 필요하다. 마약 투약으로 발생한 호흡저하의 경우 해독제(상품명 날록손)를 투약할 수 있다. 진정제 사용으로 환자의 호흡 저하가 발생할 경우 환자에게 자극을 가하며 깨우는 중재도 호흡을 지지할 수 있다. 이는 중환자실에서 진정제를 투약하며 인공호흡기 치료를 받는 환자에게 흔히 볼 수 있다. 척수 또는 뇌손상으로 기관절개관을 가지고 있는 환자의 경우 호흡 저하에 대해 가정용 인공호흡기(Home ventilator)를 적용하고 있을 수 있으므로 알아두자. 가정용 인공호흡기에 대해서는 간호알고리즘 호흡기내과 편에서 학습할 수 있다.

3. 간호 평가

의사 처방에 따른 간호 수행의 평가 과정. 호흡 저하가 호전되었다면 상황에 대한 간호 기록과 인수인계 과정으로 마무리하고, 호전되지 않았다면 이전 알고리즘 과정을 반복하며 환자의 증상 조절을 위한 노력을 하게 된다.

호흡수(Respiratory Rate, RR)

: 산소-이산화탄소 교환을 위해 폐로 들어오고 나가는 공기의 움직임이며 횟수, 리듬, 속도, 소리를 같이 측정할 수 있습니다.

산소

폐포에서 확산 원리에 의해 산소-이산화탄소 가스 교환이 이루어집니다.
산소를 충전하고 이산화탄소를 배출하는 호흡 과정에 대한 평가는 주로 환자의 산소포화도를 측정하는 방법으로 이루어집니다.

산소포화도 (Oxygen Saturation)

흡입한 산소는 혈중 헤모글로빈(Hemoglobin, Hb)과 97% 결합하여 산화 헤모글로빈을 형성하고, 나머지는 혈장에 용해됩니다. 이 원리로 인체 내 산소량을 Monitoring하는 지표 세 가지가 있습니다.

임상 Story

"우리 몸의 산소 정도 SpO2? SaO2?"

인수인계 시간만 되면 가슴이 두근거리고 떨림은 멈추질 않는다.

"자 인계 주세요"

선배 간호사의 말 한마디에 나는 준비한 내용을 거침없이 전달했다.

"근데 이 환자분 오더를 보면, SaO2 monitoring이라고 되어있는데, 어떻게 SaO2 monitoring을 하라는 말이야? 아니면 잘못 발행된 오더야?"

"네? SaO2요..?"

나는 별생각 없이 이를 환자의 산소포화도를 모니터링하라는 오더로 받아들였지만, 오더를 다시 봤더니...

(~~SaO2 monitoring...? 내가 알던 거랑 조금 다른데..?~~)

1) 맥박 산소포화도, SpO_2

(Oxygen saturation as measured by pulse oximeter)

Pulse Oximetry의 적색 & 적외선 LED를 이용하여 Oxygenated Hemoglobin을 측정하는 산소포화도입니다. ABGA의 PaO_2를 비침습적으로 추정하는 수치로, 간편하지만 말초 순환 감소나 빈혈, 온도와 피부 두께, 주변 빛의 강도, 그리고 SpO_2 80% 미만에서 신뢰도가 감소하는 단점이 있습니다.

2) 동맥혈 산소포화도, SaO_2

(Oxygen saturation as measured by blood analysis)

헤모글로빈(Hb, hemoglobin) 중 실제로 산소와 결합한 비율, 즉 산소화 수준을 말합니다.
동맥혈 가스 검사(Arterial blood gas analysis, ABGA)를 통해 측정할 수 있습니다.

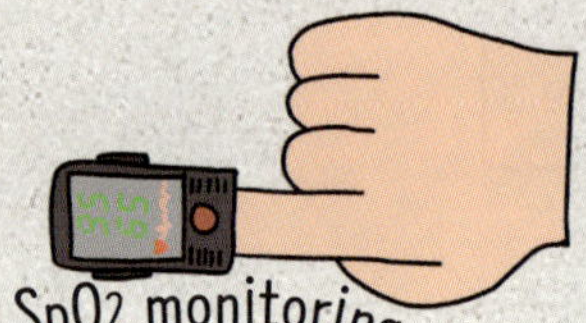

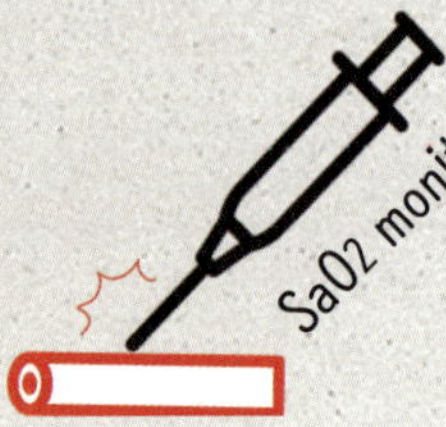

SpO2는 측정하기 쉬운 반면 정확도가 떨어지고, SaO2는 측정하기는 어렵지만 정확한 검사구나!

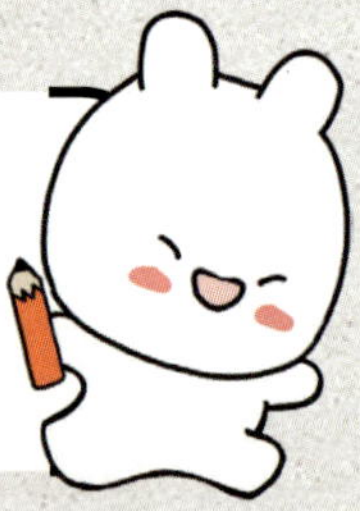

94 ~ 100 %	성인 정상치
88 ~ 92 %	만성 폐쇄성 폐질환 (COPD) 환자 정상치
90 % 이하	저산소증(Hypoxemia)이라 판단할 수 있음
80 % 이하	신체의 여러 조직이 심각한 상해를 입은 상태

3) 동맥혈 산소분압, PaO_2

(Partial Pressure of oxygen in the blood)

동맥혈 산소분압은 동맥혈 내 산소의 분압이며, 우리 몸의 산소화 상태를 반영하는 중요한 지표가 됩니다. PaO_2 60mmHg 이하를 저산소증으로 판단하며, 고령일수록 동맥혈 내 산소분압은 조금씩 감소하게 됩니다.

Dyspnea

"호흡 수(Respiratory rate) & 산소포화도(Oxygen saturation)"

: 호흡수와 산소포화도는 동시에 측정하며 평가하는 것이 원칙입니다.

"호흡곤란(Dyspnea) = 호흡 수와 산소포화도로 평가"

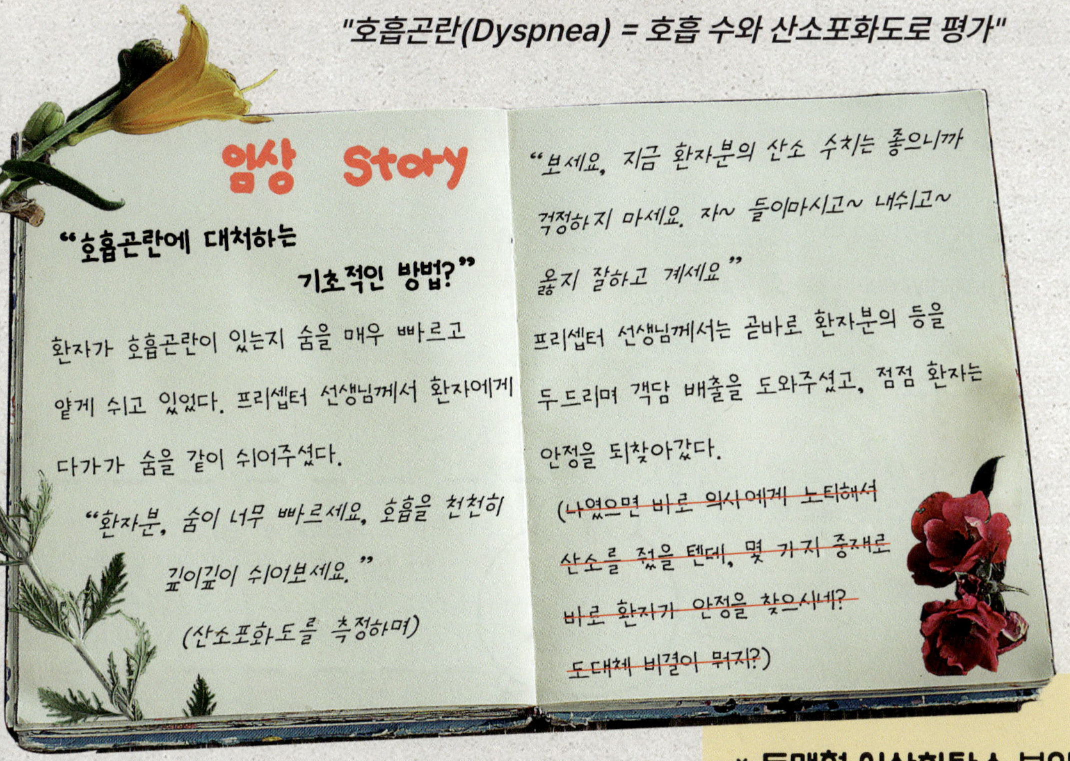
임상 Story

"호흡곤란에 대처하는 기초적인 방법?"

환자가 호흡곤란이 있는지 숨을 매우 빠르고 얕게 쉬고 있었다. 프리셉터 선생님께서 환자에게 다가가 숨을 같이 쉬어주셨다.

"환자분, 숨이 너무 빠르세요. 호흡을 천천히 깊이깊이 쉬어보세요."

(산소포화도를 측정하며)

"보세요. 지금 환자분의 산소 수치는 좋으니까 걱정하지 마세요. 자~ 들이마시고~ 내쉬고~ 옳지 잘하고 계세요"

프리셉터 선생님께서는 곧바로 환자분의 등을 두드리며 객담 배출을 도와주셨고, 점점 환자는 안정을 되찾아갔다.

(~~나였으면 바로 의사에게 노티해서 산소를 줬을 텐데, 몇 가지 중재로 바로 환자가 안정을 찾으시네? 도대체 비결이 뭐지?~~)

*** 동맥혈 이산화탄소 분압, $PaCO_2$(partial pressure of carbon dioxide)**

동맥혈 내 이산화탄소 분압 정상치는 35~45mmHg 입니다.

혈중 이산화탄소 분압이 높다면 호흡 과정이 잘 이루어지지 않아 이산화탄소가 잘 배출되지 않는다는 것을 의미하고, 신경학적 손상 문제가 발생할 수 있습니다.

반대로 이산화탄소 분압이 낮다면 과호흡으로 인해 이산화탄소가 너무 많이 배출되고 있을 수 있습니다.

Tachypnea management

과환기 상황에서는 이산화탄소(CO_2)의 과도한 배출로 호흡성 알칼리증이 발생하여 24시간 이내 뇌 혈류량과 두개내압이 감소합니다. 24시간 이상으로 지속될 시 조직으로 산소 방출량이 감소되어 뇌조직의 저산소증과 신경학적 부전이 야기됩니다.
따라서 환기를 적절히 할 수 있도록 호흡 수를 감소시켜주세요.

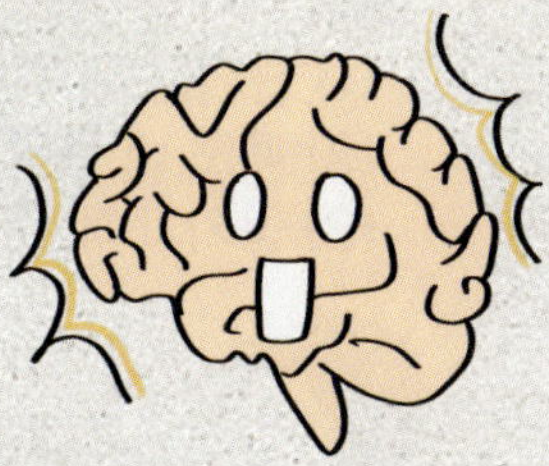

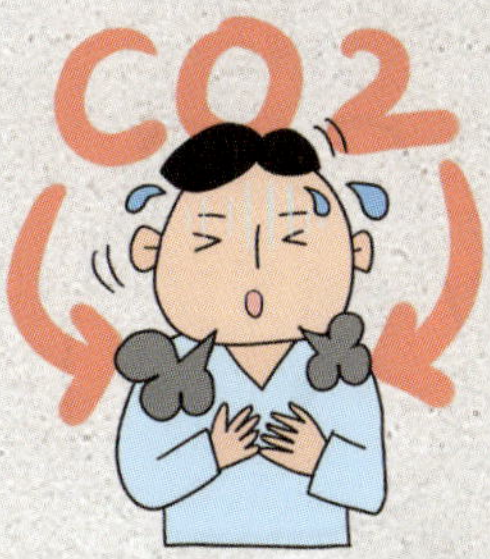

빠른 호흡에 따른 불충분한 호기 시간으로 이산화탄소가 원활히 배출되지 않아 혈액 내 CO_2가 증가합니다. 이에 대한 보상성 작용으로 과탄산혈증이 발생합니다.
CO_2 retention(정체)이 계속되면서 호흡성 산증이 유발되어 CO_2 narcosis(이산화탄소 혼수) 상황이 야기되어 환자가 적절히 숨을 길게 뱉어낼 수 있도록 도와주어야 합니다.

PaO_2 ↓

저산소혈증이 발생합니다.
→ 전해질 불균형, 감염, 폐 질환, 심질환, 대사성산증 등 원인이 다양합니다.
저산소혈증에 대해서는 충분한 산소를 공급해 주어야 합니다.

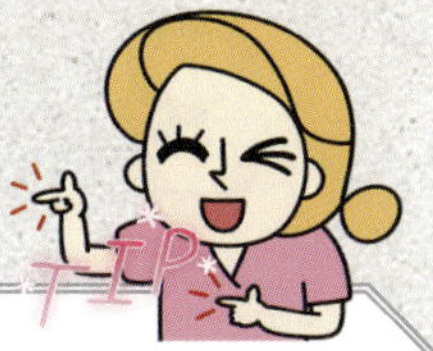

Tip!

만약, 환자의 뇌에 어떠한 문제가 발생한다면 비정상적 호흡 양상을 보일 수 있으니 주의해주세요.

Bradypnea management

뇌내압이 증가되거나 뇌 손상으로 호흡 신경계 조절이 어려울 때 발생할 수 있고, 그 외 전신마취, 약물 과다 복용, 약물중독(마약), 요독증, 당뇨병성 혼수 등의 원인이 있을 수 있습니다.

자가호흡감소 (hypoventilation)으로 PCO_2가 증가하는 경우도 많습니다.

특히 수술 후 마취가 덜 풀린 상태에서 bradypnea가 발생할 수 있으니 주의해주세요.

Ambu-bagging?

자가호흡 감소시, 환자를 깨우고 필요시 ambu-bagging 을 통한 인공 호흡을 적용할 수 있어요!

느린 호흡(Bradypnea)은 호흡 수가 10회/min보다 낮은 상태를 말해요! 산소-이산화탄소 가스교환이 원활히 이루어지지 않아요.

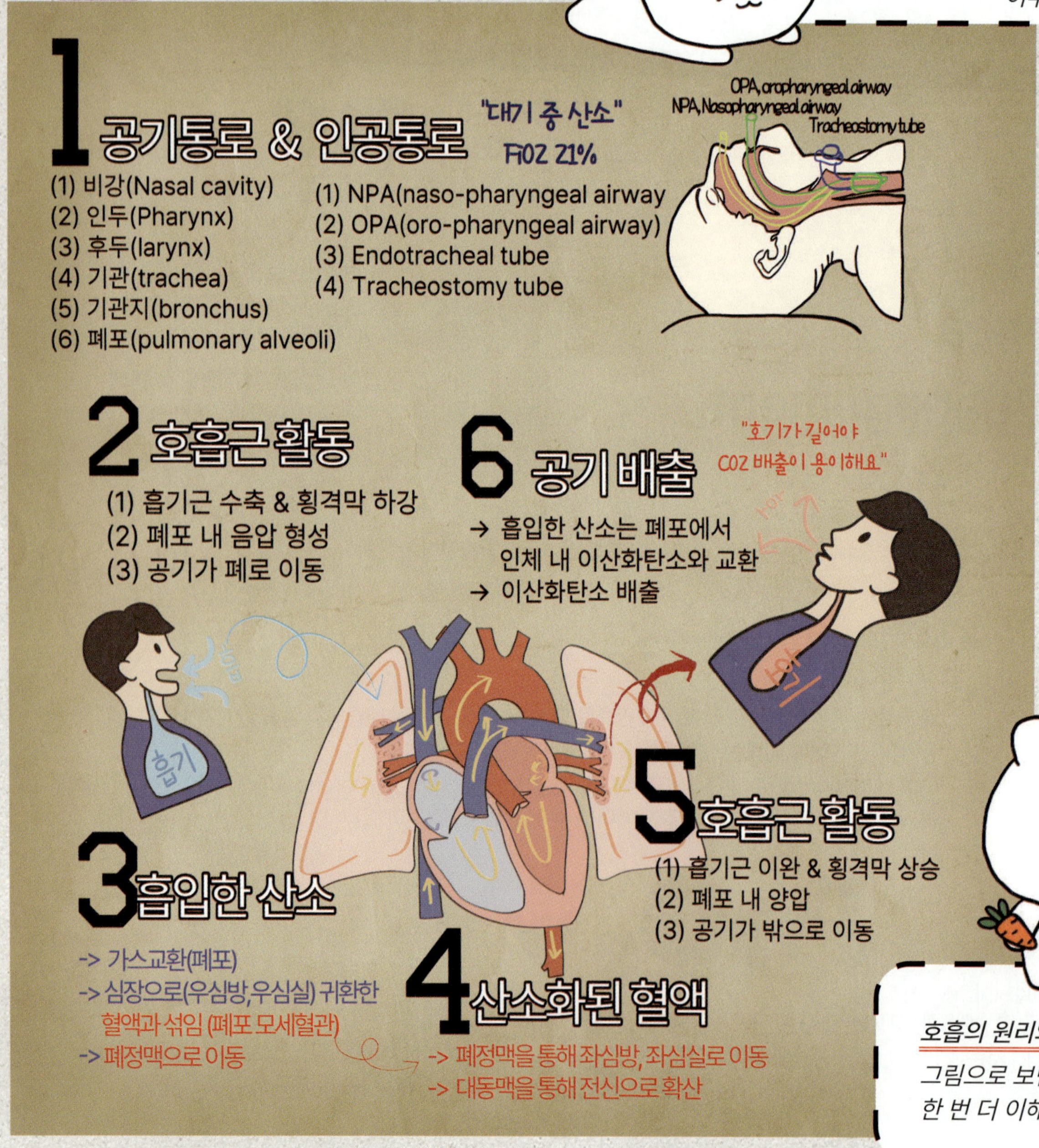

호흡의 원리와 공기의 흐름! 그림으로 보면서 한 번 더 이해해볼까요?

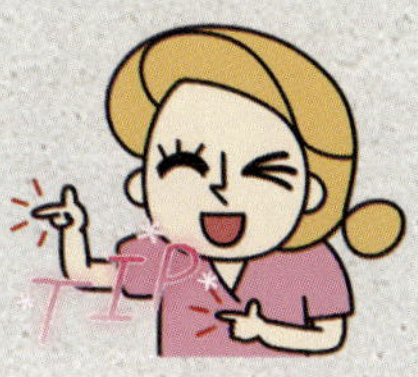

Tip!

Dyspnea는 결국 저산소증(Hypoxia)이 원인이 되는 경우가 대부분이고, 저산소증을 개선해주면 호흡곤란은 대개 호전됩니다. 원인에 따른 대처를 해주기 위해 여러 대처 방법에 대해 알아보겠습니다 :)

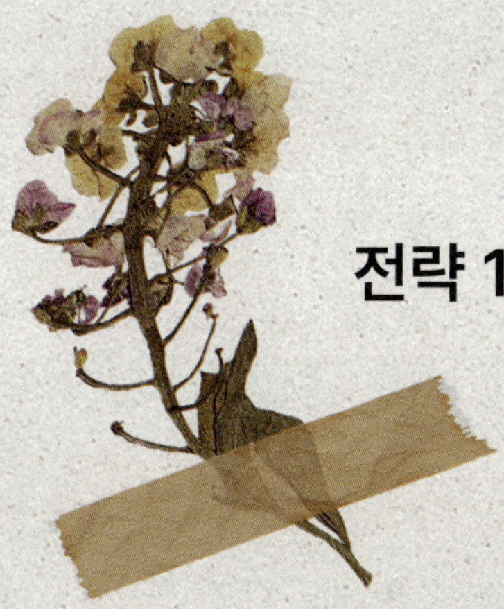

전략 1) 충분한 산소 공급 (FiO_2 supply)

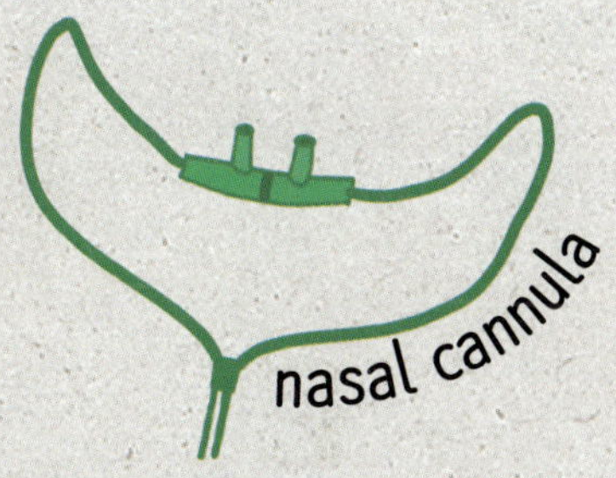

Step 1)

환자에게 산소를 공급할 때는 산소 유량을 서서히 증량하면서 환자에게 도달하는 FiO_2를 증량할 수 있습니다. 산소 공급 효과는 산소포화도를 통해 간편히 평가할 수 있어요.

PaO_2 60mmHg 이하 또는 SaO_2 92% 이하의 경우 산소를 증량해야 합니다.

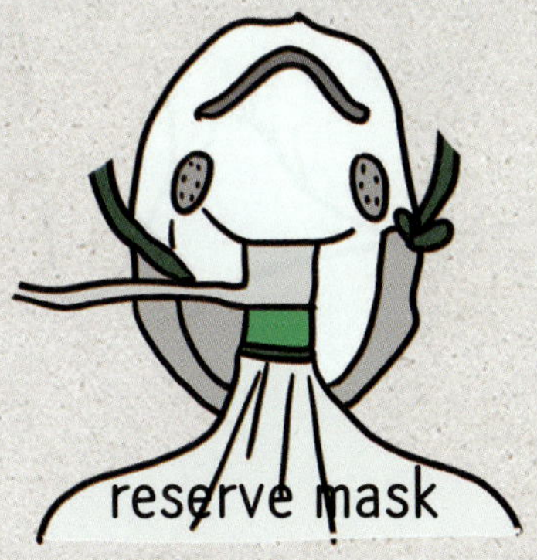

Step 2)

O_2 flow 0~6L/min까지는 nasal cannula를 적용하고, nasal cannula에는 FiO_2 100%의 산소를 저장할 수 있는 저장낭이 없기에 Flow를 증가시켜도 환자에게 전달되는 FiO_2는 증가되지 않습니다.

따라서 7L/min 이상부터는 산소 저장낭이 있는 reserve mask를 적용합니다.

Step 3)

Reserve mask를 통한 산소 공급에도 호흡곤란이 호전되지 않을 때는 ABGA를 통해 동맥혈 가스를 분석해야 하며, 고유량 산소요법 치료를 위해 Highflow nasal cannula(HFNC)를 적용한 뒤, FiO_2를 최대 100%까지 공급할 수 있습니다.

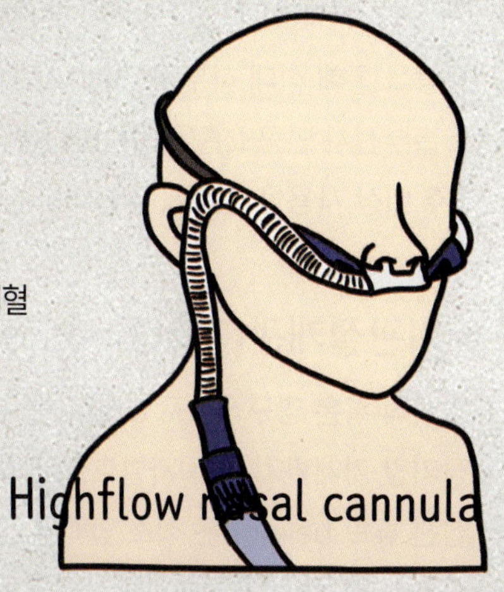

전략 2) 호흡근을 통한 흡기/호기 노력 & 기도 저항 감소

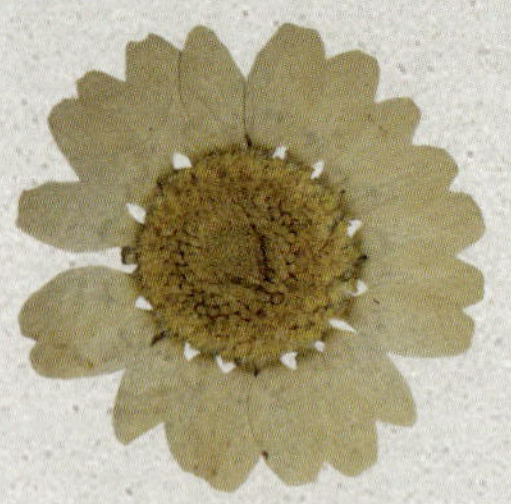

기관지 확장 시키기

* 기관지 확장제

기도 평활근의 긴장도를 변화시켜 폐 기능을 개선시키는 약제를 말합니다.
흡입 약물로 β2 작용제와 항콜린제가 있습니다.

> **Tip!**
> 속효성 흡입제의 경우 효과는 대개 4~6시간 정도 지속됩니다.
> 벤톨린과 아트로벤트는 혼합 투여에 대해 안정성이 입증되었으므로,
> 투약 시간 단축 등 필요시 함께 흡입도 가능합니다.

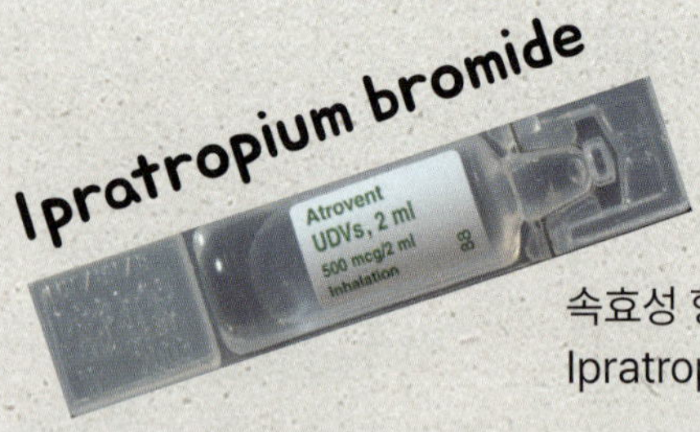

속효성 항콜린제는 아세틸콜린의 기관지 수축 효과를 차단하며,대표적으로 Ipratropium bromide(Atrovent)가 있습니다.

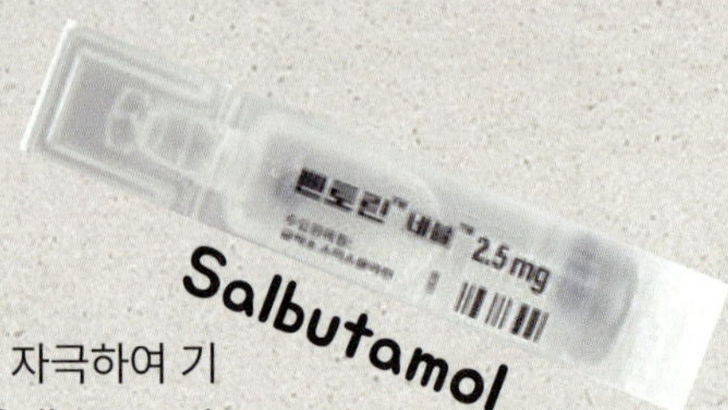

속효성 β2작용제는 β2 교감 신경 수용체를 자극하여 기도 평활근 수축을 억제합니다. 대표적으로 Salbutamol (Ventolin)이 있으며, Ventolin의 경우 2.5-5mg를 nebulizer 해줄 수 있습니다.

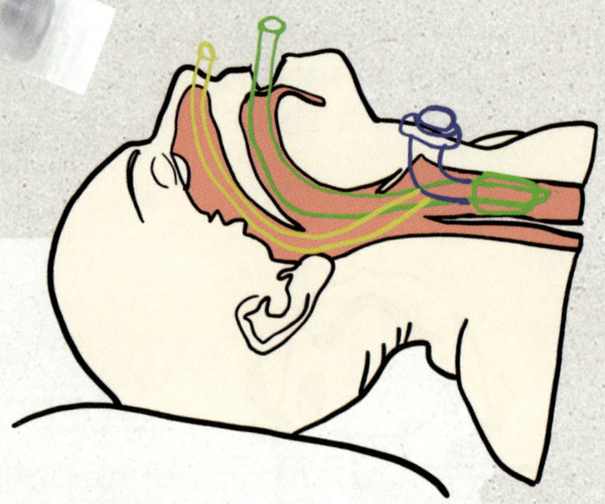

* 비강인두관(Nasopharyngeal airway, NPA) & 구강인두관(Oropharyngeal airway)

: NPA는 비강에서부터 인두까지의 관을 말하며, airway를 유지할 수 없거나 구역이나 기침반사가 심할 경우 사용할 수 있습니다.

: OPA는 구강에서부터 인두까지의 관을 말하며, 임상에서 airway라고 흔히 부릅니다. 주로 혀를 고정하고 분비물의 흡인을 시행할 때 사용합니다.

* 기관내관(Endotracheal tube, E-tube)

: 구강을 통해 성대 하부의 기관 내로 삽입하는 관을 말합니다. 호흡부전시 인공호흡을 적용하기 위해 삽입하며 감염 위험으로 2주 이상 사용을 권하지 않습니다.

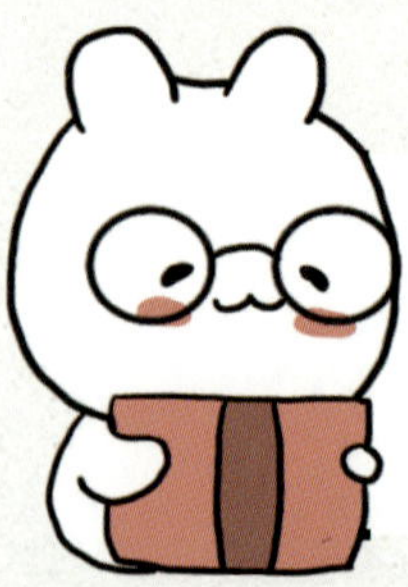

노란색이 NPA, 초록색이 E-tube, 파란색이 T-tube구나! 어디에 위치하는지 잘 살펴야겠다!

* 기관절개관(Tracheostomy tube, T-tube)

: 일시적 혹은 영구적으로 airway를 유지하기 위해 삽입하는 관입니다.
장기간 기계환기 또는 자발호흡이 가능하며, 만성적 상기도 폐쇄나 기관지 분비물을 제거하기 위해 적용합니다.
삽관 튜브 balloon은 최소 압력을 유지하여 기관 점막 손상을 최소화해야 합니다.

분비물 제거하기

*흉부 물리 요법(흉부 타진, 진동, 체위배액) & 흡인(suction)

기도 내 객담이나 분비물이 배출되지 않으면, 기도 저항 증가로 원활한 호흡이 어렵습니다. 객담은 점도의 영향을 받고, 점막 섬모 운동이 저하되면 객담 제거율이 감소됩니다. 객담 제거를 위해서는 기침반사가 효과적이나 의식저하의 경우 기침을 원활히 하지 못하므로, 흉부 타진이 효과적입니다. 가슴이나 등을 두드려주는 타진과 진동기 이용(percussion & vibration), 그리고 체위를 합쳐 흉부 물리요법이라 하며, 충분한 흉부 물리요법 시행 후, suction을 통해 객담을 배출시켜야 기도저항을 감소시킬 수 있습니다.

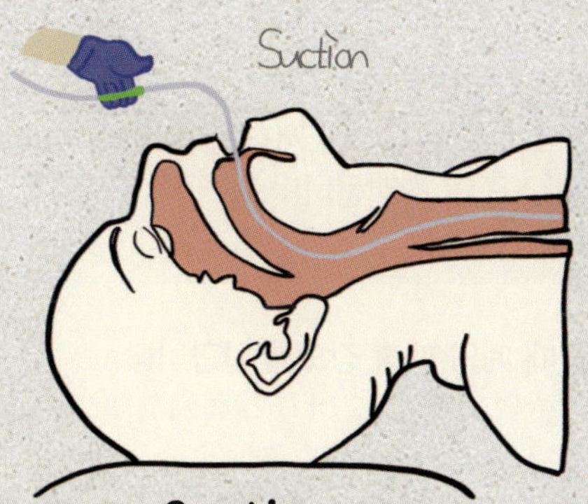

Suction

*점액 용해제

끈끈한 분비물을 액화시켜 객담 배출 곤란 시 배출을 용이하게 할 수 있습니다.
대표적으로 Acetylcysteine(Mucomyst)가 있습니다.

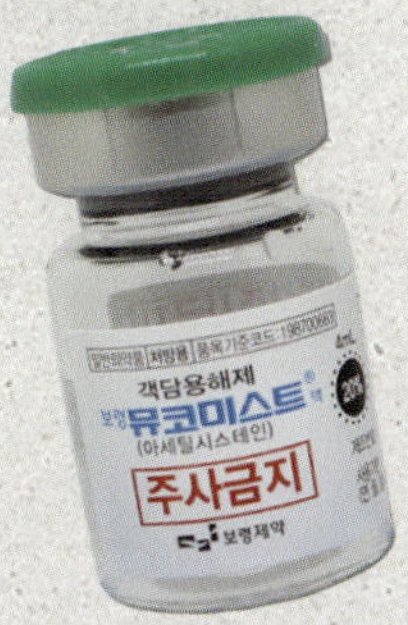

Acetylcysteine

suction에 대해 더 궁금하다면..
JUDY와 함께 유튜브로 고고!

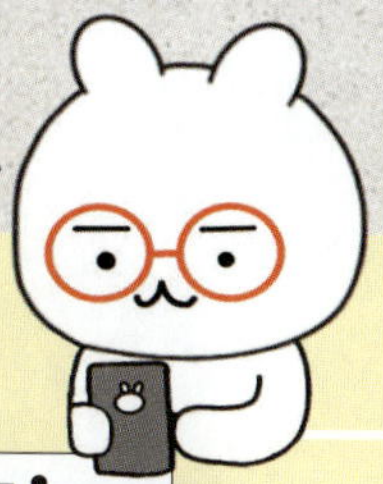

@rn_theboy

suction

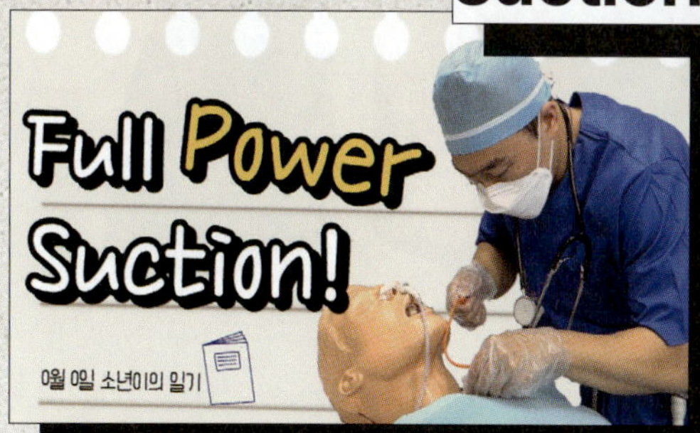

전략 3) 폐 순응도와 폐 관류(V/Q ratio)를 위한 치료

0.8 ~ 1 이 정상범위!!

환기/관류비(V/Q, ventilation/perfusion ratio)

폐혈류 순환을 나타내며 환기와 관류의 조화, 즉 공기와 혈액의 비율이라고 생각하면 쉽습니다.
폐 상부에는 공기가 많으므로 V/Q가 증가하고, 폐 하부에는 혈액이 더 많이 흐르므로 V/Q가 저하됩니다.
V/Q는 사강(dead space)과 단락(shunting)의 경우에 비정상이 되며 저산소증이 초래됩니다.

Tip!

- 폐 순응도는 압력을 가했을 때 폐의 팽창 정도를 말합니다.
  폐 순응도가 감소하면 흡기를 위한 폐 확장이 어려워지고,
  폐 순응도가 증가하면 폐 확장이 쉬워집니다.

- 폐 순응도는 폐포 내 수액이 축적되는 폐부종이나 탄성이 저하되는 폐 섬유화 질환에서 감소합니다.

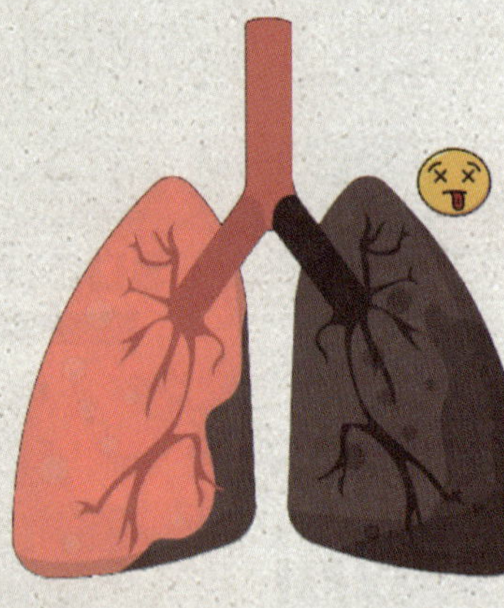

＊Shunting

: 혈액은 지나가지만 환기(공기흐름)가 안되는 경우입니다.
무기폐(Atelectasis), 급성 폐 손상(Acute lung injury), Pulmonary A-V fistula, 성인 호흡곤란증후군(Adult Respiratory Distress Syndrome) 등의 경우 발생합니다.

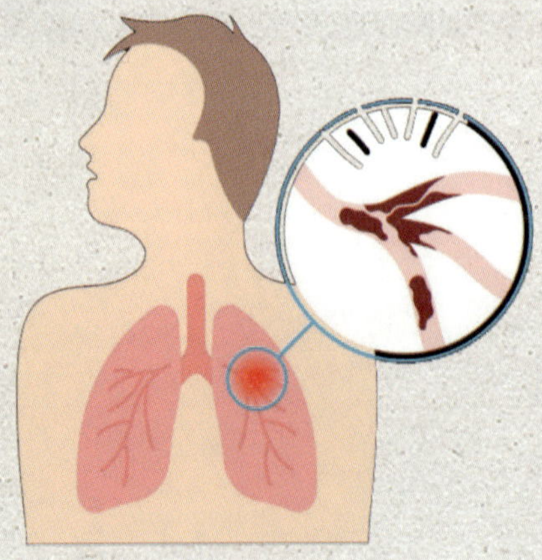

＊Dead Space

: 공기는 흐르지만 혈액이 흐르지 못하는 경우입니다.
폐동맥 색전증(pulmonary embolism)의 경우 dead space가 발생하여 환기(공기흐름)는 되는데 혈액이 없어 혈액이 산소를 받아내지 못합니다.

ventilation이 잘 안되는 Shunting상황에서는
V/Q가 감소하고, Perfusion이 잘 안되는
Dead Space 상황에서는
V/Q가 증가하는것으로 이해..!

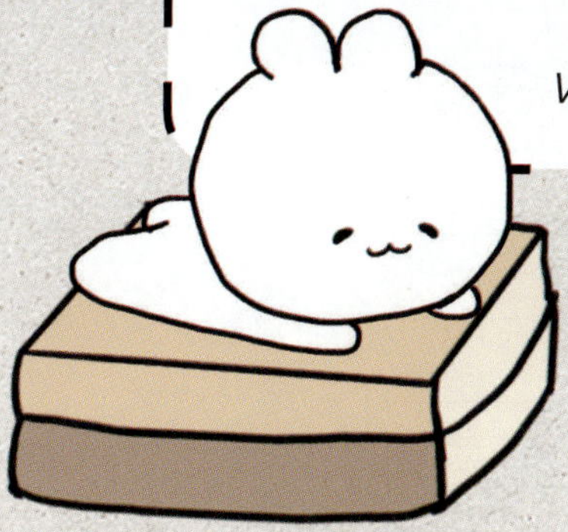

$PaO_2 \fallingdotseq FiO_2 \times 5$

대기 중의 산소 = FiO_2 21% = PaO_2 105mmHg

-> 환자에게 FiO_2 40%를 공급했다면 ABGA 상 PaO_2 기대치는?

FiO_2 21% + FiO_2 (40 − 21)%

≒ PaO_2 (21 X 5)mmHg + PaO_2 (19 X 5)mmHg

= PaO_2 105mmHg + PaO_2 95mmHg

= PaO_2 200

∴ ABGA 상 최소 PaO_2는
200mmHg 이상이 되어야 한다.

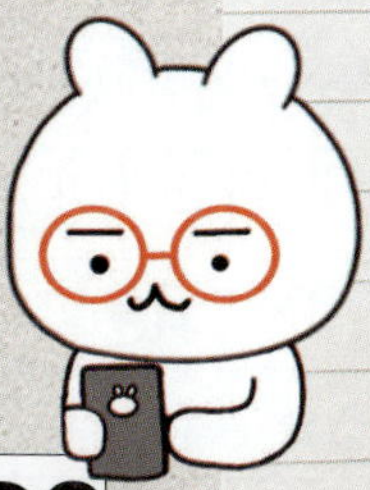

ARDS에 대해 더 알고 싶다면..
JUDY와 함께 유튜브로 고고!
@rn_theboy

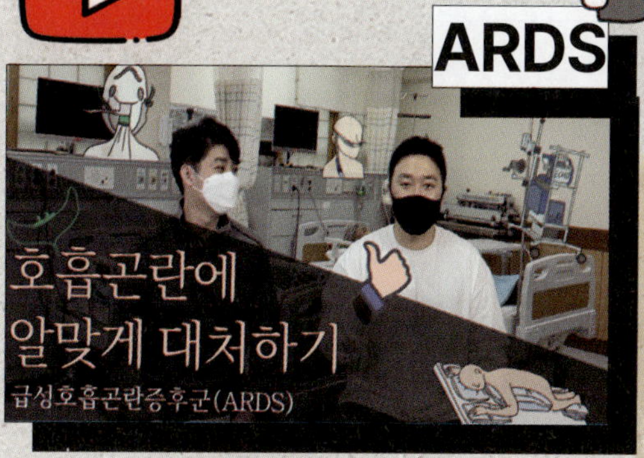

Shunting 증가로 V/Q가 감소되는 상황이 꽤 많다고?!

* 폐 조직이 파괴되어 확산이 가능한 표면적이 감소하는 폐기종이나 만성 기관지염 상황
* 폐포-모세혈관 막의 두께가 증가하여 확산이 감소하는 폐렴이나 간질성 폐 질환, 그리고 폐부종(lung edema) 상황

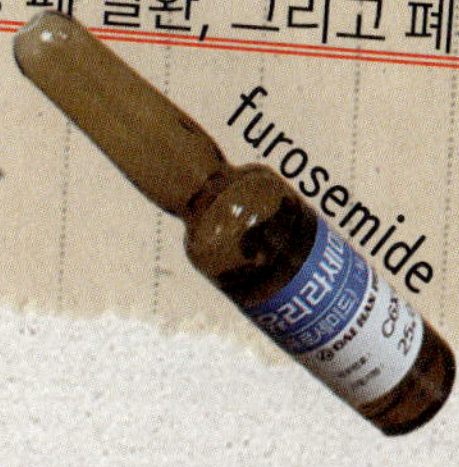

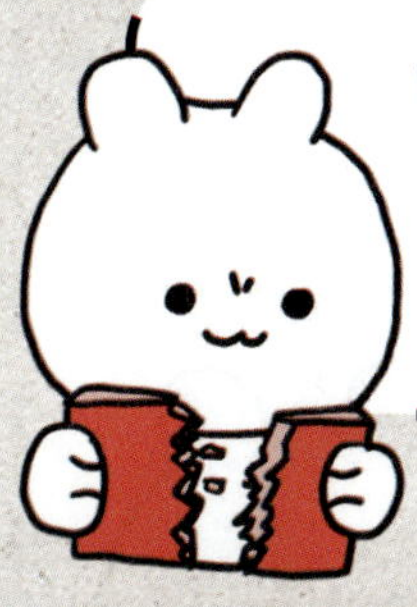

V/Q ratio... 너무 어려워요...
치료는 의사의 영역이고...
저희가 해줄 수 있는 것은
어떤 것이 있죠?

폐로 공기가 잘 흐르지 않는 Shunting
상황에서 간호사가 Suction을 잘
시행하거나 Position만 잘 취해줘도
환자 상태를 호전시킬 수 있어요!

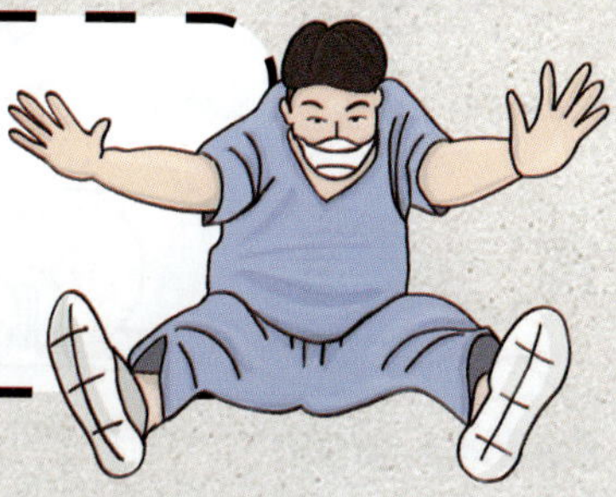

___/___/___

* V/Q ratio를 정상화하기 위한 간호전략!

환자의 환기, 관류, 순환과 관련되어 신체조직 산화를 증진

Suction

Shunting이 증가하는 대표적인 경우는 무기폐입니다. 가래나 점액 등으로 폐쇄되어 환기되지 않는 상태로, X-ray에서 폐부분이 하얗게 변해버린 것으로 알아차릴 수 있습니다. 폐 부위를 suction 해주는 중재만으로도 해결할 수 있습니다. 간호사의 suction으로 해결되지 않으면 의사의 기관지 내시경(Bronchoscopy)을 통해 해결할 수 있습니다.

건강 폐 하측위

기본적으로 좌위(Sitting position)나 반좌위(Folwer's position)의 경우 폐울혈이 감소하고 늑골의 움직임이 편안해지면서 폐 환기량이 증가합니다. 또한 복부 내장이 중력으로 내려가고 횡격막의 움직임이 커져 호흡도 편안해집니다. 그 외에 V/Q ratio가 감소하는 폐 질환이 있는 경우(폐 절제 수술 포함), 건강한 폐를 아래로 두는 자세를 취함으로써 폐 환기에 좋은 영향을 미칠 수 있습니다. 상태가 더 나쁜 폐를 상부로 취한 자세에서 흉부 타진을 해준다면 폐가스 교환의 효과를 더 높일 수 있습니다.

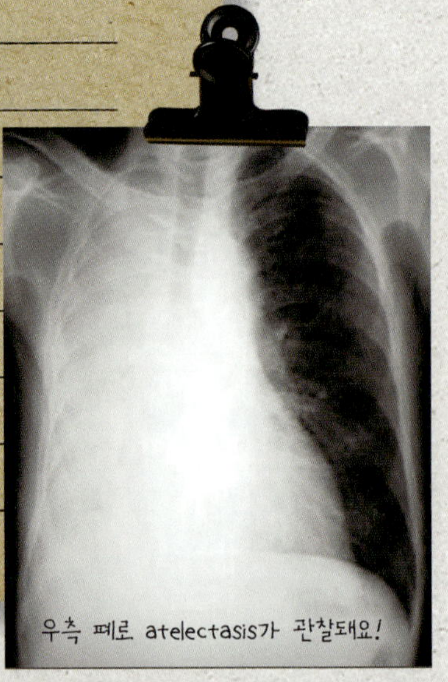

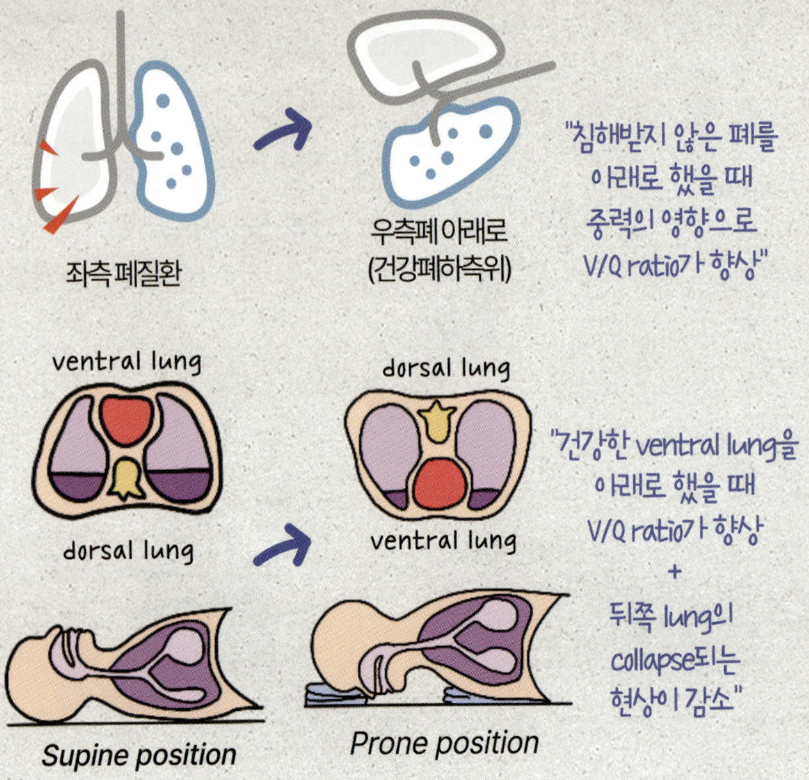

환자 호흡곤란에 대처하는 방법이 정말 다양하네요!!!

1) 산소 공급하기!
2) 원활한 호흡을 위한 기도 관리!
3) 폐 환기량 증가시키기!

이 세 가지 기억해서 상황에 맞게 잘 적용해서 칭찬 받아야겠다 ㅎㅎ

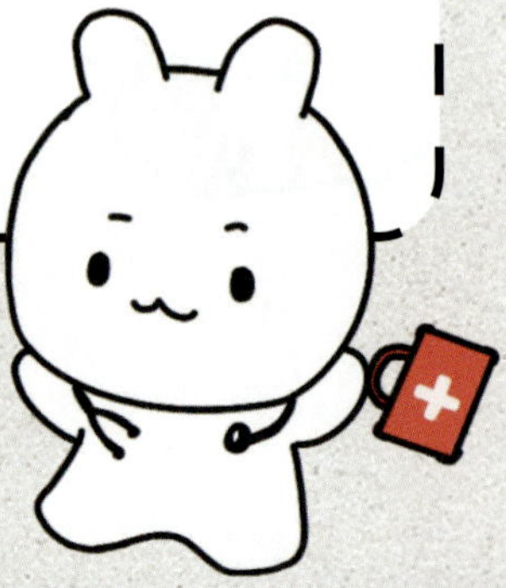

임상 Story

"산소를 주면 되는 것은 알겠는데...
Flow는 뭐고 FiO_2는 뭘까?"

ICU에서는 환자를 검사실로 보내고 받는 과정이 너무 번거롭다..
다 여기에서 시행하면 안 되는 걸까?ㅠㅠ
오늘도 어김없이 HighFlow Nasal Cannula 치료를 시행하던 환자를 검사실로 보내게 되었다.
"선생님, 환자분 검사실 이동할 때 HFNC 가지고 못 가는데, 산소 몇으로 이동해요?"
선배 간호사분이 담당 환자를 검사실로 이동시키려는 나에게 와서 물었다
"네? 아.. 지금 setting이 Flow 40L, Fio_2 50%입니다"
"아니 그러니까.. Portable O_2로 몇 L/min으로 가기로 했냐고요"
"아.. 똑같이 40L/min으로 가면 되지 않을까요?"
내 대답이 어이가 없다는 듯 한숨 쉬는 선배 간호사..
"일반 portable O_2는 저유량 산소 체계라서 Flow를 몇으로 설정해 주느냐에 따라
FiO_2가 결정돼요. FiO_2 50%를 환자에게 전달하려면 Flow는 몇으로
설정해야 할까요 Judy 선생님?"
"죄송해요, 무슨 말씀인지 모르겠어요ㅠㅠ"
(~~산소는 다 똑같이 L/min으로 공급하는 것 아닌가?~~
~~Flow는 뭐고 Fio2는 뭐지???? 처음 들어봐ㅠㅠ~~)

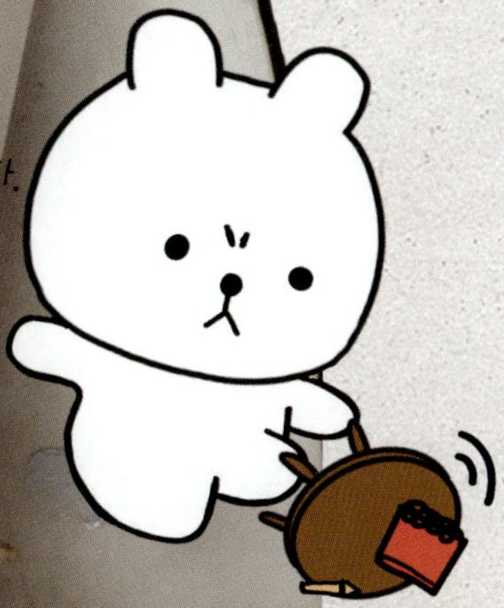

Flow와 FiO_2 어떻게 다를까요?

Flow
환자에게 공급되는 산소의 세기, 즉 공기의 흐름

Flow
환자가 흡입하는 산소의 농도

환자가 흡입하는 산소 농도는 폐포에서 측정하는 것이 가장 정확하지만, 복잡한 폐 혈류의 분포로 인해 측정이 매우 어렵습니다.
따라서 임상적으로는 흡입산소분율(FiO_2)을 산소 흡입 농도의 기준으로 삼습니다.

저유량이 공급하는 산소가 적어서 저유량이 아니었구나! 이제껏 잘못 알고 있었다니..

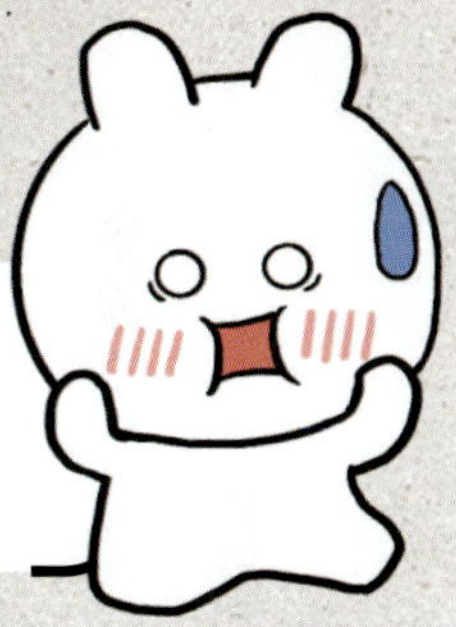

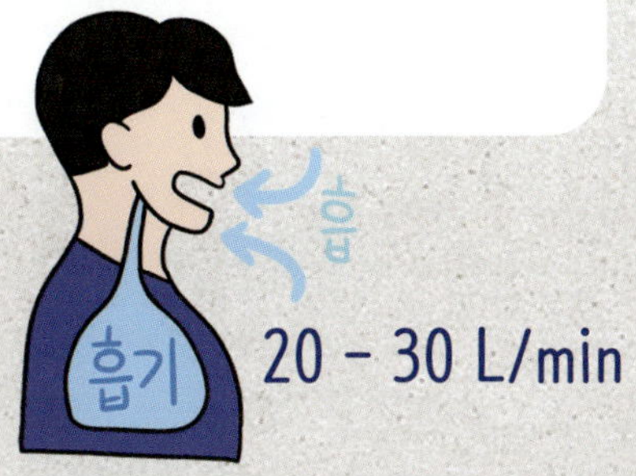

저유량과 고유량?

성인 기준으로 1회 호흡할 때 대기 중 공기를 흡입하는 최대 흡기량은 20~30L/min 정도입니다. 즉, 환자에게 산소를 공급할 때 Flow를 10L/min으로 제공해도 환자는 나머지 흡기량(최대 흡기량 - 공급 유량)을 대기로부터 같이 마시게 됩니다. 따라서, 환자가 공급받는 FiO_2 100%의 산소 외에 대기로부터 산소를 같이 마시느냐, 공급받는 산소만을 마시게 되느냐에 따라 저유량/고유량 산소요법으로 나뉘게 됩니다.

저유량 산소요법

저유량 산소요법은 공급해 주는 산소 외에 환자가 대기 중 산소를 섞어 마시는 것으로, 환자에게 도달하는 FiO_2는 변동될 수 있습니다. 따라서 "변동 FiO_2 산소 투여요법"이라고도 합니다. 저유량 산소요법 전달 기구는 Nasal cannula(비강캐뉼라), O_2 mask/Facial mask(산소마스크), Reserve mask (비재호흡 마스크), Face tent 등이 있습니다.

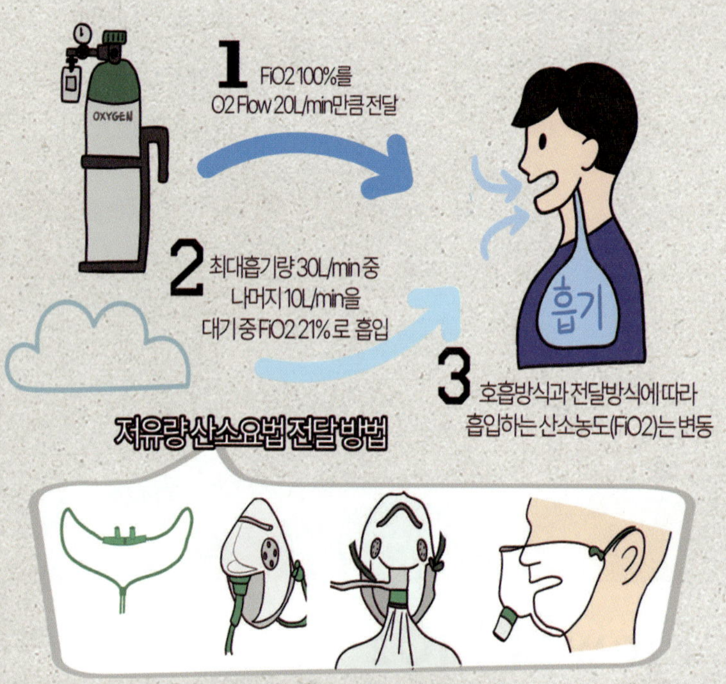

고유량 산소요법

고유량 산소요법은 환자의 호흡 양상 변화에 무관하게 정확하고 계속하여 일정한 FiO_2를 제공하는 것이 특징입니다.

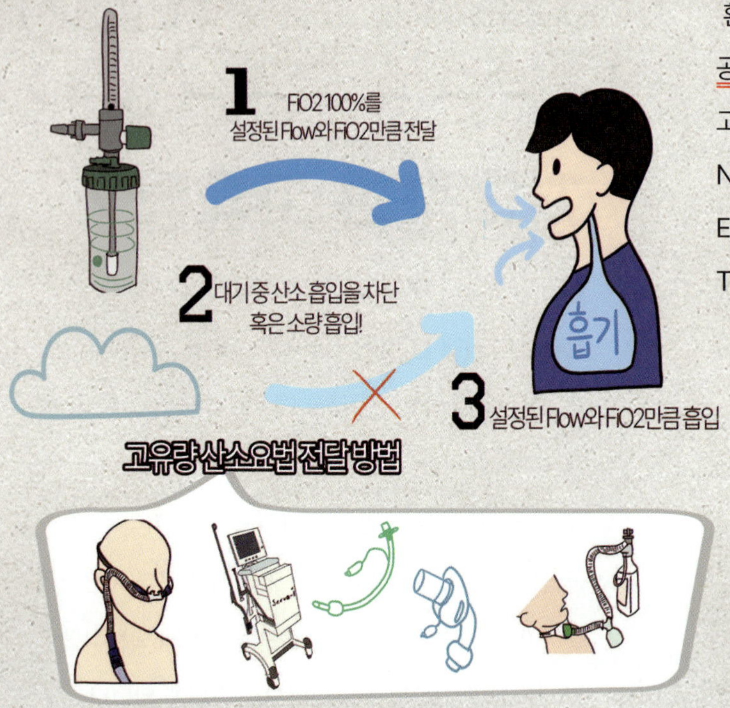

환자는 대기 중에서 흡입하지 않고 산소 전달 기구에서 공급하는 가스로만 호흡하는 것입니다. 고유량 산소요법 전달 기구는 High Flow Nasal Cannula(HFNC), Ventilator(인공호흡기), Endotracheal Tube(기관내관) & Tracheostomy Tube(기관절개관), T-piece 등이 있습니다.

산소 전달 장치

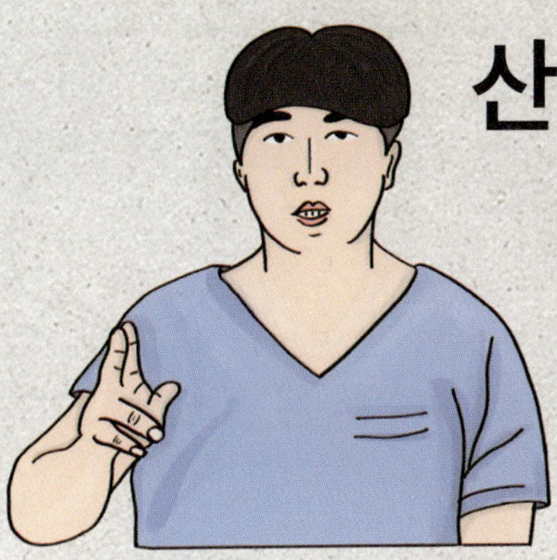

저유량 산소 공급 장치부터 고유량까지 정리!

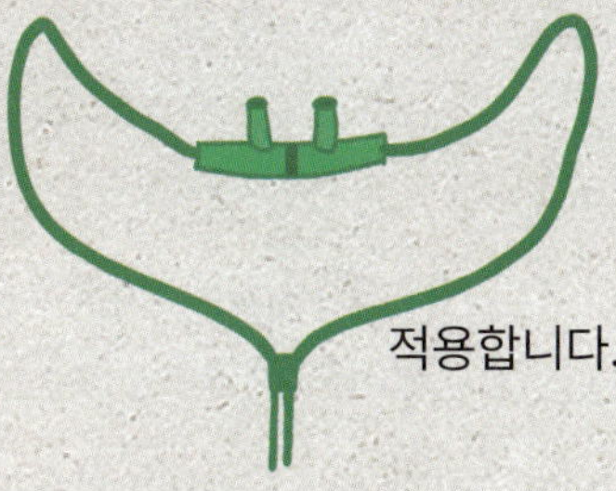

nasal cannula

FiO2 21~44%

저유량 산소투여 장치 중 경제적이며 환자의 편리함 등의 이유로 널리 사용됩니다. 산소 유량은 0.5~6L/min까지 적용합니다. 산소 저장낭은 없으나 해부학적 저장낭으로 비강에 100% O_2가 모이게 됩니다. 4L/min 이상부터 코점막 건조 증상이 나타날 수 있고 그 이상 유량이 높을수록 더욱 심해집니다.

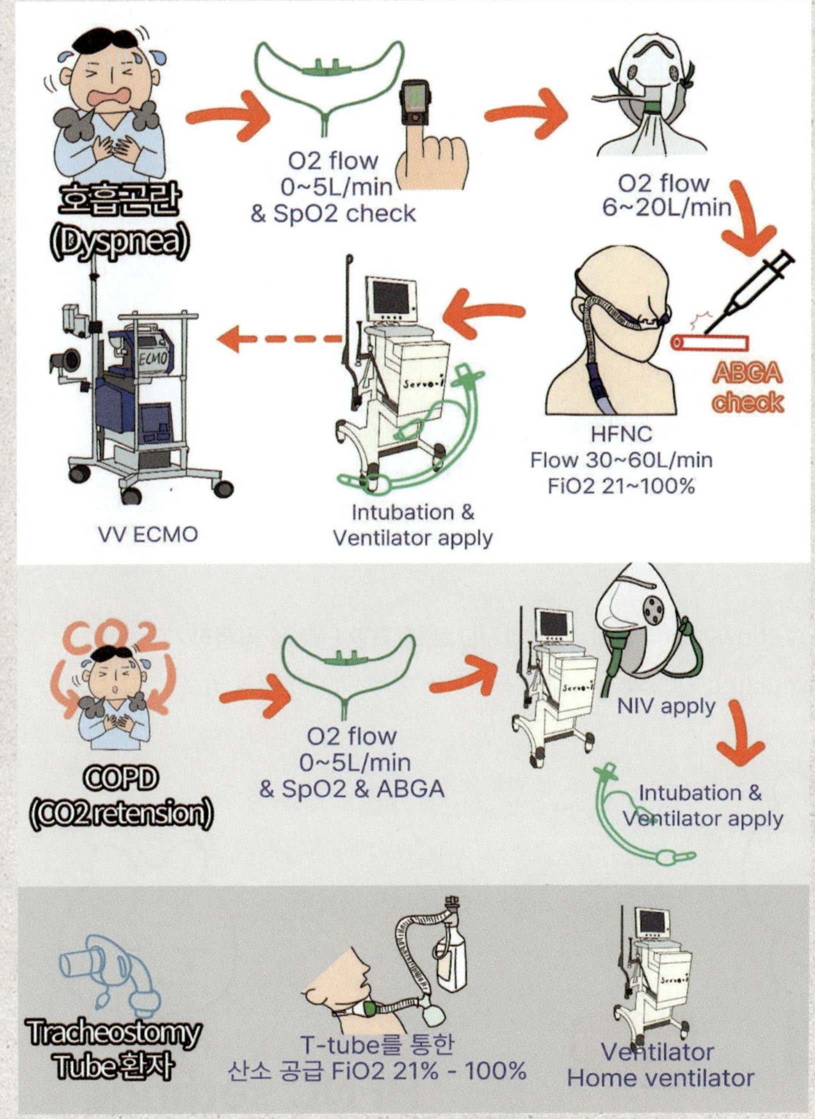

O_2 mask

: 저장낭 여부와 재호흡 기능에 따라 종류가 달라집니다.

simple mask

FiO2 40~60%

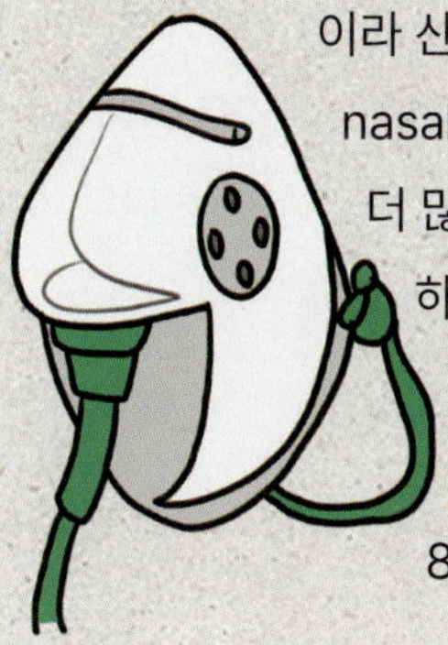

nasal cannula와 차이점은 마스크 형식이라 산소 저장 공간이 크므로 nasal cannula보다 산소 유량을 더 많이 줄 수 있습니다. 하지만 100% O_2를 저장할 수 있는 저장낭이 없어 FiO_2에 한계가 있으므로 산소 유량은 8~10L/min까지 적용합니다.

partial - rebreathing mask

FiO2 50~66%

단순 마스크 + 저장낭이 있습니다. 저장낭에 O_2가 채워져 있지 않으면 환자가 내쉰 가스가 저장낭에 공급되는 O_2와 섞이게 되므로 꼭 저장낭을 O_2로 채우고 적용해야 합니다. 저장낭에 O_2가 채워지고 나면 호기 시 CO_2는 마스크 옆 구멍으로 빠져나가므로 CO_2가 재호흡되지 않습니다.

reserve mask

저유량 산소요법 중 가장 높은 FiO2 제공

부분재호흡마스크와 비슷하나 저장낭에 one-way 밸브가 있어 흡기 시에는 저장낭 안에 산소가 공급되고, 호기 시에는 마스크 옆의 구멍으로만 호기 가스가 나가도록 해줍니다. 마스크를 통한 산소 공급은 nasal cannula보다는 비강 점막이 건조해지지 않습니다. 이론적으로는 저장낭 내에 대기가 흡입될 수 없다고 하나 FiO_2가 90% 이상 되기가 어렵습니다.

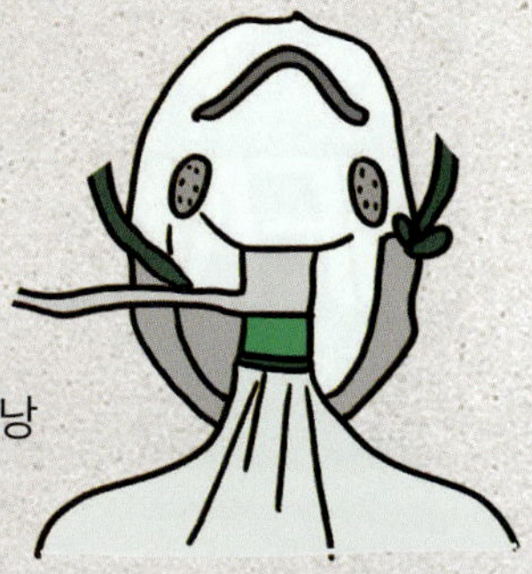

FiO2 21~100%
Flow 최대 60L/min까지

high flow nasal cannula (HFNC)

Facial mask 보다 자주 사용하는 HFNC!! 완벽 숙지해볼까요?

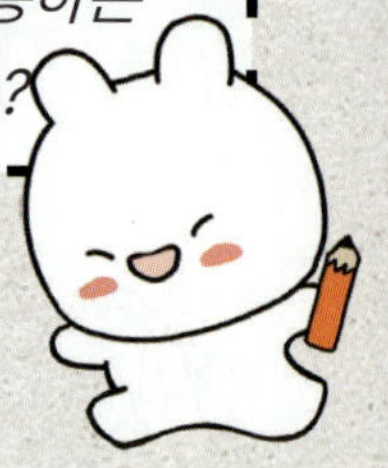

: Air/Oxygen blender를 이용하여 산소 제공 농도를 조절할 수 있습니다.
또한 humidifier와 heated circuit을 이용하여 humidificated gas를 공급할 수 있습니다.

(1) Anatomical dead space washout

Nasopharynx로 산소가 공급됨으로 인하여, 이산화탄소의 배출이 쉽고, 재호흡은 감소합니다.
따라서 dead space는 감소하고, exercise tolerance 가 증가하고, dyspnea는 감소합니다.

(2) PEEP effect

고유량의 산소가 공급되어 expiratory flow에 저항이 발생하여 airway pressure가 증가하고, continuous positive airway pressure effect가 생깁니다.

보통 35 L/min에서 입을 벌린 경우, 2.7 cmH_2O,
입을 다문 경우 1.2 cmH_2O의 양압이 발생한다고 한다.

(3) Humidification

humidifier와 heated circuit을 통해 conditioned gas가 제공됨으로써 환자의 compliance가 좋아지고, oxygenation&tolerance가 증가합니다. 또한 humidified gas는 점액 배출을 돕고 atelectasis를 감소시킵니다. Airway mucosa가 마르는 것을 방지하여 airway constriction을 최소화하고, work of breathing을 감소시켜 산소가 폐까지 잘 운반되도록 돕습니다. 이런 작용은 특히 COPD 환자에서 유용합니다.

(4) Control of FiO_2

기존의 저유량 산소요법에서는 호흡 양상과 O_2 flow에 따라 FiO_2가 달라지므로, 정확한 FiO_2를 공급하기 어려웠습니다. 하지만 HFNC system은 calculated FiO_2와 환자에게 전해지는 실제 FiO_2가 거의 비슷하게 나타났습니다.

HFNC를 어떻게 적용하는지 궁금하다면..
쥬디와 함께 유튜브로 고고!

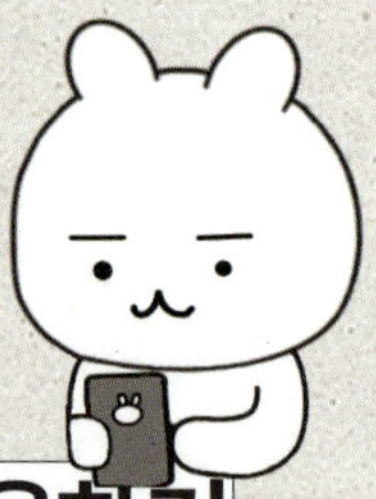

@rn_theboy

HFNC 적용하기

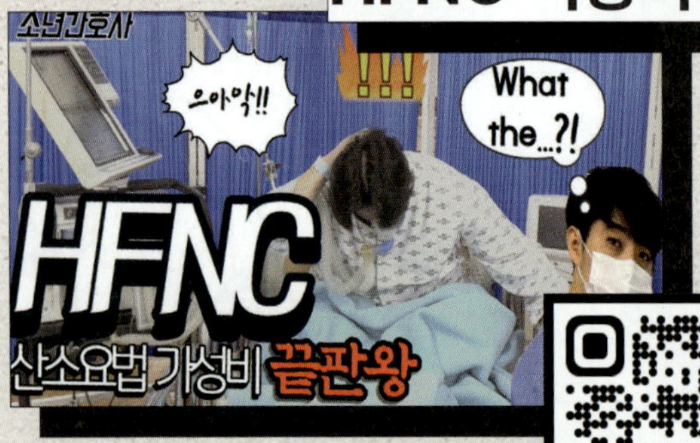

HFNC 어떻게 준비하는지 모른다면..
쥬디와 함께 유튜브로 고고!

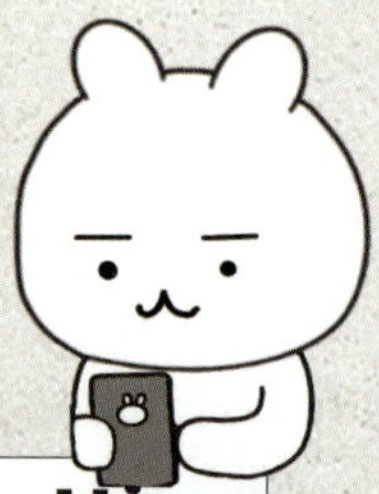

@rn_theboy

HFNC setting

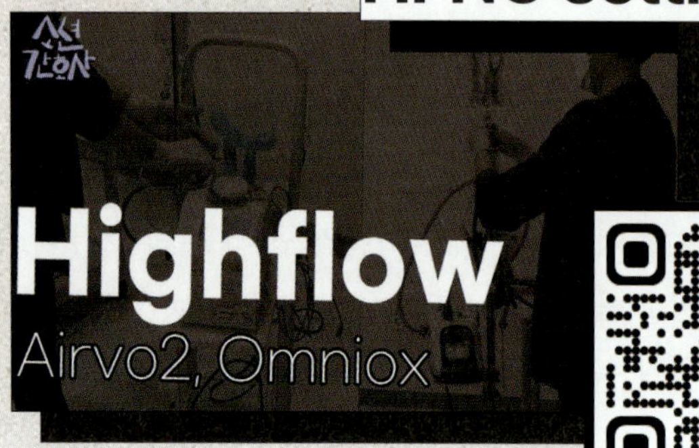

실제 임상 어려움과 해답!

HFNC는 환자에게 FiO2를 100%까지
적용할 수 있으니 계속 하고 있어도 되나요?
그럼 인공호흡기 치료는 언제 하는거죠?
기도삽관 타이밍을 어떻게 알 수 있나요?
ABGA상 PO2 60mmHg 이하일 때?
환자가 힘들어하면?

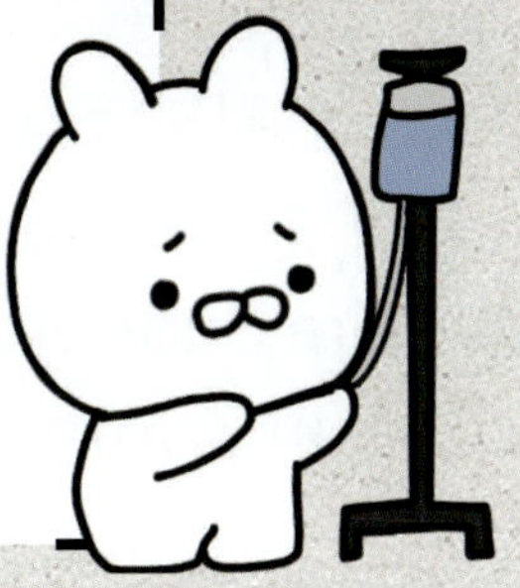

HFNC의 위험인자 중 하나는 삽관(Intubation)을 지연시키는 것입니다. 이러한 삽관 지연은 환자의 예후를 불량하게 하는 요인이 될 수 있으나, 무턱대고 삽관을 해버리면 안되겠죠? 이를 위하여 산소포화도(SpO_2)와 흡입산소분율(FiO_2), 그리고 호흡수(Respiratory Rate)를 통해 계산된 ROX index가 있습니다.

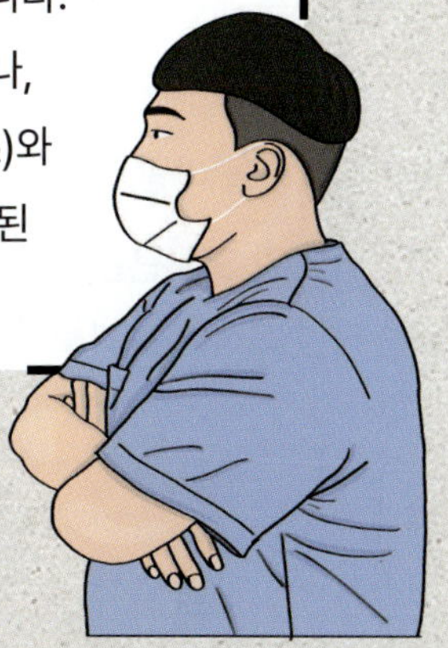

* ROX index
(the ratio of oxygen saturation
as measured by pulse oximetry)
= (SpO_2 / FiO_2) / RR(Respiratory Rate)

~~SpO2 92%, HFNC FiO2 90%, 호흡 수(RR) 15회~~
→ "ROX index가 6.8이네, 아직 intubation 상황이 아니구나!"
→ 갑자기 호흡 수(RR)가 30회?! 호흡 수가 너무 빨라!
→ "ROX index가 3.4밖에 안되네.. intubation이 필요할지도... ㅠㅠ

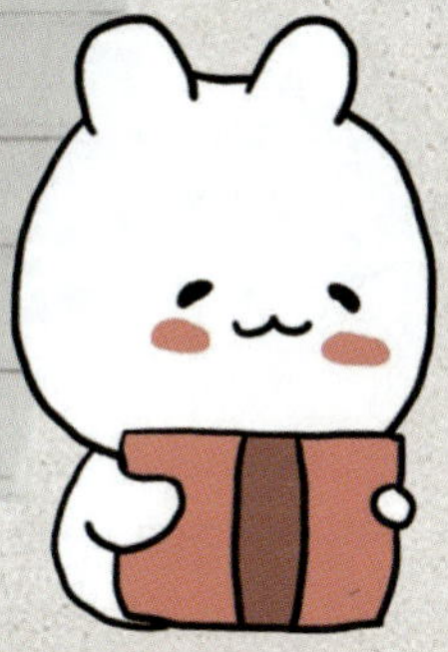

ROX index

ROX index 하면 4.88!!
꼭 기억하기!!

* ROX index가 4.88보다 낮게 계산된다면 HFNC 치료 실패 가능성이 크며, 기관삽관(intubation)이 필요하다고 판단할 수 있습니다.

** 환자의 intubation을 결정하는데 SpO_2와 흡입하고 있는 FiO_2 뿐만 아니라 환자의 호흡수가 매우 중요하다는 사실 꼭 기억해주세요!

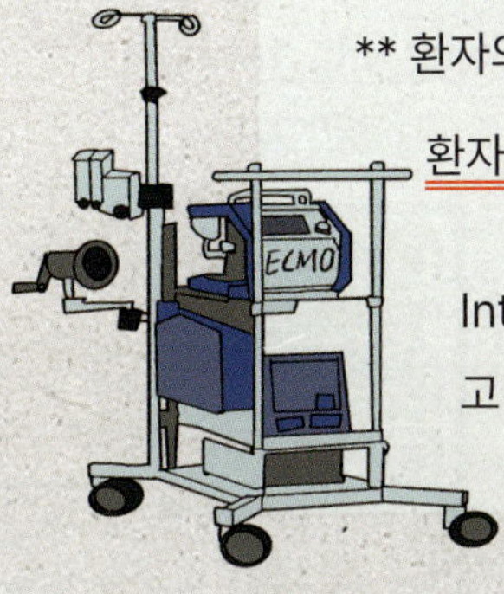

Intubation을 시행한 뒤 ventilator apply를 할 수 있으나, 이후에도 환자의 저산소증이 개선되지 않고 악화된다면, 환자의 폐를 지지할 수 있는 VV ECMO를 적용할 수 있어요.

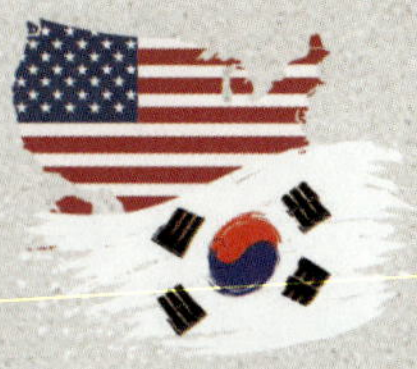

한국 & 미국 CPR guideline

＊단순한 가슴압박과 인공호흡으로 구성되는 기본 소생술(BLS, Basic Life Support),

＊보다 더 전문적인 심전도 분석, 약물 투여, 전기적 치료(제세동 등) 등을 포함하는 개념인 ACLS(Advanced Cardiovascular Life Support)

미국 심장협회(American Heart Association, AHA)는 심정지 환자를 소생시키기 위한 심폐소생술(CPR, Cardiopulmonary Resuscitation) 의 전문화를 위해 5년마다 ACLS 알고리즘을 연구하고 개정하고 있다.

ACLS 알고리즘은 심정지 뿐만 아니라, 서맥이나 빈맥과 같은 부정맥 등 생명을 위협하는 응급 상황에서 의료 전문가들이 체계적으로 대응하기 위한 표준화된 지침이다. 한국에서도 AHA에서 제공하는 ACLS 알고리즘을 표준으로 적용하고 있으며, 대한심폐소생협회(Korean Association of Cardiopulmonary Resuscitation, KACPR)가 AHA의 ACLS 가이드라인을 바탕으로 국내 심폐소생술 교육과 인증을 진행하고 있다.

BLS와 ACLS에 관련해서는 구글 검색으로 알고리즘을 쉽게 찾아볼 수 있으며, 해당 자료와 아래 영상을 통해 CPR을 학습하면 최적의 효과를 거둘 수 있을 것이다.

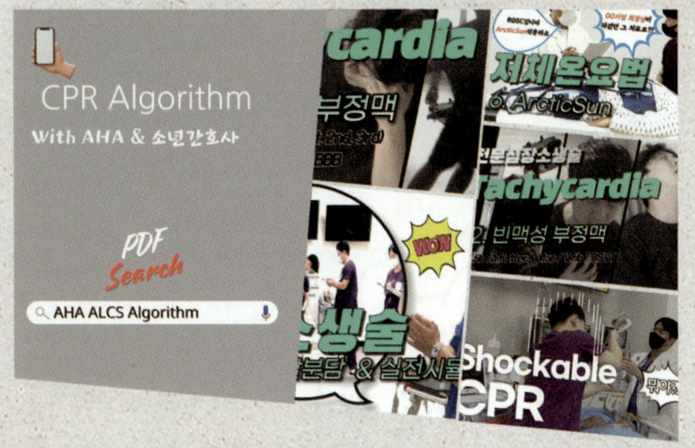

심장이 빨리 뛰면
어떡하지? 빈맥 알고리즘

심장이 느리게 뛰면
어떡하지? 서맥 알고리즘

가장 중요한
기본소생술(BLS)

전문소생술(ACLS)
알고리즘

응급실 ACLS 과정을
알아보자

Shock을 해야 하는
CPR은 어려워

일반병동에서 CPR이
발생한다면?

ROSC됐다! 저체온요법?
갑자기?!

기도삽관은 어떻게
하는걸까?

기도삽관도 프로토콜이
있다고?!

호주 & 뉴질랜드 CPR guideline

호주 뉴질랜드는 별도의 guideline이 있다. The ANZCOR (Australian and New Zealand Committee on Resuscitation) guidelines 이며, 우리나라와의 BLS, ACLS와 비슷하지만 모르면 당황할 수 있는 CPR 알고리즘이다. 만약 호주에서 간호사로 일을 하는 것을 생각하고 있는 분들에게는 다음 BSL, ACLS 특징이 도움될 것이다.

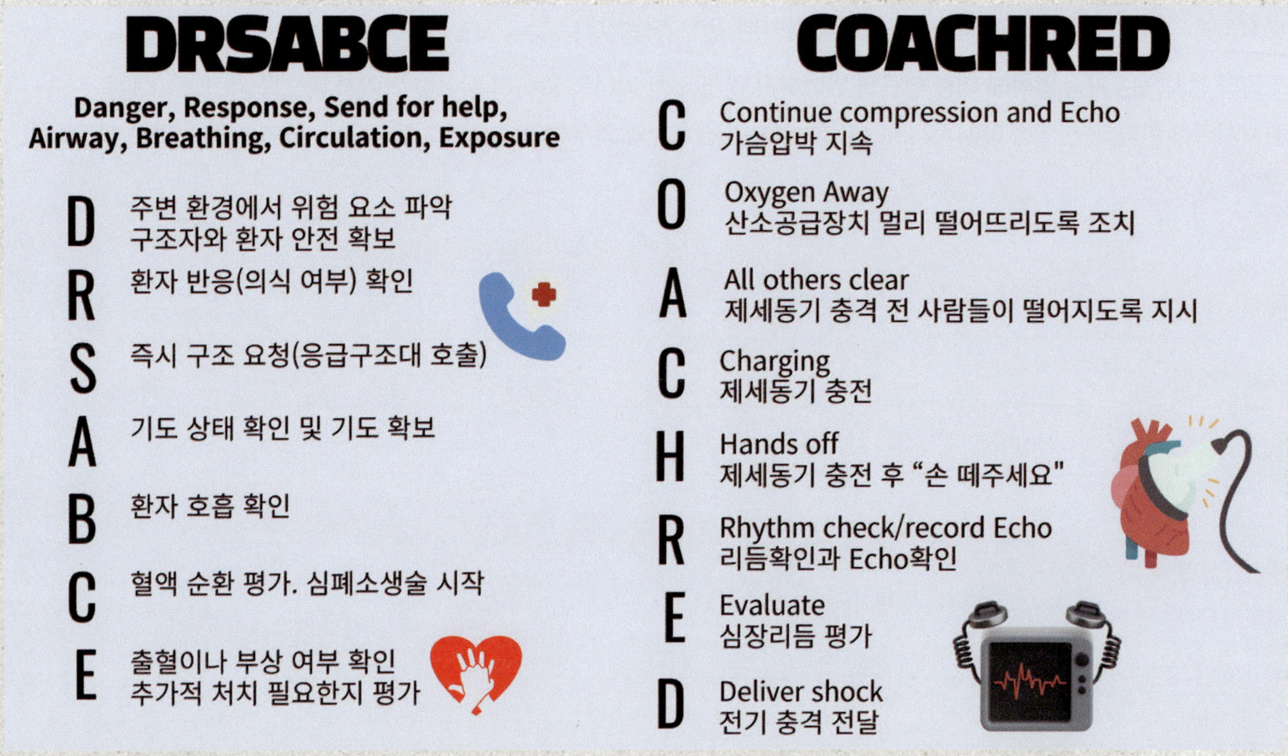

1) BLS와의 차이

The DRSABCD (danger, responsiveness, send for help, airway, breathing, CPR, defibrillator) 의 약어를 사용하면서 특히 'Send for Help'를 굉장히 중요시하게 여기고 있습다. 호주의 병원 간호시스템은 꼭 간호사가 2인 1조로 일을 하는데, BLS에서도 그 특징이 눈에 띄며, 실제로 병원 면접을 볼 때에도 '같이 일하는 동료에게 도움을 요청할 수 있나' 여부를 중요하게 여긴다.

2) ACLS와의 차이

BLS와 마찬가지로 ACLS도 우리나라와 비슷하지만, 확연히 다른 점이 있다. CPR 도중 Rhythm check를 하는 과정에서 집중 심초음파(focused echocardiography)를 시행하여 심초음파를 녹화하는 과정이 포함된다.

집중 심초음파(focused echocardiography)는 심폐소생술(cardiopulmonary resuscitation, CPR)에서 예후를 예측하고, 심정지의 특정 가역적 원인을 식별하며, 심정지 환자에 대한 추가적인 치료 및 절차를 안내하는 데 유용한 도구가 될 수 있다.

하지만 실제로 많은 임상 간호사, 의사들 사이에서 심초음파가 심장 압박의 중단 시간을 연장시킨다는 이유로 방법에 대한 우려를 가지고 있다. 또한, 집중 심초음파를 rhythm check에 포함시키는 명확한 프로토콜 및 훈련이 부족할 경우, 이 방법이 익숙하지 않은 의료인들 사이에서 혼란이 발생할 수 있으며, Shock을 전달하는 동안 심초음파 검사자의 안전 문제도 제기될 수 있다. 그렇기 때문에 실제 제가 일하고 있는 병원에서는 이 COACHRED에 대한 훈련을 매 달 진행하고 있고, 병동마다 이 방법에 대한 안내책자를 CPR 카트 뿐만 아니라 병동 곳곳에 비치해두고 있다.

이 COACHRED를 호주에서 고수하는 이유는, 가슴 압박 중단을 최소화하는 데 도움이 되는 현재까지 확인된 최고의 환자 소생 전략들을 통합하고 있기 때문이다. 시뮬레이션 환경에서 CPR 국제 지침이 권장하는 시간 내에 가슴 압박 중단을 유지하면서 리듬 확인에 집중 심초음파를 포함시키는 것이 가능하다는 것을 입증한다.

초음파 검사자는 가슴 압박에 대한 접근을 방해하지 않거나 팀 리더의 모니터 시야를 가리지 않도록 자신과 기계를 위치시켜야 한다. 또한 호주에서 12 lead ECG 검사는 간호사의 업무이기에, 간호사는 심전도 촬영 방법을 알고 있어야 한다.

공통 간호

공통 간호 부분은 2024년도 현재까지 임상에서 간호사로 지내며 보다 나은 간호 실무 교육을 위해 힘쓰시는 알엔지야(RNjiyaTV), 소년간호사, 해찬이의 간호일지에서 자료를 제공해주었다.

이를 통합하여 각 챕터에 대해 핵심적 내용만을 담았으니 임상에서 적극 활용해보자.

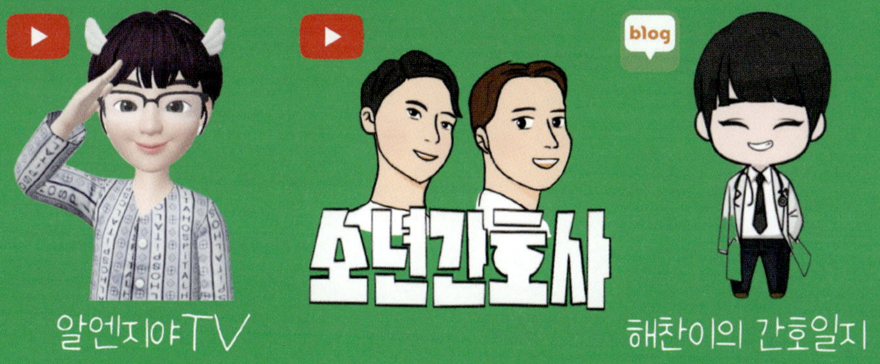

<공통간호 참고문헌>

- 알엔지야TV의 병원이야기 1. 포널스.
- 알엔지야TV의 병원이야기 2. 포널스
- 알엔지야에게 인계받기. 포널스
- 크램북 vol1 벼락치기 임상간호 매뉴얼. 포널스
- 크램북 vol2 벼락치기 환자파악 매뉴얼. 포널스
- 서울아산병원 내과학교실 (2020). 내과매뉴얼 5판. 군자출판사
- 성균관대학교의과대학, 삼성서울병원내과 (2021). Handbook of Internal Medicine. 군자출판사
- ESCMIO(2024). Clinical Microbiology and Infection. ScienceDirect, 30(5).
- 한국 질병관리청 다제내성균 감염증 예방 및 관리 지침
- 미국 질병관리예방센터 Antibiotic-Resistant Bacteria
- 아마사와 히로/안상현(역자). 항생제 스타터(2017). 대한의학
- 아마사와 히로/안상현(역자). 항생제 마스터(2017). 대한의학
- Samanthi(2017). Difference Between Gram Stain and Culture. Science & Nature articles.
- Wikipedia . The free encyclopedia, Wikipedia articles in English.
- A free learning & collaboration community for medical students : Gram-Positive Bacteria & Gram-negative Bacteria. (2019).
- Ream Al-Hasani & Michael R Bruchas. (2011). Molecular Mechanisms of Opioid Receptor-Dependent Signaling and Behavior. Anesthesiology, 7(2), 1363-1381.

정맥주입요법

정맥주입요법

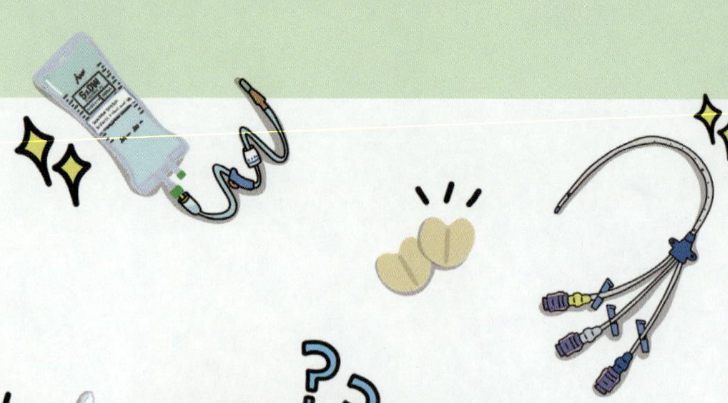

1 약물 주요 투약 방법

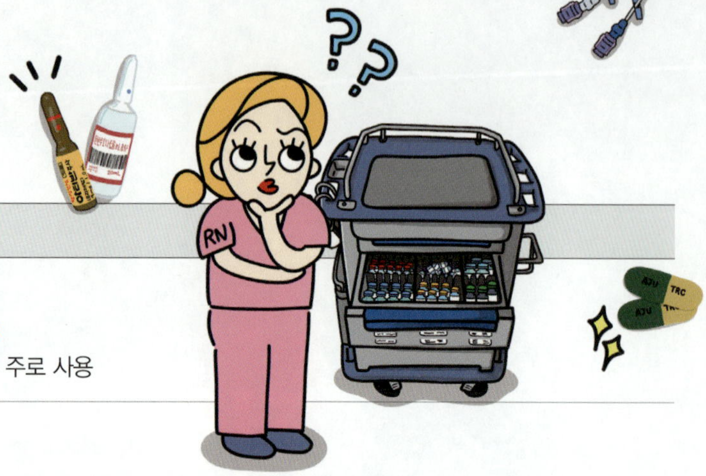

종류	특징
정맥주사 (Intravenous, IV)	- 약물을 직접 혈관 내로 주입하는 방법 - 효과가 빠르고 정확한 용량 조절이 가능 - 응급 상황이나 빠른 약효가 필요한 경우 주로 사용
근육주사 (Intramuscular, IM)	- 약물을 근육 내에 주입하는 방법 - 정맥주사보다 흡수 속도가 느리지만 지속적인 효과를 기대
피하주사 (Subcutaneous, SC)	- 약물을 피부 바로 아래 지방층에 주입하는 방법 - 흡수 속도는 느리지만 일정하게 약물이 흡수되어 지속적인 효과 유지 - 인슐린, 항응고제, 조혈제 등에 주로 사용
설하복용 (Sublingual, SL)	- 약물을 혀 밑에 넣어 녹여 흡수시키는 방법 - 흡수 시 정맥으로 바로 흡수되어 효과가 빠르게 나타남 - 협심증 치료제, 진통제 등에 주로 사용
경구복용 (Oral, PO, per os)	- 약물을 입으로 삼켜 소화기관을 통해 흡수시키는 가장 일반적인 투약 방법 - 복용이 편리하지만 약물에 따라 간을 거치면서 일부가 분해되어 효과가 감소할 수 있음

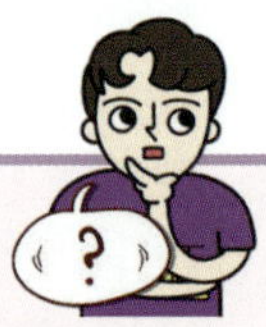

주사제를 정맥이 아닌 동맥으로 투여하면 안될까? 똑같이 혈관인데?

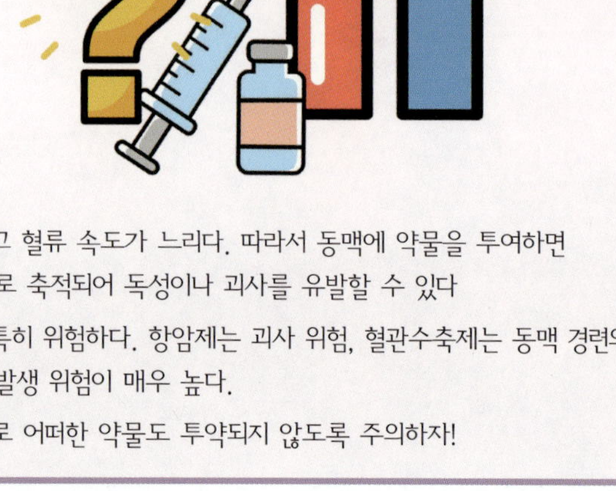

종양 표지자 검사(Tumor marker)는 혈액이나 기타 체액에서 암 발생과 관련된 특정 물질의 수치를 측정하는 검사로, 암 주사제 약물을 정맥이 아닌 동맥에 투약하면 동맥과 정맥의 해부학적, 생리학적 차이로 심각한 부작용을 초래할 수 있다.

1. **혈류 특징**: 동맥은 높은 압력으로 혈류속도가 빠르고 정맥은 압력이 낮고 혈류 속도가 느리다. 따라서 동맥에 약물을 투여하면 약물이 빠른 속도로 전신에 퍼져 특정 장기나 조직에 고농도로 축적되어 독성이나 괴사를 유발할 수 있다
2. **약물 특성**: 혈관수축제나 항암제 등 일부 약물은 동맥에 직접 투여 시 특히 위험하다. 항암제는 괴사 위험, 혈관수축제는 동맥 경련의 위험이 초래될 수 있다. 그 외 본래 약품성질이 아닌 부작용 발생 위험이 매우 높다.

따라서 약물은 정맥주사용으로 개발되며, 간호사는 이를 꼭 숙지하여 동맥으로 어떠한 약물도 투약되지 않도록 주의하자!

2 주요 정맥

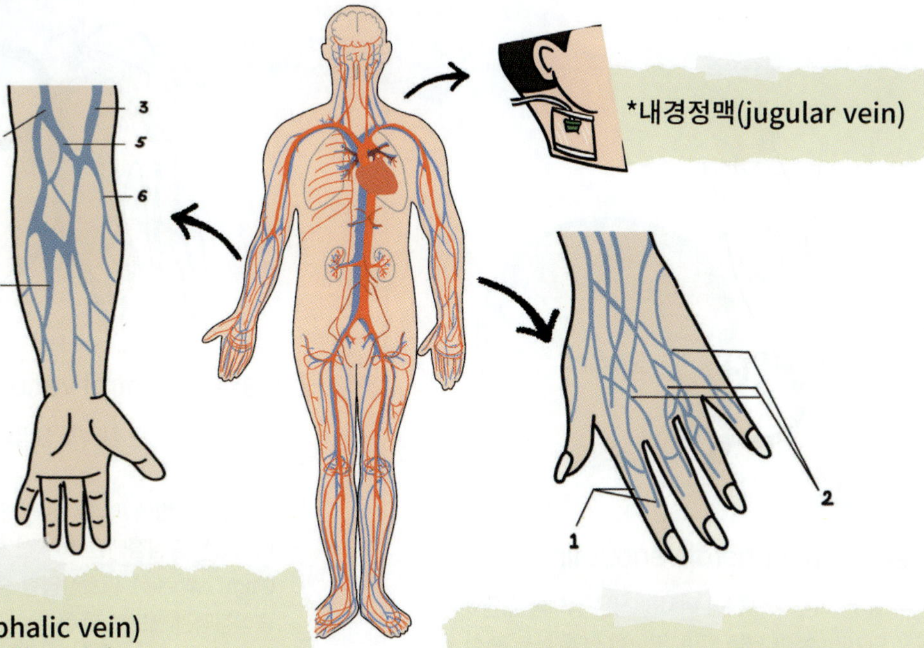

3. 요측 피정맥(cephalic vein)
4. 척측 피정맥(basilic vein)
5. 전완정맥(antecubital vein)
6. 요측 정중피정맥(median cephalic vein)
7. 중앙 척측피정맥(median basilic vein)

1. 손가락 정맥(Dorsal digital vein)
2. 중수 정맥(dorsal metacarpal veins)

환자의 편의성으로 정맥주사를 위한 경로 정맥주사를 위한 위치는 손과 팔이 선택된다. 환자에 따라 정맥이 쉽게 보이지 않는 경우가 있으므로 주요 혈관 위치는 대략적으로 기억하는 것이 좋다. 다음의 Key point를 기억하자

- 치료 초기 정맥치료에 잘 사용되는 부위: 중수 정맥(2)
- 채혈과 주요 정맥 확보를 위한 부위: 요측 피정맥(3, 수혈을 위한 최상의 정맥), 척측 피정맥(4), 요측 정중피정맥(6)
  ➜ 혈관조영 검사를 위한 조영제 투약을 위해 권장되는 혈관
- 혈관확보 어려울 시 선택되는 부위: 손가락 정맥(1), 중앙 척측피정맥(7)
- 응급 상황 시 선택되는 부위: 내경정맥(*)

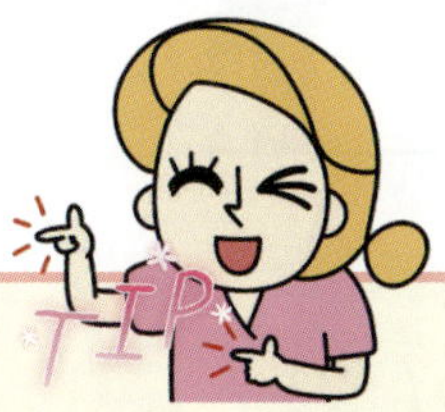

IV는 말초혈관부터 사용하는 것이 권장

오랫동안 치료를 받아야 하는 환자들은 상부 쪽의 좋은 혈관들은 보호해주는 것이 오래오래 혈관을 사용할 수 있는 방법이다. 만약 상부 혈관을 사용하다 만약 혈관 밖으로 수액이 새서 팔이 부었을 때 손등에 다시 IV를 하면 수액은 심장쪽으로 흘러가므로 결국 또 다시 팔이 붓게 된다. 따라서 말초에서부터 혈관을 선택하는 습관을 들이도록 하자

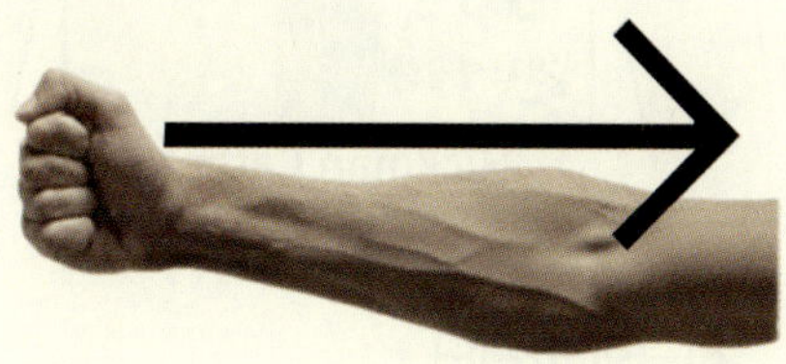

* 진단이나 치료로 사용해서는 안되는 부위

- 만성신장질환으로 투석 치료가 필요한 환자의 팔: 동정맥루 형성 등을 대비한 혈관 보호
- 유방 절제술 또는 액와절제술 받은 방향의 팔: 림프 순환 장애에 따른 부종, 통증, 감염 위험
- 뇌혈관 장애로 마비가 온 팔의 정맥은 사용 주의: 마비와 감각저하 정도에 따라 혈액 순환이 원활하지 않아 혈관 손상, 감염 위험, 혈전 생성 위험이 높음
- 방사선 치료를 받은 부위의 정맥: 방사선 치료로 주변 정상 조직에 영향을 미칠 수 있기에 혈관 손상 위험이 높음

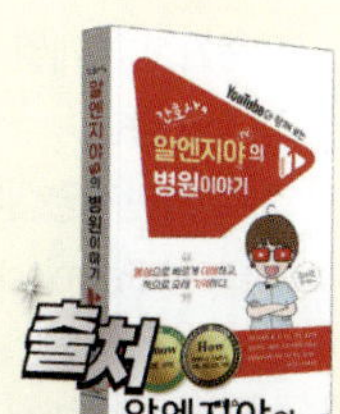

알엔지야의 병원이야기Vol1

3 정맥관 종류와 특징

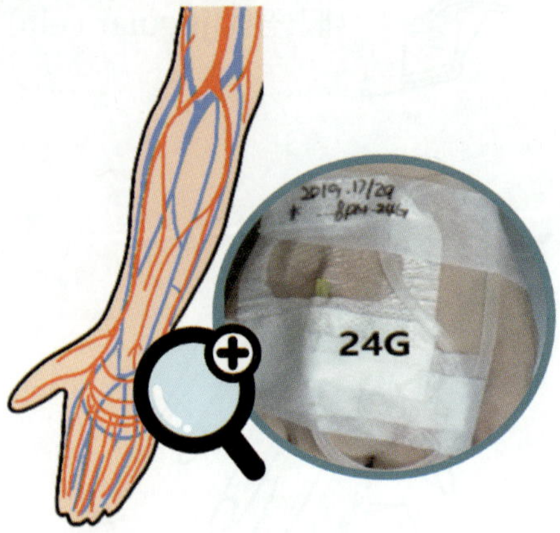

말초정맥관(peripheral venous line)

- 팔, 손, 발 등 피부 가까이에 위치한 작은 정맥에 삽입
- 용도 : 단기간 수액&약물 투여, 간단한 혈액 검사, 수혈
- 삽입이 비교적 간단하나 유지기간이 최대 4일 정도(의료기관마다 상이함)

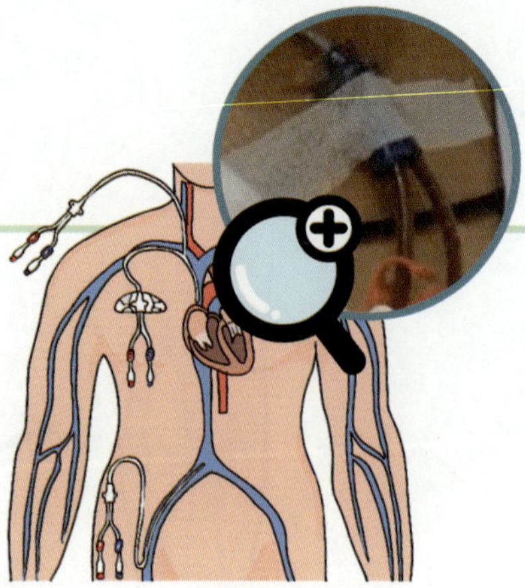

중심정맥관(Central venous line)

- 목, 가슴, 대퇴 등 큰 정맥에 삽입되어 심장 근처 대정맥에 위치하는 정맥관
- 목적과 삽입 방법에 따라 다양한 종류가 존재
  ➜ 비터널식 중심정맥관, 터널식 중심정맥관(Perm catheter), 말초삽입형 중심정맥관(PICC), 이식형 중심정맥관(케모포트) 등
- 장기간 수액&약물 투여(항암제, 고농도 영양수액 등)
- 혈액 투석, 중심정맥압 측정, 자극적 약물 투여
- 삽입이 어려우나 유지기간이 카테터 종류에 따라 2주 ~ 몇 개월로 다양
- 장기간 유지를 위해 주기적인 카테터 삽입 부위 소독 (드레싱)이 필요하며, 드레싱 제품에 따라 시행 주기가 다름

암 환자를 위한 중심정맥관

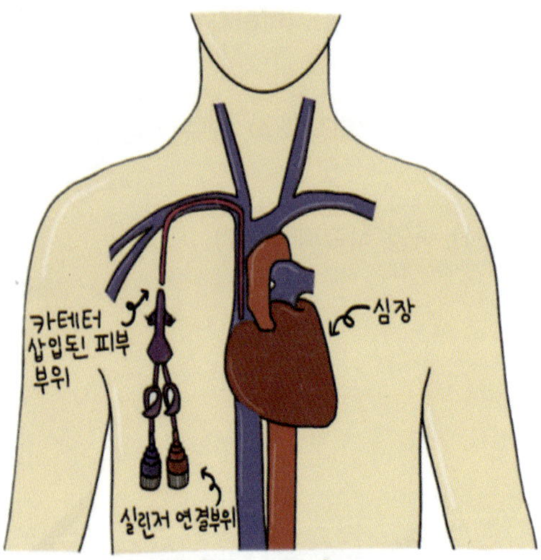

Hickman Catheter
히크만 카테터

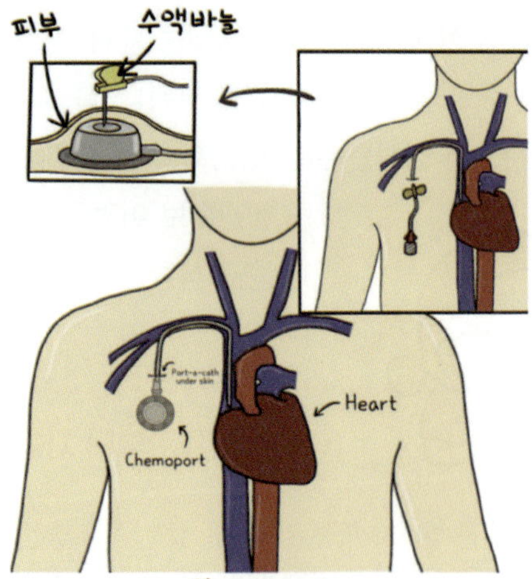

Chemoport
케모포트

히크만 카테터

- 강한 자극성 항암제 등을 투여해야 하는 경우 삽입. 반복적 정맥 주사 불편함 감소
- 사용기한: 6개월 이상(피부 아래 터널식 삽입이라 감염에 강함)
- 주로 혈관조영실에서 삽입
- 시술 전 Permission(동의서), PLT(혈소판) 등 출혈위험 확인
- Dressing(드레싱) : Gauze(2일), Film(7일)

케모포트

- 항암제, 항생제, 혈액제제 등 지속적 주입이 필요한 경우
- 히크만 카테터와 달리 바늘을 제거했을 경우 밖으로 보이는 장치가 없기에 간헐적 항암 요법의 경우 주로 사용
- 사용기한 : 6개월 이상 ~ 수 년까지
- 시술 전 Permission(동의서), PLT(혈소판) 등 출혈위험 확인
- Dressing(드레싱) : Gauze(2일), Flim(7일)
- 케모포트 니들(needle) 삽입 시 멸균술 준수
- 케모포트 니들(needle) 미삽입 시 생리식염수로 케모포트 주기적으로 Flushing(보통 4주), 또는 1:100 Heparin locking(보통 1주)

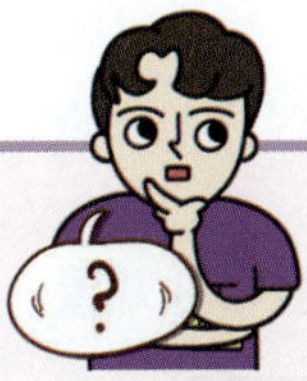

Midline catheter?

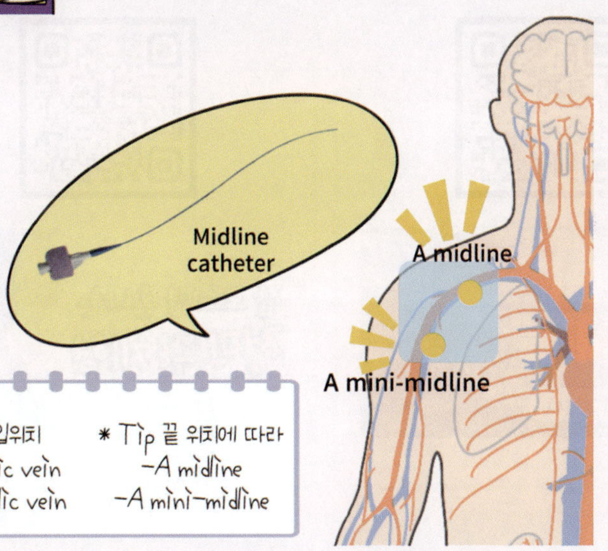

* 삽입위치
- basilic vein
- cephalic vein

* Tip 끝 위치에 따라
-A midline
-A mini-midline

Midline catheter는 말초정맥에 삽입되지만, 말초정맥관보다 더 깊숙한 곳에 위치한 정맥에 삽입하는 도관이다. 상완 부위 피정맥(척측피정맥-basilic vein & 요측피정맥-cephalic vein)처럼 두꺼운 혈관이 선택되며, 이들은 말초삽입형 중심정맥관(PICC)의 삽입 부위이기도 하다.

즉, 이름 그대로 Midline catheter는 말초정맥관과 중심정맥관의 중간적인 특징을 가지고 있으며, 유지기간은 최대 4주, 임상에서는 주로 중환자실에서 응급상황에 이용하고 있다.

- **장점**: 삽입 위치는 말초정맥이지만, 카테터 길이가 길어 심장과 가까운 큰 정맥까지 도달하므로 중심정맥관과 유사한 기능을 수행할 수 있다.
- **단점**: 중심정맥관처럼 우심방 가까이 도달하는 카테터는 아니므로, 혈관 자극성이 높은 약물이나 고삼투압 용액 투여에는 적합하지 않다.

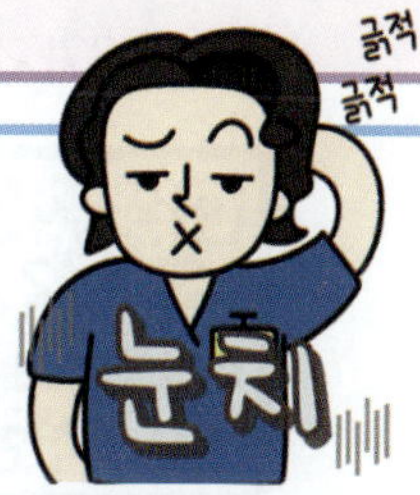

"약물마다 중심정맥용, 말초정맥용.. 다르고,, 어떤 약물은 말초로 주면 안된다고 하고… 이유도 각각 다르던데, 왜 그런가요?"

혈관 관련 합병증 때문이다. 혈관이 좁은 말초정맥관이 중심정맥관에 비해 합병증 발생 위험이 높다. 여기에는 pH와 삼투압이 작용하는데, 특히 삼투압이 높은 약물은 일반적으로 혈관 자극과 염증을 유발할 가능성이 높으므로 중심정맥관을 통해 투여하는 것이 안전하다.

하지만 삼투압의 기준은 약물의 종류, 환자 상태, 투여 속도 등에 따라 달라질 수 있어 명확한 숫자로 제시하기는 어렵다 정상 혈장의 삼투압 농도는 275-300mOsm/L이며, 보통 500mOsm/L 이상의 삼투압을 가진 약물은 혈관 자극성이 높다고 간주되어 중심정맥관 투여를 권장한다. 삼투압이 높아도 천천히 투약하면 합병증 위험을 줄일 수 있다. 사실 약품 일일이 삼투압을 알고 있어야 하는 것은 아니므로 최근에는 약품오더마다 "중심정맥용"이라는 말을 약제부에서 명시하고 있다.

다음의 약품들은 삼투압이 높아 중심정맥관으로 투여가 권장되므로 알아두자

- 50%Glucose, 3%Sodium chloride, 항암제, 고농도 영양수액 주의점으로 Main Fluid에 간헐적으로 들어가는 약물을 Side로 걸어 투약하기도 하는데, 만약 main fluid에 TPN이 주입되고 있다면 Side로 약물을 투약하지 않는 것이 좋다.
  고용량 혈관수축제도 중심정맥관 삽입의 필요성을 암시하므로 오히려 간호사의 적극적인 중심정맥관 삽입 제안이 필요하다.

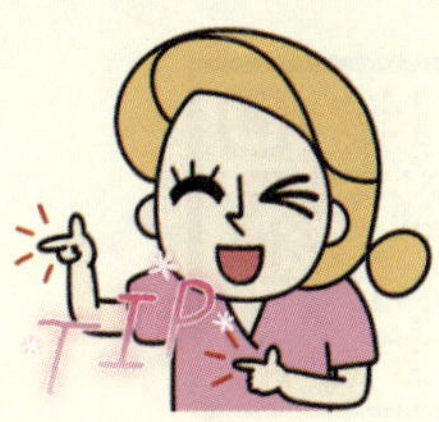

말초정맥관 Gauge에 따른 주요 사용 범위

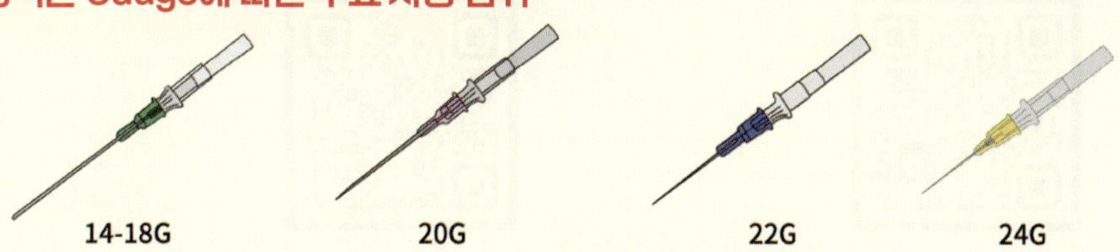

Gauge	활용(*G숫자가 작을수록 바늘 직경이 굵어짐)
14-18G	빠른 속도로 많은 양의 수액이나 혈액제제를 투여할 때 - 수술, 수혈, 고농도 수액, 응급상황, 외상환자(Trauma) * Long 18G needle은 흉수천자(Thoracentesis) 시 사용 가능
20G	일반적 주입, 수혈, 항암요법(Chemotherapy), 정맥 조영술
22G	소량의 수액이나 약물 투여, 혈장 수혈, 항암요법(Chemotherapy)
24G	소량의 수액 투여, 신생아나 영유아에게 사용, 피부가 얇거나 혈관이 약한 환자에게 사용. 혈액 채취에는 부적합하고 투여 속도가 느림

영상으로 알아보는 정맥관 관리 방법

정맥관 관리 핵심

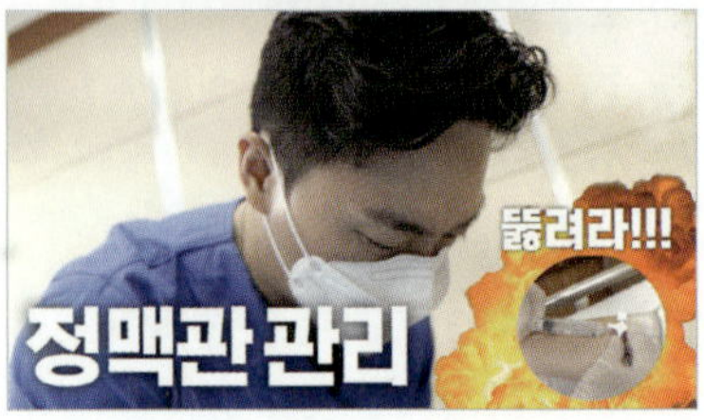
뚫려라!!!
정맥관 관리

Filter 수액세트 제대로 사용하기

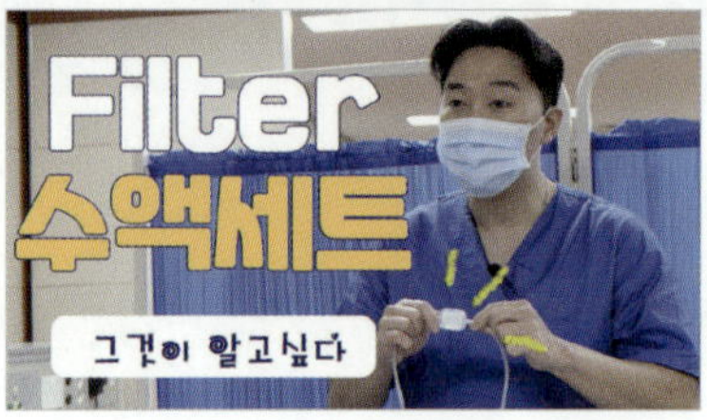

꼭 알아둬야 할 정맥관 채혈

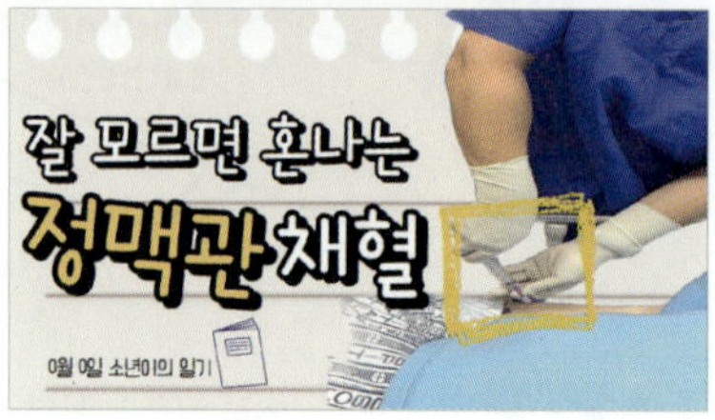
잘 모르면 혼나는
정맥관 채혈

IV 삽입 6가지 근거

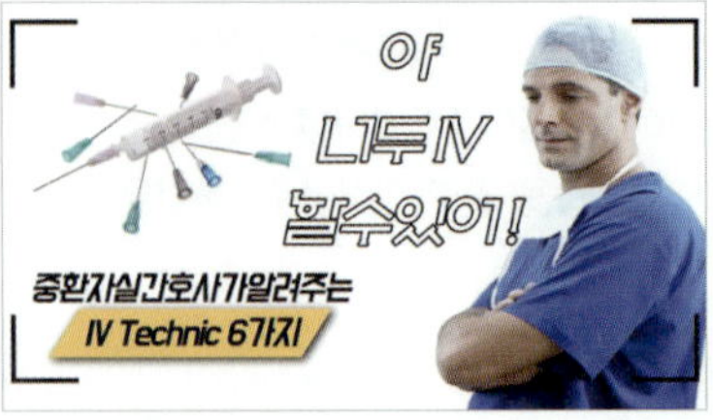

초음파 유도 IV삽입

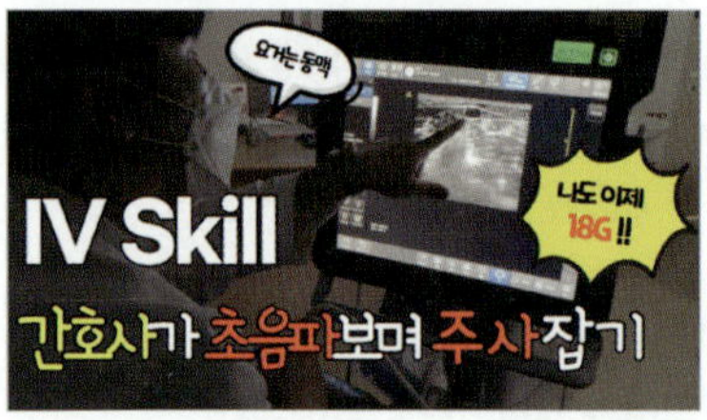
요거는 동맥
나도 이제
18G !!
IV Skill
간호사가 초음파보며 주사잡기

중심정맥관 관리 모음

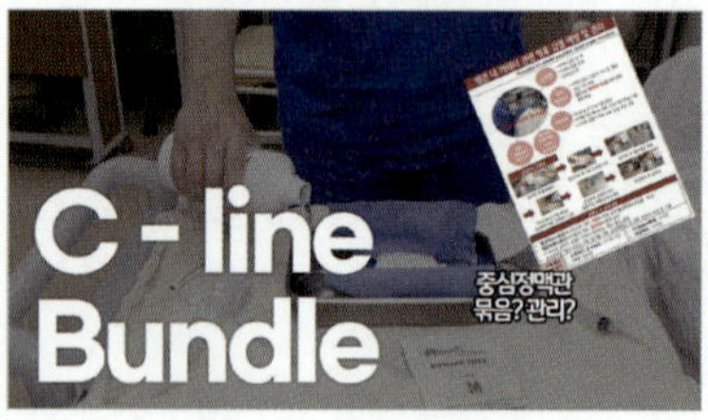

근육주사와 피하주사

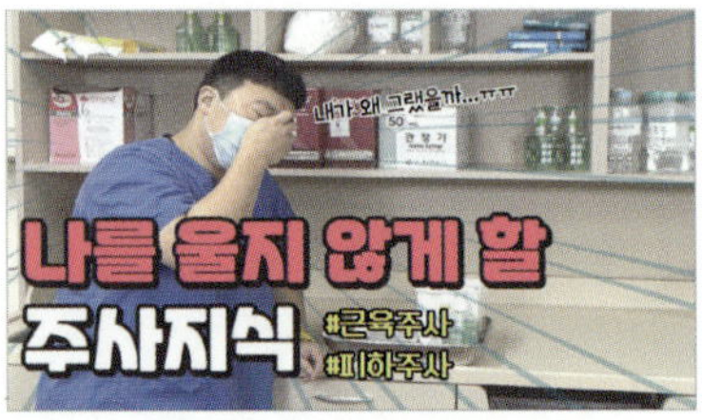

Flushing 핵심 알기

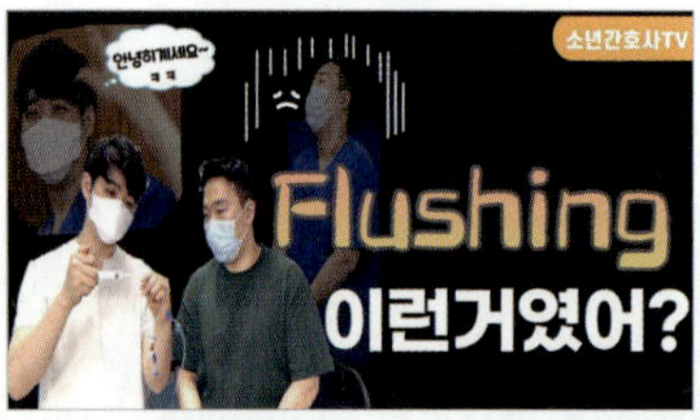

중심정맥관 삽입 후

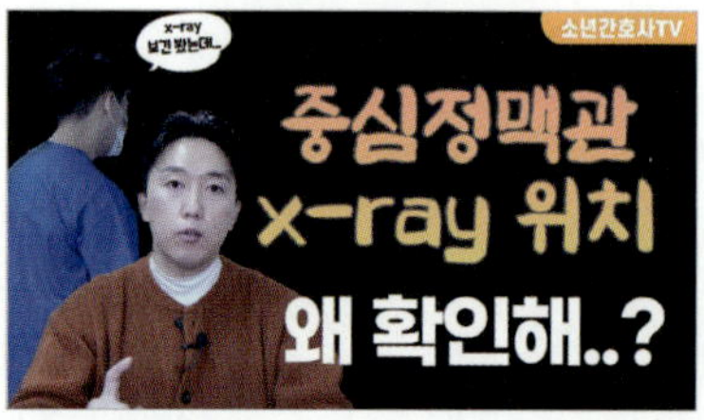
소년간호사TV
중심정맥관
x-ray 위치
왜 확인해..?

케모포트 니들링

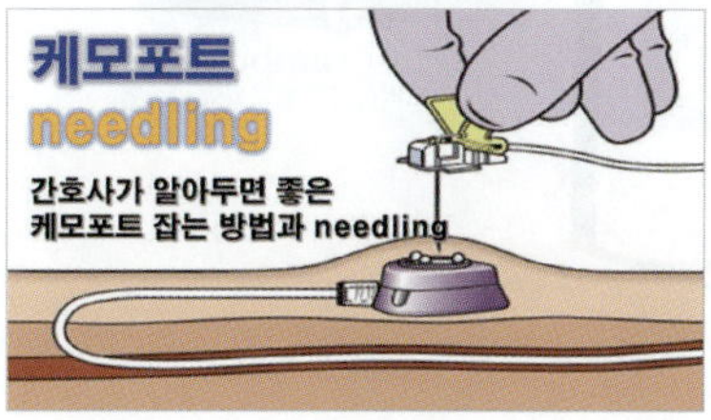

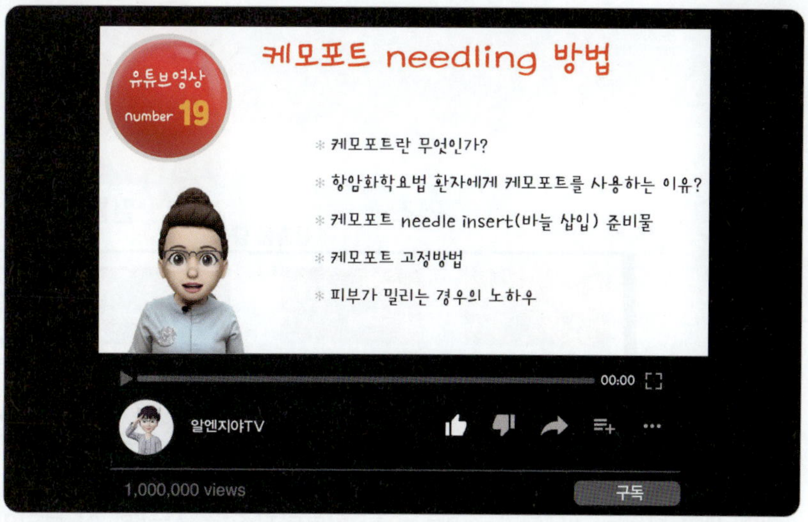
케모포트 needling 방법
유튜브영상
number 19
※ 케모포트란 무엇인가?
※ 항암화학요법 환자에게 케모포트를 사용하는 이유?
※ 케모포트 needle insert(바늘 삽입) 준비물
※ 케모포트 고정방법
※ 피부가 밀리는 경우의 노하우
00:00
알엔지아TV
1,000,000 views
구독

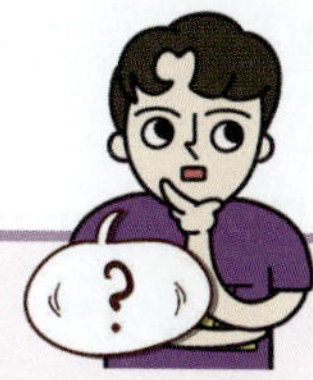
?

정맥관 관련 합병증?

합병증 종류	특징	대처
Ecchymosis & Hematoma (반상출혈, 혈종)	- 바늘이 혈관을 뚫을 때 주로 발생 - 피부색 변화와 부종	- 카테터 제거, 가벼운 압력 드레싱 적용 - 혈종이 커지는 것을 막기 위해 ice bag 적용
Infiltration (침윤)	- 약물이나 용액이 주위 조직으로 스며든 현상 - 카테터 삽입 부위 피부가 단단히 만져지고 피부가 창백하고 차가움	- 카테터 제거, 멸균 드레싱 적용 - 등장액 침윤 시 온찜질 - 고장액 침윤 시 냉찜질
Extravasation (일혈)	- 발포성(vesicants) 약물이나 용액이 혈관에서 주변 조직으로 새어나간 현상 - 수포나 근육괴사 유발 가능	- 즉시 주입 중단 - 약물 종류에 따라 길항제가 있다면 조직에 주입 - 카테터 제거 후 멸균 드레싱 - 필요 시 외과적 중재
Phlebitis (정맥염)	- 정맥의 염증 - 통증이나 압통, 발적, 부종 발생 가능	- 통증, 발적, 부종 정도에 따라 카테터 제거 (Visual Infusion Plebitis Score와 같은 표준화된 정맥염 사정 도구로 평가) - 중심정맥관 감염 예상 시 배양검사 - 상황에 따라 온&냉 찜질

Catheter 삽입 부위 드레싱

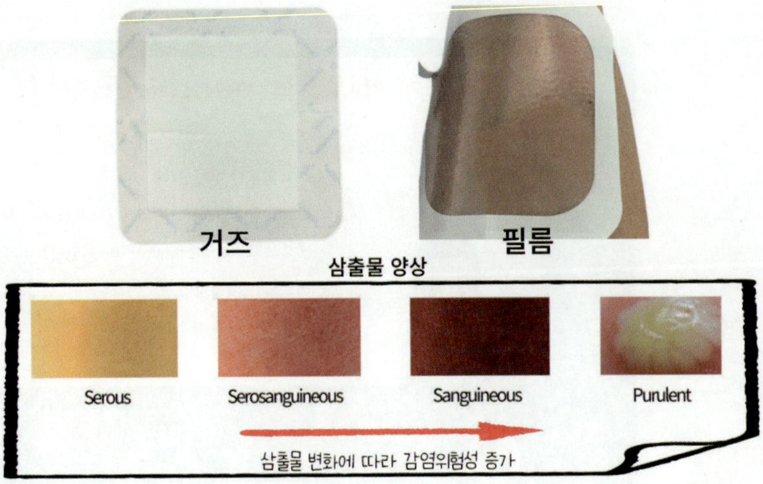

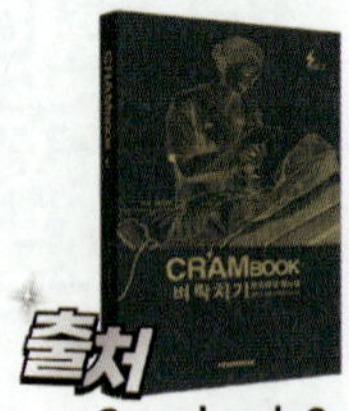

Crambook 2
벼락치기 환자파악 매뉴얼

카테터 삽입 부위는 카테터가 존재하는 한 회복되지 않는 상처로, 이 부위의 감염 예방을 위해 주기적인 소독을 해야 한다. 카테터 삽입 부위 주변으로 삼출물은 존재할 수 있으나, 그 양상 변화에 따라 감염을 시사하기 때문에 삽입 부위 관찰이 필수다. 카테터 삽입 부위 Dressing은 대표적으로 거즈 드레싱과 투명 필름 드레싱이 있다.

거즈 드레싱 (gauze dressing)

- 삼출물이 있는 상처에 적용
- 교환주기 : 2일
- 상처 삼출물 흡수 기능이 뛰어나다. 드레싱이 너무 오래되지 않도록 보통 2일에 한 번 드레싱을 시행해 준다. 삼출물로 인해 정상 피부가 연화되는 피부의 침연을 방지해주지만, 습윤 환경을 유지하거나 세균 감염에 대해서 취약하다.

필름 드레싱 (film dressing)

- 삼출물이 없는 상처에 적용
- 교환주기 : 7일
- 폴리우레탄 성분으로 산소와 수증기 교환이 가능한 반투과성 막이며, 방수성이라 외부로부터 세균 침입을 방지하는 기능이 있다. 내부에서부터 삼출물이 생기지 않는 상처에 대해 적용한다., 투명이라 상처 관찰이 용이하다는 장점이 있다

영상으로 알아보는 카테터 드레싱 관리 방법

Dressing의 기본 원리

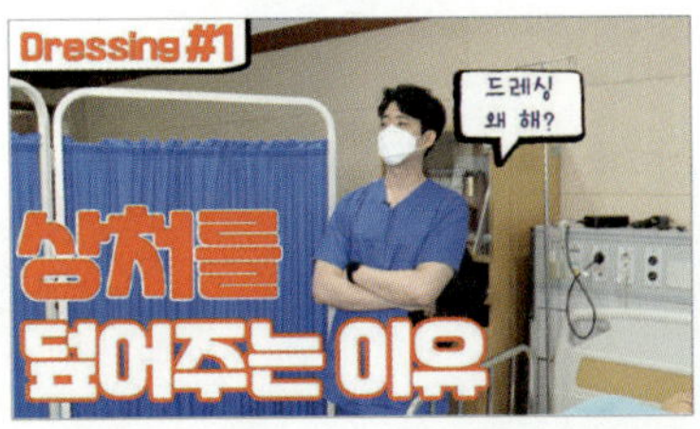

카테터 주위 관리 방법

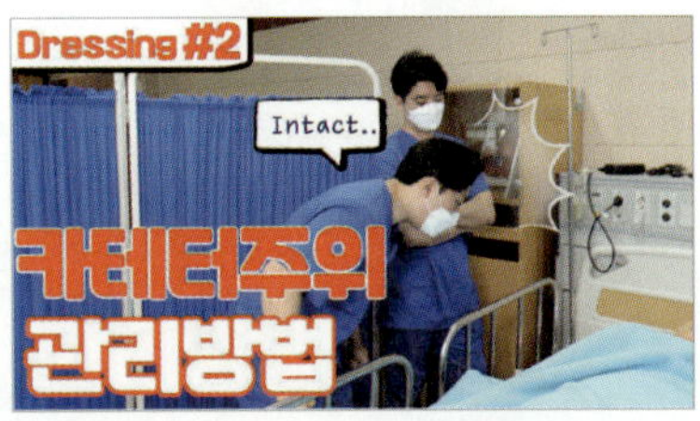

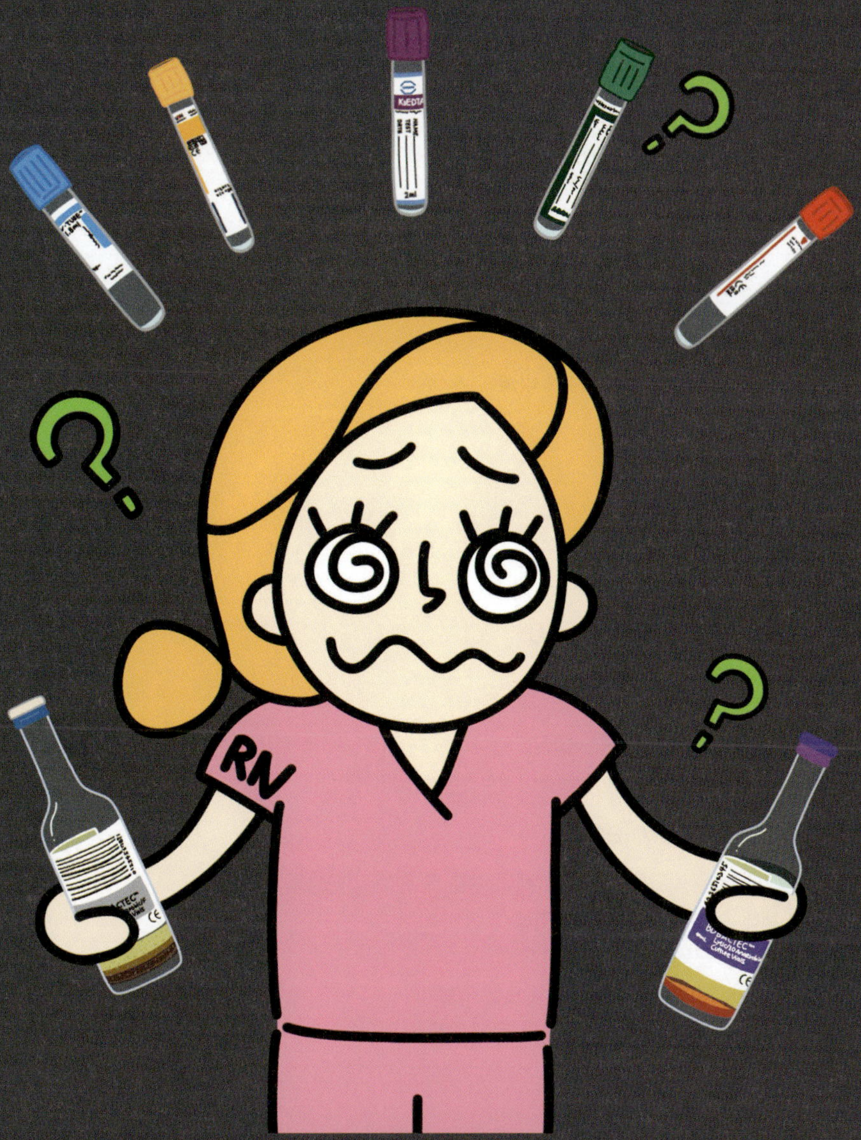

혈액 검사

혈액 검사는 우리 몸 안에서 일어나는 다양한 변화를 확인할 수 있는 중요한 검사이다. 마치 건강 상태를 들여다보는 창문과 같다. 병원에서는 수많은 종류의 혈액 검사를 시행하고 있지만, 모든 검사를 완벽하게 이해하기보다는 각 검사가 어떤 의미를 가지는지, 어떤 검사 용기에 담아야 하는지, 그 맥락을 파악하는 것이 중요하다. 본 챕터에서는 간호사들이 자주 접하는 혈액 검사 항목들을 중심으로 각 검사의 특징에 대해 설명하고자 하니, 병원에서 맞닥뜨리는 혈액 검사에 대한 이해를 향상시키는 데 도움이 되기를 바란다.

혈액 검사

1 주요 혈액 검사 종류와 검체

일반혈액검사 (Complete Blood Count, CBC)

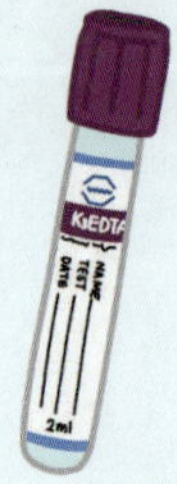

- 헤모글로빈(Hb): 적혈구 내 산소 운반 단백
- 헤마토크릿(Hct): 혈액에서 적혈구가 차지하는 용적 비율
- 적혈구(RBC): 혈액 내 산소 운반 담당 세포
- 백혈구(WBC): 면역 반응에 관여하는 세포
- 혈소판(Platelet): 지혈 작용에 관여하는 세포

혈액 응고 검사 (Coagulation Test)

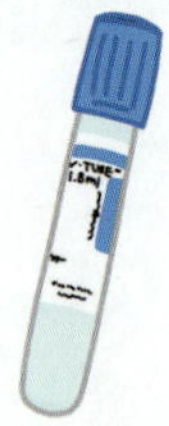

- PT(Prothrombin time): 혈액 응고에 걸리는 시간 측정
- aPTT: 혈액 응고 인자들의 기능을 평가
- INR: PT결과를 표준화한 값
- D dimer: 혈전 생성 및 분해 과정에서 발생하는 물질

혈액 화학 검사(Blood Chemistry Test)

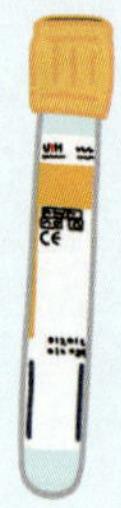

- **전해질** (Electrolyte): 혈액 내 이온 농도를 측정하여 체내 수분 및 전해질 균형을 평가
- **나트륨** (Sodium, Na+): 체내 수분 조절에 중요한 역할
- **칼륨** (Potassium, K+): 심장 및 근육 기능에 중요한 역할
- **염소** (Chloride, Cl-): 체내 수분 및 산-염기 균형에 중요한 역할
- **칼슘** (Calcium, Ca2+): 뼈 건강, 신경 전달, 근육 수축 등에 중요한 역할

신장 기능 검사

- **혈액 요소 질소** (Blood Urea Nitrogen, BUN): 신장에서 배설되는 노폐물로, 신장 기능 저하 시 증가합니다.
- **크레아티닌** (Creatinine): 근육에서 생성되어 신장으로 배설되는 노폐물로, 신장 기능 저하 시 증가합니다.

간 기능 검사

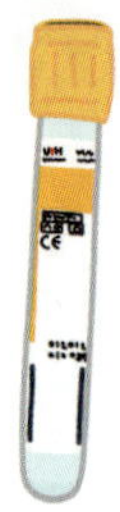

- AST (Aspartate Aminotransferase): 간세포 손상 시 증가합니다.
- ALT (Alanine Aminotransferase): 간세포 손상 시 증가합니다.

심장 표지자 (Cardiac Marker): 심근 손상 여부를 평가합니다.

- **트로포닌** (Troponin): 심근 손상 시 혈중으로 방출되는 단백질로, 급성 심근경색 진단에 중요한 지표

염증 검사

- C-**반응성 단백질** (C-Reactive Protein, CRP): 염증 반응 시 증가하는 단백질로, 감염 및 염증 질환 진단에 사용

지질 검사 (Lipid Profile)

- 콜레스테롤, 중성지방 등 지질 수치를 측정하여 심혈관 질환 위험을 평가

혈액 배양 검사(Blood culture)

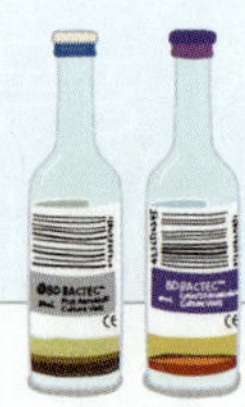

- Gram(+) cocci, Gram(+) Bacili, Gram(-) cocci, Gram(-) Bacilli, Fungus 등을 보고
- 각각의 혐기성, 호기성 균 배양을 위해 Blood culture order 1개에 bottle은 2개로 나눔

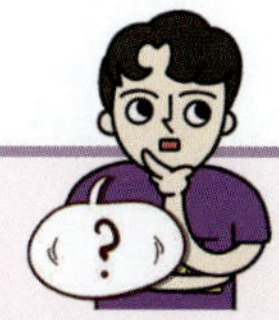

가장 많이 사용하는 혈액 검사 용기?

앞서 살펴본 것처럼 혈액검사 중 화학검사는 특히 그 종류가 매우 다양하다. 따라서 의료기관별로 어떤 항목을 검사할 것이냐에 따라 처방 오더가 달라지는데, 검체 용기는 SST tube로 동일하다. 간호사는 화학검사에 대한 각 처방이 어떤 항목을 분석하는지는 아는 것이 효율적 업무를 위해 중요하다. 다행히 화학검사 오더에 따른 분석 항목은 EMR 상 기능이나 의료기관 매뉴얼 등에 서술되어 있으므로 아래 내용은 화학검사 종류와 오더 이해를 위한 참고용으로 살펴보자.

화학검사 오더 이름과 분석 항목 예시

오더명	분석 항목
Electrolyte Panel	Na, K, Cl, Total Calcium
일반화학 7종	BUN, Creatinine, Na, K, Cl, Total Calcium, Glucose
Liver Panel 6종	Total protein, Albumin, T-bilirubin, ALP, AST, ALT
Admission panel 13종	Total protein, Albumin, T-bilirubin, ALP, AST, ALT, 일반화학7종
Lipid Panel	Total cholesterol, Tiglyceride, HDL,, LDL
Other	Phosphorus, Uric Acid, r-GTP, Amylase, LDH, CRP, CPK, C3, C4 emd

2 혈액 검사 종류에 따른 검체 & 특징 & 채혈 순서

검체 종류	검사 항목	특징	채혈 순서
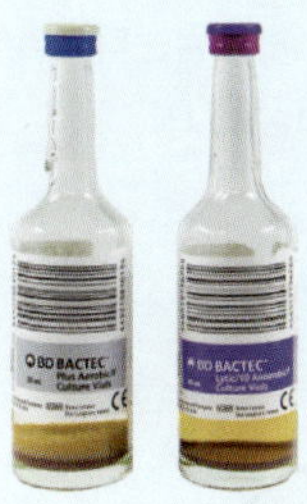 Blood culture	혈액배양검사	- Aerobic vial ➜ Anaerobic vial순으로 채집 - 채혈 부위 주변 70%isopropyl alcohol또는 ethanol로 소독 후 채혈 - 혈액 내 간헐적으로 균이 출현하는 경우가 대부분이므로 보통 다른 채혈 부위로 2쌍 이상 채집	세균오염 위험성을 없애기 위해 최우선 채혈
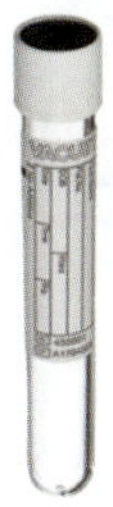 No additive tube	CSF(cerebrospinal fluid) 또는 흡인물질(객담, 체액 등)	- 혈액검사 보다는 Spinal tapping이나 객담이나 체액, 이상물질 등 다양한 검사에 활용됨	첨가제가 들어 있는 다른 tube로부터 첨가제가 혼합되는 것을 방지하기 위해 우선적으로 채집. 주사침으로 피부를 찌를 때 유리되어 나오는 tissue thromboplastin을 먼저 받기 위해 이용되기도 함
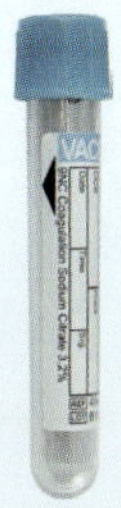 Citrate tube (coagulation)	- 혈액응고검사 - PT, Aptt, FDP, D-dimer, Fibrinogen등	- 항응고제:혈액 = 1:9가 되도록 반드시 눈금선까지만 채혈(보통 2.7ml)	다른 첨가제가 혼입되는 것을 예방하기 위해 첨가제가 들어 있는 tube 중 맨 처음 담는다.

검체 종류	검사 항목	특징	채혈 순서
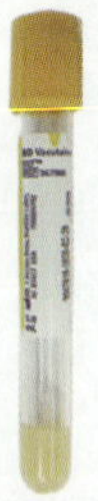 SST tube (serum separation tube)	임상화학, 혈청, 약물검사 등 혈청(serum)을 이용하는 모든 검사 - na, K, Cl, Ca등	- Clot activator(응고촉진제)와 검체가 충분히 섞이도록 천천히 5-10회 정도 상하로 흔들어 줌 - 하얗게 묻어있는 응고촉진제와 혈액을 5-10회 흔들며 혼합하면 혈액이 빨리 굳어 30분이면 원심분리가 가능	SST에 들어있는 응고 촉진제인 silica입자들이 특히 혈액응고용 tube에 혼입되면 안되므로 citrate tube다음 순서로 담는다. silica입자들은 다음 뽑을 항응고제가 들어있는 tube에 혼입되더라도 영향을 주지 않음
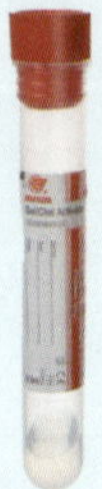 Non-gel tube	미생물검사, 체액화학검사, 수탁 약물 검사	흔들지 말고 수직으로 보관	
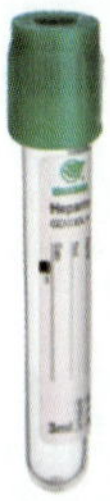 Heparin tube	ABGA	공기차단 후 즉시 검사실로 보냄	Heparin tube에 들어 있는 heparin은 다른 tube에 혼입되더라도 혈액응고검사 외에는 큰 영향을 주지 않으므로 citrate검체 이후로 혈액을 담는다.
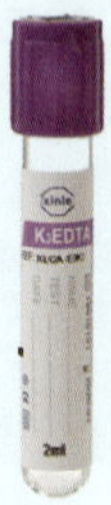 EDTA tube	일반혈액 (Hb, Hct, WBC, Plt 등), HbA1c, ACTH, Renin, Ammonia, 체액세포수제산 등	약 10회 정도 상하로 부드럽게 흔들어 혼합	EDTA tube는 다른 tube에 혼입되면 검사결과에 큰 영향을 주므로 가장 나중에 담는다.(Na, K증가, Ca, iron감소, PT, aPTT증가)

3 그 외 중요 검사

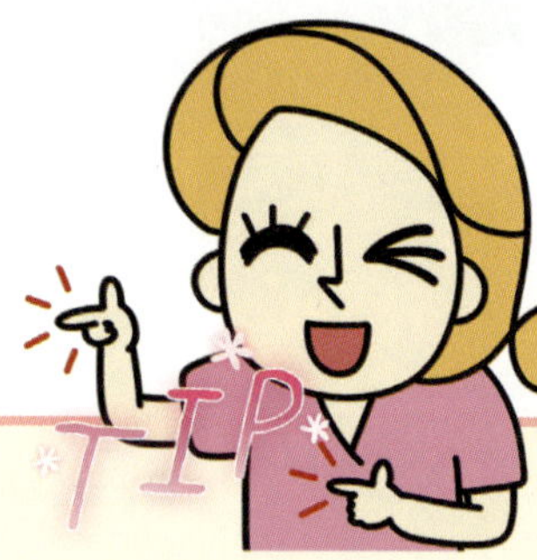

다양한 검체 용기들 (객담 검체와 특수 혈액 검사 용기)

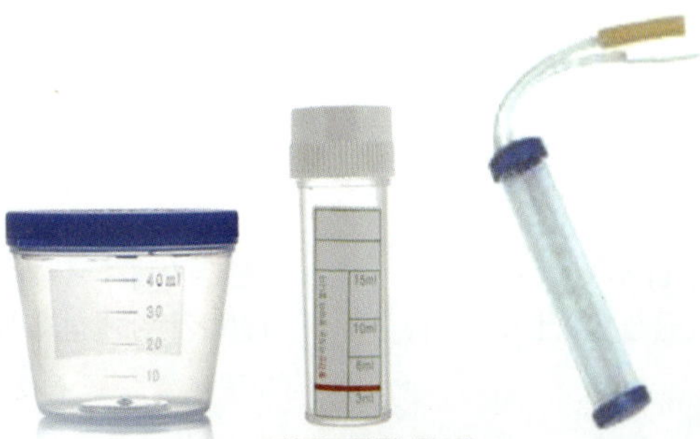

객담 검체 용기
(일반객담, PCR, Aspiration 용)

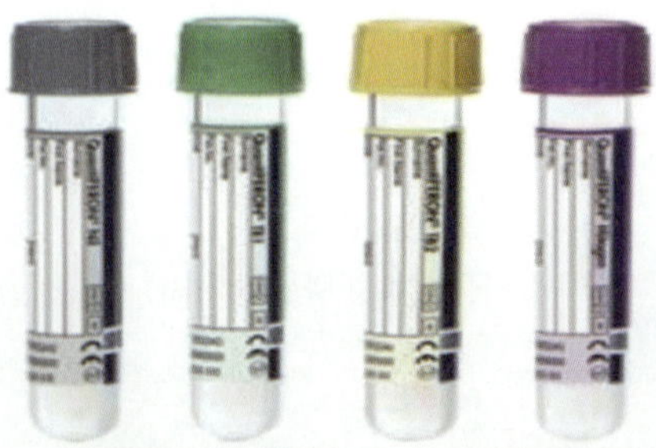

결핵균 특이항원 INF-r 거체 용기

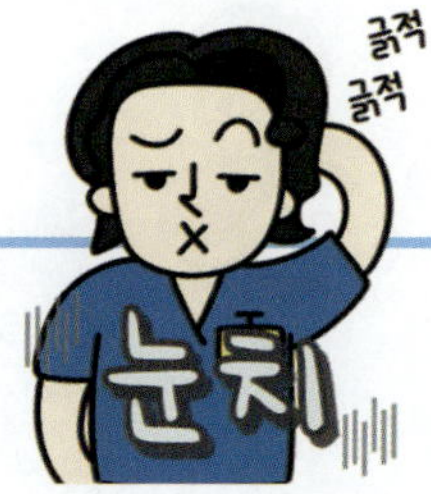

"diff count라고 하나요? 검사실에서 막 중간보고 결과 알려준다고 전화오던데, 디프카운트가 뭐에요?"

*** 체액 Differential count(Diff count, 백혈구 백분율 검사)**

체액 diff count검사는 흉수, 복수, 뇌척수액 등 체액 내 백혈구 종류와 비율을 분석하는 검사이다. 이 검사는 체액 내 염증이나 감염 여부를 판단하고, 질병의 원인을 파악하는 데 도움을 준다. 백혈구 감별 결과는 다른 검사 결과와 함께 종합적으로 판단하여 정확한 진단을 내릴 수 있다.

- 보고 항목: polymorphonuclear leukocyte(호중구 백혈구), Lymphocyte(림프구), Mononuclear cell(monocyte, Marcrophage, 단핵구), other(mesothelial cell, atypical cell)등을 %로 보고

구분	내용
호중구 백혈구 (Polymorphonuclear Leukocyte)	- 정상 = 50-70% - 비율 증가: 세균 감염, 염증, 화상 등 - 비율 감소: 바이러스 감염, 백혈병, 비장 기능 저하
림프구 (Lymphocyte)	- 정상: 20-40% - 비율 증가: 바이러스 감염, 림프종, 백혈병 등 - 비율 감소: 면역 결핍 질환, 스테로이드 치료 등
단핵구 (Mononuclear cell)	- 정상: 20-40% - 비율 증가: 바이러스 감염, 자가면역 질환 등 - 비율 감소: 백혈병, 면역 결핍 질환 등
기타(Other)	- 정상: 0-10% - 비율 증가: 기생충 감염, 백혈병, 골수 기능 저하 등

- 체액 검사는 첨가물이 없는 bottle에 담아 검사를 수행한다. 첨가물이 없는 검체를 No additive tube라 하며, 맑은 검체라서 Plain bottle이라 부르기도 한다. 이 bottle은 주로 복수천자, 흉수천자, 경피적배액술, 뇌척수액검사 등으로 뽑아낸 체액에 대한 검사를 수행한다.

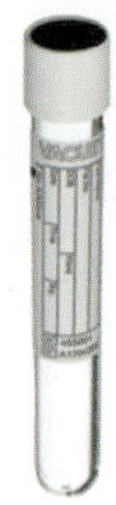

Pneumobacter PCR 검사

구분	원인균
세균성 폐렴	폐렴쌍구균, 연쇄상구균, 포도상구균, 폐렴간균 등
바이러스성 폐렴	리노바이러스, 인플루엔자바이러스, 아데노바이러스, 에코바이러스, 코로나바이러스 등

배양검사는 시간이 많이 소요되므로 screening test에는 적합하지 않기에, PCR방법은 높은 민감도와 특이도를 나타내 임상적으로 중요한 검사, PCR전용용기에 채취한다.

의료기관별로 일반객담용기를 이용하거나 객담 배출을 못하는 환자의 경우 흡인기로 aspiration하여 검체를 채집하는 용기도 있다.

결핵균 특이항원 자극 INF-r (QuantiFERON-TB INF-r)

혈액검사로써, 결핵의 원인인 mycobacterium tuberculosis의 감염여부를 정확히 진단할 수 있는 검사로 BCG백신과 NTM에 영향을 받지 않으며 Tuberculin skin test를 대체할 수 있는 검사이다. TB antigen이 특수 코팅되어 있는 tube에 환자로부터 채혈한 혈액을 넣어 TB antigen에 대한 effector cell의 Cytokine 분비를 확인한다. 전용 용기에 채취하여야 하며, 용기에 담는 순서와 이송 방법 등 올바른 검사 결과 보고를 위한 지침이 의료기관별로 마련되어 있다.

Swab에도 종류가 있다고?! Viral swab & Bacterial swab

상처(Wound)에서 감염이 있는지 확인하기 위해 배양검사를 시행할 수 있다. 상처 배양 검사는 검체 채취의 비침습적 간편성과 효율적 검체 채취에 대한 이유로 일종의 면봉(Swab)을 이용하는데, 검사에 따라 달라지는 Swab의 종류에 대해 꼭 알도록 하자.

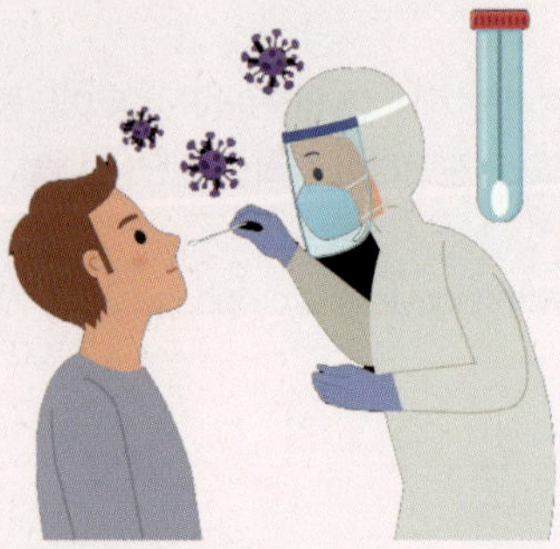

Viral swab

- 바이러스성 감염을 확인하기 위한 검사
- 주로 코 안쪽(비인두, nasopharynx), 목 안쪽(인두, pharynx) 등에서 확인
- 민감한 상&하기도에서 주로 검사를 시행하므로 얇고 길거나 짧은 swab으로 구성되었다.
- 바이러스는 세균보다 훨씬 작고 상피세포 안에 숨어 있을 수 있기 때문에 환자의 불편감을 최소화하기 위해 얇은 swab이 적합하다.

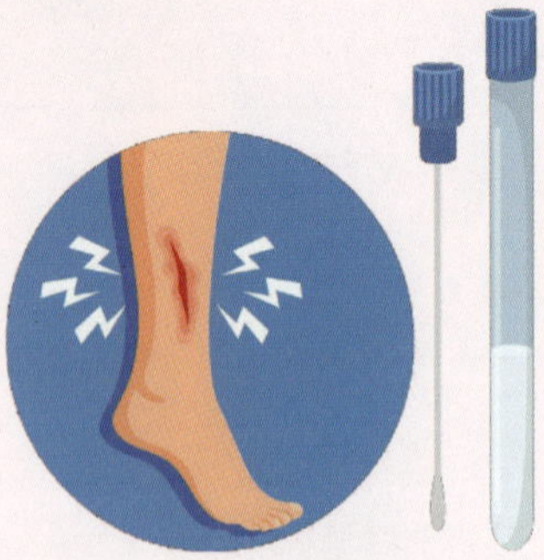

Bacterial swab

- 세균성 감염을 확인하기 위한 검사
- 주로 상처, 인후(목구멍), 피부, 코 등에서 확인
- 상대적으로 접근이 용이한 부위이므로 swab이 짧고 조금 더 두꺼운 형태로 구성되었다.
- 세균은 표면에서 자라는 경우가 많기에 표면 세균을 충분히 흡착할 수 있또록 넓은 면적을 덮을 수 있는 두께의 swab이 유리하다.

호주 신규 간호사들도 viral swab과 bacterial swab culture bottle의 차이점을 잘 모른답니다. 솔직히 검사 수행에 대해 관심이 없다면 경력 간호사라 할지라도 이 차이를 모르는 경우도 있답니다. 여러분들은 Swab이라고 다 같은 swab이 아님을 꼭 알아주세요!

My Note :)

미생물 검사와 항균제

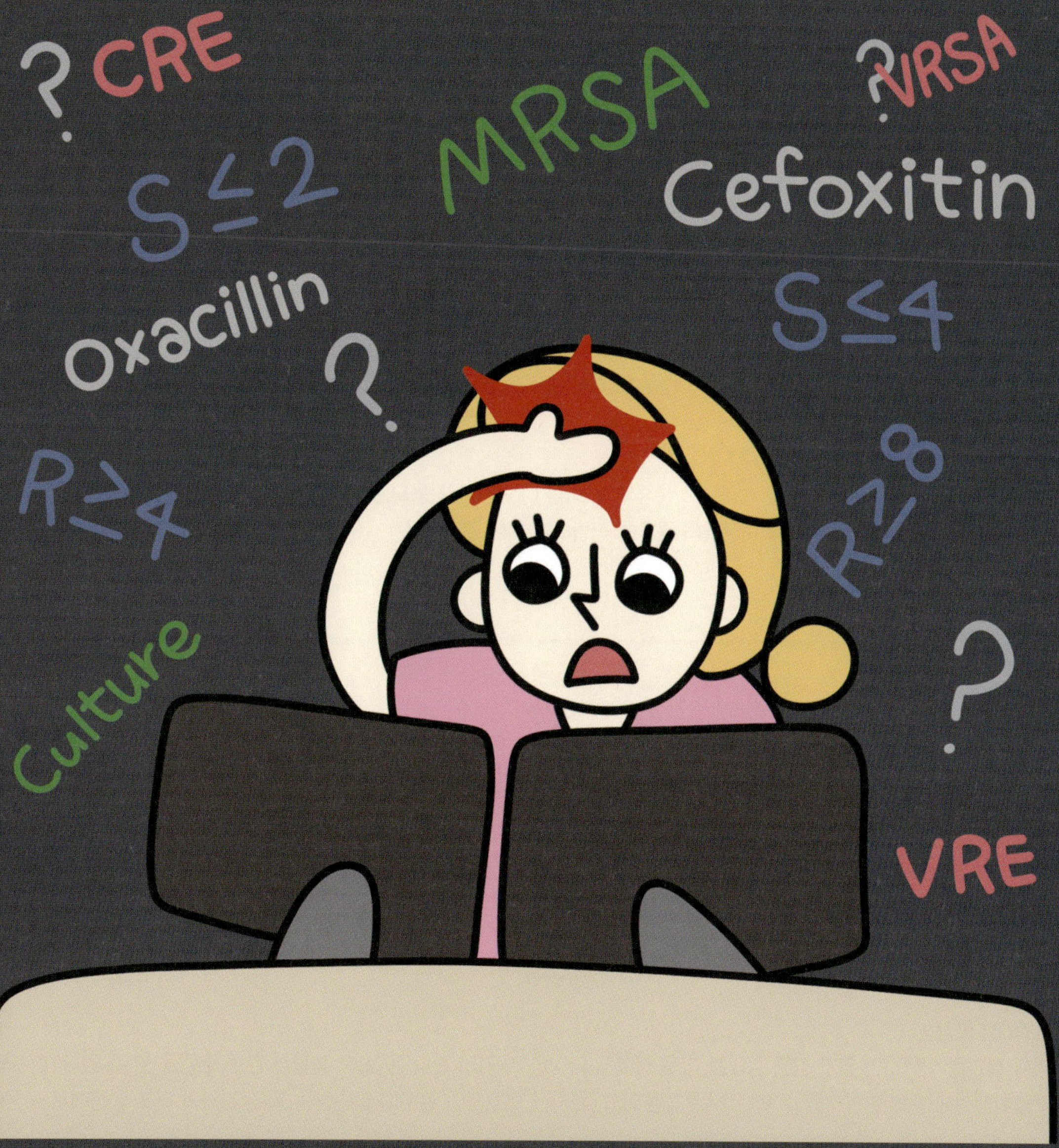

미생물 검사와 항균제

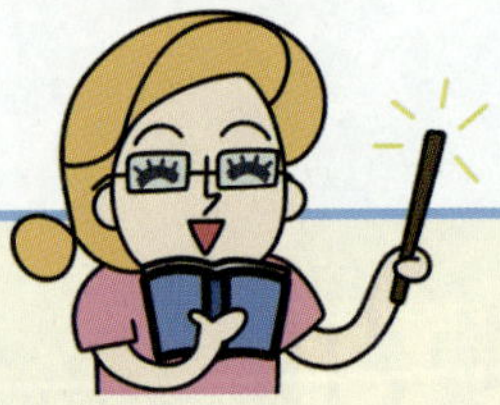

What is 미생물 검사

미생물 검사는 박테리아, 곰팡이, 바이러스 같은 미생물의 존재를 확인하기 위해 수행하는 검사이다. 미생물 검사는 혈액, 소변, 객담, 대변, 피부나 상처 삼출물, 카테터 팁 등 다양하게 시행할 수 있다. 이 검사는 감염의 원인을 진단하고 적절한 치료를 제공하기 위해 중요하며, 미생물 검사의 세 가지 주요 유형에 대해 알아보자

배양(Culture)

검체를 영양 배지에 배양하여 미생물의 성장을 촉진한다. 미생물의 종류를 식별하기 위한 검사.

→ 음성(Negative, No growth): 미생물이 자라지 않음. 시간 경과에 따라 "No growth at 5day"라는 결과가 보고

→ 양성(Positive): 감염을 일으킬 수 있는 미생물이 성장함. 미생물 이름이 명시됨.

감수성 검사(Sensitivity Test)

항생제에 대한 미생물의 감수성을 확인한다. 이 결과는 해당 미생물에 대한 적절한 한생제를 처방하는 데 도움이 된다.

→ 감수성 있음(Susceptible = 해당 약물로 미생물 자랄 수 없음)

→ 내성(Resistant = 약물이 있어도 미생물이 성장할 수 있음)

→ 중간(Intermediate = 성장을 방지하기 위해 더 많은 양의 항생제가 필요. 중간 내성이라 생각하면 됨.

그람 염색(Gram stain)

박테리아는 세포벽의 차이에 따라 크게 두 그룹으로 분류되며, 이를 나누는 데 사용되는 염색 기술이 그람 염색법이다. 배양 검사 결과가 보고되기까지 시간 소요가 되므로, 빠르게 미생물의 종류를 식별하기 위한 검사이다.

→ 그람 양성: Gram Positive & G (+)

→ 그람 음성: Gram Negative & G (-)

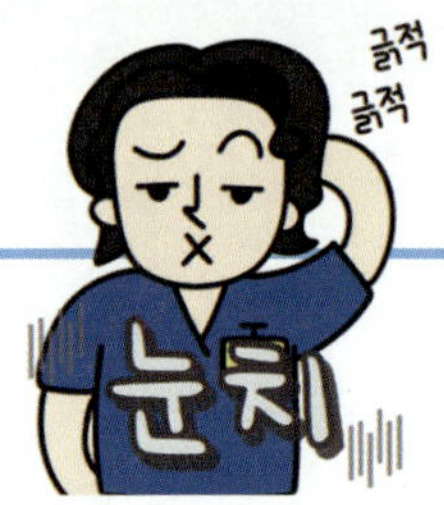

"미생물 검사와 항균제.. 의사가 알아서 하는 것 아니에요? 간호사가 굳이???"

미생물 검사 결과에 따른 항생제 처방은 의사의 고유 권한이 맞다. 하지만 간호사도 미생물 검사 결과와 항생제 처방에 대한 기본적인 이해가 필요하다. 왜그럴까?

① 환자 간호의 질 향상

미생물 검사 결과를 이해하면 환자 감염 상태를 더욱 정확히 파악하고, 격리 관리 등 보다 적절한 간호 수행을 할 수 있다. 환자의 불안이나 불확실성에 대해 관리해줄 수 있는 것은 물론이고, 환자나 보호자의 질문에 답변하는 등 환자와의 라포 형성에도 도움이 된다.

② 의료진 간 협력 증진

미생물 검사 결과나 항균제 처방 변경이 왜 중요한지, 왜 필요한지 간호사가 알고 있으면 의사와의 협력에 큰 도움이 된다.

③ 의료 과실 예방

미생물 검사 결과와 항생제 처방에 대한 이해는 투약 오류나 부작용 발생을 예방하는 데 도움이 된다. 의사의 처방이 모두 옳지는 않은 법이므로, 환자의 가장 곁에 있는 간호사의 도움은 필수적이다.

1 Gram (+) (–) 결과에 따른 미생물 분류

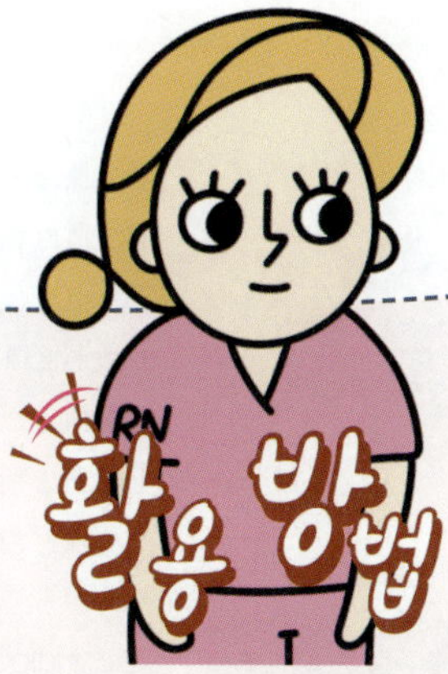

Gram Positive Negative에 따라 바뀌는 항생제 처방이나 재검사…?
어려운 내용 기억하지 말고, 환자 검사 결과에 따라 특징을 찾아보자.
어느새 후배 간호사에게 미생물 검사 결과에 대해 설명하고 있는 나를 발견할지도?:)

Gram Positive bacteria – G(+)

: 세포벽의 구조로 그람 염색이 되어 그람 양성균으로 분류

Gram-Positive Cocci: 그람양성구균 = Gram 양성 동그란 균, GPC		
포도상구균 (Staphylococcus)	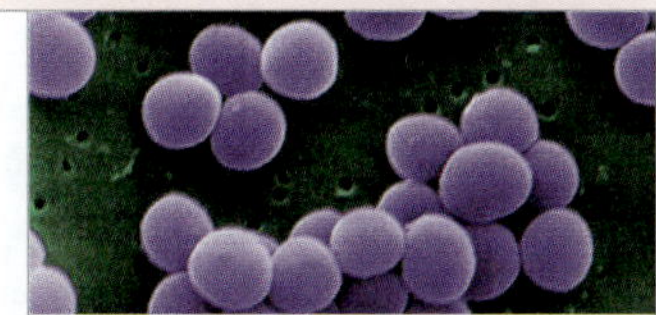 황색 포도상구균 (Staphylococcus aureus)	- 병원성 균주는 종종 강력한 독성 인자를 생성하여 감염을 촉진 - Methicillin- resistant의 경우 MRSA진단 - 병원 획득 감염의 가장 흔한 5가지 원인 중 하나
	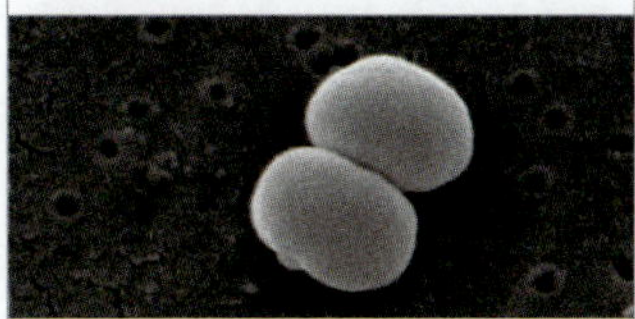 표피 포도상구균 (Staphylococcus epidermidis)	- 일반적으로 피부 식물상으로 병원성이 없지만 면역 저하 환자에게 감염 발생 위험이 있다 - Blood Culture를 무균적(Aceptic)으로 수행하지 않으면 보고되는 빈번한 오염물질
	부패성 포도상구균 (Staphylococcus, saprophyticus)	- 요로감염(UTI)의 10- 20% 유발하는 요로감염의 가장 흔한 원인 - 인간 요로상피에 선택적으로 부착하는 능력을 가지고 있다
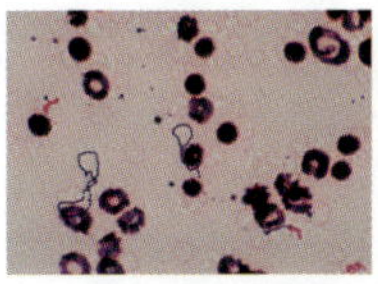 연쇄상구균 (Streptococcus)	화농성 연쇄상구균 (Streptococcus pyogenes)	- 인후, 생식기 점막, 직장 및 피부에 서식 - 인두염, 류마티스 열, 류마티스 심장병, 성홍열과 같은 다양한 질병 유발 가능
	스트렙토코커스 아갈락티아 (Streptococcus agalactiae)	- 건강한 성인의 30%의 위장관, 비뇨생식기관에 서식하는 미생물 - 무해한 공생 박테리아이지만 신생아나 노인 등 면역저하 환자에게 침습성 감염을 일으킬 수 있다
	폐렴구균 (Streptococcus pneumoniae)	- 중요한 인간 병원성 세균으로 폐렴의 주요 원인이 되기도 함 - 호흡기, 부비동 및 비강에 서식하는 건강한 보균자에게 무증상으로 존재하나 면역 저하 시 박테리아가 병원성을 나타내 다른 위치로 퍼지며 감염을 유발
	녹색연쇄구균 (Streptococcus viridans)	- 입 안에 가장 풍부하며, 이들이 혈류로 유입되면 특히 심장 판막이 손상된 환자에게 심내막염을 유발할 수 있다 - 발치 후 감염의 원인이 됨
장내세균 (Enterococcus)	엔테로코커스 패시움 (Enterococcus Faecium)	- 위장관에 공생하며, 병원성이 발현되면 신생아 수막염이나 심내막염과 같은 질병 유발 가능 - Vancomycin- resistant의 경우 VRE진단 - 혈류 감염, 요로 감염, 카테터 또는 상처 감염의 주요 원인이 됨
	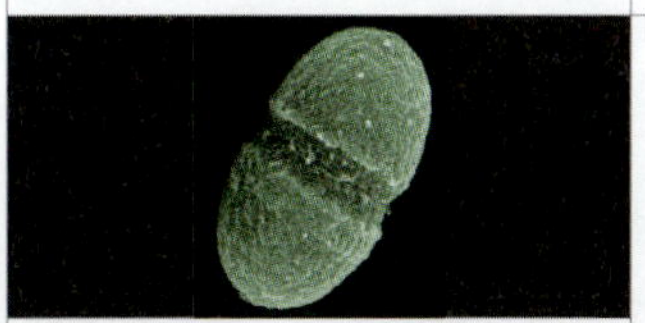 엔테로코커스 패칼리스 (Enterococcus Faecalis)	- 건강한 인간에서 발견되며 프로바이오틱스로 사용할 수 있으나, 병원 환경에서 생명을 위협하는 감염을 유발할 수 있다 - Vancomycin- resistant의 경우 VRE진단 - 심내막염, 패혈증, 요로감염, 수막염 등 다양하게 감염을 일으킴

Gram-Positive Bacilli=Rods: 그람양성간균 = Gram 양성 막대모양 균, GPR		
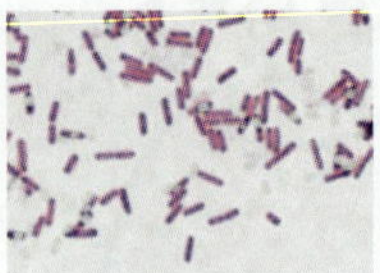 Bacillus	Bacillus weihenstephanensis Bacillus pumilus Bacillus subtilis Geobacillus kaustophilus Bacillus coahuilensis Bacillus halodurans Bacillus anthracis(파상풍균)	- 266개의 명명된 종이 있는 막대모양의 G(+) 박테리아이며 절대 호기성 또는 통성 혐기성의 특성을 지님. - Bacillus 포자는 열, 방사선, 소독제 및 건조에 내성이 있어 의료 및 의약품 재료에서 제거하기 어렵고 오염의 빈번한 원인이 됨
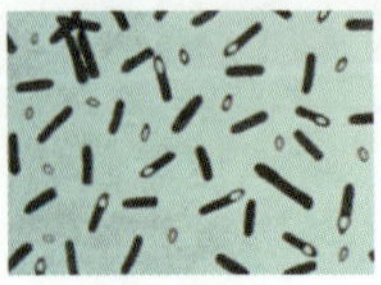 Clostridium	Clostridioides difficile Clostridium botulism Clostridium perfringens Clostridium tetani(파상풍균)	- 설사의 중요한 원인 - 내생포자를 생성할 수 있는 절대 혐기성 미생물 - Clostridium difficile검출 시 CDI 진단 - Clostridium Botulism은 상처에서 보툴리눔 독소를 생성할 수 있으며, 이는 흔히 알고 있는 보톡스로 활용됨
Listeria	L.monocytogenes	- 감염력은 낮지만 강건해 4℃의 온도에서 자랄 수 있다. 조리되지 않은 육류, 야채, 우유 등에서 발견되기도 함 - 면역 저하 환자에게 심각한 질병(패혈증, 수막염) 유발 가능
Erysipelothrix	Erysipelothrix rhusiopathiae Erysipelothrix tonsilarum	- 국내 돼지, 가금류 및 동물 종의 단독의 원인
Corynebacterium	Corynebacterium diphtheriae(디프테리아균)	- 대부분 무해하며 가장 일반적으로 숙주와 공생 관계로 존재하지만 숙주 방어 약화를 기회주의적으로 이용할 수 있음 - 편도선 주위와 인후 뒤쪽에서 백혈구, 적혈구 및 섬유소 위막을 특징으로 하는 급성 감염 유발 가능
Propionibacterium	Propionibacterium	- 땀샘, 피지샘, 기타 피부 부위에 많이 서식하며 어디에나 존재 가능 - 여드름 및 기타 피부 상태와 관련
Mycobacterium	Mycobacterium tuberculosis Mycobacterium leprae(나병균)	- 결핵이나 나병을 포함하여 포유류에서 심각한 질병을 일으킴 - 페니실린과 같이 세포벽 생합성을 방해하는 여러 항생제에 자연적으로 내성이 존재
Actinomyces	Actinomyces actinomycetemcomitans	- 일반적으로 잇몸에 존재하며 치과 치료 및 구강 농양 감염의 가장 흔한 원인
Nocardia	Nocardia asteroids Nocardia brasiliensis Nocardia spp(방선균)	- 비피부 침습성 질환이나 피부 노심증을 일으킴 - 면역 저하 환자에게 폐렴을 유발

*Gram Negaitive bacteria – G(-)

: 세포벽에 더해 외막이 존재하여 그람 염색이 되지 않음. 페니실린과 같은 세포벽 합성 억제 항생제의 효과가 적다.

Gram-Negative Cocci: 그람음성구균, GNC = Gram 음성 동그란 균, GNC		
나이세리아 (Neisseria)	N.meningitus	- 수막구균으로 불리는 G(-)박테리아 - 세균성 뇌수막염의 주요 원인
	N.ponorrhoeae	- 임균(singular)으로도 알려진 G(-)쌍구균 박테리아 - 비뇨생식기 감염 임질, 패혈성 관절염 등을 유발
Moraxella	Moraxella catarrhalis	- 호흡기, 눈, 중추신경계 및 관절의 감염원 - 기관지 폐 감염의 중요한 원인으로 확인

Gram-Negatiive bacilli=Rods: 그람음성간균, GNR = Gram 음성 막대균, GNR		
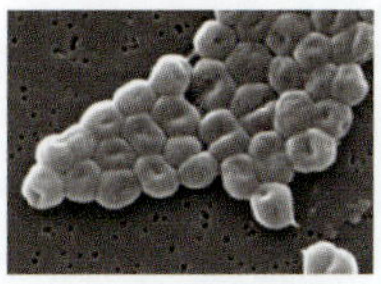 아시네토박터 (Acinetobacter)	Acinetobacter baumannii	- 쇠약해진 환자의 주요 감염원으로 병원 감염에서 흔함 - 인공호흡기 관련 폐렴, 피부 및 상처 감염, 균혈증 및 수막염을 비롯한 다양한 감염성 질병 유발 - **항생제에 대한 내성 개발 능력이 있음. 카바페넴계, 아미노글리코사이드계, 퀴놀론계에 내싱어 있는 경우 MRAB진단**
브루셀라 (Brucella)	Brucella abortus Brucella melitensis	- 육아종, 간염, 농양이 보이며 관절염, 위장관 감염과 관련 - 6주 간의 리팜피신이나 겐타마이신, 독시사이클린을 매일 2회 투약하는 치료가 효과적이라고 보고됨
볼데테라 (Bordetella)	Bordetella pertussis Bordetella parapertussis Bordetella	- 운동성이 있는 종류가 있고, 호흡기 에어로졸 비말이나 매개체 접촉에 의해 호흡기 질병 유발 - 백일해로 알려져있고, 유아에게 가장 일반적으로 나타날 수 있다.
헤모필루스 (Haemophilus)	Haemophilus Influenzae	- 바이러스 감염을 포함한 상부 호흡기 감염의 초기 증상을 포함 - 천명성 기관지염과 함께 수일 내 하기도로 진행 가능 - 베타락타마제를 생성하여 페니실린 계열의 항생제에 내성을 가졌으며 2세대, 3세대 Cephalosporin계나 퀴놀론계 항생제가 적합
파스퇴렐라 (Pasteurella)	Pasteurella multocida	- 상처 부위의 부기, 봉와직염 및 혈변과 관련 - 감염은 주로 관절로 진행되어 관절염이나 농양을 유발
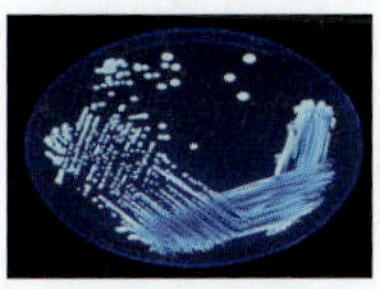 레지오넬라 (Legionella)	Legionella pneumophilia	- 병원성 G(-)세균의 한 종류로 폐렴형 질병과 폰타악 열(Pontiac fever)이라는 가벼운 독사 유사 질병을 포함 - 전구 증상으로는 독감 증상, 진행되며 위장관과 신경계에 문제를 일으킴 - 레지오넬라는 배관 시스템이나 수도꼭지, 샤워기, 스프링쿨러를 통해 에어로졸화 될 수 있음
장내세균 (Enterobacteria)	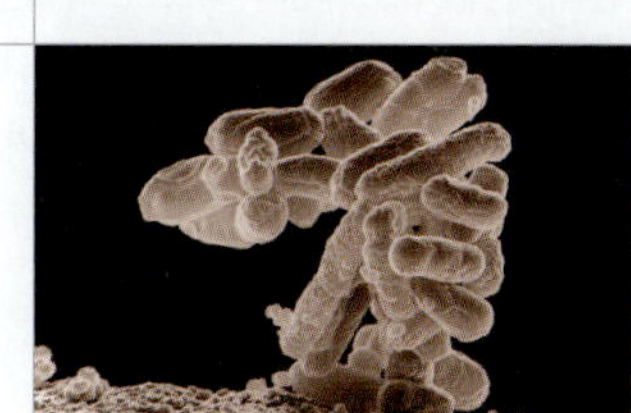 Escherichia coli(E.coli) (대장균)	- 막대 모양의 대장균 박테리아 - 유기체의 하부 창자에서 일반적으로 발견 - 일부 혈청형은 숙주에서 심각한 식중독을 일으킬 수 있어 식품 오염 사고의 원인이 됨 - 박테리아는 호기성 조건에서 3일 동안 신선한 대변에서 대량으로 성장하지만 이후 천천히 감소 - **카바페넴계 내성을 가질 경우 CRE진단**
	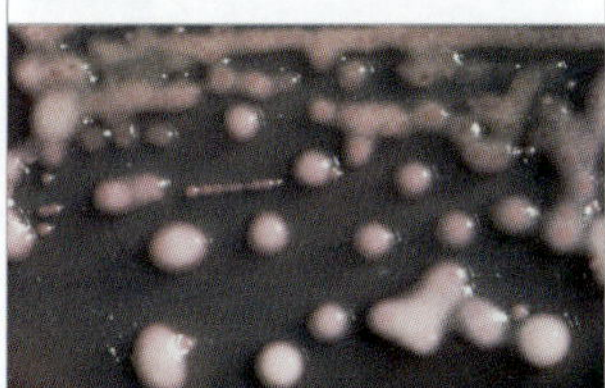 Klebsieella pneumoniae (폐렴간균)	- 흡인하면 인간의 폐포에 파괴적 변화를 일으켜 폐렴, 기관지염 유발 - 병원 감염에서 중요한 병원체 - 폐렴 외에 요로, 하부 담도 및 수술 상처 부위에 감염을 일으킬 수 있어 카테터 관련 감염으로도 많이 발견됨 - **아미노글리코사이드, 세팔로스포린계 항생제가 효과적이지만, 카바페넴계 내성을 갖는 경우 CRE 진단**
	Proteus	- 자연계 널리 분포되어 있으나 병원 내 요로 및 패혈증 감염을 일으키는 기회주의적 병원체 - 요로 감염의 주된 원인으로 암피실린과 세팔로스포린계 항생제에 민감하다
	Salmonella(살모넬라균)	- 대부분의 감염은 동물 배설물이나 사람의 배설물로 오염된 음식 섭취로 인해 발생 - 살모넬라 혈청형은 장티푸스(thyphoidal)와 비장티푸스 두 가지 주요 그룹으로 나누며, 인체 내 기관을 침범하여 패혈증을 유발할 수 있다.
	Shigella	- 유전적으로 E.coli와 밀접한 관련 - 설사의 주요 박테리아 원인 - 특징적 병리로 위 경련, 헛배부름, 고통스러운 배변 유발
	Yersinia	- Yersinia Pestis는 페스트의 원인균 - 감염된 소변이나 대변에 오염된 식품 섭취를 통해 발생할 수 있다. - Y.enterocolitica에 의해 유발되는 질병은 "어시니아증"이라 하며 염증성 자가면역 질환인 크론병과 관련 있을 수 있다.

Gram-Negatiive bacilli=Rods: 그람음성간균, GNR = Gram 음성 막대균, GNR		
Bacteroides	Bacteroides fragilis Bacteroides melaninogenicus	- 혐기성이지만 일시적으로 공기에 내성이 있어 복강 내에서 생존할 수 있음 - 베타락탐계, 아미노글리코사이드계 등 많은 종들이 다양한 항생제에 내성을 가진다
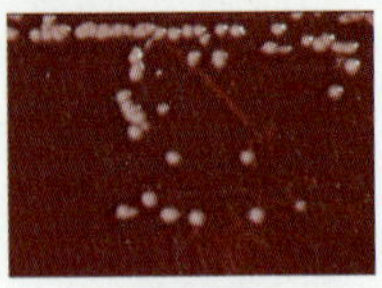 휴도모나스 (Pseudomonas)	Pseudomonas aeruginosa(인간병원체, 녹농균) P. syringae (식물병원체) P.putida(토양 박테리아) P.fluorescens(식물 성장 촉진)	- 대부분의 Pseudomonass는 베타락탐계 항생제에 자연적으로 내성이 생기나 피페라실린, 이미페넴, 시프로플록사신에는 민감 - 녹농균은 기회감염 병원체로 점차 인식되며, 항생제 감수성이 낮아서 문제가 됨 - 카바페넴계, 아미노글리코사이드계, 퀴놀론계에 내성을 가질 경우 MRPA진단
캄필로박터 (Campylobacter)	Campylobacter jejuni Campylobacter coli	- 총 12종의 campylobacter가 인간 질병과 관련 - C.jejuni가 약 80~90%로, 세균성 식인성 질병의 주요 원인 중 하나로 인식되며. 기회감염 병원체로 유발. - 감염증은 대증 치료로 충분하며 항생제 치료는 고위험 환자를 제외하고 권장되지는 않음
헬리코박터 (Helicobacter)	Helicobacter pylori Helicobacter billis Helicobacter mustelae Helicobacter suis	- 포유동물과 조류의 간뿐만 아니라 상부 위장관 내막에 서식 - H.pylori는 소화성 궤양, 만성 위염, 십이지장염, 위암과 밀접한 연관성으로 인간에게 병원성 - H.cinaedi와 H.canis는 주로 동물에 노출된 면역 저하 환자에게 심각한 감염 가능
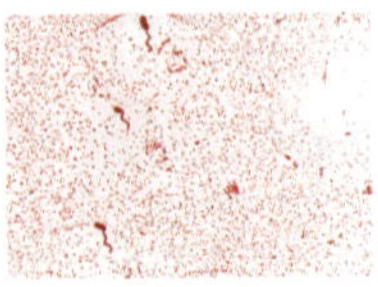 비브리오 (Vibrio)	Vibrio cholerae(콜레라균) Vibrio parahaemolyticus Vibrio vulnificus	- V.cholerae는 콜레라의 원인 병원체. 일반적으로 오염된 물에 의해 전염 - 비브리오 종은 일반적으로 덜 익힌 해산물 섭취와 관련된 식인성 질병을 일으킬 수 있음 - 비브리오 위장염은 대부분의 환자에서 자가 제한적이므로 특별한 의학적 치료가 필요하지 않을 수 있음 - 고열이나 기저질환이 있는 경우에는 독시사이클린이나 퀴놀론계 경구 항생제 치료를 시작할 수 있음

2 다제내성균 (Multi-drug Resistant Organism, MDRO)

항생제는 처음부터 강한 것을 사용하지 말아라? 라는 말이 있다. 수많은 세균과 이를 사멸하기 위한 항생제가 있지만, 항생제 내성균이 등장하고 있다. 이 과정이 반복되다 보면 나중에는 균이 항생제에 내성을 가지게 되어 결국 사용할 수 있는 약이 없는 경우가 생기기도 하며, **이런 균들을 우리는 다제내성균, 슈퍼박테리아라고 칭하기도 한다.**

또 다른 **문제는 다제내성균의 경우 면역저하 환자에게 전파 가능성이 있기에 병원에서는 접촉격리가 필요하다는 것.** 항생제 내성을 가지고 있지 않는 민감한 상태의 균은 전염력이 적고 항생제로 효과적으로 치료되므로 접촉격리가 필요하지 않지만, 항생제 내성을 가진 균으로 성장할 경우 전염성이 강해지고 쉽게 치료되지 않으므로 병원 내 접촉격리가 필요하다. 만약 면역력이 약한 환자들이 존재하는 병원에서 감염 관리에 취약하다면 이들은 급속도로 퍼져나갈 수 있다. 따라서 올바른 감염관리를 시작하기 전, 우리는 배양 검사에서 보고된 결과에 따라 다제내성균인지 확인하는 것이 중요하다.

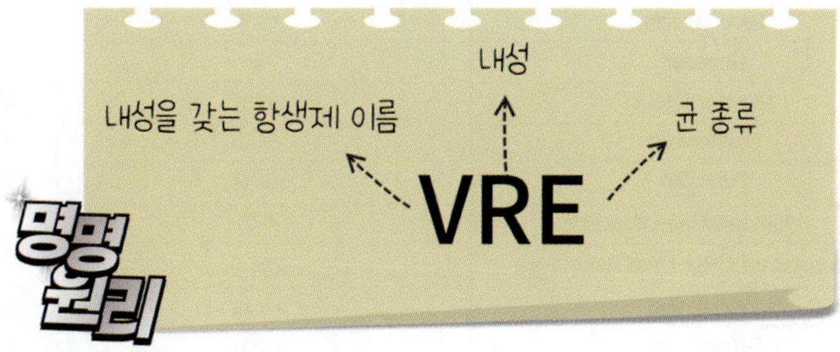

다제내성균 종류	내성 항생제 종류
VRSA (Vancomycin resistant Staphylococcus aureus) 반코마이신 내성 황색포도알균 VRE (Vancomycin resistant Enterococci) 반코마이신 내성 장알균 *균 종류 = E.Faecium or E.Faecalis	Vancomycin
CRE (Carbapenem resistant Enterobacteriaceae) 카바페넴 내성 장내세균속균종 *균종류 = K.pneumonia, E.coli 등	Carbapenem계 (Imipenem, Meropenem, Ertapenem)
MRSA (Methicillin resistant Staphylococcus aureus) 메티실린 내성 황색포도알균	Oxacillin or Cefoxitin (MRSA 내성 검출을 위해 oxacillin 디스크 확산법, Cefoxitin 검출법이 효과적으로 이용됨)
MRPA (Multidrug resistant Pseudomonas aeruginosa) 다제 내성 녹농균 MRAB (Multidrug resistant Acinetobacter baumannii) 다제 내성 아시네토박터바우마니균	Carbapenem계 (Imipenem, Meropenem, Ertapenem) Aminoglycoside계 (Amikacin, Gentanicin, Tobramycin) Fluoroquinolone계 (Ciprofloxacin, Levofloxacin)

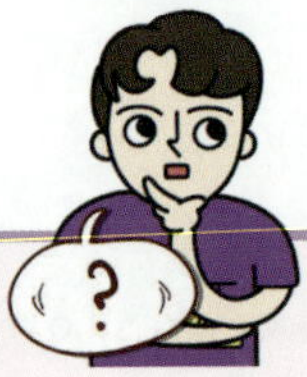

다제내성균 판정?

[미생물] 일반세균검사 [Catheterized urine]		
검사명	결과	판정
Genitourinary culture & susceptibility(MIC)		
Genitourinary, cul	Growth of Gram postive cocci	
10^5↑(CFU/ml)	GPC → Enterococcus faecium	
Ampicillin	>=32	R
Ampicillin/sulbactam	>=32	R
Ciprofloxacin	>=8	R
Gentamicin High Level Resistance	SYN-R	R
Imipenem	>=16	R
Levofloxacin	>=8	R
Linezolid	2	S
Nitrofurantoin	128	R
Norfloxacin	>=16	R
Penicillin	>=64	R
Quinupristin/dalfopristin	0.5	S
Streptomicin High Level Resistance	SYN-S	S
Teicoplanin	>=32	R
Tetracycline	<=1	S
Tigecycline	<=0.12	S
Trimethoprim/sulfamethoxazole	80	R
Vancomycin	>=32	R

* VRE 판정 예시

미생물 검사 결과는 위의 이미지처럼 보고된다. 미생물 검사 결과가 가장 위에 명시되고, 항생제 감수성 결과가 보고된다. 해당 표에 따라 미생물이 어떤 항생제에 효과가 있는지, 내성이 있는지 알 수 있으므로, 내성이 있는 항생제 종류에 따라 다제내성균을 진단할 수 있다.

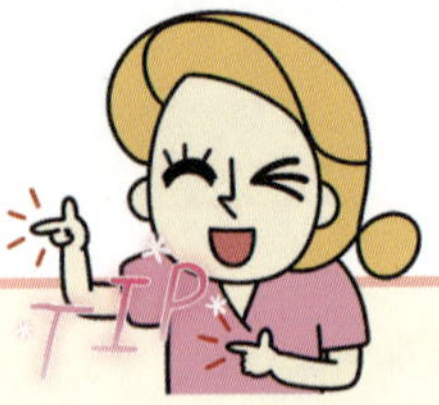

다제내성균 TIP!

* 경우에 따라 항생제 감수성 이름을 붙여 부르기도 함: VSE -반코마이신 민감 Enterococci
* MRPA 또는 MRAB의 경우 두 계열만 내성을 보이는 경우 곧 세 계열에 내성을 보일 수 있으므로 진단 전 예방적으로 접촉격리를 하는 것이 권장됨
* 녹농균(P.aeruginosa)의 경우 Imipenem에만 내성이 있는 경우 IRPA로 분류 가능.
* ESBL(Extended-Spectrum Beta-Lactamases): 일부 항생제에 있는 베타락탐 구조를 분해할 수 있는 효소를 생성하기에 내성을 갖는 균으로 여기고, 접촉격리가 권장됨

CRE (carbapenem-resistant Enterobacteriaceae)

- 장내세균속(Enterobacteriaceae)은 장관 내에 살고 있는 정상 상재균으로, CRE 판정은 다양한 장내세균 종류로 어려울 수 있다.
  → 흔히 경험하는 균으로는 Escheria coli(E-coli), Klebsiella pneumoniae, Enterobacter Cloacae, Proteus spp, Serratia spp 등.
- CRE 중에서 카바페넴 분해효소를 생성하는 장내세균을 CPE(carbapenemase-producing Enterobacteriaceae)라 하며, CPE의 종류로는 KPC, NDM, VIM, IMP, OXA 등이 있다. CPE의 경우 균주 간 전파가 용이하다는 점에서 심각한 문제가 되고 있기에 감염 관리에 특별히 더 신경써야 한다.

균주에 따라 권장되는 항생제 정리

다제내성균 결과가 보고되면, 이를 사멸하기 위해 항생제 처방을 올릴 필요가 있다.

항생제 결정은 의사가 감수성 결과와 환자의 상황, 감염 심각도 등을 종합적으로 고려하여 결정하므로 아래 내용은 참고만 하도록 하자.

균주	권장 항생제
Gram Positive	- 페니실린계: nafcillin - 세팔로스포린계: 1세대. G(-)도 같이 잡기 위해서는 2 & 3세대. MSSA를 잡기 위해서는 4세대 권장. - VRE에 대해서 아미노글리코사이드계
Gram Negatie	- β-lactamase억제제를 첨가하여 페니실린계를 보완한 ampicillin+sulbactam(유박신), 녹농균까지 cover하기 위해서는 piperacillin+tazobactam(타조신).
VRSA (Vancomycin resistant Staphylococcus aureus) 반코마이신 내성 황색포도알균	- Daptomycin: VRSA 치료에 가장 많이 사용되는 항생제 - Linezolid: 효과가 제한적일 수는 있다
VRE (Vancomycin resistant Enterococci) 반코마이신 내성 장알균 *균 종류 = E.Faecium or E.Faecalis	- 아미노글리코사이드계(Amikacin, Gentamicin) - 퀴놀론계(Ciprofloxacin, Levofloxacin) - Linezolid - Quinupristin-dalfopristin(상품명 Synercid): Enterococcus faecium에는 감수성이 있지만 E.faecalis에는 내인성 내성이 있다.
CRE (Carbapenem resistant Enterobacteriaceae) 카바페넴 내성 장내세균속균종 *균종류 = K.pneumonia, E.coli 등	- Tigecycline: CRE 치료에 가장 많이 사용되는 항생제 - Polymyxins: Colistin, Polymyxin B 등 - Amikacin: 일부 CRE 균주에 효과적일 수 있다
MRSA (Methicillin resistant Staphylococcus aureus) 메티실린 내성 황색포도알균	- Vancomycin: MRSA 치료에 가장 많이 사용되는 항생제 - Teicoplanin: Vancomycin에 내성이 있는 경우 사용 가능 - Linezolid - Daptomycin - Tigecycline
MRPA (Multidrug resistant Pseudomonas aeruginosa) 다제 내성 녹농균	- Clindamycin: MRPA 치료에 자주 사용되는 항생제 - Doxycycline: Clindamycin에 내성이 있는 경우 사용 가능 - Ceftolozane/Tazobactam(상품명 저박사): 녹농균의 주요 내성기전에 대응 - Polymyxins: Colistin
MRAB (Multidrug resistant Acinetobacter baumannii) 다제 내성 아시네토박터바우마니균	-Polymyxins: Colistin, Polymyxin B 등 -Tigecycline: 일부 MRAB 균주에 효과적일 수 있음 -Amikacin:일부 MRAB 균주에 효과적일 수 있음
ESBL (Extended-Spectrum Beta-Lactamases)	- 카바페넴계: ESBL치료에 가장 많이 사용 - amikacin: 일부 ESBL 균주에 효과적 - Tigecycline - Polymyxins: Colistin, Polymyxin B 등 - Ceftolozane/Tazobactam(상품명 저박사): 녹농균의 주요 내성기전, ESBL 생성 장내세균에 대응

3 항균제

항균제(Antibacterial agents)와 항생제(antibiotics)는 모두 세균 감염을 치료하는 약물이지만, 몇 가지 차이가 있다. 항균제는 세균의 성장을 억제하거나 죽이는 모든 약물을 포함한다. 항생제는 미생물이 생성한 물질에서 유래한 경우를 말한다. 따라서 항균제의 한 종류가 항생제이다.

항균제에는 다양한 "계통"이 존재하는데, 이는 세포를 어떻게 사멸하는지 방법에 따른 분류이므로 알아두자.

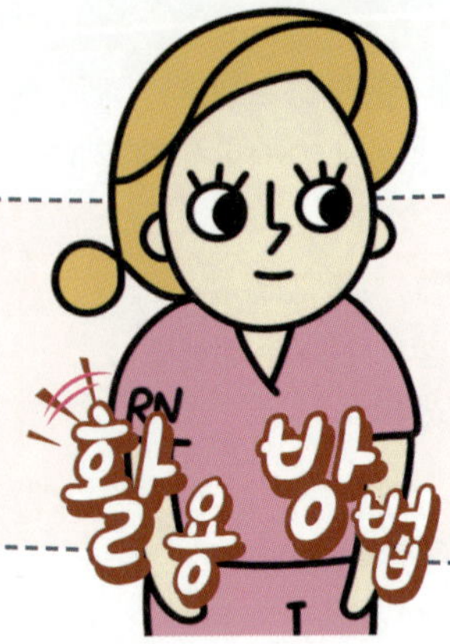

내가 담당한 환자의 항생제는 어떤 특징이 있을까?
이것도 역시 암기하지 말고(불가능;;) 환자에 맞춰 찾아보다 보면?
"아! 이래서 이 환자분에게 항생제 처방이 바뀌었구나~"

베타락탐계(β-lactams)-세포벽 합성 억제

화학구조상 베타락탐고리를 기본 구조로 하는 항생제. 임상에서 가장 폭넓게 사용되며, 투약 전 항생제피부반응검사(AST)를 수행하고 있다.

→ 페니실린계, 세팔로스포린계, 카바페넴계, 모노박탐계, 옥사세펨계

페니실린계(Penicillins)	
페니실린(Penicillin)	- G(-)균에 효과가 적음(그람음성균의 β -lactamase에 의해 파괴)
아목시실린(Amoxicillin) - 아모크라	- 페니실린에서 G(-)효과를 보강한 항생제 - 대장균, 비뇨기감염, 폐렴 등
나프실린(Nafcillin)	- MSSA의 경우 Nafcillin이 가장 표준적 항균제
암피실린(Ampicillin) - 펜브렉스	- 폐렴, 폐농양, 심내막염, 간농양, 복막염에 적용
* 참고: 현재 대부분의 staphylococcus aureus가 Penicillinase를 생성하고 있기에 oxacillin, nafcillin, cloxacillin 등을 이용하고 있다. G(-)에 대한 항균 범위를 넓힌 ampicillin, amoxicillin, ticarcillin, piperacillin 역시 β-lactamase inhibitor를 병합하지 않는 한 MSSA(Methicillin-susceptible S.aureus)에도 듣지 않는다.	
(ampicillin+sulbactam) - 유나신 or 유박신	- β-lactamase억제제를 첨가하여 페니실린계를 보완함 - 폐렴, 비뇨기 감염, 복막염, 패혈증, 장염 등 적용
(piperacillin+tazobactam) - 타조페란: 타조신, 타박신	- 타조페란은 녹농균까지 포함하는 광범위항생제

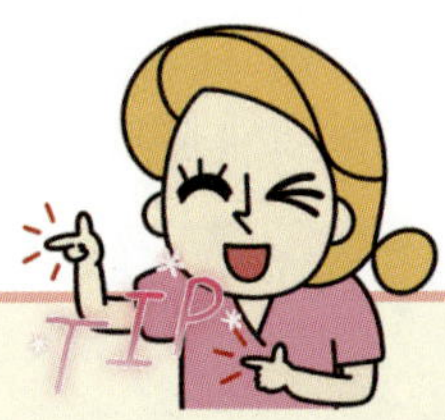

세팔로스포린계 이해를 위한 TIP!

* 2세대, 3세대는 1세대에 비해 그람 음성균에 대한 항균 범위를 넓힌 것!

세팔로스포린계(Cephalosporins)		
1세대	세파졸린(Cefazolin)	- G(+)에 광범위하게 적용(G+항균력이 우수) - 반감기가 길어 사용이 편하고 수술 환자에게 자주 사용 - 폐렴, 피부감염, 상기도 감염, 비뇨기 질환, 생식기 감염증에 많이 사용 - BBB(혈관뇌장벽)를 통과하지 못해 중추신경계 침범 감염에는 효과가 없음
	세프테졸(Ceftezole) - 세트라졸	- 세뇨관, 요관, 신우신염, 방광염에 많이 사용
	세파제돈(Cefazedone) - 파제론	- 산부인과 수술 환자에게 많이 사용되는 항생제 - 자궁 내 감염, 자궁부속기염 등 부인과 감염증에 많이 사용 - 요로 감염, 피부감염에도 사용
2세대 - 1세대에 비해 G(-)저항력을 증가. 3세대보다 G(+)에 효과적	세포티암(Cefotiam) - 제티암	- 세파졸린보다 대장균에 대한 외막 투과가 2-10배 빨라 수술 후 감염예방에 많이 사용 - 담낭염, 복막염, 피하 농양, 대장균, 중이염 등 다양하게 적용
	세포테탄(Cefotetan) - 야마테탄	- 폐렴, 기관지염, 편도염, 기관지확장증, 담낭/담관염, 복막염에 적용
	세푸록심(Cefuroxime) - 세팍틸정, 센서프주	- 호기성 G(+, G(-)에 효과적. 전반적으로 고루 사용 가능
3세대 - 2세대 보다 G(-)에 대한 항균력 향상. G(+)는 2세대 보다 약함	세포탁심(Cefotaxime)	- 광범위 항균제(세균성 수막염, 하기도 감염, 피부, 복부감염, 뼈, 요로감염 등) - 녹농균에는 약한 단점
	세프트리악손(Ceftriaxone)	- 광범위 항균제 - 세포탁심에 비해 반감기가 약 8시간으로 길어 하루 한 번 투약으로 충분
	세프타지딤(Ceftazidime) - 타짐	- G(+), G(-), 녹농균 모두에 항균력이 좋음 *녹농균(Pseudomonas)=농(고름)을 생성하는 균 - MSSA에 대한 항균력은 거의 상실
4세대 - 3세대에비해 베타락탐 분해효소 안정성과 G(-)항균력이 좋음	세페핌(Cefepime) - 맥스핌	- G(-)간균, 황색포도상구균, 녹농균에 강력하고, 복강 내 수술 감염 예방, 복부 감염 합병증, 중증 폐렴, 피부 감염 등에 사용됨 - 세프타지딤과 다르게 MSSA에도 강한 항균제 - MRSA에서는 효과가 없음

카바페넴계(Carbapenems)	
에르타페넴(Ertapenem) - 인반즈	- 복잡한 복부 내 감염이나 복잡성 피부, 요로 감염 등 중증 감염에 사용 - 프리페넴보다는 적용 범위가 좁긴 하지만 광범위 항생제에 속함 - P.aeruginosa와 A.baumannii에 대한 항균력이 제한적
이미페넴(Imipenem)	- 페니실린, 세파계 항생제 내성이 생긴 환자에게 적용 - 중증 감염, 패혈증, 염증성 괴사 등 - G(-) 세균에 대해 가장 광범위 항균력을 가지고 있다
메로페넴(meropenem)	- 세균성 수막염, 부비동염, 폐렴, 담낭염, 간농양, 등 광범위 항생제. - 장내구균과 레지오넬라 균에는 효과가 없음
Cilastatin + Imipenem - 프리페넴	- Imipenem 분해 효소를 억제하는 Cilastatin이 더해진 항생제.

* Carbapenem계는 G(+). G(-) 뿐만아니라 혐기성 세균에도 모두 항균력을 갖는 가장 광범위한 항균제
→ 카바페넴계 내성 균주는 그래서 강력하고 치료하기 어렵다 (MRPA, MRAB, CRE 등)
→ CRE는 카바페넴계 내성 장내세균(Carbapenem-Resistant-Enterobacteroceae

모노박탐계 (Monobactams)	Aztreonam	- 모든 호기성 그람 음성 막대균에 항균력이 있지만 그람 양성 알균과 혐기성 세균에는 효과가 없다
옥사세펨계 (Oxacephems)	Flomoxef sodium - 후루마린	- 반감기가 길어 bid처방으로 수술 환자에게 자주 사용

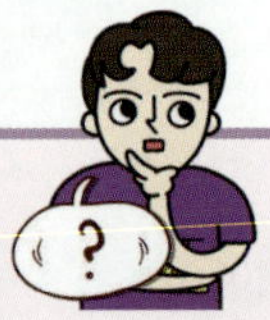

경험적 항생제? Mero & Vanco 병용 요법?

* 경험적 항생제

오랜 시간 동안 "인체의 어떤 부분에 어느 균이 잘 자라서 질병을 일으키더라"라는 경험을 통해 첫 투약 항생제를 결정하는 것. 어떤 미생물과 연관된 감염인지 모르므로 주로 광범위 항생제를 처방한다.

* Meropenem & Vancomycin

메로페넴은 카바페넴계로 장내구균과 MRSA, CDI에는 효과가 좋지 못하다. 때문에 메로페넴에 더해 글리코펩타이드계 반코마이신을 병용하여 투약하면 커버하지 못할 균이 거의 없게 된다. 심각한 중증 감염 상태에서 항생제 Escalation을 하게 되면 "메로 반코"라는 말을 들을 수 있을 것이다.

퀴놀론계(Quinolones) – DNA합성 억제(핵산 합성 억제)

퀴놀론계(Quinolones)		
2세대	씨프로플로사신(Ciprofloxacin)	- G(-) 효과적, G(+)효과가 좋지 못함. 녹농균이나 황색포도상구균에는 효과적 → G(+)에도 효과적인 개발품은 레보플로사신, 목시플로사신 - 신장, 요로감염, 하기도 감염, 피부조직 또는 뼈 감염시 사용 - 임질을 포함한 성기 감염, 산부인과적 감염증, 패혈증과 복막염에도 사용
3세대	레보플로사신(Levofloxacin)	- G(-), G(+)에 효과적, 혐기성균에는 효과없음. - 2세대와 다르게 폐렴에도 효과적 - 급성신우신염, 요로 감염, 피부 감염, 부비동염, 기관지염에도 사용
4세대	목시플로사신(Moxifloxacin) -아벨록스	- 3세대와 비슷하나 요로감염에는 효과 없음 - 간에서 분해되어 신장에 큰 영향을 미치지 않으므로 신기능 저하 환자에게 유용함

아미노글리코사이드계(Aminoglycosides) – 단백질 합성 억제

아미노글리코사이드계(Aminoglycosides)	
아미카신(Amikacin)	- G(-)에 효과적 - 중증 감염에 사용
겐타마이신(Gentamicin)	- 내성이나 약물 독성으로 많이 사용하지는 않음 - 장내구균, 녹농균에 효과적
토브라마이신(Tobramycin)	- 겐타마이신과 비슷하나 항균 범위가 넓지 않아 잘 사용하지 않음

* aminoglycoside계는 G(+)에 대한 항균력이 제한적(Streptococci에 항균력이 없고, S.aureus에 대해서도 임상적 효능이 증명되지 않아 단독으로 투약하지는 않음) Enterococci도 ampicillin이나 vancomycin 등과 병합해야만 항균력을 갖음.

린코사마이드계(Lincosamides) – 단백질 합성 억제

린코사마이드계(Lincosamides)	
클린다마이신(Clindamycin) - 훌그램	- 항균범위가 넓지는 않지만 페니실린계 약물 알레르기 환자에게 적용
린코마이신(Lincomycin)	- 유효균종 포도구균, 연쇄구균(장내구균 제외), 폐렴구균, 이질균. 종기, 기관지염, 편도염 인두염 등에 적용

마크로라이드계(Macrolides) – 단백질 합성 억제

마크로라이드계(Macrolides)	
아지스로마이신(Azithromycin) - 아지탑스	- 폐렴, 골반감염증에 유용.
클래리스로마이신(Clarithromycin)	- 폐렴구균, 헤모필루스 인플루엔자, 마이코박테리아로 인한 균종에 많이 적용 - 상/하기도 감염증, 폐렴 등에 적용 - 소아에서도 용량에 주의하여 많이 사용함

테트라사이클린(Tetracyclines) – 핵산 합성 억제

세균 증식에 필요한 과정인 DNA복제와 전사, RNA생성을 방해하여 항균작용

테트라사이클린계(Tetracyclines)	
독시사이클린(Doxycycline)	- 재발성 아프타성 구강궤양에 사용
티게사이클린(Tigecycline)	- G(+) 의 MRSA, VRE, 그리고 G(-)의 ESBL생성 Enterobacteriaceae, MRAB에 항균력을 가짐 - P.aeruginosa에 대한 항균력은 없다 - 신기능 관련 용량 조절은 필요 없고 약물 상호 작용이 흔하지 않으나 오심 구토가 흔한 부작용

글리코펩타이드계(Glycopeptides) – 세포벽 합성 억제

주로 그람양성균에만 작용하는 비교적 좁은 항균 영역이지만 강력하다.

글리코펩타이드계(Glycopeptides)	
반코마이신(Vancomycin)	- 베타락탐계 내성을 가진 박테리아 중 G(+)에 적용. - MRSA에 대항할 수 있는 항생제 - 홍인증후군(Red-man syndrome) 주의를 위해 천천히 투약해야 함 - 외막을 가지고 있는 G(-)에는 효과없기에 G(-)을 커버할 수 있는 다른 약제와 병용 투약함 - 신장을 통해 배설되므로 신기능과 혈중 약물 농도 감시가 중요
테이코플라닌(Teicoplanin)	- 반코마이신과 비슷하지만 반감기가 길어 하루 1회 정도 투약하며 장내 구균과 일부 혐기성균에 좀 더 효과적 - 홍인증후군 부작용이 적음 - 신장을 통해 배설되므로 신기능에 주의

설파계(Sulfonamides) – 엽산 합성 억제

핵산 합성에 엽산은 필수 요소이며, 엽산 생합성 과정에 장애를 주어 항균작용을 한다.

설파계(Sulfonamides)	
Sulfamethoxazole + Trimetoprime - 박트림, 셉트린	- 폐포자충폐렴(Pneumocystis carinii)에 효과적. - G(+)와 일부 G(-), 그람음성 간균, 헤모필루스 인플루엔자, 클라미디아 등에 효과적이다. - 폐렴, 방광염, 장염 등에 적용
테이코플라닌(Teicoplanin)	- 반코마이신과 비슷하지만 반감기가 길어 하루 1회 정도 투약하며 장내 구균과 일부 혐기성균에 좀 더 효과적 - 홍인증후군 부작용이 적음 - 신장을 통해 배설되므로 신기능에 주의

그 외 – 내성균의 등장과 함께 현재도 다양한 원료의 항균제들이 개발되고 있다.

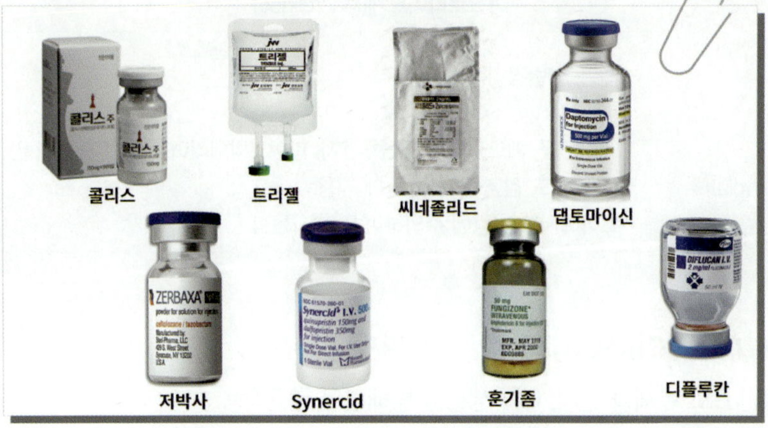

폴리믹신계(Polymyxin): 콜리스틴(Colistin) - 콜리스	세포막 투과 변화 (기능억제)	- 다제내성균 감염질환에 탁월한 치료효과. - G(-) 막대균에 효과적. 녹농균, Acinetobacter baumanii, 백일해균에 강한 항균력 - 신장독성과 신경독성 때문에 제한적으로 사용 - 다제내성균 감염 증가로 위험성을 감수하고 치료에 적용.
메트로니다졸(Metronidazole) - 트리젤	항생제, 항원충제	- 혐기성균에 의한 패혈증, 트리코모나스증, 균혈증, 폐렴, 골수염, 수술 후 창상감염증 등 - CDI 치료제 * 무산소 조건에서만 증식이 가능한 세균들을 혐기성 세균이라 하며, 구강, 위장관(특히 대장), 여성 생식기에 많이 존재한다. 이에 대한 항혐기성 항균제의 대표가 Metronidazole.
Oxazolidinone계: 리네졸리드(Linezolid) 자이복스, 씨네졸리드	50s리보솜 억제	- G(+)작용 - VRE 대항 항균제 - 폐렴, 피부감염 등에 사용
Lipopeptide계: 댑토마이신 (Daptomycin)	- G(+)으로 중증 전신감염의 치료에 사용 - 다제내성균의 치료에 사용	
Ceftolozane/Tazobactam: Zerbaxa(저박사)	- 베타락탐계 항생제 조합으로 세팔로스포린계에 속함 - 베타락타마제를 생성하는 세균에 대한 효과를 유지하는 광범위 항균 스펙트럼을 가지고 있다.	
quinupristin-dalfopristin - Synercid(시너시드)	- Staphylococci와 VRE(vancomycin-resistant Enterococcus faecium)에 효과적인 복합항생제. Pristinamycin에서 추출한 streptogramin항생제이다.	
Amphotericin B deoxycholate - 훈기좀(Fungizone), 암비솜	- 중증 진균 감염에 대한 치료	
Azole계 항진균제: 플루코나졸(Fluconazole) - 디플루칸	- 진균을 억제하는 기능	

주요 감염증 적용 항생제

폐렴(Penumonia)	• **경증** - β-lactam 또는 Fluoroquinolone 단독 투여 - 비정형 폐렴 의심 : β-lactamase + Macrolide • **중증** - β-lactam + azithromycin/fluoroquinolone 병용요법 - MRSA 의심 시 vancomycin, teicoplanin, linezolid 사용. Clindamycin이나 rifampin 추가 고려
요로감염(UTI)	• **경증** - Ciprofloxacin 경구 제제, Amoxicillin - 3세대 Cephalosporin 제제, piperacillin+tazobactam, ampicillin+sulbactam • **중증** - ESBL가능성 있는 중증 신우신염의 경우 Carbapenem계 가능

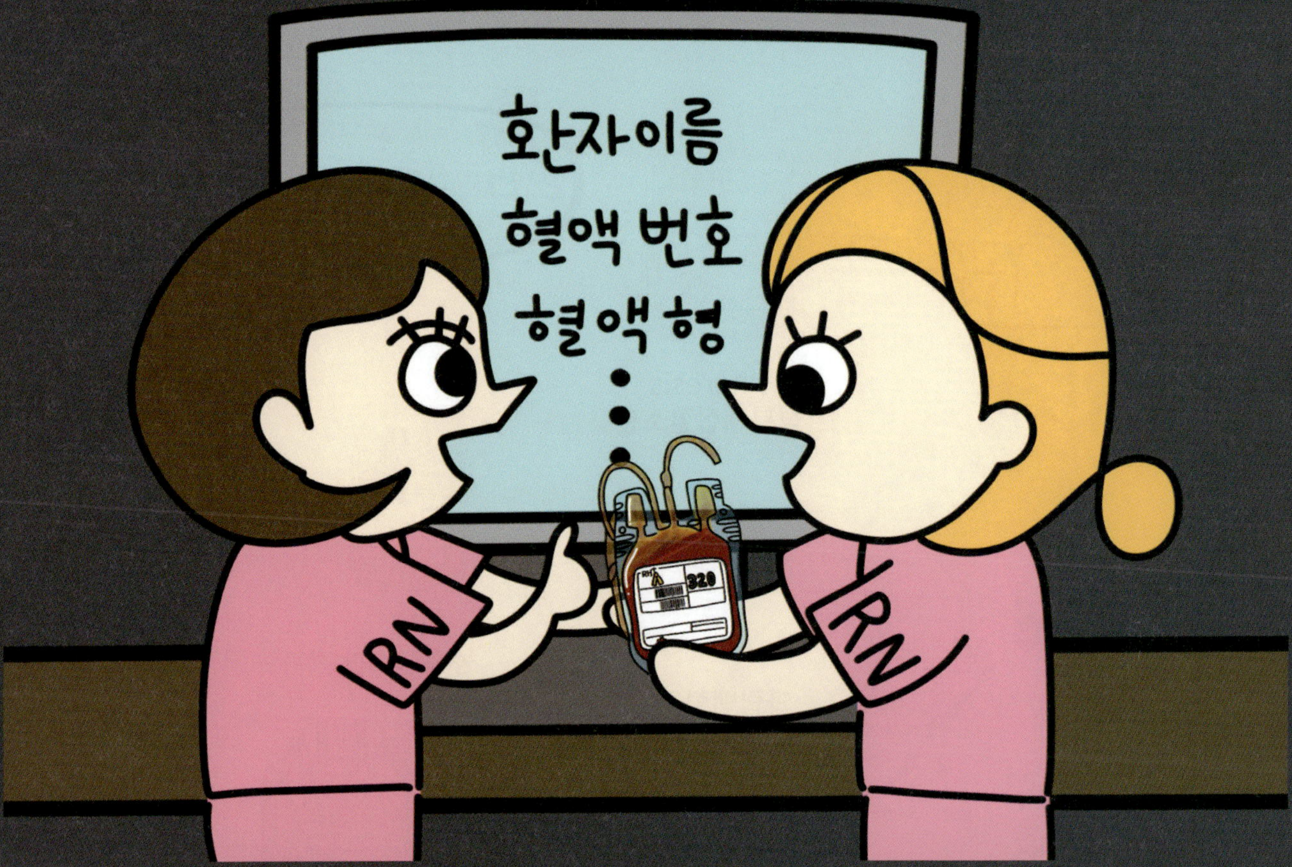

수혈

수혈은 위험성이 많다. 순환 과부하나 감염의 위험 증가, 특히 반복적인 수혈은 면역 반응을 유발하여 수혈 효과가 감소되거나 부작용 발생 위험이 급격히 상승할 수 있다. 따라서 최신 임상에서는 환자의 질환이나 상태에 따라 필요한 혈액 성분만 수혈하는 것이 권장되며, 이는 치료 효과를 높이고 부작용을 줄일 수 있는 방법이다.

각종 성분 수혈을 이해하기 위해서 헌혈을 통해 얻은 전혈이 혈구와 혈장으로 분리되는 과정을 알아두면 각 혈액제제에 대한 특징이 보다 쉽게 다가올 것이다.

수혈

1 수혈제제 모음

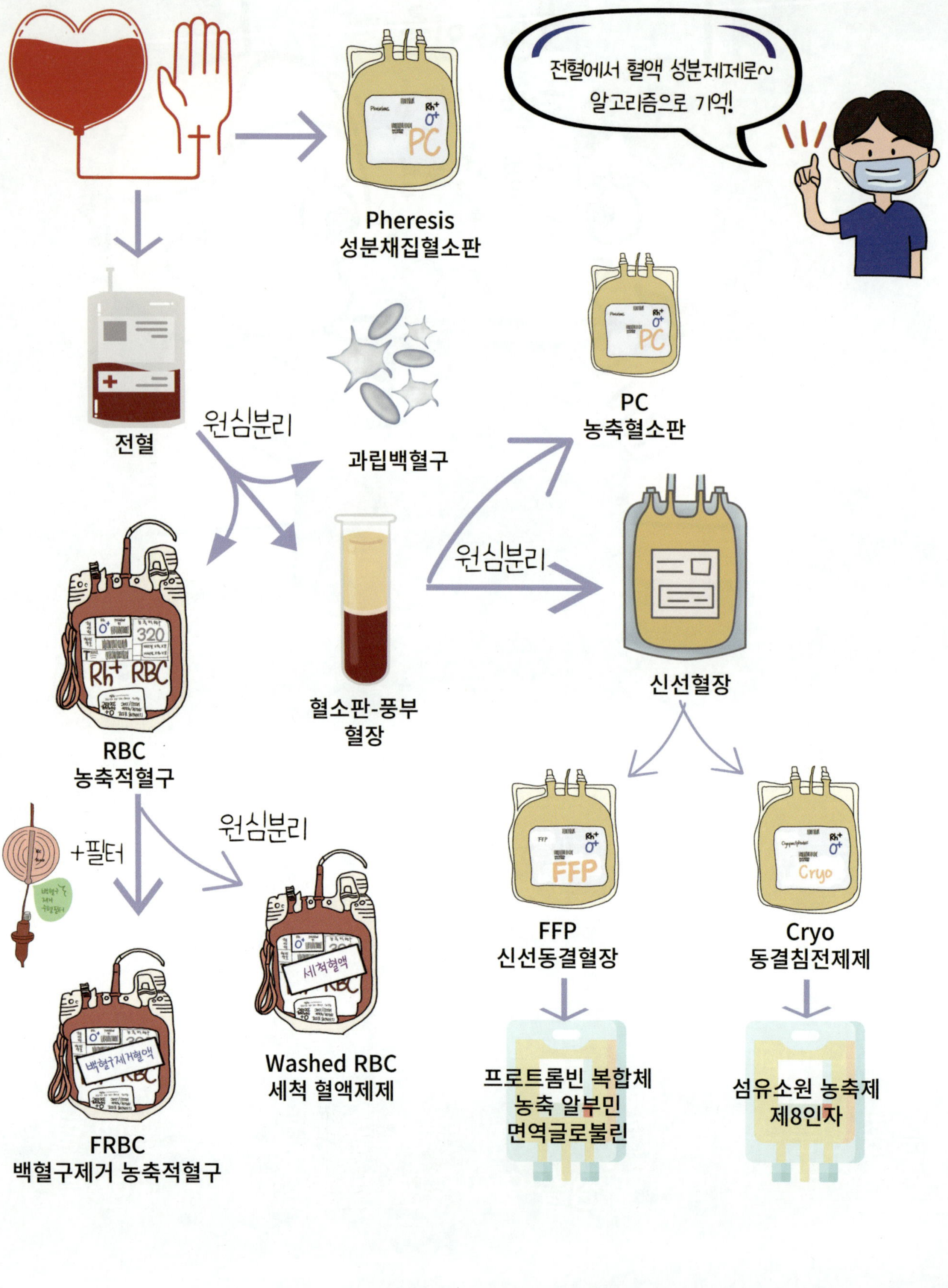

전혈에서 혈액 성분제제로~
알고리즘으로 기억!
Pheresis
성분채집혈소판
전혈
원심분리
과립백혈구
PC
농축혈소판
원심분리
신선혈장
RBC
농축적혈구
혈소판-풍부
혈장
+필터
원심분리
세척혈액
백혈구제거혈액
FFP
신선동결혈장
Cryo
동결침전제제
Washed RBC
세척 혈액제제
FRBC
백혈구제거 농축적혈구
프로트롬빈 복합체
농축 알부민
면역글로불린
섬유소원 농축제
제8인자

수혈 제제	특징
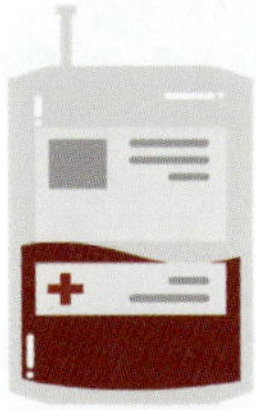 전혈	전혈은 더 이상 임상에 거의 사용되지 않고, 다량의 전혈 수혈시 혈장량과부하, 심부전, 요독증 및 간부전 등과 같은 부작용이 호발하므로 농축 적혈구를 수혈하는 것이 더 효과적이다
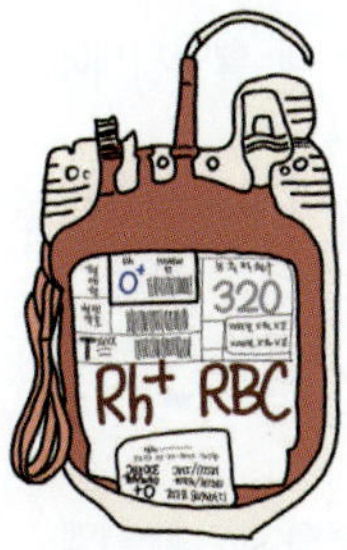 Red Blood Cells (RBC, 농축적혈구)	전혈(Whole Blood)로부터 원심분리에 의해 16-200ml의 혈장성분을 제거하여 제조. 헤마토크리트는 약 70%정도. - 혈색소 수치 7-10g/dL의 경우 임상적 판단에 따라 수혈. 7미만의 경우 대부분 RBC수혈 필요. - RBC 1unit 당 기대효과 Hb 1g/dL & Hct 3% 증가 - 4시간 이내 수혈을 마치는 것이 원칙. - 경우에 따라 알부민 또는 ABO 동형의 혈장과 혼합하여 수혈할 수 있다
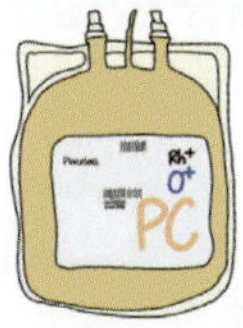 Platelet concentrate (PC, 농축혈소판)	혈소판풍부혈장을 강하게 원심분리하면 혈소판이 아래에 가라앉고 상층액은 혈액내 세포 성분이 없는 FFP가 만들어진다. 상층액 150ml 정도를 다른 bag으로 넘기고 남아있는 40-50ml정도의 혈소판을 이용해 제조. - 출혈 없는 안정 상태 : 혈소판 1-2만 이상 유지 - 출혈 없으나 불안정 상태 : 혈소판 2-5만 유지 - 출혈 있거나 침습적 처치를 시행하는 경우 : 혈소판 5~10만 유지 - PC 1unit 당 기대효과 혈소판 5,000~10,000 상승
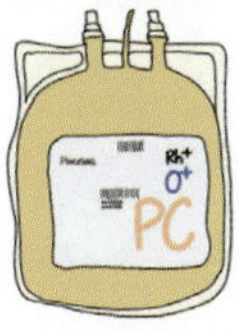 성분채집혈소판 (Apheresis Platelet) : single donor platelets)	한 명의 헌혈자로부터 혈소판만을 채집하는 방법으로 대개 1-2시간이 소요된다. 농축혈소판 6-8단위에 해당하는 양의 혈소판이 들어있고 혈장량은 약200-250ml정도. 환자에게 노출되는 헌혈자의 수를 줄여 그 만큼 HLA 동종면역이나 수혈전파성 질환 감염 기회를 줄일 수 있다. - 1unit 당 기대효과 혈소판 30,000~60,000 상승
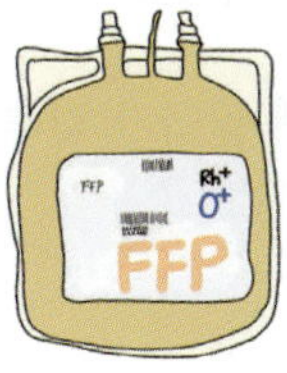 Fresh Frozen Plasma (FFP, 신선동결혈장)	농축혈소판을 제거하고 남은 신선혈장을 급속 냉동시킨 혈액성분제제. 제10번, 13응고인자를 포함한 모든 혈액응고인자를 함유하고 있어 혈액응고인자 결핍의 보충을 위해 사용. - 응고인자 보충을 위한 치료적 투여(섬유소원-fibrinogen, 각종 응고인자를 함유) - 해동 후 가능한 빠른 시간 내 수혈(최대 3시간 이내), 수혈관련 급성폐손상과 순환량 과다 발생 위험성이 높으므로 주의(최소30분~2시간 정도 수혈). - 출혈 예방 목적 : INR 1.7이상시 FFP 수혈 권장 - FFP도 감염과 알레르기성 반응의 위험성이 있음
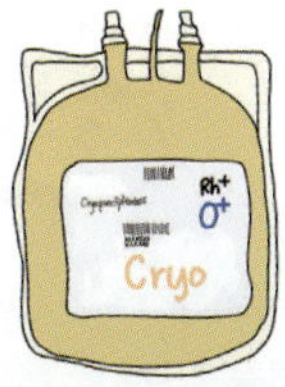 Cryoprecipitates (Cryo, 동결침전제제)	신선동결혈장 1단위를 녹이면 흰색의 침전물질이 남는데 상층의 혈장을 제거하면 백 아래에 소량의 혈장이 남는다. 이를 다시 동결시킨 것이 동결침전제제이다. - 제8응고인자, 폰빌레브란트인자, 섬유소원(fibrinogen), 제13응고인자 공급 - 섬유소원 〈 100mg/dL 혹은 기능 이상과 관련된 출혈 상황에 수혈 - 체중 10Kg당 Cryo 1단위 정도 수혈. - 해동 후 가능한 빠른 시간 내 수혈(해동 후 1시간 이내 수혈 권장) - 대량주입시 고섬유소원혈증 유발로 혈전색전증을 초래할 수 있으므로 섬유소원(fibnogen) 농도를 추적감시 필요

수혈 제제	특징
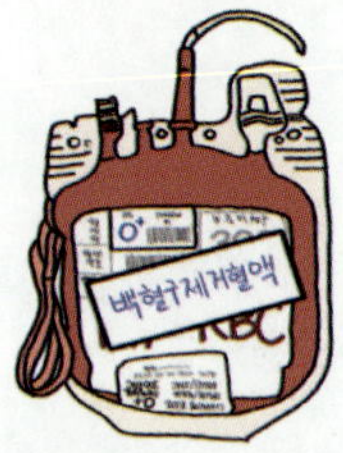 Leukocyte-reduced bloods (백혈구제거 혈액제제)	- 발열성 비용혈성 수혈반응 예방 - 혈소판수혈불응증 예방 - CMV, HTLV 등 백혈구를 통해 전파되는 감염증의 예방 - 심혈관 수술환자 ➜ 적혈구 제거 필터 사용 시 99.9%의 백혈구를 제거할 수 있기에 비용혈성 발열 반응은 효과적으로 감소된다.
Irradiated bloods (방사선조사 혈액제제)	- 세포독성 T림프구가 환자 체내의 조직에 대해 이식편대숙주병을 일으키는데, 혈액제제에 방사선(감마선 또는 X-선)을 조사하여 이를 예방 - 면역결핍/부전 환자에게 적용 - 골수나 장기이식, 조혈모세포 채집, 백혈병, 악성림프종 등 - 전혈, 적혈구, 혈소판, 백혈구제제에 방사선을 조사.
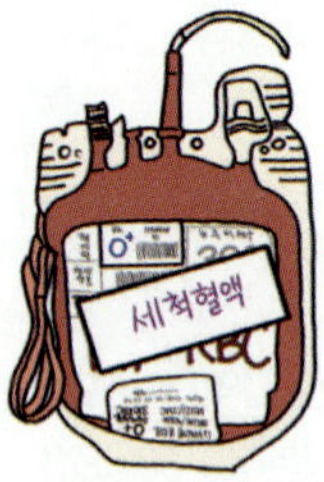 Washed Bloods (세척 혈액제제)	- 농축적혈구에 생리식염수를 섞은 후 원심분리 시키고 세척하여 혈장을 거의 제거한 혈액. 세척과정을 통해 백혈구와 혈소판이 함께 제거되어 이로 생길 수 있는 부작용이 방지된다. - 전처치에 불응하는 초과민반응 또는 반복적으로 심한 알레르기 수혈 반응이 있는 환자에게 적용 - 백혈구와 혈소판이 함께 제거되므로 혈장이나 백혈구에 의해 생기는 부작용을 방지할 필요가 있는 경우에도 적용
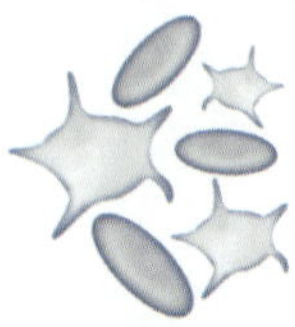 Granulocyte (과립백혈구)	- 전혈을 원심분리하여 농축적혈구를 생산하는 과정에서 과립백혈구가 얻어진다. 단일 공혈자로부터 백혈구 성분채집술을 이용해 얻을 수 있다. - 백혈구 헌혈자에게 12시간 전 G-CSF를 투여하고 혈액성분채집기를 이용하여 채집. 채집 후 가능한 한 빨리 수혈해야 함 - 골수형성부전증, 백혈구 감소증, 패혈증 등에 적용

2 일반적인 수혈 tip

- **수혈세트 사용**: 수혈세트는 혈액백 내의 Microclots, aggregates 및 debris등을 걸러주는 미세 필터가 갖추어져 있어 이들에 의한 색전증을 예방할 수 있다.

- **수액제제와의 혼합**: 혈액제제와 혼합할 수 있는 수액제제로는 생리식염수(0.9%NaCl)만 가능하다. 5% 또는 10%포도당 용액과 혈액제제 혼합시 용혈이 일어난다. 하트만 용액과 혈액이 혼합되면 하트만 용액 내 칼슘이온이 혈액제제 내 함유되어 있는 항응고제(Calcium chelator)의 효과를 없애 혈액응고가 유발될 수 있다. 일부 약제들은 pH가 높거나 낮으므로 약제와의 혼합도 안전하지 않다

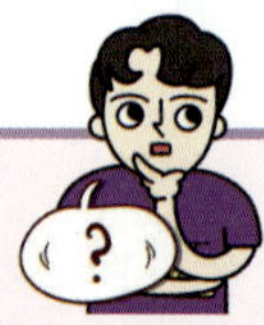

섞어서 투약되면 구체적으로 어떤 반응이?

종류	부작용
5%포도당	저장성으로 용혈을 일으킴
전해질용액	칼슘을 함유하여 구연산이 첨가된 혈액을 체외에서 응고시킴
약제와 동시 투여	용혈 부작용 발생 우려

혈액 주입 시간	
적혈구 한 단위	4시간 이내 (너무 오랫동안 혈액제제가 실온에 노출되면 세균 증식의 가능성이 있다)
혈액필터	6-8시간마다 교체 (RBC의 경우 1개 필터로 2unit 수혈 가능, PC는 1개 필터로 6-8unit 수혈 가능)
출고 이후 시간	출고된 후 실온에 30분 이상 방치된 혈액은 다른 환자에게 사용할 수 없음 (부서에 비치 된 혈액 냉장고 보관 시 혈액 보관 지침에 따라 사용 가능여부가 결정됨)

꼭 알아두어야 할 수혈 주의사항!

* 빠르고 연속적인 적혈구 수혈은 폐부종, 수혈 유발 순환용적 과부하를 발생시킬 수 있다. 특히 노인, 여자, 심부전, 신부전 환자에서 그 위험성이 증가한다.
* 단순히 검사결과가 낮거나 높다고 수혈을 권장하는 것이 아니고 종합적인 환자의 상태와 위험성 감지에 따라 수혈을 권장하는 습관이 필요.

대량 수혈에 따른 문제	저체온증, 저혈소판증(thrombocytopenia), 범발성혈관내응고증, 호흡곤란 증후군(미세응집괴의 색전형성), 희석 응고병증 등

* 빈혈은 혈액의 산소 운반량을 줄여 조직 허혈을 유발할 수 있다. 철, 비타민B12, 엽산, 적혈구생성인자의 투여로 교정 가능한 빈혈이라면 수혈 보다 우선하여 교정해야 한다.
→ 철분제, 정맥 철분제, 적혈구생성인자, 비타민B12, 엽산 투여 고려.

vit K ? 알부민 ?

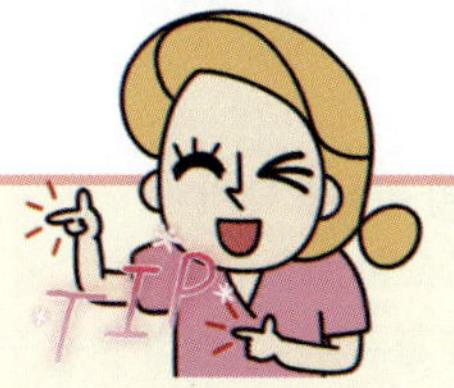

* Vit K

경구 항응고제로 인한 응고부전을 역전하기 위해 선호되며 연장된 PT를 정상화하는데 6-12시간 소요. INR연장에 대한 교정을 위해 Vit K 투약.

* 알부민(Albumin)

알부민은 우리 몸에서 가장 풍부하게 존재하는 단백질이다. 전혈 또는 혈장성분채집술로 얻어진 혈장으로부터 만들어진다.

- 알부민 투여 적응증: 혈장교환/투석 시 혈압 유지, 급만성 간부전에 이뇨 유발과 혈압 상승, 복수 동반 환자의 혈압 상승, 쇼크나 급성호흡곤란증후군에서 혈장단백 증가.

"혈액 가온기가 있던데.. 언제 사용하는 걸까요??"

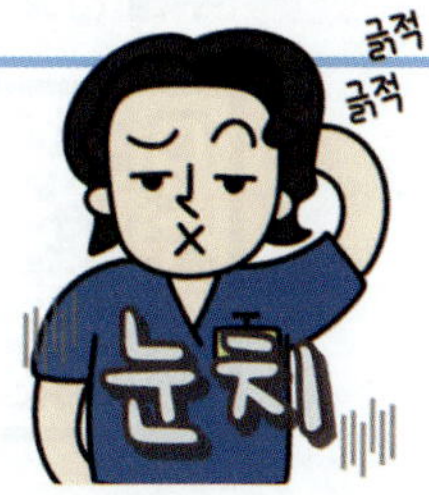

혈액의 가온 적응증
- 성인 환자에게 시간당 50ml/Kg 이상의 빠른 속도로 대량 수혈을 하는 경우
- 소아에게 시간당 15ml/Kg 이상의 수혈을 하는 경우
- 영아의 교환수혈
- 한랭응집소를 가진 환자에게 수혈하는 경우

수혈부작용	설 명
수혈관련 급성 폐손상	공여 혈액내 항체가 수혜자의 백혈구 항원과 반응하여 과립구에 결합 후 폐장혈관에서 과립이 방출되어 나타나는 증상. 수혈 후 4시간 이내 발생. 발열, 호흡곤란, 저산소혈증 등이 나타나며 Chest x-ray상 양측폐 침윤 관찰 가능
급성용혈반응	적혈구 항원에 대한 항체가 보체를 활성화하여 혈관 내 용혈반응을 발생. 저혈압, 신장부전, 파종혈관내응고, 출혈 등이 진행되기도 함
발열성 비용혈반응	백혈구를 포함하는 혈액제제를 수혈할 때 세포질유리 칼슘이 누출되면서 발열반응이 나타날 수 있다. 수혈 6시간까지 체온이 1도 이상 상승할 경우 의심 가능

수혈부작용	설 명
알러지 및 아나필락시스	환자의 혈액 내 항체가 공여 혈액 내 단백질 항원에 반응 발열반응 없이 호흡곤란증이나 저혈압 발생. 필요시 세척적혈구 사용 권장
패혈증 반응	수혈 관련 세균감염. 상온에서 보관하는 혈소판 제제에서 위험성이 가장 높다. 혈액 4-6단위에서 모은 혈소판 제제에서 감염률이 높다
비면역성 용혈반응	적혈구가 비등장성 정맥주사제와 혼합될 경우 발생 고열 발생 높은 압력으로 빠르게 수혈될 경우 물리적 변성에 의해 용혈이 초래

수혈 부작용 대처

- 주요한 수혈부작용은 수혈 후 15분 이내 나타나므로 수혈 후 15분 동안 가장 중요하게 환자를 관찰
- 수혈부작용 의심의 경우 수혈 즉시 중지
- 환자 정보와 혈액제제 이중 확인
- 혈액은행에 부작용 보고. 수혈세트와 혈액 백, 남은 혈액제제를 혈액은행에 반환
- 환자 혈액 채취 후 혈액은행과 검사실에 전송
- 저혈압성 쇼크, 수액 투여, 산소 공급, 승압제 등 처치.
- 아나필락시스는 에피네프린 0.2-0.5mg 근육주사(IM)
- 수혈 알러지 반응에는 25-50mg의 스테로이드(methylprednisolone)
- 해열진통제나 항히스타민제와 같은 수혈 전 예방적 투약은 임상적 근거가 부족

영상으로 알아보는 수혈 간호

수혈 간호 과정

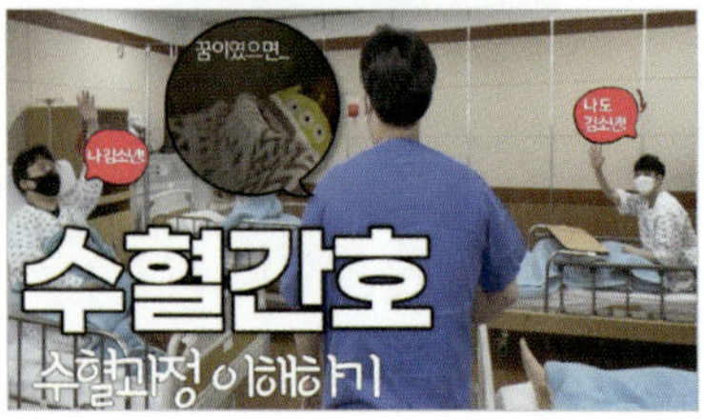

수혈제제 종류 이해하기

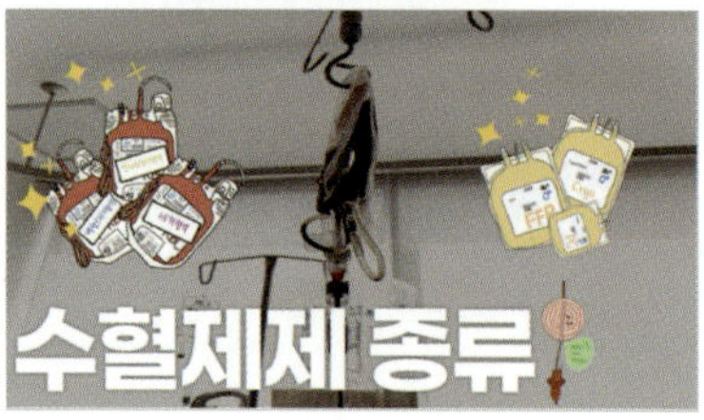

수혈 부작용 한 번도 안겪어봤는데..

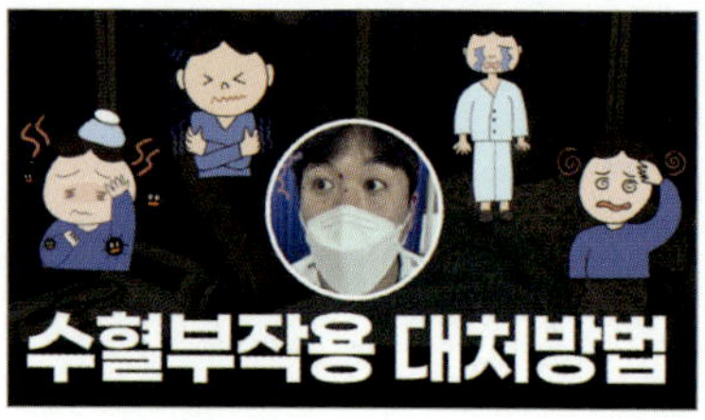

진통(analgesia) & 진정(sedation) & Acting Out

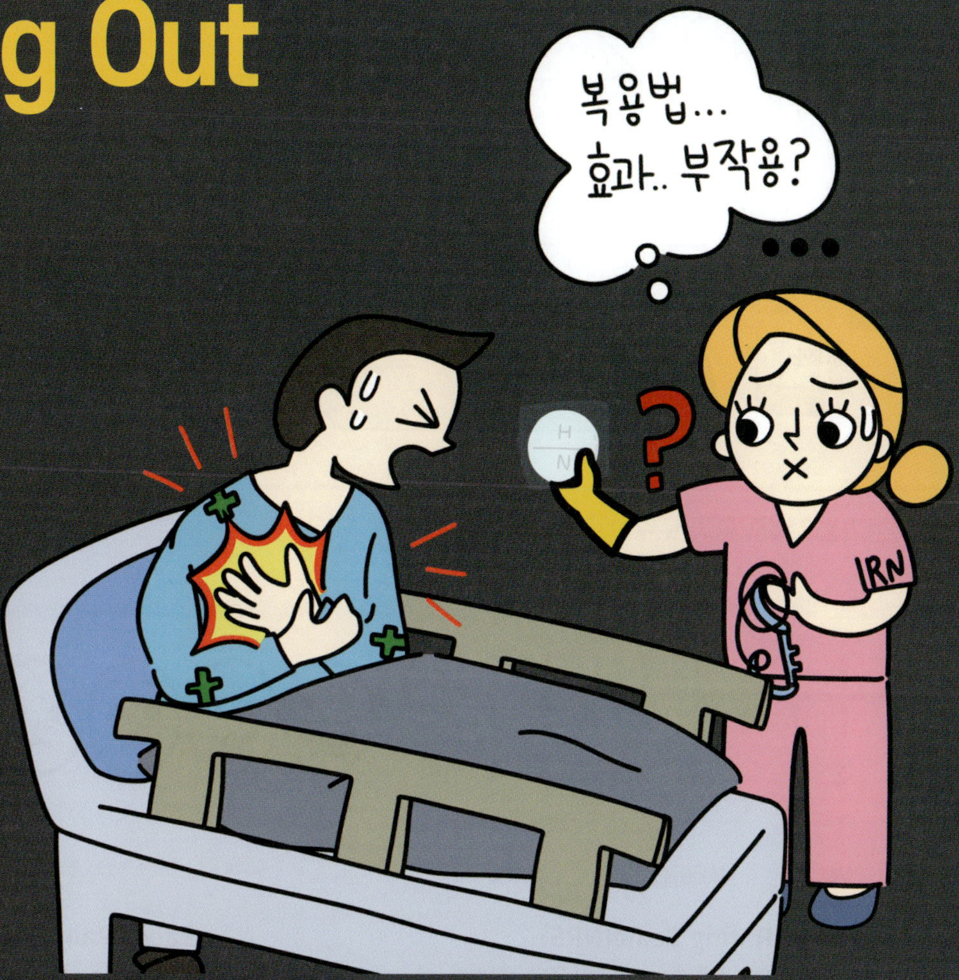

진통제는 통증 정도에 따라 적절하게 투약하는 것이 중요하다. 이는 통증 관리의 핵심 원칙 중 하나이며, WHO(세계보건기구)에서 제시하는 통증 사다리(WHO Analgesic Ladder)의 기본 개념이기도 하다. 경도 통증(비마약성 진통제), 중등도 통증(비마약성 진통제와 약한 마약성 진통제), 중등도 통증(강한 마약성 진통제) 등을 투약한다. 통증 강도에 맞는 진통제를 사용함으로써 통증을 효과적으로 조절하면서 진통제의 부작용을 최소화 하는 것이 가능하여, 궁극적으로 환자의 안전과 만족도를 향상시키는 데 기여한다.

진통 & 진정 & Acting Out

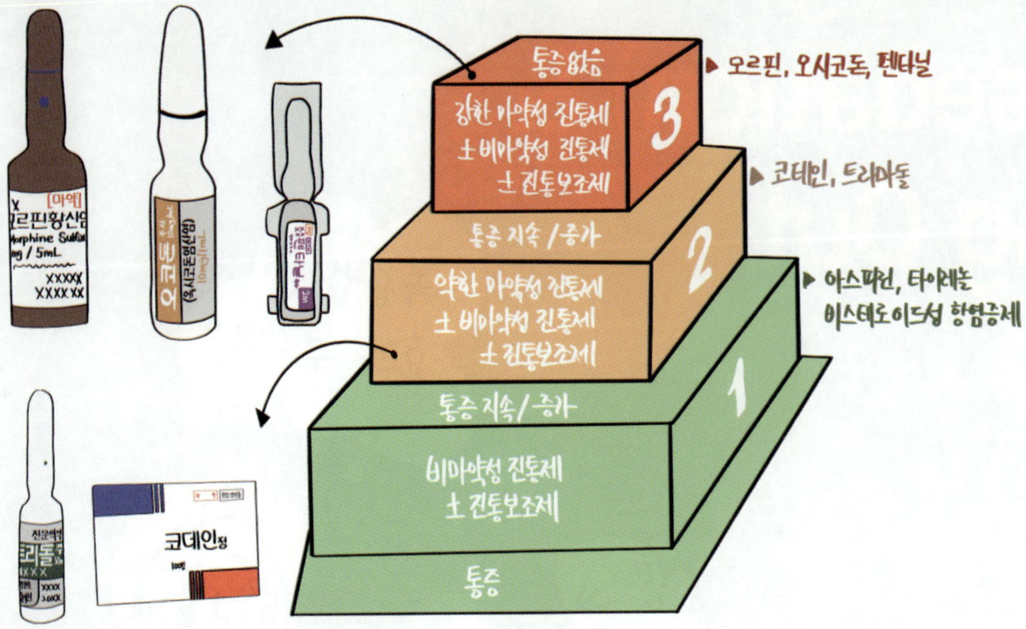

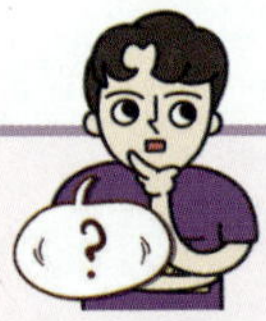

통증은 측정가능? 통증 평가 도구

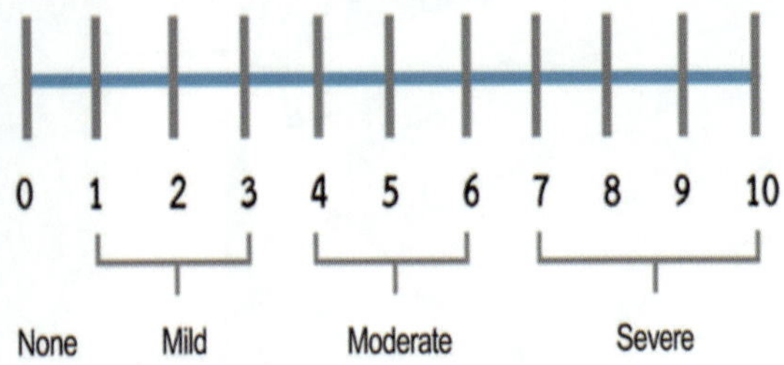

Numeric Rating Scale(NRS)

환자가 통증 정도를 표현하도록 하는 대표적인 통증 사정 도구

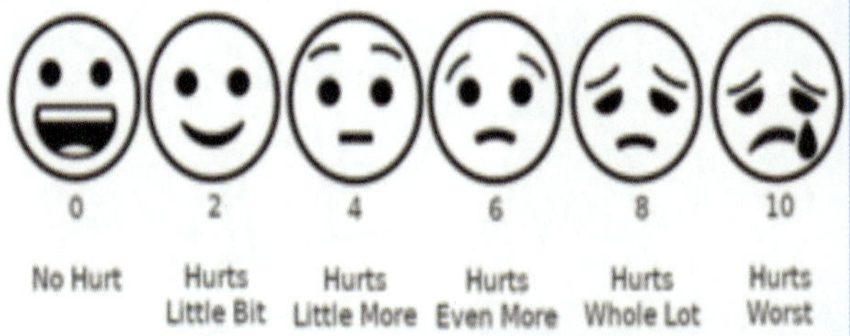

Faces Pain Scale(FPS)

소아를 위해 얼굴 표정이나 신체 반응을 통한 통증 사정 도구

	지표	점수	내용
1	얼굴표정	0	표정 변화 없음, 자연스러운 표정 유지
		1	미간을 찡그림, 눈살을 찌푸림, 눈물을 글썽임
		2	눈을 꽉 감음, 눈을 번쩍 뜸, 눈물을 흘림, 입을 씰룩거리며 눈 주위를 찡그림
		3	이를 악물, 얼굴이 우거지상으로 일그러짐, 기관내관을 밀어내거라 깨물
2	신체반응	0	움직임이 없음, 편안한 자세 유지, 저항 없이 이완됨
		1	느리고 조심스러운 움직임, 몸을 뒤척임, 일부 근육이 긴장됨
		2	통증부위를 만지려고 하거나 문지름, 고개를 흔들거나 사지의 움직임이 증가함, 온몸에 힘들 줌
		3	온몸을 흔들거나 비틀며 심하게 움직임, 공격적인 행동을 보임, 침대 난간을 치며 발버둥을 침, 근육이 뻣뻣해지고 활처럼 휨

	지표	점수	내용
3	기계호흡 순응도 (기관삽관만 한 경우 포함)	0	경보가 울리지 않고 인공호흡기에 잘 적응함, 기침 없음
		1	경보가 울리지만 곧 멈춤, 간헐적으로 기침을 함
		2	경보가 자주 울림, 기계호흡에 저항함, 기계호흡과 맞춰 쉬지 못하며 호흡수가 증가함, 기침을 주기적으로 함
		3	기계호흡과 심한 부조화를 보임, 지속적으로 기침을 하고 환기가 차단됨
4	또는 발성 (발관환자)	0	정상적인 말투, 신음소리를 내지 않음
		1	끙끙대며 신음소리를 냄, 앓는 소리를 냄, 한숨을 내쉼
		2	훌쩍거리거나 소리 내어 흐느껴 움, 불편함이나 통증을 짧은 단어로 표현함
		3	큰소리를 지름, 폭언을 함, 울부짖음

CNPS(Critical Care Non-Verbal Pain Scale)

통증사정 시 얼굴표정, 신체반응, 언어반응(기계호흡 시는 기계호흡 순응도)의 3가지 항목을 모두 함께 사정하여 종합적 판단을 하도록 평가도구. 중환자실에서 사용

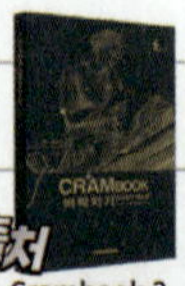

출처 Crambook 2 벼락치기 환자파악 매뉴얼

1 비마약성 진통제: 경증 통증에 투약

약제	특징	부작용
아세트아미노펜(Acetaminophen)	- 반감기 2시간 - 중추신경계의 Prostaglandin합성을 억제하여 진통효과	간기능장애 시 금기
케토로락(Ketorolac)	- 반감기 2.4-8.6시간 - 5일 이상 지속 투여 시 신부전 위험성을 2배로 증가	NSAID=위장장애,출혈,신기능저하
이브프로펜(Ibuprofen)	- 반감기 2.2-2.4시간 - COX-2억제에 의한 진통효과	
가바펜틴(Gabapentin)	- 반감기 5-7시간 - 신경학적 통증에 효과적	현기증, 진정, 혼동
트라마돌(Tramadol)	- 중추신경계에 작용하는 약한 마약성 진통제이나 의존성과 부작용이 낮아 국내에서는 마약으로 분류되지 않음	오심, 구토.

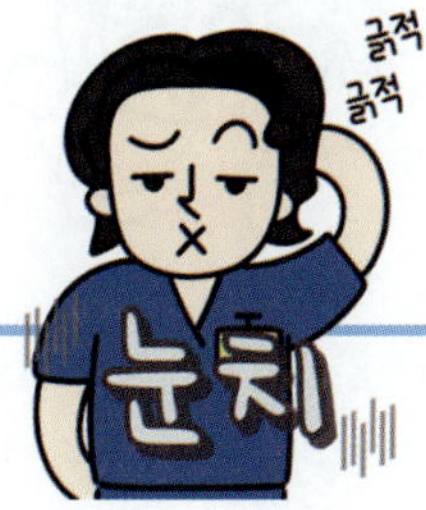

"NSAIDs는 많이 들어봤는데.. 담당 주치의가 입원 환자에게 NSAIDs 복용하지 않았는지 물어보더라구요? 좋지 않은 약인가요?"

통증이 있어 약국에 방문하면 흔하게 받을 수 있는 약품이 비스테로이드성항염증제(NSAIDs)이다. 그만큼 대중적으로 효과적인 약물이라 할 수 있지만, 일부 환자에게는 갑작스런 병원 입원치료까지 필요할 만큼 부작용이 심하다. 특히 진통제인만큼, 아프면 한 알, 두 알, 과복용하는 사태가 발생하는데, 이 때 부작용 위험성이 급격히 상승한다.

* 비스테로이드성항염증제(NSAIDs – Nonsteroidal Anti Inflammatory drugs) = 나프록센(Naproxen), 이부프로펜(Ibuprofen), 케토로락(Ketorolac), 디클로페낙(Diclofenac)	
위장관 출혈 위험	통증이나 염증을 유발하는 프로스타글란딘(prostaglandin) 생성을 억제하는데, 프로스타글란딘은 위 점막 보호 역할도 한다. 따라서 NSAIDs 복용 시 위 점막 보호 기능이 약화되어 위염, 위궤양, 심한 경우 위장관 출혈까지 발생할 수 있다.
신장 기능 독성	프로스타글란딘은 신장 혈관을 확장시키는 역할도 하는데, NSAIDs 복용 시 신장 혈관이 수축하여 신장 혈류가 감소한다. 결국 이는 신장 기능 저하로 이어질 위험이 있다. 신기능 저하시 핍뇨, 부종, 혈압 상승 등의 증상이 나타나므로 이를 통해 부작용을 감지할 수 있다.

2 마약성 진통제: 중등도 이상 통증에 투약

약제	동등용량	작용 발현시간	특징
펜타닐 (Fentanyl)	100mcg	1~2분	- 짧은 발현시간과 짧은 작용지속시간으로 급성 통증 환자의 신속한 진통에 효과적
레미펜타닐 (Remifentanil)	0.025 ~ 0.25mcg/kg/min	1~3분	- 기계환기 중인 중환자실 환자에서 적절한 진정 효과를 위해 주로 사용 - 작용발현 시간이 매우 빠르고 중단 후 작용지속시간 역시 3-10분으로 매우 짧아 지속적 정맥투여(Continuous iv)용법으로 사용.
모르핀 (Morphine)	10mg	5~10분	- 히스타민 유리 및 혈관확장에 의한 저혈압 초래 가능
하이드로모르폰 (Hydromorphone)	1.5mg	5~15분	- 작용시간은 모르핀과 유사하나 강력한 진통효과

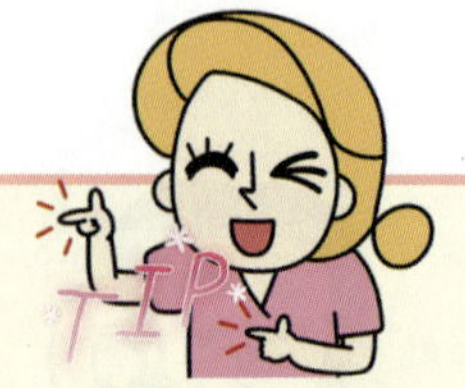

PCA (Patient controlled analgesia)와 코데인

* PCA

PCA는 환자 스스로 통증을 조절할 수 있도록 고안된 자가통증조절 약물 투여 시스템이다. 안정적인 체내 약물 농도, 양질의 진통, 더 얕은 진정상태, 마약성 진통제 소모량의 감소, 합병증 감소 등을 목적으로 제작된다. PCA는 주로 마취통증의학과에서 처방하며, 수술 환자의 수술 후 통증 관리를 위해 적극적으로 활용되고 있다. PCA에 사용되는 약물은 다양하지만 중등도 이상의 통증 관리에 효과적인 마약성 진통제가 주로 사용된다.

* Codein

코데인은 마약성 진통제로 분류되나 중추신경에 작용하여 기침 완화 효과가 뛰어나기에 진통제 보다는 기침 완화의 목적으로 많이 투약된다. 잦은 기침으로 통증과 불편감이 계속될 때 사용하며, 효과는 보통 4-6시간 정도 유지된다. prn처방으로 기침이 심할 때 복용하기도 하므로 꼭 알아두자.

마약성 진통제 주의사항!

* 마약성 진통제(Opioids)는 효과가 뛰어난만큼, 부작용도 무섭다. 마약성 진통제는 중추신경계의 호흡 조절 중추를 억제하기 때문에 호흡 저하 부작용을 일으킬 수 있다.

호흡 수 주의 (Respiration rate)	뇌간에 위치한 호흡 조절 중추에 작용하여 호흡 수를 떨어뜨릴 수 있다. 정상의 경우 이산화탄소 농도에 따라 호흡 중추가 반응하지만, 마약성 진통제는 이산화탄소 반응도를 감소시키므로 호흡 저하 발생 위험이 높아진다. 따라서 환자의 호흡 수가 느려지지 않는지 관찰이 필요하다.
호흡 깊이 주의 (Tidal volume)	호흡 근육의 수축력을 감소시켜 호흡 깊이가 줄어들 수 있다. 호흡 깊이가 줄어든다는 것은 1회 환기량(Tidal volume)이 줄어듦을 의미하므로, 얕은 호흡으로 인해 저산소증이나 이산화탄소 중독에 빠질 수 있다. 환자가 충분히 숨을 들이마시고 내쉬는지 관찰이 필요하다.

3 진정제: 섬망이나 동요(agitation), 흥분 상태에서 투약

약제	용량	작용 발현시간	특징
미다졸람	0.01~0.05mg/kg	2~5분	- 벤조디아제핀: 항경련, 항불안, 진정, 수면에 효과적. 진통효과는 없음 - 간에서 대사되므로 간기능장애가 있거나 고령인 경우 제거율이 저하됨
로라제팜	0.02~0.04mg/kg	5~10분	
디아제팜	5~10mg	2~5분	
프로포폴	5mcg/kg/min	1~2분	- 중추신경계에 작용하는 진정제. 진정, 수면, 항불안, 항구토, 항경련 효과 - 빠른 진정발현, 단기간 후 진정효과 신속히 감소 - 호흡억제, 전신 혈관확장으로 저혈압 유발 가능
덱스메데토미딘	0.1~0.2mcg/kg/min	5~10분	- 진정, 진통, 교감신경계 억제 효과. 항경련 효과는 없음 - 호흡억제가 적어 인공호흡기 환자의 진정에 자주 사용됨 - 깊은 수준의 진정이 필요한 경우 효과는 떨어짐
케타민 (Ketamine)	0.25~0.5mg/kg/min	1분	- 향정신성의약품 - 마약성 진통제 부작용 방지를 위해 투약 가능

진정을 위한 약물 부작용 주의!

* 진정을 위한 약물은 벤조디아제핀계 약물과 항정신병의약품이 주로 사용된다. 이들은 심장의 전도체계에서 QT간격을 연장시키는 부작용을 유발하는 약제가 많은데, 대표적인 약물로 벤조디아제핀계의 Lorazepam(아티반), 항정신병의약품의 Haloperidol(페리돌), Quetiapine(쿠에타핀, 쎄로켈)이 있다.
QT간격 연장(QT prolonged)은 심실빈맥(Ventricular tachycardia), 심실세동(Ventricular fibrillation)의 유발요인이 되므로 긴급한 상황이 발생할 수 있으니 주의가 필요하다.

Lorazepam(아티반)	Lorazepam의 QT 간격 연장과의 관련성은 문헌마다 다르나, 일반적으로 고용량 투여 시 주의가 필요하다. 부정맥이 있는 환자에게는 QT Prolong의 위험이 더 높다. 다만, 경구제 lorazepam(로라반)의 위험성은 낮은 것으로 보고된다.
Haloperidol(페리돌) Quetiapine(쿠에타핀, 쎄로켈)	항정신병의약품은 칼슘 이온 통로 차단, 심근 세포 활동 전위 변화 등으로 QT 간격이 연장되는 부정맥이 발생할 수 있다.

Acting Out(자해 or 타해 위험성) - Why Algorithm 알고리즘 사고력 기르기

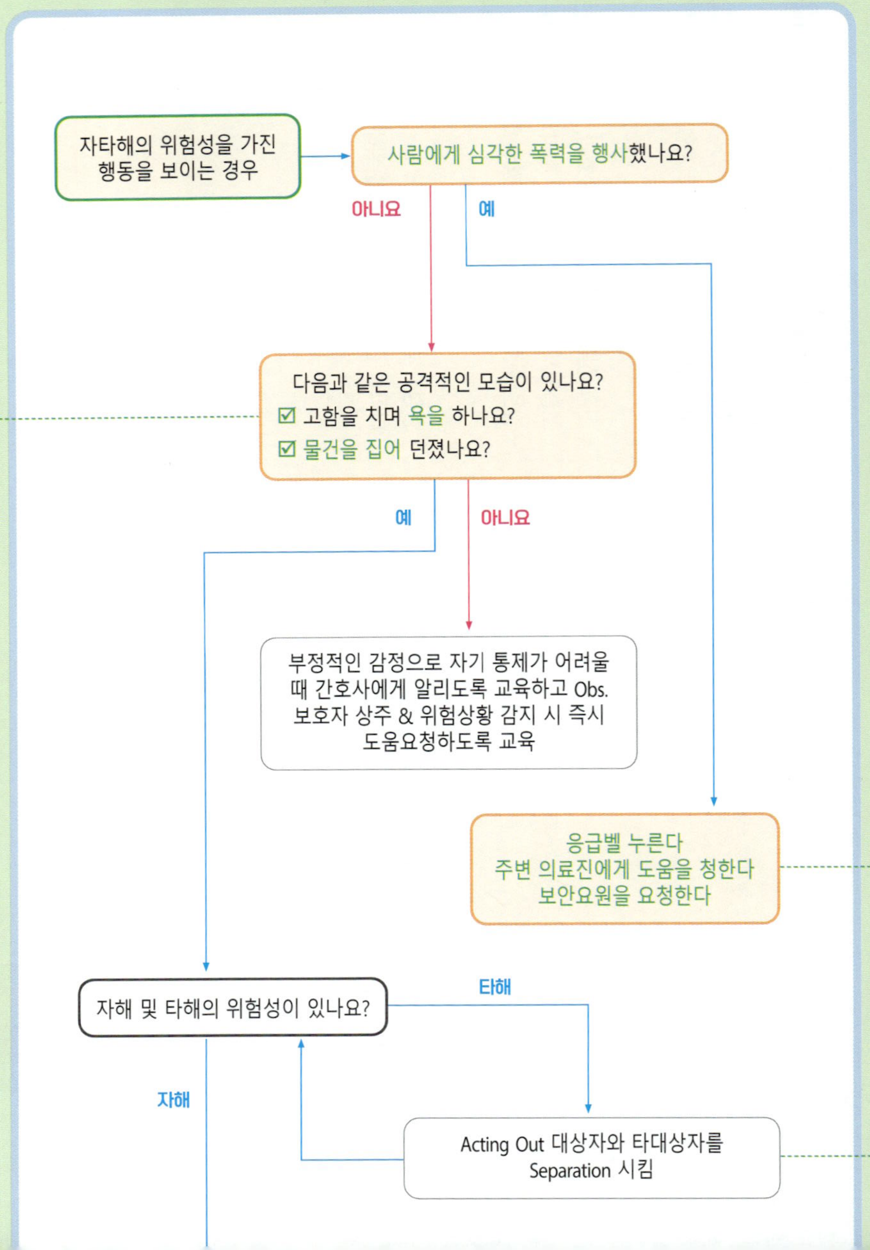

2. 폭력 행사 시 응급 대처

섬망(Delirium)은 갑작스러운 의식 변화와 인지 기능 저하를 특징으로 하는 급성 혼돈 상태로, 다양한 이상 증상을 보일 수 있다. 섬망 증상임을 감지하고 대처하기 위해서는 두 가지 양상을 기억해야 한다.

▸ 과활동성 섬망(Hyperactive Delirium)

정신 운동 초조, 공격성, 불안이나 환각, 망상, 수면장애

▸ 저활동성 섬망(Hypoactive Delirium)

무기력 & 혼미(움직임이 둔해지고 주변에 대한 관심 감소), 반응 저하, 식욕 부진, 졸음, 기면과활동성 섬망의 경우 이상행동이 바로 관찰 가능하기에 빠른 대처가 가능하나, 저활동성 섬망의 경우 관찰이 쉽지 않다. 특히 환자가 갑작스레 주변에 관심을 두지 않고 혼자 무언가를 응시하고 있거나, 상황 인식 능력이 저하되는 모습을 보이다 갑작스레 과활동성 섬망 증상으로 돌변하는 경우도 있으므로, 섬망 발생 위험이 높은 환자임을 사전에 인식하고 대처할 수 있도록 하자.

* 특히 환자의 증상을 잘 살피는 것이 중요하므로, 환자의 곁에 상주 보호자에게 이상 행동 감지시 바로 알리도록 교육하는 방법을 적극 활용하도록 하자.

1. 폭력 행사 시 응급 대처

환자가 섬망이나 정신질환 관련으로 폭력적 행동을 보일 경우 간호사의 안전은 물론이고, 다른 환자의 안전까지 위협받을 수 있으므로 신속한 대처가 필요하다.

▸ 즉각적 위험 제거

응급벨을 통해 보안요원이나 다른 의료진에게 즉각적 위험 상황을 알려 신속히 위험 요소를 제거할 수 있는 대처를 취할 수 있다.

▸ 간호사 안전 확보

폭력적 환자로부터 스스로 보호하는 것은 어려울 수 있으므로 응급벨을 통해 도움을 요청해야 한다.

▸ 증거 확보 및 법적 대응

응급벨 작동이나 타 의료진들의 목격이나 진술은 추후 필요시 법적 대응의 근거가 될 수 있음을 기억하자.

3. 타해 위험성 대처

타해 위험이 보인다면 즉시 앞서 학습한 진정제 투약이 필요하다. 주의점으로, acting out 환자를 간호사 한 명이 상대하는 것은 불가능에 가깝다. 따라서 보안요원이나 주변 의료진과 협동하여 환자에게 안전하게 진정제를 투약하자.

"자해 위험성 환자들은 무서워서 어떻게 대해야 할지 모르겠어요…"

자해나 타해 위험성이 있는 대상자와는 의사소통이 중요하다. 정신건강의학과 간호사들은 치료적 의사소통을 학습하고 실천하며 그에 대한 능력이 향상되는 반면, 일반 병동 간호사들은 이에 대해 익숙치 않을 수 있다. 위험 환자에 대해 보다 효과적인 의사소통을 위해 정신건강의학과 간호사들의 상담 가이드에 대해 학습해보자.

담당의에게 Notify

- 대상자와 면담한 내용을 바탕으로 자살사고 또는 자살 행동과 Subside(진정, 해소) 될 가능성에 대해 알림

담당의의 처방에 따라 처치 제공

- 예상되는 담당의 처치: 안정제(Po, Inj.), 필요시 Seclusion(격리) 및 Physical Restraint(PR, 강박)

추후 자신을 스스로 통제하기 어려울시 간호사에게 먼저 알려 도움 받도록 교육하고 마무리 함

주변에 위험한 물품이 있나요?

예 →

- ☑ 대상자 주변에 위험한 물품을 제거
- ☑ 대상자 호주머니 확인
- ☑ 필요 시 진정제 투약
- ☑ 필요 시 정신건강의학과 협진

아니요 →

대상자 상태 사정
필요 시 진정제 투약
필요 시 정신건강의학과 협진

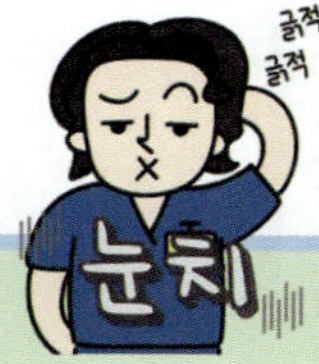

자해의 위험성이 있는 대상자의 간호사 상담 가이드

접근과정	할 수 있는 질문
대상자의 감정을 파악	- 지금 어떤 상태이신가요? - 지금 감정이 ○○해 보입니다.
그 이유에 대해 물어보지만 언급하지 않고 그에 따른 대상자가 가지고 있는 감정에 대해서만 공감	- 지금 매우 화가 나 보이는데, 이유가 있나요? - 만약 그렇다면, 저라도 00 했을 것같아요.(화가 났을 것이다, 그렇게 생각했을 것이다. 등) - 지금 죽고 싶다고 하셨는데, 이유가 있나요? - 얼마나 ○○ 했을까요?(얼마나 화가 많이 났을까요?, 얼마나 힘들면 그렇게 생각이 들었을까요?)
현재 스스로 그 감정을 행동으로 표출 하지 않고 조절 할 수 있는가?	- 하지만, 너무 화가나도 이렇게 00하지는 않았을 겁니다.(머리를 박거나, 자해를 하거나, 욕설을 하거나 하지는 않았을 겁니다.) - 대상자분 자해를 하지 않고 지금 감정을 조절할 수 있나요? - 대상자분 죽고 싶다고 하셨는데 직접적으로 계획까지 생각하셨나요? - 지금 가지는 분노를 다른 방법으로 해소할 수 있는 방법은 없을까요?
조절하기 힘들다면 받을 수 있는 처치에 대해 설명하여 처치를 받도록 권유	- 여기는 병원이기 때문에 지금 스스로 감정을 조절하기 힘들다면 안정제를 통해 감정을 조절하는데 도움을 받을 수 있습니다. - 혼자 있으면 자해를 할만큼 자신이 할 행동이 무서우시다면 저희 의료인이 대상자분의 안전을 봐줄 수 있는 휴게실, 격리실 등으로 가실 수 있습니다. - 대상자분의 자해하는 행동에 대해서 대상자분의 안전을 위해 안정제를 투여하거나 여러 가지 다른 처치가 가능합니다. - 담당선생님과 직접 상담해볼 수 있도록 도와드릴까요?

4. 자해 위험성 대처

자해 위험성이 있는 경우에는 자해를 일으킬 수 있는 주변 위험물품이 있는지 확인하는 것이 우선이다. 정신건강의학과 환자의 경우 위험 물품을 호주머니 속에 보관하기도 하므로 대상자의 호주머니도 살펴야 한다. 위험 물품이 없다면 대상자 상태 사정 후 필요시 진정제를 투약하거나 정신건강의학과 협진으로 보다 전문적 치료 과정을 거친다.

자해 위험성을 어떻게 알 수 있을까?

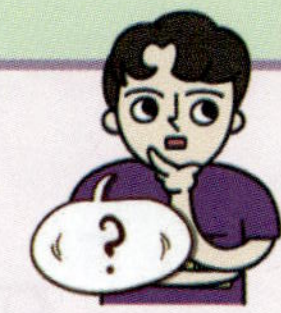

Object Data(객관적 사정)

- 간호정보조사(입원시 간호력조사): 자해, 자살 행동에 대한 과거력 유무를 확인
- 대상자에게 관찰되는 신체적 특징: 양쪽 손목 등 자해로 인한 흉터 등 관찰
- 병동에서 관찰되는 모습
  - → Impulsive(충동적인 모습)
    분노를 참지 못하는 표정과 격양된 말투 또는 위협적인 행동(욕설, 볼펜과 같은 자해가 가능한 날카로운 물건을 찾는 모습, 벽에 주먹을 치거나 머리로 벽을 박는 모습 등)
  - → Depressive(우울한 모습)
    매우 우울한 표정, 병동에서 활동에 참여하지 않고 혼자 있는 시간이 많은 모습, 다른 사람과 어울림이 없음, 의료진 눈치를 많이 봄, 입원 생활 중 약을 먹지 않고 모으는 행동

Subject Data(주관적 사정)

- 면담 시 대상자의 표현
  - → Impulsive(충동적인 표현)
    화가 난다, 폭발할 것 같다, 욕설 등 자기 통제가 안되는 내용
  - → Depressive(우울한 표현)
    다 내 잘못이다. 나만 없어지면 된다. 해결하려면 내가 죽어야 한다. 쓸모없는 존재다 등 과도한 죄책감, 스스로에 대한 원망, 과거 자해 경험을 표현, 직접적으로 자해, 자살에 대한 의사를 표현

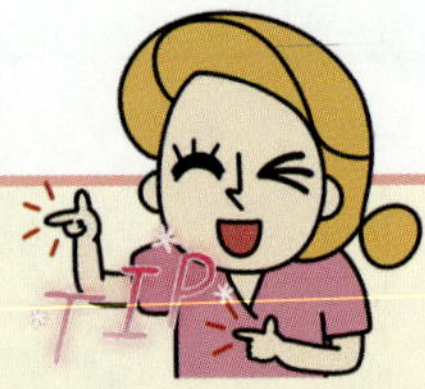

측정 도구를 이용해 섬망 알아차리기!

CAM-ICU Scoring

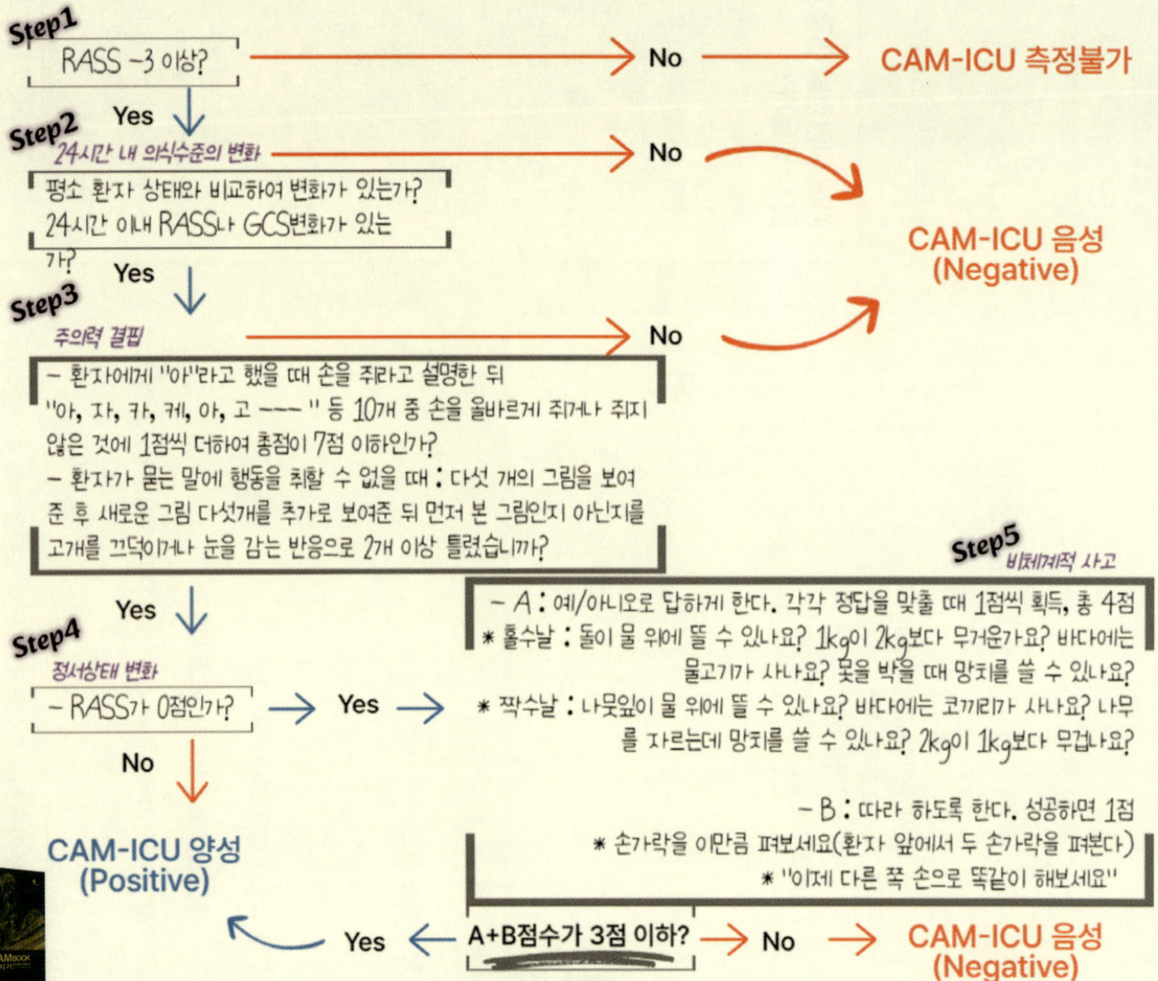

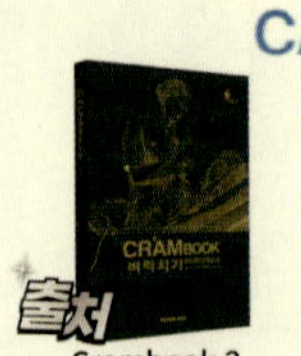

출처
Crambook 2
벼락치기 환자파악 매뉴얼

RASS (Richmond agitation sedation scale)

점수	용어	특징
+4	공격적(Combative)	확연히 공격적. 폭력적이고 의료진에게 위협적
+3	매우 흥분(Very agitated)	각종 튜브나 카테터를 잡아 뽑거나 제거하려는 상태. 공격적
+2	흥분(Agitated)	빈번한 무의미한 움직임, 인공호흡기에 맞추지 못함
+1	들뜸, 불안(Restless)	불안한 상태이나 움직임이 공격적이거나 활발하지는 않음
0	깨어있음/평안(Alert and Calm)	
-1	둔한(Drowsy)	완전히 의식이 명확하지는 않으나 목소리에 반응하여 눈을 뜨거나 지속적으로 깨어있는 상태. 눈맞춤을 10초 이상 유지함
-2	약간 진정(Light sedation)	목소리에 잠깐 깨어 10초 이내로 눈을 맞추는 상태
-3	중간 진정(Moderate sedation)	목소리에 반응하여 눈을 뜨지만 눈맞춤은 불가능
-4	깊은 진정(Deep sedation)	목소리에 반응 없음. 신체 자극에 눈을 뜨거나 움직임
-5	무의식(Unarousable)	목소리나 신체 자극에 반응 없음

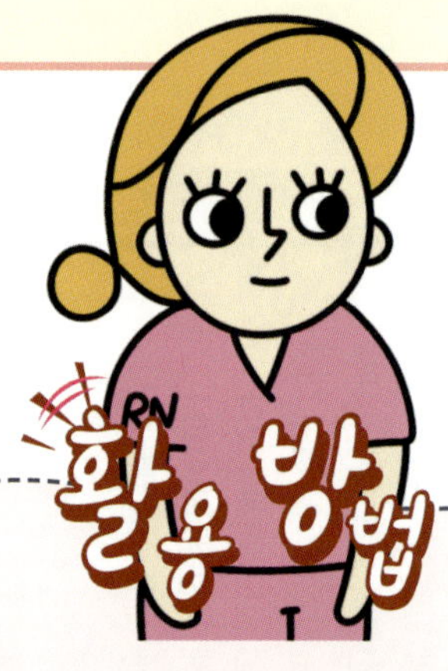

"환자분 RASS +2점으로 빈번한 무의미한 움직임이 반복되고 있는데 예방적 항정약을 투약하는 것이 좋지 않을까요?" 라고 의사에게 노티하면 간호사의 말을 보다 더 신뢰하게 될것이다 :)

산소요법

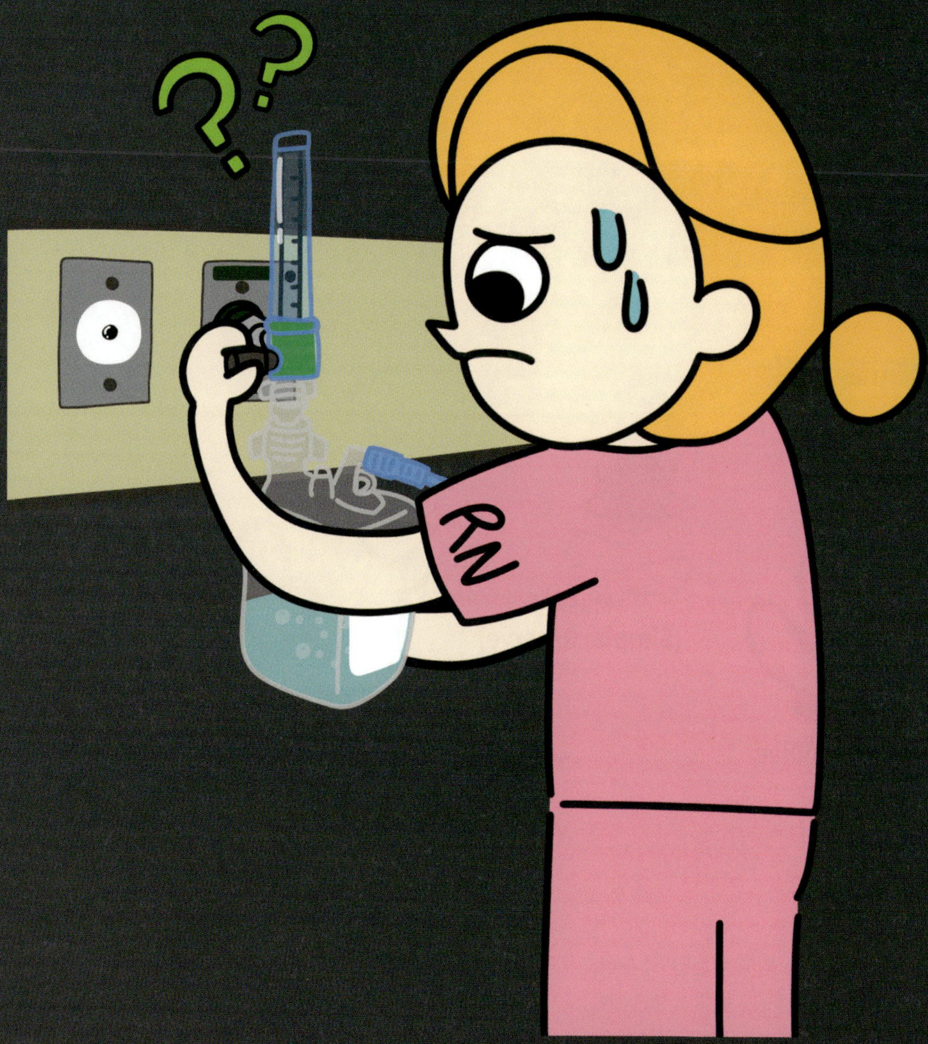

산소요법

1 산소 전달 장치(Oxygen delivery systems)

일반적으로 안정 상태에서 우리가 들이쉬는 바람의 세기(유량)는 분당 약 15L이며, 최대 흡기유량은 30-120L/min이다. 산소 전달은 환자가 숨쉬는 공기에 얼마만큼의 100%산소를 전달해줄 수 있느냐에 따라 전달장치가 달라진다. 환자의 호흡곤란이 심할수록 더 높은 유량을 전달할 수 있는 산소 전달 장치를 이용해야 하고, 100% 농도의 산소만을 공급해주기 위해서는 특수한 산소 전달 장치를 이용하거나 기도삽관과 같은 인공기도를 삽입 후 전달할 수 있다.

산소 전달 장치는 환자의 산소 요구량, 흡입산소농도(FiO2)을 정확히 조절해야 하는지의 여부, 가습, 환자의 순응도 등에 따라 결정하게 된다. 따라서 간호사는 각 산소 전달 장치의 특징에 대해 필히 알고 있어야 하겠다.

종류	특징
펜타닐 (Fentanyl)	- 짧은 발현시간과 짧은 작용지속시간으로 급성 통증 환자의 신속한 진통에 효과적
하이드로모르폰 (Hydromorphone)	- 작용시간은 모르핀과 유사하나 강력한 진통효과

각 산소 전달 장치별 특징

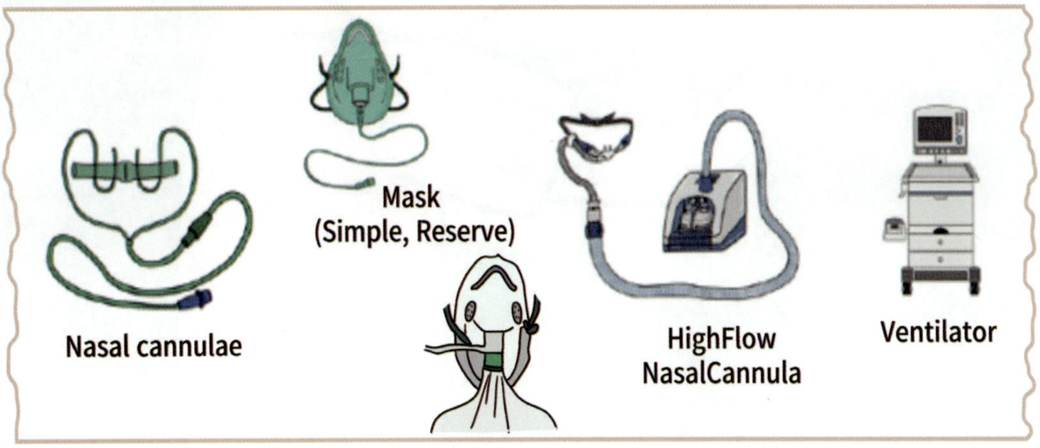

산소 전달 장치	특 징
Nasal Cannular	- 유량 전달 범위 = 분당 약 1-6L - 전달되는 FiO2 범위 = 24-40% - 극히 일부분의 흡기유량을 담당하는 장치 - 유량을 일정 범위 이상 높여도 환자에게 전달되는 FiO2(흡입산소농도)는 상승하지 않고, 비강 점막 건조증이 심해진다.
Simple face mask	- 유량 전달 범위 = 분당 5-10L - 전달되는 FiO2 범위 = 35-50% - 마스크 내 100-200ml 정도의 용적이 있으므로 보다 높은 FiO2를 전달할 수 있다.
Reserve mask	- 유량 전달 범위 = 분당 6-20L - 전달되는 FiO2 범위 = 60-80%, mask fitting에 따라 100%에 가까운 FiO2를 전달할 수 있음 - 단순 마스크에 산소 보유 주머니(산소저장 용량 600-1000ml)가 달려있어 산소 전달 시 reserve bag을 최대한 부풀려서 적용해야 한다. 부풀린 정도에 따라 전달되는 FiO2가 달라지므로 주의.

산소 전달 장치	특 징
HighFlow Nasal Cannular	- 유량 전달 범위 = 분당 30-60L - 고유량산소전달요법 = FiO2 21%-100% - 고유량 산소 전달 장치로 장치에 설정한 Flow와 FiO2를 정확하게 전달 가능하다 - 가습과 가온이 가능하여 양질의 산소를 전달 가능한 장치 - 강력한 유량으로 이산화탄소 제거에도 효과적
Ventilator	- 인공기도(Endotracheal tube, Tracheal tube)를 삽입 후 정확한 Flow와 FiO2 전달하는 장치 - 환자의 호흡 지지를 다양한 mode로 지지할 수 있는 환기장치. - 비침습적으로 mask만 씌워서 전달 가능(NonInvasive Ventilatioin, NIV)

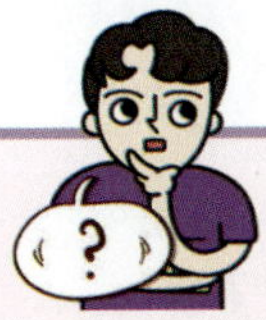

산소는 무조건 많이 전달하면 좋은걸까?

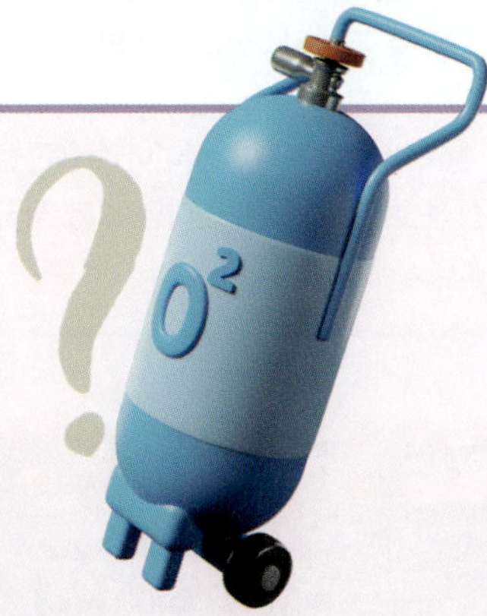

생리적 수준을 초과하는 산소는 활성 산소의 형성을 증가시켜 오히려 조직손상을 유발하고, 세포의 죽음까지도 유도 할 수 있다. 이를 산소 독성이라 하며, 산소 독성에 가장 민감한 조직으로 폐(Lung)가 있다. 폐산소독성은 염증성 폐손상으로 설명되며, 과도한 산소를 투여하면 기관 및 소기관지염이 유발되고 흡수성 무기폐로 폐용적 감소가 초래되었다는 연구 결과들이 보고되었다.

따라서, 환자의 말초산소포화도(SpO2)나 동맥혈가스분석검사(ABGA) 결과에 따라 산소량이 많다면 제공하는 산소의 농도를 낮춰주어야 한다. 최소량의 FiO2는 대기 중에 존재하는 산소량, 21%이다.

2 환자에게 공급되는 산소는 적당한 걸까? 산소화의 지표

말초산소포화도 (Peripheral oxygen saturation, SpO2)

- 혈액 내 헤모글로빈이 산소와 결합한 정도를 백분율(%)로 나타낸 것으로, 맥박산소측정기를 통해 비침습적으로 측정
- 일반적으로 손가락이나 귓볼, 발가락 등 말초 부위에서 측정
- 혈액의 산소 운반 능력을 간접적으로 평가하는 지표지만, 80% 이하에서는 정확성이 매우 떨어진다는 단점이 있음

동맥혈산소분압 (partial pressure of arterial oxygen, PaO2)

- 동맥혈에 녹아있는 산소의 압력을 mmHg단위로 나타낸 것으로, 동맥혈가스분석(ABGA)을 통해 침습적으로 측정
- 폐에서 혈액으로 산소가 얼마나 잘 전달되는지를 나타내는 지표
- 정상범위: 80-100mmHg

동맥혈산소포화도 (arterial oxygen saturation, SaO2)

- 동맥혈 내 헤모글로빈이 산소와 결합한 정도를 백분율(%)로 나타낸 것으로, ABGA를 통해 침습적으로 측정

조직 산소화 (tissue oxygenation)

- 조직에 산소가 충분히 공급되고 있는 상태를 의미하며, 직접적 측정은 어렵지만 여러 가지 지표를 종합적으로 평가하여 간접적으로 판단.
  ① 젖산(lactate): 조직으로 산소 공급이 부족할 때 증가하는 물질로, 혈액 검사를 통해 측정
  ② 혼합정맥산소포화도(mixed venous oxygen saturation): 우심방에서 채취한 혈액의 산소포화도로, 조직에서 산소를 얼마나 사용했는지 나타내는 지표
  → 폐동맥관 이용(SvO2), 중심정맥관으로 대체 가능(ScvO2)

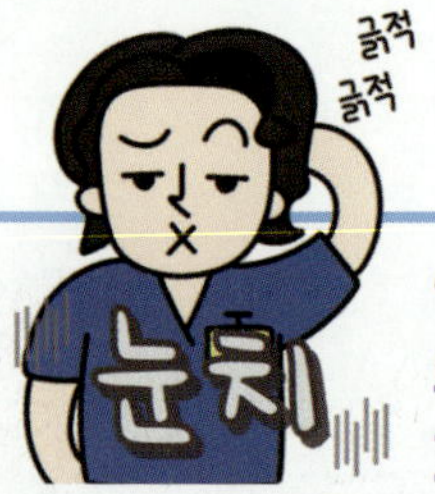

"이 환자에게 산소가 부족하다…를 평가하는 기준이 있나요"

저산소혈증(Hypoxemia)는 PaO2 60mmHg이하 또는 SaO2 90%이하로 정의한다. 이는 ABGA라는 침습적 검사를 통해 측정할 수 있지만, 비침습적 측정 방법인 말초산소포화도가 90% 이하로 저하된다면 ABGA의 필요성을 의사에게 제안할 수 있다.
만약 환자의 호흡곤란 증상이나 호흡근을 무리하게 이용하는 비정상적 호흡양상을 보인다면 보다 적극적 산소요법이 필요하다.

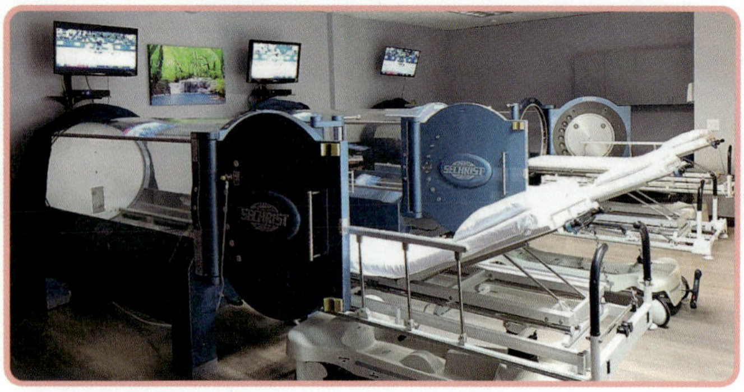

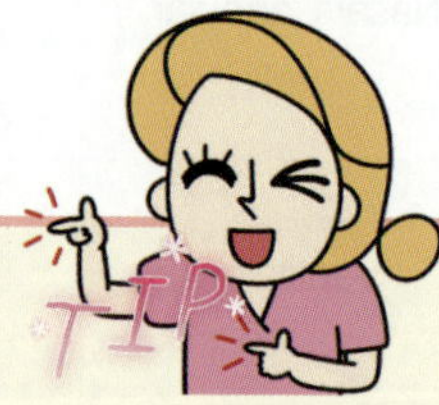

고압산소치료(Hyperbaric Oxygen Therapy, HBOT)

고압산소치료는 대기압보다 높은 기압 환경에서 100% 산소를 흡입하여 체내 산소 농도를 높이는 치료법이다. 고압 환경에서 산소를 흡입하면 헨리의 법칙에 의해 혈액에 용해되는 산소량이 증가하여 조직으로의 산소 공급을 늘린다는 원리이다. 더불어 혈관을 수축하여 혈류 개선, 새로운 혈관 생성을 촉진하여 손상된 조직 회복, 백혈구의 살균 능력을 향상시켜 감염 치료에 도움을 준다고 알려져 있다.

* **고압산소치료의 적응증**: 일산화탄소 중독, 잠수병(감압병), 공기 색전증, 가스 괴저(혐기성 세균의 성장을 억제), 방사선 치료 후 발생한 조직 손상, 당뇨병성 족부 궤양, 난치성 상처, 돌발성 난청 등
* **방법**: 환자가 고압산소챔버(Hyperbaric Chamber) 안에 들어가 100% 산소를 마스크나 후드를 통해 흡입한다. 치료 시간과 압력은 질환에 따라 다르고, 일반적으로 1회 치료에 1-2시간, 하루 1-2회 시행한다.

영상으로 알아보는 산소요법 간호

산소화 모니터링?

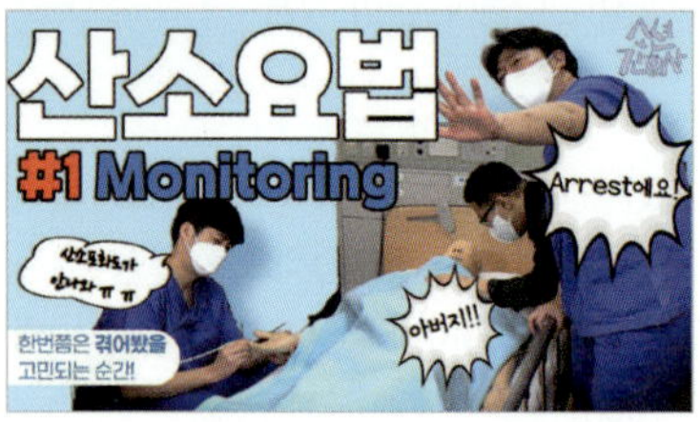

어려운 Flow와 FiO2

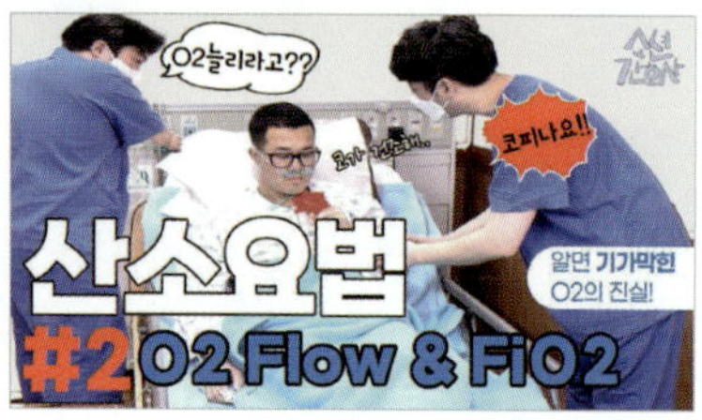

호흡곤란 실전 대처

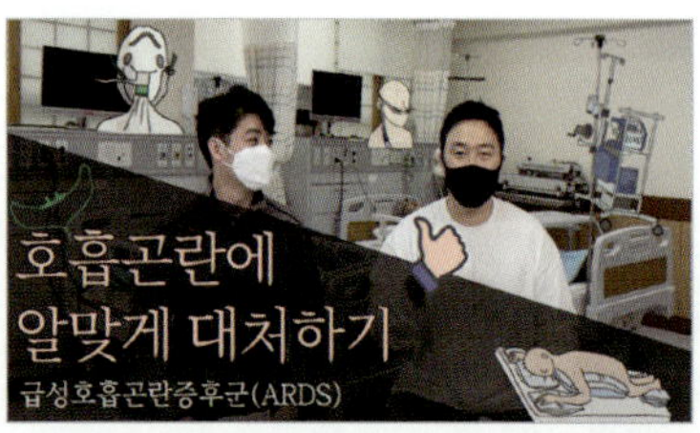

ABGA는 알겠는데 VBGA?

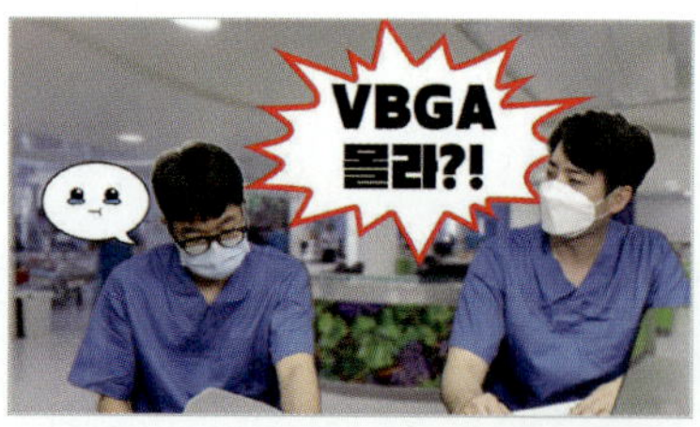

수액요법

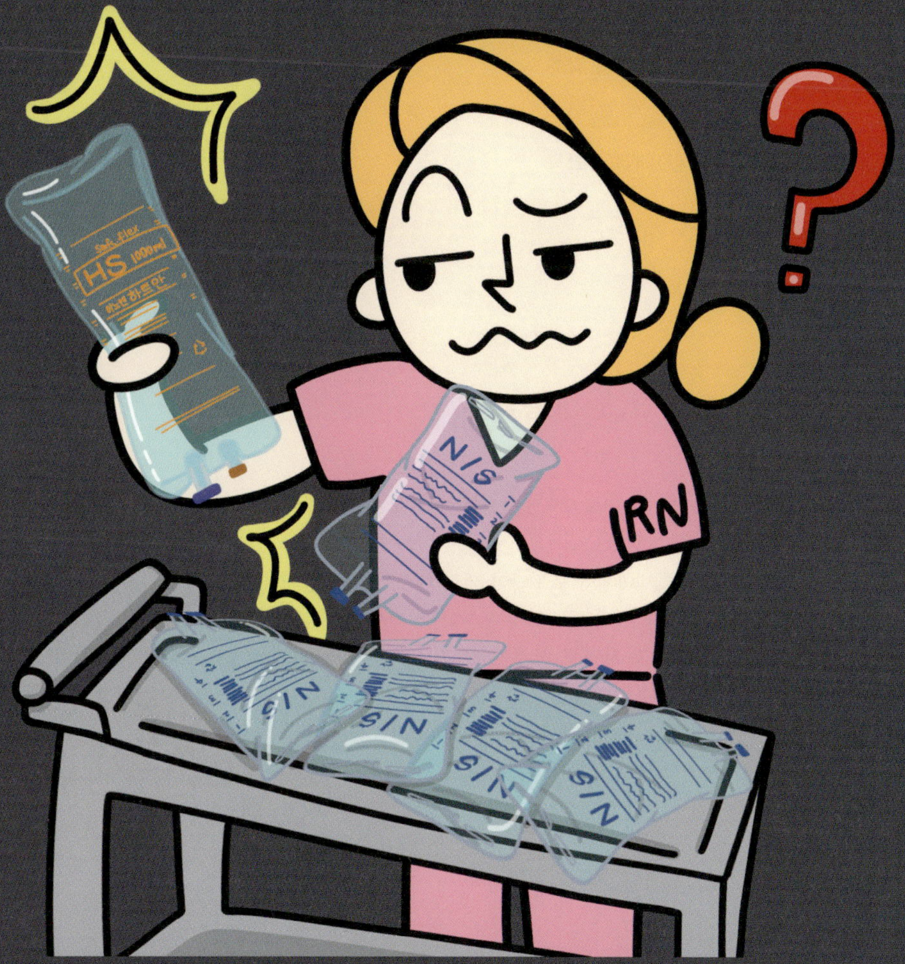

수액요법

1 수액의 종류

결정질 용액(Crystalloid solution)

- 물에 전해질이나 포도당 등이 용해되어 있는 수액으로, 체내에서 쉽게 확산되고 이동함
- 가격이 저렴하고 사용이 간편하나 혈관 내 오래 머물지 못하고 조직으로 빠르게 이동하여 혈장량 증가 효과가 일시적이다. 부종 등의 부작용 위험도 있다.
- 종류: 0.9%NaCl, 5%DW, 5%DS, hartmann solution, plasma solution 등

등장액(isotonic solution)	삼투압이 282mOsm/L, 투여했을 때 세포막을 중심으로 수분의 이동을 유도하지 않는 액체. 0.9%N/S, 5%DW ➜ 삼투압 활성입자가 세포막을 통과하지 않기 때문에 수분이 삼투압이 높은 쪽으로 이동!
고장액(Hypertonic solution)	세포내액의 위축
저장액(Hypotonic solution)	세포내액의 확장

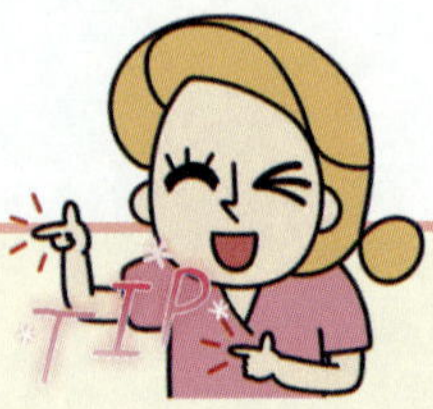

5%DW는 포도당이 섞였는데 등장성?

5%Dextrose water(5%DW)는 1L의 증류수에 포도당이 50g mix되어 있는 수액이다. 흔히 사용되는 기초 수액으로, 체내 수분 및 당분 공급, 탈수 교정, 영양 보충 등 다양한 목적으로 사용된다.

* **등장성(Isotonic) 용액**: 초기에는 등장성이지만, 체내에서 포도당이 세포 내로 흡수되어 대사되면서 포도당의 삼투압활성효과는 빠르게 사라지고 저장성(Hypotonic) 수액으로 변하여 수분이 세포 내로 이동한다. 따라서 세포 외액(extracellular fluid를 보충하는 효과는 제한적이나 세포 내액(Intracellular fluid)의 이동으로 세포를 부풀게 할 수 있다. 이런 원리로 고혈당 상태에서 수분을 잃어 뇌부종이 발생할 수 있는 환자에게 5%DW 투여는 뇌세포 내로 수분을 이동시켜 뇌부종을 완화하는 데 기여할 수 있다.
* **저나트륨혈증, 저칼륨혈증**: 5%DW는 저장성으로 변하며 혈액을 희석시켜 저나트륨혈증을 유발할 수 있고, 포도당 주입에 따른 인슐린 반응으로 혈중 칼륨이 저하될 수 있다. 따라서 5%DW 수액을 환자에게 주입할 때는, NaCl이나 KCl을 추가로 mix해주며, 이들이 제품화되어 5%DWNak1, 5%DWNaK2 등으로 상용화되었다.

교질 용액(Colloid solution)

- 물에 단백질, 다당류 등 고분자 물질이 용해되어 있는 수액
- 분자량이 커 혈관 내 오래 머물러 삼투압을 유지하므로 혈장량 증가 효과가 지속적이다
- 가격이 비싸고, 아렐르기 반응이나 신부전 등 부작용 위험이 있다
- 종류: 20%Albumin, 5%Albumin, 10%Dextran-40, 6%Hetastarch 등

  * 분자량이 큰 물질에 의해 삼투압이 유지되며, 삼투압이 높을수록 혈장용적 확장효과가 크다.
  콜로이드는 혈액희석에 의해 혈액의 점도를 감소시키고 적혈구 응집을 방해하여 혈류 흐름을 증가시킨다. 다량의 콜로이드는 면역체계나 혈액응고, 신장기능에 유해한 영향을 미치므로 주의하자.

2 증상에 따른 수액 선택 TIP

패혈성쇼크	Plasma solution과 같은 평형염액을 우선. 이후 콜로이드 중 알부민 투여 고려. 수액 과다에 주의
출혈쇼크	혈장과 혈소판, 농축적혈구를 사용하여 혈장량 회복과 동시에 응고장애 개선 필요. 정상 혈압이 유지될 만큼의 결정질용액을 투여하되, 다량의 출혈이 동반되는 경우 수혈이 우선
뇌손상	정상혈량을 유지하는 것이 중요. 뇌용적은 삼투압에 의해 결정되므로 포도당을 함유한 저장액은 피하는 것이 권장. 등장성식염수가 유리
수술 전후	각 수술의 특성에 따라 동반하는 염증반응이나 출혈의 정도에 따라 판단. Plasma solution과 같은 평형염액이 우선적으로 선택

수액과다 위험 주의!

임상에서는 쇼크 환자에게 우선적으로 수액 투여를 통한 혈역학적 안정의 경향이 높다. 저혈압으로 노티하면 Normal Saline 300~500ml Full drip해주자는 답은 일상적이다. 하지만 이런 경향은 수액 과다 위험성이 높음을 알아야 한다.

특히 중환자일수록 혈관장벽이 무너진 환자에서 혈관내로 투여한 수액은 쉽게 사이질로 빠져나가 혈장 증량 효과는 금새 사라진다. 이는 결국 관류를 방해하여 장기 부전을 악화시키는 악순환의 고리를 형성한다. 전형적으로 폐부종이 있고, 신장이나 간의 관류부전과 허혈이 초래된다.

따라서 환자의 전반적 상태와 수분섭취배설량(I/O) 평가를 소홀히 하지 말자.

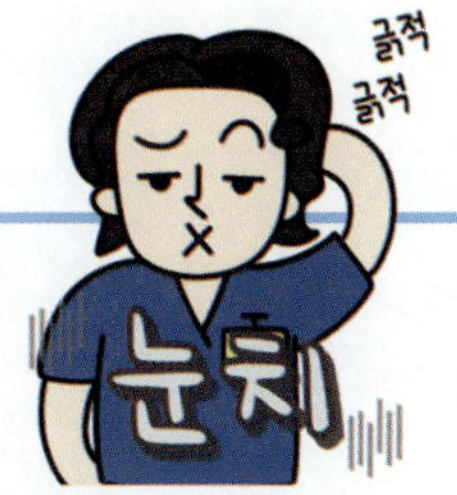

"환자가 혈량이 부족하다?를 어떻게 알 수 있을까요..?"

혈압과 맥박, 피부긴장도와 모세혈관재충만시간(capillary refill time), 의식상태, 중심정맥압, 폐모세혈관쐐기압, 심박출량, 혈액가스 분석, 맥박압변이(pulse pressure variation), 심초음파를 이용한 관찰

방법#1 수동적하지거상검사 (Passive leg raise test)	상체를 세운 상태와 상체를 빠른 속도로 낮추고 하지를 올린 자세로 전환한 자세 두 가지를 비교 후 혈압의 차이를 비교. 하지거상 자세로 혈압이 상승했다면 체액량 부족으로 수액요법 시 개선이 있을 것이라 예상할 수 있음. 간호사들이 가장 많이 사용하는 방법으로 처방이 불필요.
방법#2 수액 도전 (Fluid Challenge)	초기 수액처치 후 수액치료로 혈압 개선이 있는지 확인(Fluid responsiveness). 의사들이 가장 많이 사용하는 방법으로 처방이 필요하며 자칫 수액과다를 일으킬 우려가 있기에 I/O check 등 신중한 자세로 접근
방법#3 일회심박출량의 변화량 관찰 (SVV monitoring)	혈량 부족으로 수액처치가 필요시 호흡에 따른 일회심박출량의 변화량(SVV)이 증가. SVV가 15%이상일 경우 Fluid responsiveness에 대해 높은 민감도와 특이도를 보임. 중환자실에서 혈량 평가하는 주된 방법으로 동맥관(arterial line)이 필요
방법#4 의사의 심초음파를 통한 관찰	휴대용 초음파기계를 이용해 직접 심장의 혈량 상태를 관찰하여 확인. 의사가 수행하며 관찰자에 따라 차이가 발생.

My Note :)

혈압 올리는 약물: 승압제

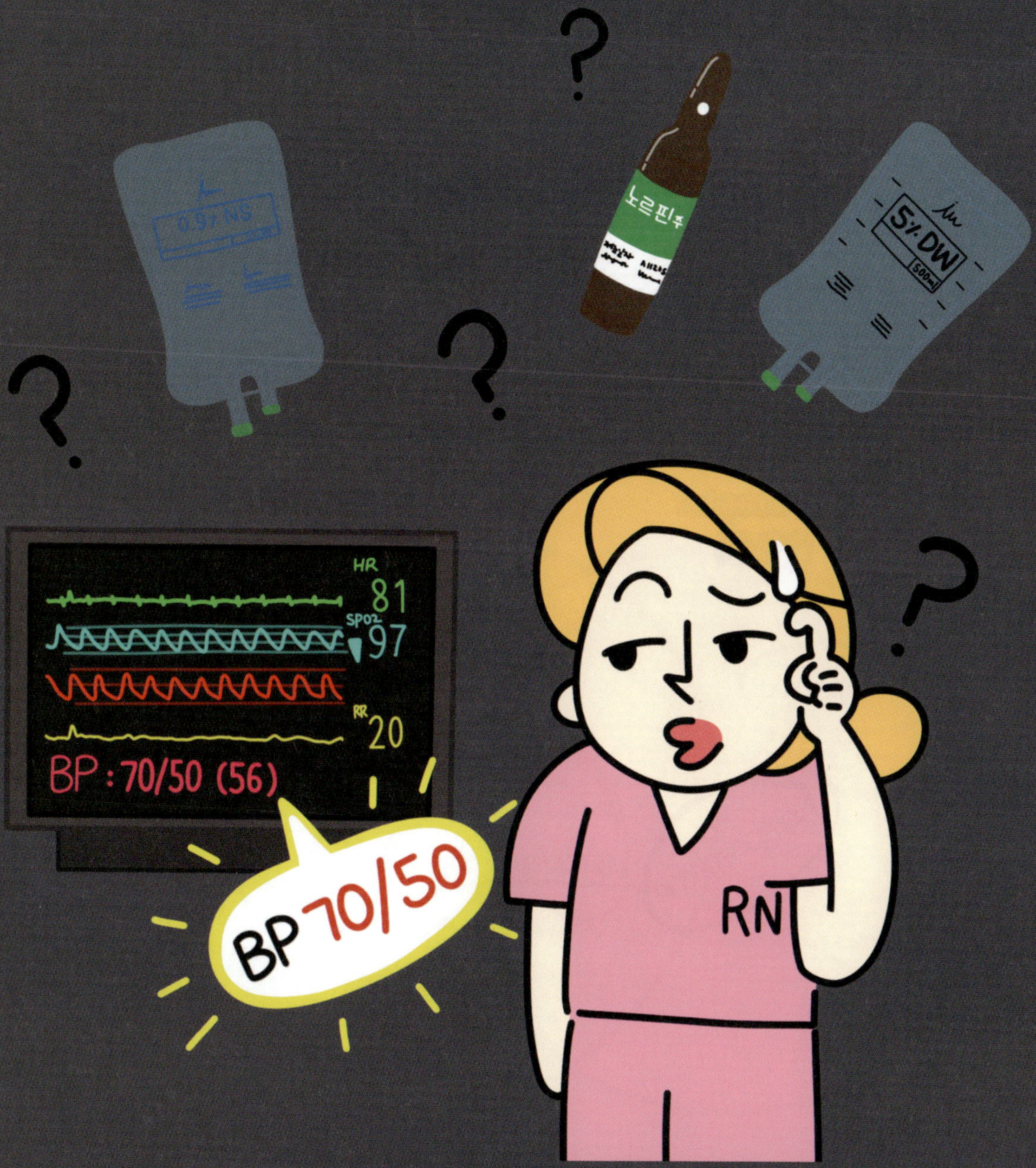

승압제 원리

혈압을 올려주는 약을 승압제라 부르는데, 각각 α, β 수용체를 작용하느냐에 따라 종류가 나뉜다. 임상에서 혈압을 올리기 위한 약물은 크게 두 가지가 있다.

승압제

- α-1 수용체: 주로 혈관에 존재하며 혈관수축을 일으킨다. ➜ 혈관수축제
- β-1 수용체: 심근에 존재하며 심근 수축력을 증가 ➜ 심근수축제
- β-2 수용체: 혈관에 존재하며 혈관확장을 일으킴

혈관수축제 (Vasopressor)	- 혈관을 수축시켜 혈압을 상승 - 고용량 투여 시 말초 혈관 장애 발생 가능 ➜ 노르에피네프린(Norepinephrine), 바소프레신(vasopressin), 페닐에프린(Phenylephrine)
강심제 (Inotrope, 심근수축제)	- 심근 수축을 증가시켜 심박출량을 유지함으로써 혈압과 맥박을 상승 - 심박동 수가 빠른 환자에게는 투약이 제한될 수 있음 ➜ 도부타민(dobutamine), 밀리논(milrinone), 이소프로테레놀(isoproterenol)
혼합형 (Combined)	➜ 도파민(dopamine), 에피네프린(epinephrine)

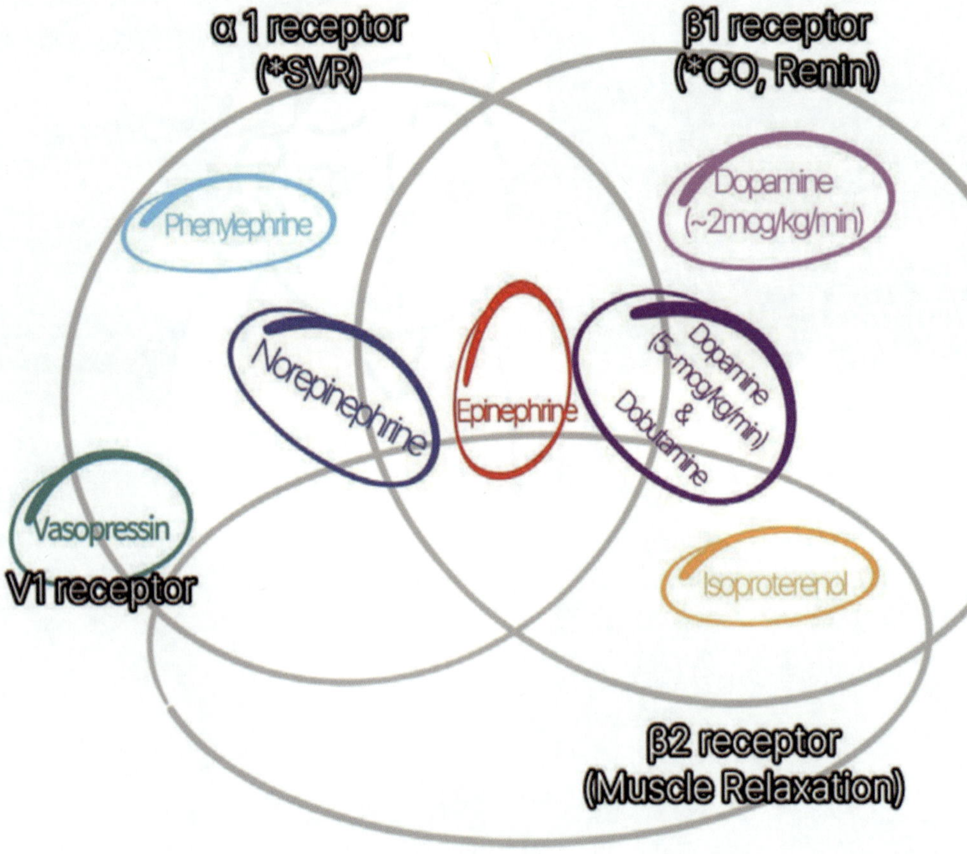

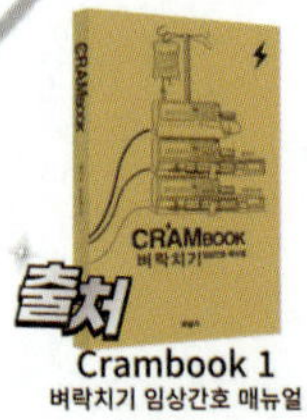

혈압을 상승시키는 대부분의 약물은 두 가지 성질을 동시에 가지고 있는 경우가 많으므로 보통 승압제라는 단어로 통용된다. 혈압 저하 상태에서 투약하는 승압제는 응급 상황이 많으므로, 빠른 대처를 위해서 승압제 종류와 특징에 대해 잘 학습하도록 하자.

약물	특 징
노르에피네프린 (Norepinephrine)	- α 작용이 강하며 β 작용은 상대적으로 약하다. - 패혈성 쇼크에서 1차 치료제
에피네프린 (Epinephrine)	- 강한 α / β 작용 약물. 심정지 등의 상황에서 투여된다. - 강한만큼 부작용도 크므로 중환자의 마지막 승압제로 사용된다.
도파민 (Dopamine)	- 저용량(〈5mcg/kg/min): 도파민 수용체, 신장 및 위장관 혈관 확장 → 저용량 도파민 용량은 혈압을 상승시키는 데 효과가 없다 - 중등도(5-10mcg/kg/min): β수용체. 심근 수축력 증가 - 고용량(〉10mcg/kg/min): α수용체. 전신혈관 수축
도부타민 (Dobutamine)	- β-1 & β-2 수용체에 작용 - 심근 수축력 증가, 말초 혈관 확장으로 심박출량 증가와 좌심실 충만압을 감소
바소프레신 (vasopressin)	- 혈관수축제. 1차 치료제로 꼽히는 노르에피네프린에 반응하지 않을 경우 혈관 수축제의 작용을 강화하는 역할
페닐에프린 (Phenylephrine)	- 강력한 α-1수용체 자극제로 고용량에서는 β-2 수용체를 자극하기도 한다. 말초혈관을 수축시켜 전신혈관저항을 증가시킨다. 지속 주입 시 신 혈류 저하가 생길 수 있다.

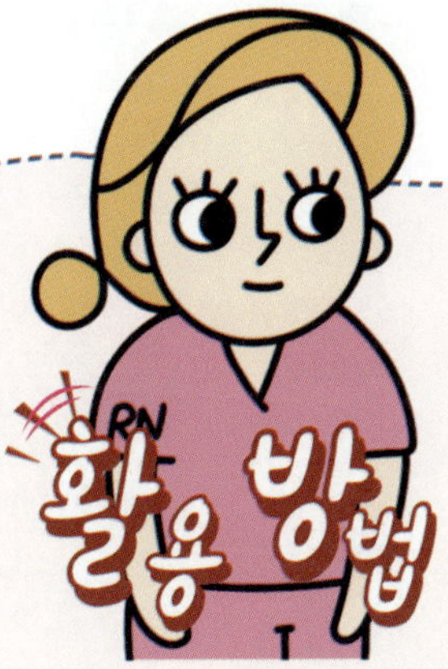

"감염악화...패혈성 쇼크?": 혈관수축제로 Norepinephrine을 가장 먼저 투약. 이후 vasopressing이나 epinephrine을 추가

"심장기능 저하...심인성 쇼크?": 환자 혈압에 따라 혈관수축제 이외에 심근수축제 dobutamine, milrinone의 순서로 투약 고려. 혼합형 dopamine 투약 가능

가장 많이 사용하는 혈관수축제 노르에피네프린 필수 주의사항!

* 노르에피네프린은 혈압 상승을 위해 가장 흔하게 사용되는 승압제이다. 하지만 강력한 혈관 수축 작용으로 말초 조직으로의 혈류 감소를 유발할 수 있으므로, 투약 시 주의가 필요하다.

말초혈관 허혈 & 괴사 위험 (Peripheral Ischemia & Necrosis)	- 고용량 또는 장기간 투여 시 말초 혈관으로의 혈류가 감소하여 허혈이나 괴사를 초래할 수 있다 - 말초정맥관 주변으로 약물이 새어나오기라도 한다면 특히 심한 혈관 수축으로 IV 삽입부위 조직 손상이나 막힘이 발생할 수 있다 → 노르에피네프린 고용량 주입 또는 장기간 사용 시 의사에게 중심정맥관(Central line) 삽입 필요성을 강력히 제안하자!
심박수 모니터링 (ECG monitoring)	- 혈압 상승으로 빈맥이나 부정맥 발생 위험이 있으므로 지속적 관찰 필요
주입 속도 조절 (Increase dose, Tapering dose)	- 급격한 혈압 상승을 방지하기 위해 투여 속도를 천천히 올리며, 갑자기 끊을 시 급격한 저혈압이 발생하므로 서서히 투여 용량을 줄여나가는 과정이 필요하다

→ 이런 위험성으로 의료기관에 따라 Norepinephrine을 투약하는 저혈압 상태의 환자는 중환자실 치료가 필요할 수 있다.

My Note :)

장기이식 환자 관리

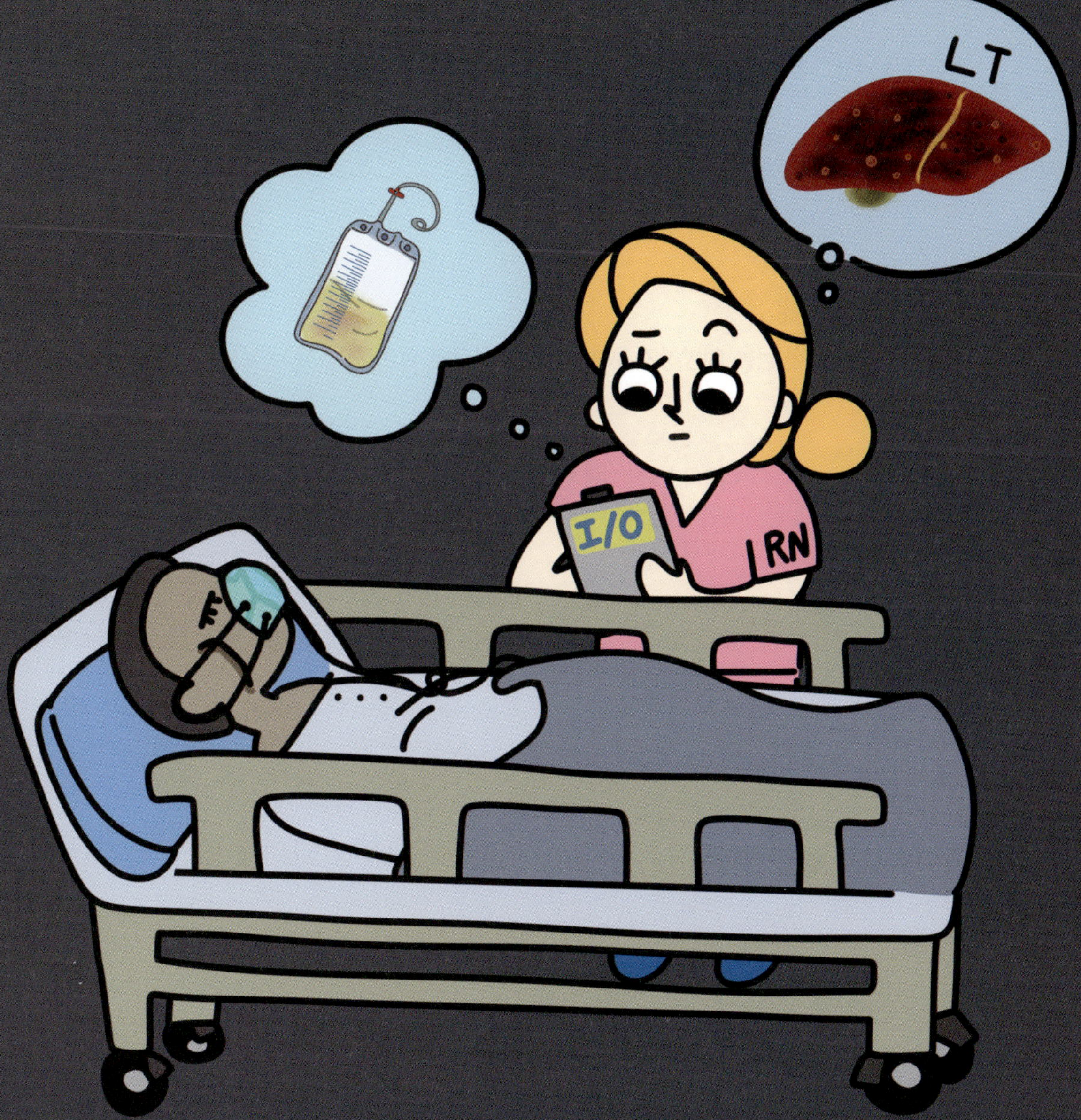

장기이식 환자 관리

장기이식

장기이식은 말기 장기부전 환자에서 기존의 다른 치료법으로 회복이 어려운 상태로 판단되어, 해당 장기를 건강한 다른 사람의 장기로 대체, 이식하여 그 기능을 회복시키는 치료이다.

사람 간 장기기증	- 부부, 직계 존/비속, 형제자매, 4촌 이내의 친족 간, 타인 간 등의 관계에 있는 성인으로부터 장기기증을 받는 것 - 이식대상자는 질병관리본부 장기이식관리센터에 이식대상자 선정 승인을 받아야 함 - 생체장기기증이 가능한 장기는 신장, 간, 췌장, 췌도, 소장, 폐, 골수, 말초혈관
사후 장기기증	- Dead donor rule에 따라 사망이 선언된 환자에서 장기를 기증받아 이식수술을 진행(뇌사-Brain death 또는 심장사 후 장기기증-donation after circulatory death) - 이식대상자는 각 장기별 선정기준에 따라 점수화하여 대기 순위가 관리되고, 장기이식정보시스템에 의해 공정하고 객관적이게 선정.

이식 후 필수 관리: 면역억제제

목적: 이식 수술 직후의 급성 거부반응을 예방하기 위함, 이식된 장기의 평생 기능 유지에 필요한 유지 요법, 급성 거부반응 발생 시 치료 요법

이식 수술 후 초반 3-6개월	- 다량의 면역억제제 투여. 면역억제의 원리가 다른 면역억제제를 조합하여 사용. 칼시뉴린 길항제(Calcineurin inhibitor), Mycophenolate mofetil(MMF), 스테로이드 등 의 용법이 대표적
이식 수술 후 6-12개월	- 어느정도 시간이 경과하여 항원의 유출이 적고 이식장기에 대한 내성이 생겨 적은 양의 면역억제제로 거부반응을 예방 가능

자주 사용하는 면역억제를 위한 약물

약제	특 징
Calcineurin inhibitor - Tacrolimus(프로그랍, 타크로벨, 아드바그랍) - Cyclosporine(사이폴엔)	- Tacrolimus가 Cyclosporine보다 면역억제 효과가 200배 정도 높다 - 두 약물 모두 반감기는 12시간으로, BID로 복용을 시작 - 부작용: 신독성(신혈류 감소, 사구체여과율 저하) - Cyclosporine이 Tacrolimus보다 신독성이 더 심하다고 알려져있음
Mycophenolate mmofetil - MMF(셀셉트, 마이렙트, 마이폴틱)	- 림프구 증식이 억제되는 기능을 갖는 면역억제제 - 강력한 면역억제 효과와 함께 Calcineurin inhibitor보다 신독성, 신경독성 등의 문제가 없기에 이 약제와 병합 용법으로 사용 - 부작용: 위장관계 부작용(설사)
Steroid(스테로이드)	- 다른 면역억제제와 병용 시 면역억제 상승 효과가 상승 - 누적 투여 용량에 비례하여 부작용이 발생하므로 단계적으로 복용 용량을 감소시켜야 함

약제	특 징
Rapamycine - Sirolimus(라파뮨)	- FK506과 같은 macrolide계 항생물질. 경구 섭취가 불가능한 환자에게 주사제제로 사용가능하며 면역억제 작용과 더불어 종양세포주에 대해 항증식작용을 함
Basiliximab(씨뮬렉트 주)	- T세포 활성화 억제 - 수술 당일과 나흘 째 두 번 투여하는 것만으로 한 달 이상 면역억제 효과가 지속 - 반감기가 짧고 가격이 비싸다는 단점이 있으나 급성거부반응에 대한 효과가 좋음
Rituximab(리툭시맙)	- 혈중과 조직에서 나오는 B세포를 빠르고 지속적으로 제거 - 혈액형 부적합 이식, 급성 거부반응, 다발성 경화증 등의 치료에 사용 - 리툭시맙은 면역매개성 뇌염이나 신경근병증 등 다양한 신경과 질환 치료에 이용되기도 함

이식 후 면역억제 치료 종류

유도 면역억제 치료 (Indection Immunesuppression)

- 면역반응이 가장 심하게 나타나는 이식 초기에 고강도의 면역억제를 통해 급성 거부반응의 발생을 예방하기 위한 치료
- 고위험 환자는 anti-thymocyte globulin 투여
- 저위험 환자는 Basiliximab이나 Daculizumab을 사용

유지 면역억제 치료 (Maintenance immunesuppression)

- 장기 거부 반응 예방 및 면역억제제 부작용 최소화를 위해 병합용법을 시행
- 3제 요법이 가장 대표적: Steroid + Calcineurin Inhibitor(tacrolimus 혹은 cyclosporin) + 림프구 증식억제제(mycophenolate mofetil 혹은 azathioprine)

급성 거부반응에 대한 면역억제치료

- 세포 매개 거부반응: 고용량 스테로이드 충격요법, anti-thymocyte globulin
- 항체 매개 거부반응: 리툭시맙, 혈장교환술, 경정맥 면역글로불린 투여

면역억제제의 부작용

스테로이드

- 고혈압, 당불내성(glucose intolerance), 고지혈증, 골다공증

칼시뉴린억제제 (Calcineurin inhibitor)

- tacrolimus 혹은 cyclosporin
- 신독성, 고혈압, 당불내성, 고지혈증, 신경독성, 감염

림프구 증식 억제제

- MMF(mycophenolate mofetil): 위장관계 부작용(설사, 구토, 복부불편감), 기회감염, 선천성 기형(임신 시 금기)
- Azathioprine: 혈구감소증, 간염

mTOR 억제제

- sirolimus, everolimus
- 신독성(단백뇨, 세뇨관 손상), 상처 치유의 저하, 태아독성(임신 시 금기), 고지혈증, 고혈당, 폐렴, 혈구 감소

수술 관련 합병증

출혈	- 수술의 가장 흔한 부작용 - 특히 간이식 환자는 수술 후 간 기능이 회복되기 전 혈액응고장애 상태이므로, 출혈 위험이 높음 - 배액관 기능 평가 필수(폐색 시 출혈 증상 관찰 불가) - X-ray 관찰(흉막 출혈 등으로 흉수 양이 증가하는지 관찰)
혈관 관련 합병증	- 이식장기를 연결한 혈관 문합부가 좁아지거나 막혀서 합병증이 발생 - 동맥혈이 막히면 이식된 장기의 허혈성 괴사 발생 - 정맥혈이 막히면 울혈과 괴사 발생. 특히 췌장이식 후 정맥 내 혈전 위험성이 높으므로 주의

이식 관련 합병증

원발성 이식편 기능저하 (Primary graft dysfunction)	- 여러 원인에 의해 이식 수술 후 새로운 장기가 기능을 잘 하지 못하는 상태를 의미 (5-10%에서 발생) - 유일한 치료는 재이식술 - 특히 폐이식 후 일차성 기능저하는 이식 초기의 가장 흔한 사망 원인
거부반응	- 우리 몸이 이식된 타인의 장기를 적으로 생각하여 이식된 장기를 파괴하는 면역반응 - 이식 후 4-21일 사이의 초기에 발생: 고열, 몸살, 이식 부위 통증, 두통, 피로감 등을 호소 - 거부반응을 막기 위해 면역억제제 복용과 혈중 농도 측정으로 관리 - 거부반응 정도에 따라 스테로이드를 추가하거나 용량을 올리며(Steroid pulse therapy=스테로이드 충격요법), 치료에 반응 없는 경우 Rituximab 등 단클론항체 면역억제제를 사용할 수 있다.

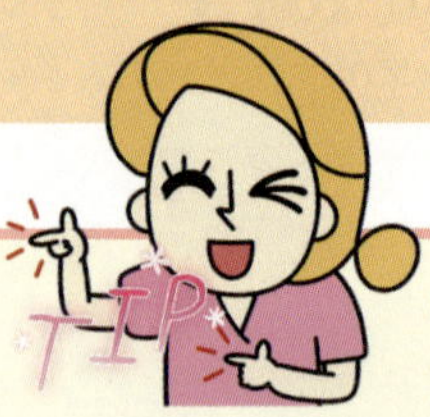

각 장기별로 거부 반응 증상을 꼭 기억하자!

신장 이식	소변량 감소, 배뇨통, 혈뇨, 부종 등
간 이식	발열, 복통, 간 기능 검사 상승
심장 이식	심전도 이상, 부정맥, 심음 이상 등
폐 이식	호흡곤란, 저산소증, 백혈구 증가, X-ray검사 상 폐부종 등
췌장 이식	혈청 아밀라아제, 리파아제 증가, 혈당 조절 불능

거부 반응에 대한 치료

급성 항체 매개성 거부 반응	- Rituximab - 혈장교환술(Plasma exchange) - Immunoglobulin 투여
급성 세포 매개성 거부 반응	- Intravenous solu-medrol 250~500mg qd for 3-6days - Anti-T-cell antibodies: 스테로이드에 저항성 혹은 재발시

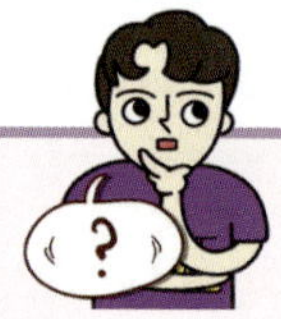

이식 대기자가 가장 많은 신장! 거부반응(Rejection)을 신장 이식 환자로 이해하기!

신장 이식 환자의 이식 거부 반응으로 급성 신손상이 발생할 수 있다. 간호사는 이식 환자를 대할 때 거부 반응이 나타나지 않는지 관련 증상을 유의깊게 관찰해야 한다.

* 거부 반응 임상 증상:
  발열, 오한, 이식신의 팽만 및 압통, 소변양 감소, 부종
* 급성 신손상을 보이는 혈액검사:
  eGFR 감소(추정 사구체여과율), Cr(크레아티닌) 상승
* 그 외 검사:
  신장초음파 도플러 검사에서 신동맥저항지수 상승, 조직검사
  (만성 거부 반응 증상은 이식 1년 후 발생한 단백뇨, 고혈압, 점진적인 이식 신장의 기능 저하가 있으며 조직검사를 통해 확진할 수 있다.)

면역 저하 환자의 감염

이식 받은 장기 관련 외에 바이러스질환이나 진균 감염, 결핵, 요로 감염 등 감염 합병증이 발생할 수 있다. 관련 지식을 꼭 머리 속에 담아두도록 하자.

거대세포바이러스 감염 (Cytomegalovirus, CMV)

- 이식환자에게 가장 흔하게 나타나는 바이러스 감염
- 이식 후 첫 6주째 재활성화되어 가장 잘 발생
- 증상: 피로, 고열, 관절통, 두통, 시야 장애, 폐렴
- 치료: 항진균제(Antifungal) Acyclovir 〈 Ganciclovir

폐포자충 폐렴 (Pneumocystis jinroveci pneumonia, PCP)

- 폐포 내 존재하면서 집락을 형성하고 증식을 반복하여 폐포 기능 상실을 초래
- 증상: 발열, 갑작스러운 호흡곤란, 객담이 없는 마른기침, 저산소증
- 1차 선택약제: tromethoprime-sulfomethoxazole(TMP-SMX) - 상품명 Bactrim, Cotrim
- 2차 선택약제: Clindamycin + Primaquine(항말라리아제)
- 저산소증 심할 경우 스테로이드를 병합

침습성 아스페르길루스증 (Invasive aspergillosis)

- 면역저하 환자에게 발생하며 80%가 폐에서 발생.
- 증상: 발열, 기침, 흉부불편감, 객혈, 호흡곤란 등
- Chest CT상 Aspergillus 감염증을 특징적으로 발견할 수 있음
- 1차 선택약제: voriconazole

칸디다증 (Candidasis)

- 칸디다성 구내염은 하얀색을 띄는 병변이 혀, 볼 안쪽에 나타나고 쓰린 통증과 더불어 작열감이 느껴진다
- 칸디다성 구내염 치료: Nystatin 현탁액, 경구용 Fluconazole
- 식도 칸디다증은 흉부 불편감, 식욕저하, 연하통 등으로 발생
- 혈액배양검사에서 검출되는 경우도 많음
- 칸디다증의 치료 약제: 항진균제

EBV 감염 (Epstein-barr virus)

- EBV는 8종류 인간 헤르페스바이러스 중 하나로, 40세에 이르기까지 약 95%가 EBV에 감염되어 있다고 함. 이후 바이러스는 잠복기를 거쳐 휴지기에 들어가나, 면역저하 상태에서는 EBV감염 호발이 가능
- 증상: 피로, 발열, 인후통, 림프절 종대, 비장이나 간종대, 림프절증식성질환 유발 가능
- 치료: 면역억제제 감량, 항암 또는 rituximab을 이용한 면역치료

외과 & 정형외과 레퍼런스

- 김학신, 류은정, 유한진(2023). 간호대학생을 위한 종양간호학 2판. 포널스. 서울
- 구소연 외(2023). 암환자 간호. 포널스. 서울
- Bemadette Mazurek Melnyk(2018). Evidence-based practice in nursing & healthcare. 포널스. 서울
- 대한외과학회(2017). 외과학. 군자출판사. 파주
- 성균관대학교 의과대학 삼성서울병원 외과(2018). Handbook of surgery. 군자출판사. 파주
- 도서출판 의학교육 편집부(2015). 왜? 어떻게? 성인간호 소화기 수술간호 암간호. 도서출판 의학교육. 서울
- 서울아산병원 외과학교실(2018). 서울아산병원 외과 매뉴얼. 기본의학서적. 서울
- 서울대학교 의과대학 정혀외과학교실(2018). SNU Manual of Orthopedics. 군자출판사. 파주
- Harding et al(2021). Medical Surgical nursing. 현문사. 서울
- 서울대학교 의과대학 정형외과학교실(2022). 학생을 위한 정형의학 4판. 군자출판사. 파주

알고리즘 레퍼런스

- 노윤아. 이지아(2019). 병동욕창전담간호사 주도의 욕창간호 알고리즘 개발. 성인간호학회지. 31(4). P.365-379.
- 문병로(2018). 쉽게 배우는 알고리즘 (개정판). 한빛미디어.
- 신현숙, 이유나, 임다해(2015). 고위험 신생아 무호흡 응급관리 시뮬레이션 시나리오 평가. Child Health nursing Research. 21(2). p.98-106
- 양진주 , 장금성(2009). 호흡곤란 환자 응급간호 관리를 위한 알고리즘 개발 연구. 간호행정학회지. 15(4). p.491-505.
- 이시다 모리테루, 미야자키 쇼이치(2018). 알고리즘 도감. 그림으로 공부하는 알고리즘. 제이펍.
- 전열어, 김경미, 황혜영(2015). 성인간호학 이론수업과 연계한 High-Fidelity 시뮬레이션 교육의 효과. 한국산학기술학회논문지. 16(12). p.8176-8186.
- American Heart Association. CPR & First Aid Emergency Cardiovascular Care. Adult Cardiac Arrest Algorithm. https://cpr.heart.org/en/resuscitation-science/cpr-and-ecc-guidelines/algorithms
- Ji, Hye-rim, Kim, Dong-Hee(2017). Development of Algorithm for Nursing Interventions afterP ercutaneous Coronary Intervention. J Korean Acad Fundam Nurs. 24(1) P.18-29.
- Kang, Hye-won. Hur, Hea Kung(2010). Development of a Simulation Scenario on Emergency Nursing Care of Dyspnea Patients. Journal of Korean critical care nursing. 3(2). p.61–76.

간호학 레퍼런스

- 권석만(2012) 현대 심리치료와 상담 이론. 학지사.
- 권석만(2013). 현대 이상심리학. 학지사.
- 김금순(2017). 성인간호학1. 수문사.
- 김수진 외(2016). 정신건강간호학. (2판). 현문사.
- 김연희 외(2016). 보고 배우는 산부인과. 군자출판사
- 김주희 저(2021). 여성건강간호학 1(산부인과 임상사례로 공부하는). 수문사
- 김주희 저(2021). 여성건강간호학 2(산부인과 임상사례로 공부하는). 수문사
- 김진학(2013). 호흡기계 환자간호. 대한간호협회.

- 김향숙 외(2018). 호흡기계 환자간호. 대한간호협회.
- 노명희 외(2007). 해부학. 정담미디어.
- 노태호(2017). 노태호의 알기쉬운 심전도. 대한의학서적.
- 대한남자간호학교수협의회(2020). 포널스임상메뉴얼. 포널스.
- 대한산부인과학회(2019). 산과학. 군자출판사.
- 대한신경외과학회(2012). 신경외과학(학생과 전공의를 위한 교과서). 대한신경외과학회.
- 대한외과학회(2007). 외과학. 군자출판사.
- 대한정신약물학회(2019). 임상신경정신약물학. 시그마프레스.
- 대한정형외과학회(2020). 정형외과학 1. : 개론, 일반질환, 상지. 대한정형외과학회.
- 대한정형외과학회(2020). 정형외과학 2. : 척추, 하지, 외상, 기타. 대한정형외과학회.
- 대한혈액학회(2011). 혈액학. 범문에듀케이션.
- 보건복지부(2020). 정신건강사업 안내. 보건복지부 건강정책국 정신건강정책과- 송경애(2019). 최신 기본간호학 1, 2. 수문사.
- 서울아산병원 내과학교실(2020). 서울아산병원 내과매뉴얼 (5판). 군자출판사.
- 성인간호학회(2011). 성인간호학 세트.. 하누리.
- 성주명(2007). 백혈병클리닉. 군자출판사.
- 성주명(2008). 골수이식 클리닉. 군자출판사.
- 여성건강간호교과연구회(2020). 여성건강간호학 I. 수문사.
- 여성건강간호교과연구회(2020). 여성건강간호학 II. 수문사.
- 이경희 외(2017). 정신건강간호학. (수정판). JMK.
- 이영희 외(2020). 간호과학의 임상적용을 위한 성인간호학. 1. 학지사메디컬.
- 이정균(1995). 성인병완전정복가이드–심장병. 웅진출판사.
- 이치노세마사오 외(2016). 단계별로 파악하는 소화기 약물요법 STep1,2,3 (수정판). 대한의학서적.
- 임숙빈(2017). 정신간호총론. 수문사.
- 전국응급구조학과교수협의회(2016). 알기쉬운 심전도 판독법. 군자출판사.
- 정담편집부(2016). SIM 통합내과학 신장 5(해부 병태생리로 이해하는). 정담.
- 프리미어 의학연구회(2010). 프리미어 내과. 2 : 소화기 내분비. (2판). 고려의학
- 현문사편집부(2003). 최신 임상간호 매뉴얼. 현문사.
- 현문사편집부(2018). 건강사정. 현문사.
- 황옥남 외(2018). 성인간호학(상),(하). 현문사
- Dennis Kasper외(2017). Harrison's 내과학 1 ,2. MIP.
- Emily Slone Mckinney 저, 강남미 역(2016). 모성 여성건강간호학 1. 정담미디어
- Emily Slone Mckinney 저, 강남미 역(2016). 모성 여성건강간호학 2. 정담미디어
- OKADA Kyoji(2014). 쉽게 배우는 정형외과학. 한솔.
- Priscilla LeMone, Karen Burke 외(2017). 성인간호학(임상적 추론의 적용) 1, 2. 정담미디어.
- STEPHEN E. FINN(2014). 내담자의 눈으로 (심리평가로 심리 치료하기). 박영사.